약물남용 중독백과

각성제부터 기침약까지

나이토 히로시 저 | 신종암 · 안진한 · 오세관 · 정현우 역

BIOSCIENCE
(주)바이오사이언스출판

이 도서의 국립중앙도서관 출판예정도서목록(CIP)은 서지정보유통지원
시스템 홈페이지(http://seoji.nl.go.kr)와 국가자료종합목록시스템
(http://www.nl.go.kr/kolisnet)에서 이용하실 수 있습니다.
(CIP제어번호 : CIP2020043297)

약물남용 · 중독백과 각성제부터 기침약까지

인쇄일: 2020년 10월 26일
발행일: 2020년 10월 30일

저　자: 나이토 히로시
역　자: 신종암 · 안진한 · 오세관 · 정현우
발행인: 문정구
발행처: (주)바이오사이언스출판
본　사: 10860 경기도 파주시 탄현면 국화향길 10-56, 1동
서울사무소: 06569 서울특별시 서초구 도구로 115, 1층(방배동)
전　화: (02)581-4057~8
팩　스: (02)581-4059
이메일: inquiry@biosciencepub.com
홈페이지: http://www.biobooks.co.kr
ISBN: 978-89-6824-109-3 (93510)

등록번호: 제22-3079호

값 30,000원

(주)바이오사이언스출판

서 문

이 책은 각성제, 대마를 시작으로 기침약에 이르기까지 남용물질의 현상에 대해서 논한 학술서이다. 그러나 읽기 힘든 곳은 넘기고 독서거리로서 읽어주신다면, 의외로 재미있다고 생각하실지도 모른다.

일본에서는 각성제가 제2차 세계대전 이후부터 현재에 이르기까지 일관해서 약물남용 최대의 문제이다. 그러나 적어도 10년 전부터 약물남용은 지금까지 경험해 본 적 없는 새로운 시대를 맞이하고 체중감량약, 성적쾌락, 흥미본위, 반쯤 놀이로써의 사용을 포함해서 일반인이나 대학생, 소년소녀에게까지 환락가, 암흑가라는 틀을 넘어서 퍼지고 있다.

그 특징은 소위 디자이너/드럭이라는 것의 등장이다. 디자이너/드럭이란 속어로 위찰가공을 뜻한다. 약사법의 규제를 피하기 위해서 기존의 의약품의 화학구조에 조금 손을 대서 새로이 합성된 화학물질이 인터넷상에 등장, 국경을 넘어서 유통되고 있다.

그 대부분이 인류가 과거에 경험한 적이 없는 미지의 화학물질로 남용하는 사람이 나타나고 나서야 비로소 처음으로 그 성질이나 인체에 미치는 영향에 대한 암중모색이 시작되는 것이다. 그러나 실태를 알고 법률로 규제될 즈음에는 그것을 비웃기라도 하듯 새로운 물질이 나타난다. 그러므로 대책은 항상 뒤따라가기만 한다. 이 책을 읽음으로 자신의 차례를 기다리고 있는 물질은 수백 종류가 있다는 것을 아실 수 있으리라 생각한다. 새로운 시대의 남용물질과 디자이너 드럭에 주목한 점이 이 책의 특징 중 하나이다.

디자이너 드럭의 대부분은 마약, 각성제, 환각제와는 별도의 「흥분제」라고 하는 새로운 물질군을 구성한다. 지금까지 알려지지 않았던 흥분제라고 하는 것의 개념, 정의, 각성제·환각제와의 관계에 대해 명확하게 한 것이 이 책의 두 번째 특징이다.

세 번째 특징은 일본의 사례에 특히 주목한 것이다. 일본에서 보고된 사례의 대부분은 망라됐다고 생각한다. 따라서 이 책은 사례집이라는 성질도 겸비하고 있다.

하나하나의 사례를 모아서 그 산을 쌓고 산의 수를 늘려서 부감하고 전모를 파악한 후에 본질에 다가가려고 하는 나의 연구법을 이 책에서도 채용했다. 전모를 파악한 후에 사례를 검증하면 각각의 물질 특징이 떠오른다. 전체에 있어서 그 물질의 위치와 관련성에 주의한 것이 이 책의 네 번째 특징이다. 대마의 문제점을 명백하게 할 수 있었던 것도 위의 방법을 통한 것이다.

「국가에 의한 남용」이란 시점에서 아편, 코카인, LSD를 든 것은 이 책의 한 측면이다.

약물남용대책은 남용물질의 독작용에 대한 정확한 인식없이는 있을 수 없다. 독서거리로 재미있다고 여기실 수 있는 이 책이 이에 작게나마 도움이 될 수 있다고 한다면 그보다 기쁜 일이 없다.

사사(감사의 말)

이전 저서 『건강식품 · 중독백과』의 원고를 마루젠(丸善) 출판사에 가져갔을 때, 구면이었던 당시의 출판사업부장 · 나카무라 슌지는 '인수하겠습니다'라고 말했고 그 뒤에 내가 '실은 이 책의 다음으로 『약물남용 · 중독백과』의 구상을 갖고 있다'라고 답하자 '전부 인수받겠습니다'라고 말했는데 내가 '그럼 그걸 노후의 삶의 낙으로 할까'라고 하자 '사명이라고 생각해주십시오'라며 날카로운 말을 돌려줬다.

그 말이 시간이 지남에 따라 보디블로우처럼 아파와서 그래, 사명이구나 하고 자문했고 그 후 다른 일이나 잡다한 일을 모두 끊고 먹을 때와 잠 잘 때를 제외한 모든 시간을 이 책의 집필에 바치며 4년이 지났다. 그 동안 이따금 부드러운 독촉을 계속해온 나카무라 슌지 씨가 이번 출판에 관해서 온종일 뒷바라지를 해주시게 된 것은 나에게 있어서 요행이었다. 특히 전체의 구성에 대해서는 정말로 고생시키고 신세를 졌다. 낳아준 부모, 길러준 부모인 나카무라 씨에게 경의를 표하며 이 자리를 빌려서 감사의 말을 전한다.

책의 완성에 즈음해서 특필로서 감사를 전하고 싶은 것은 와타나베 아키코 씨의 적극적인 협력이다. 와타나베 씨는 『중독백과』, 『건강식품 · 중독백과』에 이어서 자료의 조사수집에 전면적으로 협력해주셨으며 약제사의 입장에서 수많은 귀중한 지적을 해주셨다. 그림에 대해서도 전면적으로 와타나베 아키코 씨에게 신세를 졌다. 4년 걸렸다고는 해도 와타나베 씨의 협력없이는 이만큼 정리하지 못했을 것이다.

츠쿠바대학 의학도서관의 여러 선배님에게도 대단히 신세를 졌다. 함께 경의를 표하며 감사드린다. 「흥분제」의 개요는 『중독연구』 23권(2010년) 1, 2호에 총설로서 발표한 것이다. 옮겨 싣기 위한 허가를 내주신 일본중독학회 편집위원회에게 감사한다.

79세의 생일을 앞두고 츠쿠바에서

나이토 히로시

역자 후기

이 책(약물남용 중독백과)을 번역하면서 저자인 나이토 히로시가 얼마나 많은 시간을 투자해 이 책을 출판하였는지 그의 땀과 노력을 엿볼 수 있었습니다.

이 책은 각성제 대마를 시작으로 기침약에 이르기까지 남용물질의 현상에 대해서 논한 학술서입니다. 각성물질, 마약이라 하면 대마, 히로뽕, 아편 보통 이 정도로만 생각했던 물질이 알려지지 않은 것만 수백 개 이상에 이르며 그 물질의 개념, 정의, 각성제, 환각제의 관계에 대해 정리한 책이기도 합니다.

또한 이 책은 실례 하나하나의 예를 들어 풀이해 준 사례집 같은 형태를 지니고 있는 부분도 있으므로 독서거리로 흥미를 가지실 분도 있을 거라 생각합니다.

마지막으로 코로나19로 힘든 시기지만, 독자 여러분의 앞날에도 행복이 깃들기를 바라마지 않습니다.

2020년 9월

역자 일동

신종암

도쿄수산대학에서 수산학 박사학위를 취득하였고, 일본에서 대학에 근무하다가 귀국하였다. 전남대학교 수산해양대학 해양기술학부 양식생물학전공 교수였으며, 지금은 퇴임하여 ㈜수중생태기술연구소 기술이사로 재직 중이다.

안진한

경상대학교 교육대학원에서 일어교육을 전공했으며 일본어통역가이드시험 합격 후 가이드로 활동하며 일본어스피치대회 심사위원, 기업체 통역을 담당하고 있다.

오세관

약물남용과 퇴행성뇌질환 연구의 권위자로, 미국 미시시피 주립 의과대에서 신경약리학분야로 박사학위를 받았으며, 현재 이화여자대학교 의과대학·의학전문대학원 분자의과학교실의 교수로 재직 중이다.

정현우

일본어 번역가를 꿈꾸며 현재 동국대학교 일본일문학과로 재학 중이고, 일본 미에대학에서 1년간 수학하였다, 개인의뢰로 일본소설 3권을 번역하였다.

(가나다 순)

이 책의 사용법 및 그 외

1. 참조

전체와 상호와의 관계를 이해하기 쉽도록 내용 중 이곳저곳에 참조를 삽입했다.

이 책은 『중독백과』(남강당(南江堂), 2001년)와 이것을 뒤따른 『건강식품·중독백과』(마루젠(丸善), 2007년)의 자매편이다. 따라서 상기의 2권에서의 인용에 한해서는 인용문헌이 아닌 본문에 책의 이름을 기재했다.

2. 문헌

이 책에는 의학계열, 농학계열 등 매우 널리 이용되는 방법으로 문헌을 내걸었다. 즉 본문 속의 ( )에 성과 연호가 지시되어 있는데 이것은 인용한 학술잡지, 책의 출판연도와 그 저자를 표시하고 있다. 그리고 각 편 또는 각 장의 말미에 인용문헌을 정리했다. 이 배열방식은 저자(제1저자)의 성을 알파벳 순으로 나열한 것으로 저자가 일본인일 경우 저자명을 영문표기하여 배열한다.

한편 이공계열에서는 인용문헌은 본문 속에 주석 숫자 1), 2), 3), … 으로 나타내며 장의 마지막 등에 한꺼번에 숫자순으로 게재하는 것이 일반적이다.

이 책의 방법은 의학계열, 농학계열에서는 일반적이지만 약학계열에서는 이공계열의 방식이 보편적인 듯하여 구태여 부언했다.

목 차

I 각성물질

II 대마

III 환각제

IV 해리성 마취제

V 흥분제

VI 마약

VII 흡입물질

I 각성물질

1. 시작하며

근대 일본이 문제삼아온 남용물질은 아편전쟁(1840~1842년) 이후 줄곧 마약이었다. 메이지 정부는 1870년 「판매아편연립」으로 아편을 판매하는 자는 참수, 흡연하는 자는 교수형에 처해졌고 나아가 청일전쟁(1894~1895년)에서 영유領有한 대만에서는 「대만인민군사처분령」으로 「일본의 군인·군속·종군자에게 아편 및 흡연기를 지급하고 장소를 제공한 대만인은 사형」에 처해졌으며 1930년에는 「마약단속규칙」이 제정되었다.

구 일본군은 대량의 아편과 마약을 보유하고 있었는데 제2차 세계대전에서 패전한 후 1945년 11월과 다음해 3월에 잇따라 각각 성령(省令)이 내려져서 생아편 52,722 kg, 조제 모르핀 2,844 kg, 조제 코카인 35 kg, 코카잎 17,000 kg, 엑고닌 195 kg이 회수 보관되었다.

점령군의 기지주변에서 퍼진 마약남용에 대해서는 1946년 6월에 새로이 「마약단속규칙」, 1948년 7월에는 「마약단속법」과 「대마단속법」이 시행되었다. 한편, 「각성물질단속법」의 시행은 1951년 7월로 마약단속의 그림자에 숨어 각성제에 대한 대응은 늦어졌다. 각성제(메탐페타민)는 일본에 있어서 완전히 미지의 세계였다.

일본에서 문제가 되고 있는 넓은 의미에서의 각성제(각성물질)는 크게 나눠서 아래의 4 종류이다.

① 메스암페타민
② 메틸페니데이트
③ 코카인
④ 그 외의 교감신경 작동성 아민

일본에서 각성제라고 하면 전후부터 60년을 통틀어서 메스암페타민을 가리키며 각성제가 즉 메스암페타민이라고 이해되고 다루어져 왔다. 따라서 이 책에서는 문제시되고 있는 각성제에는 위에서 말한 4종류가 있다는 기본적인 이해를 바탕으로 종래의 습관에 따라서 오해가 없을 경우 메스암페타민을 각성제라고 표기하기로 하며 위에서 말한 네 가지 물질을 총칭할 때 「각성물질」이라는 어휘를 사용하는 경우도 있다.

또한 암페타민과 메스암페타민을 혼동하고 있다고 생각되는 논문도 있으며 그러한 논문을 게재하는 잡지도 있으므로 원인물질에 관해서 구체적인 기술이 없는 논문을 읽을 때에는 주의가 필요하다. 암페타민이라는 확증이 있는 논문이나 학회보고는 1941년 아리야마有山, 무라카미村上 2편의 논문(후술) 이외에는 전무에 가깝다. 소변 속에서 암페타민이 검출되었다고 해서 원인물질이 암페타민이라고는 할 수 없는 이유는 후술한 대로이다(1.18 「검사」 참조).

외국의 논문에서 amphetamine이라고 하면 암페타민, 메스암페타민, 덱스암페타민 등 모든 암페타민류를 가리킨다.

암페타민은 주로 유럽에서 사용되고 있다.

2. 교감신경작동성 아민의 구조와 작용

그림 1의 물질은 교감신경흥분성 아민 및 카테콜아민, 도파민, 아드레날린으로 구조뿐만 아니라 작용도 닮아 있다.

에페드린, 암페타민, 메스암페타민, 메틸페니데이트, 페닐프로판올아민은 카테콜아민과 달리 벤젠고리에 치환기가 없으며 알킬기에 치환기가 붙어 지용성이 높고 혈액뇌관문을 통과하기 쉬우므로 강한 중추신경자극작용을 일으키며 의존성이 있다. 그 중에서 곁사슬인 β 위치의 수산기(하이드록시기)가 붙는 에페드린이나 페닐프로판올아민보다 붙지 않는 암페타민이나 메스암페타민이 지용성이 더 높으며 중추자극작용도 의존성도 강하여 각성제로 남용된다.

곁사슬인 β 위치에 수산기가 붙는 에페드린, 페닐프로판올아민은 교감신경수용체에 대한 자극이 아닌 교감신경말단에서 노르에피네프린을 유리시킴으로 교감신경자극작용을 일으킨다. 따라서 β_2 수용체에 대한 작용은 비교적 약하고 또 연속적인 작용으로 인해서 신경말

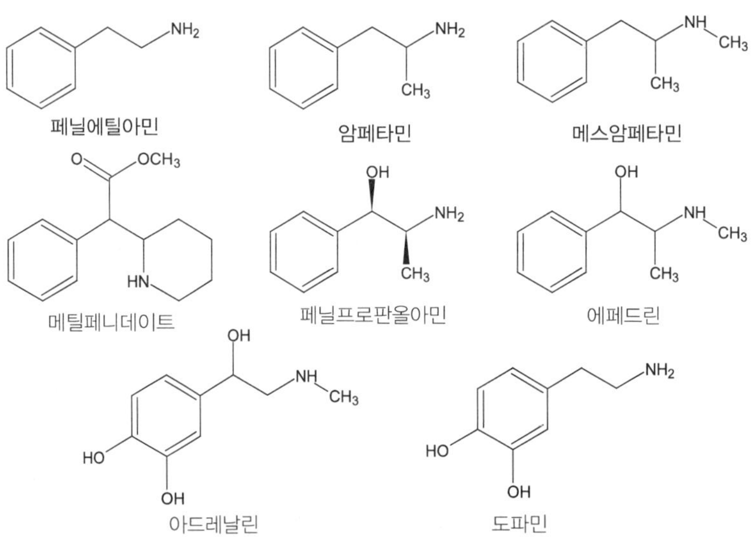

아드레날린과 도파민은 벤젠고리에 OH기가 2개 붙는 카테콜아민. 그 외의 물질은 벤젠고리에 치환기가 없고 곁사슬의 알킬기에 치환기에 붙어 지용성이 높고 혈액뇌관문을 통과하기 쉬우므로 중추신경자극작용이 강하다. 그 중에서도 곁사슬 β 위치에 OH기가 붙는 에페드린이나 페닐프로판올아민보다 붙지않는 암페타민이나 메탐페타민이 더 지용성이 높고 중추신경자극작용도 의존성도 더 강해서 각성제로서 남용된다.

그림 1 교감신경작동성 아민과 카테콜아민

단의 노르아도레날린이 고갈되어 내성이 생겨 양이 늘어난다.

교감신경작동성 아민은 교감신경뿐만 아니라 도파민작동성 신경이나 세로토닌작동성 신경도 자극한다. 도파민자극작용은 의존성이나 정신증상에 관계되며 세로토닌자극작용은 그 식욕억제작용 때문에 다이어트 약물로의 남용을 초래하고 또 신경독성과도 관계된다.

따라서 「교감신경작동성 아민」이라는 제목은 남용물질로서의 본질을 나타내고 있지 않다. 남용물질로서는 교감신경자극은 주작용이 아닌 부작용인데 「도파민작동성아민」이라는 어휘도 와닿지 않으니 이 책에서는 「교감신경작동성 아민」을 사용한다.

3. 역학

경찰청의 집계에 의하면 2009년까지 15년간의 각성물질에 의한 사망자는 아래와 같다.

- 메스암페타민: 262명
- 메틸페니데이트: 12명
- 코카인: 2명

메스암페타민에 의한 사망자는 1999년 33명을 최고로 2008년에는 9명으로 조금 감소세에 있다. 코카인은 2000년 1명을 마지막으로 발생하고 있지 않다. 메틸페니데이트에 의한 사망자 12명은 모두 1999년 이후로, 사망자의 수로는 메스암페타민에 비해서 적으나 의원성 의존증으로 문제가 되고 있다.

도쿄도 감찰의무원이 1981년부터 1999년까지 19년간 메스암페타민의 사용이 의심되어 행한 부검이 690예로 그 중 양성은 201예였다(赤塩 2000).

미국의 약물남용정보 네트워크 Drug Abuse Warning Network의 집계에 의하면 2003년 메스암페타민에 의한 사망자는 419명, 헤로인 4,831, 코카인 3,027, 하이드로코돈 522, 옥시코돈 474에 다음가는 수이다.

메스암페타민에 의한 사망자는 일본에서는 코카인에 의한 사망자의 200배이지만 미국에서는 1/7로 적다. 적다고는 해도 일본이 15년간 262명이었던 것에 비해서 1년에 419명은 일본의 약 25배이다.

샌프란시스코에서 1985년부터 1997년까지 13년간 사법부검되어 메스암페타민이 혈액에서 검출된 사망자는 413예, 그 중 메스암페타민이 사인으로 판정된 것은 270예였다. 413예의 30%에서는 모르핀이, 25.1%에서는 코카인이 동시에 검출되었다(Karch 1999).

1장 메스암페타민

1 메스암페타민

본 장에서는 교감신경작동성 아민 중 압도적으로 문제가 많은 메스암페타민만을 다루며 그 외의 교감신경작동성 아민은 다음 장에서 다룬다.

1.1 각성제의 등장

메스암페타민은 일본에서 하나의 화학물질로서, 제2차 세계대전 후부터 70년 가까이 계속 피해를 초래해 온 드문 예이다.

메탄올 중독에서는 제2차 세계대전 후 2년간 2,500명이 사망, 제초제인 파라콰트 중독에서는 1986년 전후 10년간 15,000명이 사망했는데(『중독백과』 참조), 두 예 모두 피해가 대체로 본인만 해당되는 반면, 메스암페타민은 본인뿐만 아니라 가족을 비롯해 주변에 큰 재해를 끼친다는 점에서 사회에 미치는 영향이 현격히 크며 일본의 약물남용을 대표하는 물질이다. 그만큼 메탄올이나 파라콰트와는 비교되지 않는 대량의 논문이 발표되고 있어 증례보고 수는 일본이 세계에서도 월등하다.

본 장에서는 이 논문들을 바탕으로 메스암페타민의 남용 및 의존의 전모를 다룬다.

제2차 세계대전 이전

암페타민은 1932년 천식, 비폐의 치료약으로 등장하고 스페인 내란(1936~1939년) 이래로 군대에서 야간의 전투나 경비에 사용되었다.

태평양전쟁의 개전 전, 구 일본군은 메스암페타민이나 암페타민을 독일군이 사용하여 효과를 보고 있음을 알고 군사용으로 제약회사에 제조시켰다. 메스암페타민 제제에는 히로뽕(대일본제약), 호스피탄(삼천당), 네오아고틴(도야마 화학), 네오판프론(오노약품), Pervitin(독일) 등 20여 개 회사 수십 종, 암페타민 제제에는 제드린(타케다 약품), 아고틴(도야마 화학), 파텐(시오노기 제약), 잔도루만(동인 제약), Benzedrine(미국) 등이 있었다.

또 의료용 각성제 히로뽕®은 *d*–메스암페타민으로 *ℓ*–메스암페타민에 비해서 중추자극작용이 강하고 말초의 교감신경자극작용은 약하다.

태평양전쟁이 시작되기 반 년 전인 1941년 5월 니이가타 의과대학의 아리야마가 암페타민(Benzedrine®)을 의과생 총 156명에게 사용하자 10 mg으로 효과가 나타나는데 40 mg으로는 57명 중 30명으로 효과가 부작용보다 크고, 6명은 부작용이 더 컸으며, 4명은 효과없이 부작용만 나타날 뿐이어서 「소량으로는 효과가 없는 경우가 많으며 대량으로는 부작용으로 고통받게 되고 효과를 맞본 운 좋은 사람은 소량으로 반응하는 민감한 자이거나 대량을 사용해도 부작용이 없는 둔감한 자이다. 어느쪽이 됐든 소수이다」(有山 1941).

같은 해 교토대학의 무라카미村上들은 암페타민(10~20 mg)을 총 21명의 의사와 간호사, 31명의 정신병 환자에게 사용하여, 정신적인 피로로 두통과 불면증이 생겨 일을 하면 피로를 느끼며 무의미한 생각들이 머리에 떠올라 억누를 수 없게 된 23세의 남성에게 암페타민 1정 10 mg을 투여한 결과 자각증상이 말끔히 사라졌고 몰라보도록 건강을 회복했으며, 또한 과로로 현기증과 두중감, 우울성 기분이 계속돼 온 41세의 의사에게 암페타민을 1주일간 연용하게 한 결과 완전히 이전의 건강했던 몸으로 되돌아와서 일에 종사할 수 있게 되었다는 등의 사례를 소개하고 있다(村上 1941).

메스암페타민(호스피탄®)에 대해서 1940년 오사카대학의 호리미堀見들은 건강한 사람 3명, 정신병 환자 21명에게 사용했는데, 그것에 의하면 「정신분열증 환자에게 사용하면…… 환각등이 증가하는 경우가 있다」(堀見 1940). 이 논문은 메스암페타민의 임상예로서는 일본에서는 최초이며 적은 예임에도 이 시기에 이미 후에 문제가 된 환각을 언급하고 있다는 점에서 주목받고 있다.

도쿄제국대학소속 병원장이나 일본내과학회 초대이사장 등을 역임한 미우라 킨노스케는 메탐페타민(히로뽕®, 1정 1 mg, 1일량 6 mg)을 스스로 복용하고 그 결과를 태평양전쟁이 시작되기 한 달 전인 1941년 11월에 『실험의보(實驗醫報)』지에 발표했다. 그것에 의하면 「아침식사 후 3 mg을 내복하면 서서히 정신적·신체적으로 일을 함에 있어서 수월함을 느꼈고 지속시간은 10시간 정도로 해서 그 동안 두근거림 불안 등을 느끼지 않고 수면도 방해받지 않았으며 3 mg을 오전과 오후 내복하면 몸의 움직임이 가볍게 느껴져 독서작문 등에서 평소보다 빠르고 부드러운 진행을 느끼고 저녁에 내복하면 수면시간은 단축하지 않고 다음날 피로 또는 수면부족감이 없음」(三浦 1941). 그러나 얄궂게도 이때 독일에서는 각성제의 습관성이나 통합실조증에 대한 이행이 문제가 되어 위험약으로 지정되었다.

제2차 세계대전 중

어찌됐든 이렇게 해서 제2차 세계대전 중 구 일본군은 메스암페타민(히로뽕®)을 장거리 해상비행 전투기 파일럿에게 졸음방지약으로 주사하거나 녹차의 분말과 혼합한 것을 「고양이눈 정(錠)」으로, 군수공장의 야간근무자에게 또는 「돌격정錠」으로 군대에서 사용했다(諸橋 1989). 군대에서는 앰플 3 mg의 주사제도 사용되었다. 영국공군은 암페타민의 정제

"Wakey-Wakey"(일어나!)를 폭격기의 파일럿에게 복용시키고 있었다.

「출격 전날 밤 등, 대원도 사람이기에 고향의 부모와 친구를 생각하는 마음에 변함은 없고 잠들지 못하는 밤을 전전하며 술을 마신다. 마셔서 몸이 취할 수는 있어도 마음속까지 취할 수는 없고 다음 날 아침은 무거운 머리로 출격한다. 그때 군의관은 대원들에게 각성제를 주사해서 빙빙도는 머리를 정신차리게 하여 출격시킨다. 전쟁이 격해지면 야간공격, 해질녘 공격으로 출격하는 항공기 탑승원에게 피하주사를 놓아 배웅하는 일도 빈번하게 되었다」(本多 1955).

선생 중인 1942년부터 1944년에 길처서는 육군조병창, 항공기제조공장, 군수공장 등에서 수백 명 규모의 임상실험이 행해졌다. 또 학생·생도 41명에게 투여해서 육체적 작업능력이나 정신신경기능을 본 임상실험의 결과도 보고되어 있다(河内 1944).

제2차 세계대전 전후 미군의 교도소에서는 비염용 흡입기를 부수고 암페타민이 스민 종이를 씹는 것이 유행하여 재소자 4명 중 1명이 남용하기에 이르렀다(Monroe 1947).

1.2 제1차 남용기

1945년 8월, 패전과 동시에 군이 보유하고 있던 각성제가 전후의 혼란한 기간에 유출되는 한편, 대량의 재고품을 갖고 있던 제약회사는 대대적으로 팔기 시작했다. 앞에서 말한 미우라三浦의 논문을 첨부한 히로뽕®의 선전 팸플릿에는 적용이 가능한 증상으로 야경夜警, 야근 간호사, 밤샘, 강연청강의 졸음방지 약은 그렇다고 해도 피로, 숙취, 멀미, 고산병, 불안, 고민, 우울증, 혼수, 혼미, 뇌출혈, 간질, 히스테리, 뇌염과 그 후유증, 신경염, 편두통, 어깨결림, 수술 전후, 폐괴저, 폐농양 등 지금 생각하면 무의미, 유해하다고 밖에 생각되지 않는 병명과 증상이 연연히 이어진다.

대중을 향한 과대광고도 문제가 되었다. 오사카에서는 사용자 1,030명 중 신문광고를 보고 복용을 한 사람이 85명 있었다(堀見 1950).

전쟁 중에 군이 각성제를 사용한 것은 일본이나 유럽국가들이나 사정은 같지만 일본에서는 군이 보유하고 있던 것이 항간에 유출된 것과 재고품을 안고 있던 제약회사가 대대적으로 팔기 시작한 것이 그 후의 각성제 남용의 발단이 되었다. 패전 후의 허탈상태 안에서 각성제의 남용은 들불처럼 퍼져 나갔다.

위반업자나 브로커의 손에서 10개들이 1상자에 120엔 정도로 쉽게 구할 수 있고 중독증상이 진행되면 하루 수십 대를 주사하지 않으면 참을 수 없게 된다.

약리학적으로 메스암페타민에 비해서 암페타민이 중추작용은 더 약하고 교감신경자극작용이 강하다. 그 때문인지 재드린®, 아고친® 등 암페타민 제제는 부작용이 있다고 해서 남용자들 사이에서 그리 평판이 좋지 않고(竹山 1950), 재드린은 오한이 난다고 해서 연용하지 않는 자가 많았다(野田 1950). 교감신경자극작용이 강하면 손발이 차가워지거나 심한 두근거림을 느끼기도 하므로 "남용자는 차이를 알고 있었다"고 할 수 있다.

이렇게 히로뽕은 각성제의 대명사가 되어 전후 13년 「히로포니즘」이라는 말까지 생겨났다(鈴木 1958).

당초의 사용자는 학생, 유행가수, 극단원, 영화관계자, 저널리스트, 예능인, 부랑아가 많았고(中江 1950), 오다 사쿠노스케나 사카구치 안고와 같은 문학작가들의 이름도 있었다. 동기는 '동료에게 권유받아서, 호기심으로'가 압도적으로 많았으며 학생의 경우엔 '공부를 위해서'가 많았다(林 1955). 호리미堀見의 조사에서는 첫회 사용의 목적이 825명 중 705명이 시험공부였다(堀見 1950). 만성각성제중독 136명 중 학생이 34명으로(野田 1950), 중독성 정신병을 앓은 14명 중 5명은 공부목적으로 사용한 학생이었다(笠松 1950). 전후의 호리미의 조사에서는 각성제의 사용경험이 있는 학생 784명 중 203명은 전쟁 중에서 사용하고 있었다(堀見 1950)고 하니 위에서 말한 아리야마, 가와치의 보고에 맞춰보면 일본에서 최초로 각성제를 경험한 집단은 학생, 특히 의과생이었다. 다케야마의 보고에 있던 28예 중 3명은 의사였다(竹山 1950).

잘못 삼킴에 의한 급성중독

23세의 의과생이 실수로 실험용 히로뽕의 순수결정 300 mg을 점심식사 후에 복용, 약 20분 후 오한을 호소, 오후 3시경부터 심계항진 불안감에 현기증을 동반하고 보행이 불안정해졌고 맥박은 빈회미약해지고 사지냉감, 저림, 이명, 전신의 탈력감이 현저해져 진찰받았는데 체온 37.2°C, 안면창백, 전신발한, 맥박수 100/분, 호흡촉박, 동공은 확대되고 대광조절반사는 소실, 혈압은 172/84이었다. 오전 2시쯤 돌연 호흡곤란, 심계항진이 강해지고 맥박수 130/분, 말이 많아져서 친구와 한창 담소를 나눴다. 오전 7시에 자각증상은 없어졌지만 지난밤의 일은 거의 기억하지 못했다. 이후 이틀도 불면, 요설饒舌, 전신발한이 있었고 소변은 적갈색이었다. 그 후 발한, 구갈, 피로감, 불면을 호소했고 소변량은 하루 400 mL로 감소했다. 5일째부터 소변량은 증가하여 7일째에 퇴원했다(中崎 1947).

남용물질의 경우 섭취시간, 양, 내용, 사정이 불확실해서 병용약물, 다중 약물남용, 과거의 사용이력, 정신병의 배경 등이 있는 것이 일반적이지만 위에서 기술한 나카자키 및 그 일동의 보고는 섭취 시간과 양, 배경을 정확하게 파악할 수 있어 7일간에 걸친 경과가 기록되어 있어 소변이 적갈색을 띠는 등 급성중독으로 횡문근융해가 일어나는 것을 시사하고 있으며 세계적으로 봐도 귀중한 예이다.

각성제 정신병의 시작

1948년, 악단원 13명(남자 9, 여자 4)의 만성중독이 보고되었다. 출연 전에 체력을 증진시키기 위해서 또는 피로를 덜기 위해서 4개월에서 1년에 걸쳐서 주사를 반복해온 탓에 주사 후 2분 정도가 지나면 나타나는 급성증상 이후, 약이 떨어지면 현저한 권태감, 빨려들어가는 듯한 기면, 심계항진, 식욕부진, 구갈, 사고력 감퇴, 가슴의 답답함, 탈력감, 수면장애 등이 나타났다(藤田 1948). 패전 후 2년 만에 각성제에 의한 집단만성중독이 논문으로 발표된 것인데 이것들의 증례는 환각, 망상을 주된 증상으로 하는 각성제 정신병에는 이르지 않았다.

1949년 6월 극단의 단원이 출연 중 대기실에서 혼절하고 입원, 경도의 의식혼탁이 있으며 환청, 환각, 피해망상이 있었으나 입원 후 1주일 만에 증상이 소실하고 병식도 나타났다. 환자는 1946년 8월, 권유하는 대로 호기심에서 히로뽕 주사를 시작했고 점차 양이 늘었다. 환자의 말에 의하면 담력이 생기며 세상을 손에 쥔듯한 기분이 들고 2~3주 밤낮없이 잠도 안 자고 시나리오를 썼고 농담, 말장난이 많이 튀어나왔다. 잠에 들려고 할 때는 수면제를 주사하고 6~7시간 자고서 히로뽕을 맞고 7~8시간 활동한다. 소리에 민감해지고 수치심이 없어지며 빚을 떼어먹는 등의 행동을 아무렇지도 않게 하게 된다. 사람을 죽이고 싶은 듯한 충동에 사로잡히거나 날붙이를 들고 처자를 쫓아다니는 등의 행동을 한 적이 있다(元吉 1949). 이 논문에서 처음으로 "환각증"이라는 말이 제목에 사용되었다. 각성제 정신병의 시작이다.

1950년 노다는 구루메시의 각성제 사용자 136명에 대해서 조사했다. 그것에 의하면 정신증상은 모르핀 중독과 다르고 코카인 중독에서 보이는 환청, 환시, 피해망상, 관계망상 등의 환각망상상이 확인되어 환각망상상은 사용량과 대체로 비례하여 나타났다. 당시 구루메시는 남용자가 인구의 1.1%, 청소년의 5%에 이르며, 각성제는 약국의 돈벌이였다(野田 1950).

1950년 쿠리노에 의하면 정신증상이 분명한 10명의 각성제 중독환자를 분석한 결과 의식장애로는 섬망이 보여지지만 비교적 적고 가볍다. 망상 및 환청이 많으며 분열병과 가까운 증상을 보이며 경과가 지체된 경우 드물게 내인성 분열병이 유발된 것인지 또는 시작되고 있던 분열병을 히로뽕이 진행시킨 것인지 판단하기 어려운 예가 있다(栗野 1950). 「필로폰 중독의 흥미로운 증상에 대해서」라는 제목의 이 논문은 2페이지 분량의 간단한 것이지만 각성제 정신병의 병상을 거의 다 말하고 있으며 전후 수년간 얼마나 많은 환자가 이 시기에 다량으로 발생했는지 알 수 있다. 그렇다고는 해도 지금은 상식적인 이 병상들도 당시에는 "흥미로운 증상"이었다.

극약 지정과 정제·분제의 제조 중지

1949년 3월 히로뽕은 극약으로 지정되어 의사의 처방전이 없으면 입수할 수 없어졌다. 하지만 처방전의 위조도 행해져서 암시장에 부정으로 유출시키는 약국도 있어 삿포로札幌를 방문한 극단, 유행가수, 야구선수 일행은 10~100상자 단위로 구입해 가기도 했다(中江 1950).

같은 해 10월에는 후생차관통첩에 의해 각 제조회사에 제조금지 권고가 행해졌으나 법적

금지 조항은 없고 제약회사에서는 "제조를 중지하면 밀매품, 불량약품의 밀조가 일어나서 되려 유해하다"라는 의견이 제출되었다.

후생성은 남용방지를 위해서 정제·분제의 제조를 중지, 주사제만으로 했지만 경구섭취보다도 주사가 더 금단증상이 강하며 의존에 빠지기 쉬웠다. 또 정맥주사는 후에 감염증의 만연도 초래했다.

소년소녀에의 침투

전쟁·전재(戰災)로 부모를 잃은 아이들 사이에 각성제가 침투해갔다. 1948년 봄부터 우에노역의 지하철에서는 소년소녀를 상대로 히로뽕을 파는 자가 나타났다. 1949년 10월 도쿄도립아동상담소에 보내져 온 소년소녀 2,132명의 6할이 히로뽕 등의 각성제를 사용, 17%의 소년소녀들에게서 주사흔을 찾을 수 있었다. 67%가 14살 미만의 아이들로 게다가 83%가 약을 찾아서 시설을 탈주해서 나쁜 일을 반복하고 있었다. 또 같은 달 19일, 동상담소가 우에노역 부근의 부랑아 46명을 수용했지만 그 중 8할이 각성제 사용자로 10살의 소년도 있었다. 「노가미노토라」라고 불리는 13살의 소년은 1일 80개의 히로뽕을 주사, 약값이 필요해서 5월 이후 수용소를 8회 탈주, 매일 5천엔 이상을 소매치기나 빈집털이로 벌었다.

1951년, 1년간 도쿄도 중앙아동상담소가 보호한 18세 이하의 각성제 상습자는 68명으로 미취학아동과 소학교 중퇴자가 44명 있었다. 68명 중 각성제 정신병은 16명으로 연령은 12~16세, 각성제 사용기간은 6개월~1년 8개월로 사용을 시작하고 1~8개월 만에 각성제 정신병을 발병하고 있었다(池田 1953). 중학생 나이대의 소년소녀가 각성제를 6개월에서 1년 8개월 사용하고 1개월에서 8개월 만에 각성제 정신병 환자가 되어 있던 것이다.

1954년경 도쿄도세타가와구 안의 소학교 44교의 아동을 대상으로 한 조사에서 90명의 아이가 놀이 중 하나로 「히로뽕놀이」를 들었다. 히로뽕 주사약으로 가정한 것을 들고 도망가면 경찰아저씨 역할인 아이가 쫓고 잡힌 아이는 수갑이 채워져 연행되고 히로뽕 환자 역의 아이가 근처의 집 창고 등에서 주사를 맞는 흉내를 내는 놀이이다(志鎌 1955).

1953년 상반기, 경시청 소년·보안과의 조사에서는 각성제 상용으로 검거 또는 체포된 소년은 989명(이 중 소녀는 120명)으로, 그 중 각성제를 직접원인으로 한 범죄나 불량행위를 한 자가 304명(이 중 소녀는 59명으로) 전체의 30.9%를 점했고 이 수는 같은 시기의 소년 범죄 총수 5,259명의 6.3%에 해당한다. 각성제에 의한 범죄의 내역은 살인 1, 방화 1, 강도 19, 상해 31, 공갈 16, 폭력 5, 약값을 벌기 위한 절도 228, 사기 15, 횡령 4이었다. 연령별로 보면 16살 이하가 134명(14살 미만 5명), 17살 224명, 18살 291명, 19살 335명이었다.

주소 부정 17살의 소년은 중학졸업 후 가출하고 번화가를 돌아다니다 각성제를 알고 중독되어 불량소녀와 서서 이야기하고 있던 중 지나가던 대학생에게 놀림받고는 발작적(우발적)으로 단도로 왼쪽 가슴을 찔러 즉사시켰다.

1954년 10월, 시코쿠4현의 자위대 응모자 2,868명의 신체검사에서 각성제 상용중독자라고 결정된 자는 33명으로 가합격자 1,828명에 대해서 다음해 1월의 재검사에서 15명이 더 발견되었다. 가합격자 중에서 발견된 것은 제1차 검사에서 못 찾고 넘어간 자이거나 가합격 후에 새로이 발생한 것이라고 생각된다(渡辺 1955). 각성제 상용의 판정은 정맥에 남은 주사흔이나 본인의 공술 이외에는 없었던 시대였다. 소변에서의 검출은 이론적으로는 있었으나 실용과는 거리가 멀었다.

제1차 남용기의 정점과 흉악한 사건

1953년 1월 18일 저녁 각성제를 상용하는 23세의 남자가 도쿠시마대학 부속병원 내과의 국을 방문해서 히로뽕을 놔 달라고 요구했다. 당시 이미 제조·사용이 엄하게 제한돼 있었기 때문에 담당의사가 거절하자 남자는 대학 앞의 식당으로 달려가 사시미 부엌칼을 갖고 나와 의국으로 돌아가서 현미경을 보고 있던 25세 인턴생에게 "기어이 나를 죽일 셈이냐"라고 소리치며 오른쪽 어깨를 찔렀고 인턴생은 20분 후 절명했다. 남자는 범행 당일 히로뽕을 20~30개 맞은 상태였다.

1954년 6월 25일, 26세의 남성이 나카즈 운하에서 낚시를 하고 있던 남성을 배후에서 밀어 떨어뜨리고 또 근처에서 놀고 있던 3~5세의 유아 3명과 할머니를 차례차례 운하로 던져 넣어 유아 3명은 익사했다. 남성은 1946년경부터 각성제의 주사를 시작했고 1947년 2월 주사값을 위해서 절도를 행하여 8개월 복역하고 출소 후에 다시 주사를 시작했고 1952년 1월경부터 정신이상의 징후가 발현해서 9월경부터 발작적으로 폭력을 행사하게 되었다(本多 1955).

그 해 각성제의 검거자는 55,000명을 넘었고 제1차 각성제 남용기의 정점이었다.

치료약으로서의 시도

히로뽕을 야뇨증의 치료에 사용해서 완치 11명, 증상완화 13명, 불치 4명이라는 보고가 있다(金澤 1947). 수면을 얕게 해서 요의(尿意)로 눈을 뜨게 만들면서 교감신경자극작용에 의해서 방광의 괄약근의 긴장을 높이는 것을 기대할 수 있지만 만약 그렇다고 한다면 복용한 그 날에 효과가 나타날 터여서 복용기간이 짧은 자는 예후불량으로 1~2개월의 복용이 필요하기 때문에 현실적이지 않은 논문이었다.

각성제 단속법의 시행

1951년 7월 「각성제 단속법」이 시행되어 1954년 11월에 대대적인 단속이 행해져서 정세는 일변했다. 도쿄도립 마츠자와병원의 새로운 입원환자는 1955년을 경계로 극감하고(後藤 1960), 1960년에는 검거자가 271명까지 감소했다.

메스암페타민은 외국에서 밀수한 마약과 달리, 기술자의 손에 의해서 기침약의 에페드린으로 밀조되고 있었기 때문에 밀조원을 끊으면 효과가 있었다. "벽장 속에서 밀조"란 원말原末에서는 앰플제조를 가리켜서 원말의 제조에는 그 나름대로의 설비를 필요로 하여 공장의 한 켠 등이 사용되었기 때문에 밀조원의 적발은 그리 어려운 일은 아니었다.

단속의 강화에 동반하여 1980년대 초 메스암페타민의 밀조원은 기술자와 함께 한국, 이어서 대만으로 이동했다.

1.3 제2차 남용기

폭력단과 흉악범죄

1969년부터 검거자는 증가하기 시작해서 그 후 급증했다. 1972년에는 각성제 남용에 의한 착란·피해망상이 원인으로 36세의 폭력단원이 우연히 외출에서 돌아온 남성을 식칼로 찔러 죽였다. 마찬가지로 36세의 남성은 자택에서 폭력을 행사하며 마침 그자리에 있었던 11세의 장남을 식칼로 찔러 죽였다. 또 26세의 남자는「방 밖에서 누군가가 나를 노리고 있어」하고 중얼거리고 실내에 불을 질러 아파트의 거실을 전소시켰다. 이와 같이 각성제에 의한 살인·살인미수·방화가 그 해에만 수십 건 발생했다.

1978년 1월 28일 심야, 각성제를 상용하던 37살 전 폭력단원 남자가 환각으로 오카자키시의 디스코에서 돌연 밖을 향해서 피스톨을 3발, 천장을 향해서 2발 쏘고 손님과 종업원이 밖으로 데리고 나가다가 지면에 1발 발사해서 2명에게 상처를 입히고 건너편의 레스토랑으로 도망쳤다. 가게의 앞에서 1발 쏜 뒤, 양손에 2정의 피스톨을 쥐고 손님이 있는 가게 안을 돌아다녔고 이 뒤에 5건의 민가의 유리문을 차례차례 깨고 침입했다. 이어서 차를 빼앗아 차 안에 피스톨을 둔 채로 부엌칼 3개를 빼앗아 1명에게 상처를 입히고 다른 민가의 현관 유리문에 몸을 부딪혀 침입했다. 가족이 자고 있던 2층으로 올라가 남편에게 상처를 입히고 장남과 차남을 인질로 잡아서 장롱을 바리케이트로 삼아 틀어박혔다. 남자는 120만엔 다발로 불룩한 봉투를 수사원을 향해서 던지고 바지 주머니에서 꺼낸 주사기로 각성제로 생각되는 것을 팔에 투여하고서 안심한 듯한 표정으로 아래층으로 내려와서 체포되었다.

1981년 3월 19일, 49세의 남자가 각성제를 주사, 파출소의 경찰에게 시비를 걸다가 각성제 소지로 체포됐지만 보석금을 내고 보석된다. 3일 후 6월 2일 비틀거리고 있는 것을 경찰에게 목격되어 소변검사에서 각성제가 검출되지만 각성제를 갖고 있지 않았기 때문에 체포를 면했다. 3일 후 내연의 아내 집에 들어가서 부엌칼을 베개 밑에 놓는 등 환각증상을 보이고 있었고 그 다음날 아내가 변호사에게 구치소로 돌려보내고 싶다고 전화하고 있는 사이에 침실에 등유를 뿌리고 라이터로 불을 붙였다.

1981년 6월 17일 각성제를 일상적으로 사용해 4회 복역을 경험한 지 2개월 전에 형무소에서 출소한 29세의 남자가 직장을 거절당해 발끈해서 도쿄도 코우토우(江東)구의 거리에서 주부와 1세와 3세의 아이를 연달아 식칼로 찔러 사망하게 하고 공포에 질려 움직이도 못하고 있는 다른 주부의 가슴과 배를 찔러 죽이고 버스에서 내린 주부의 배를 찌르고 게다가 10미터 앞을 도망쳐 가는 여성의 배를 찌르고 길가는 여성을 인질로 잡아 근처 가게에 들어가 버티고 있었다. 체포된 남자는 「나에게는 전파가 들러붙고 있다, 전파의 지시로 직장을 빼앗겼다」라고 진술하고 소변에서 각성제가 검출되었다.

1982년 2월 7일, 오사카시 니시나리구의 아파트에서 사는 각성제 상습자로 7년 전에도 환각으로 아내를 베는 등 전과 6범의 47세의 남성이 망상에 사로잡혀 사시미 부엌칼로 아내를 찔러 죽였다. 이어서 장남을 찌르고, 옆집에 사는 부부를 찌르고 마주친 여성을 찔러죽이고 다른 방에 들어가 그 집 장녀의 머리를 쇠망치로 때리고 식칼로 찌르고 막으려고 들어온 아버지를 찔러 결국 4명을 사망시키고 3명에게 중경상을 입혔다.

1979년 11월 1개월간 각성제 단속법으로 검거된 자는 남자 1,945명, 여자 389명, 합계 2,334명으로 남자의 59.1%는 폭력단원 또는 그 관계자로 그 중 94%에게서 범죄 이력, 53.1%에게서 형무소 이력을 찾을 수 있었다. 여자의 59.0%는 폭력단 관계자로 64.0%에게서 범죄 이력, 12.9%에게서 형무소 이력을 찾을 수 있었다(田村 1980).

제2차 남용기인 1979년 7월부터 1995년 3월까지 15년 8개월간 구마모토시의 정신과진료소에서 진찰한 각성제 남용자 100명 중에서 문신이 있는 자가 37명 새끼손가락 끝을 자른 자가 19명 있었다(寺岡 1998).

직업운전기사 등

졸음방지를 목적으로 한 남용은 직업운전기사에게도 퍼졌다. 1977년 9월에는 후쿠오카현에서 각성제 사용 운전기사가 착란상태에서 장거리 트럭을 운전하여 12대를 연쇄 추돌했다. 또 10월에는 카나가와현에서 각성제를 사용한 택시 운전기사가 영업차 안에서 아내를 죽이는 등의 사건이 발생했다.

1979년에는 트럭, 택시 등의 직업운전기사 688명이 검거되어 각성제 검거자 중 조폭을 제외한 직업의 4~5%를 직업운전기사가 점하기도 했다. 그 해의 5월에는 고후시에서 4년 전부터 각성제의 남용을 시작하여 의미불명의 말을 소리쳐 입원경험이 있는 택시 운전기사가 손님을 태운 채로 달리는 차에서 뛰어내려 차는 반대편 차선으로 가로질러 폭주하여 가로수에 충돌했다.

각성제의 사용은 가정의 주부에게도 미쳐서 경찰청의 정리에 의하면 1977년에 293명이 적발되었다. 동기로는 호기심, 섹스, 오락이 전체의 절반을 점했다.

이렇게 해서 1984년 각성제에 의한 검거자는 24,000명을 넘어 제2차 남용기는 정점을 맞이했다. 남용자들의 고령화와 함께 남용자의 나이대 층은 넓어져 시너·본드 놀이를 하는 젊은이나 대마 흡연자가 남용자층으로 더해져 이 시기의 영향은 꼬리를 물고 복잡화되었다.

일본, 한국, 필리핀에만 그쳐 있었던 각성제 남용은 그 후 하와이의 필리핀인 사회에 유입되어 주사 대신 흡연이라는 방법이 유행했다. 흡연은 1980년대 말부터 1990년대에 걸쳐서 미국 서해안에 확대, 비슷한 시기 일본에도 역상륙했다.

1.4 1995년 이후

1990년대 후반 각성제 남용은 동남아시아에서 급증했다. 한국에서는 7년간 체포자가 479명에서 7,000명으로, 인도네시아에서는 압수량이 2년간 3 kg에서 218 kg으로, 중국에서는 압수량이 1999년에는 전년도의 2배, 다음 해에는 그 2배인 20.9톤으로, 캄보디아에서는 정제의 압수량이 1998년 22,000개에서 1999년에는 35,000개로 각각 증가하는 등 아편전쟁 이상으로 심각한 "메스암페타민 전쟁"의 상태에 있다(Greenfeld 2001).

일본에서는 1985년 이후 감소로 향하고 있던 검거자는 1995년부터 증가세로 전하고 제3차 남용기를 맞이했다고 이야기되고 있다.

그 특징은 결정상의 순도 높은 각성제를 은박지 위에 올리거나 글래스 파이프에 쌓아 라이터의 불로 열을 가해서 녹이고 연기를 흡입하는 "아부리(あぶり)"라 칭하는 흡연이 보급된 것이다. 정맥주사는 주사의 흔적이 남아 정맥이 단단해지고 에이즈 등의 감염 위험을 동반하는 것이 알려지게 되어 "바늘" 떼기가 진행되었다. "주사와는 달리 안전"하다고 오해받아, 일찍이 끝까지 쓸 수 있다고 하여 "샤부"라고 불리던 것이 스피드, 에스, 크리스탈, 아이스, 크랭크, 메스, crystal meth 등 초심자나 중고교생에게도 저항감을 주지 않는 호칭이 되어 비행체포 이력이 없는 층에게까지 남용이 퍼져 중고교생의 검거자가 늘었다.

도쿄소년감별소에 각성제 단속법 위반으로 입소한 소년에 대해서 1990년과 1995년을 비교해보면 1990년에는 각성제 판매인의 대부분은 폭력단 관계자로 소년이 각성제를 배운 상대는 폭력단 관계자가 40%, 비행 이력이 있는 친구 55%로 정맥주사가 70%를 점했다. 이에 반해서 1995년에는 판매인의 대부분이 외국인이 됐고 각성제를 배운 상대는 비행 이력이 없는 친구나 잡지·TV가 늘었고 폭력단 관계자나 비행 이력이 있는 친구의 비율이 줄었고 흡연이 67%를 점하게 되었다(遊間 1996).

메스암페타민에는 암페타민 유도체와 공통의 성질로 식욕억제작용이 있기 때문에 다이어트 약물로 각성제에 손을 대는 젊은 여성이나 여자고등학생도 있다.

알코올·약물의존 전문병원을 1997년 6월부터 18개월간 메스암페타민 남용으로 진찰한 초진환자 77명 중에서 어떠한 형태로든 흡연의 경험이 있는 자는 40명, 일관해서 흡연으로

만 사용한 자는 31명, 일관해서 주사로만 사용한 환자 36명과 거의 같은 수이다. 흡연군이 주사군에 비해서 두드러지게 다른 점은 연령이 20대 전반으로 젊고 비교적 고학력으로 중학졸업 고교중퇴 이하의 학력이 적으며 각성제 단속법 위반 이외의 체포 이력이 적다는 것이 있다(松本 2000b). 이 병원에서 1997년 6월부터 2년 2개월간 각성제 남용으로 진찰한 여성 102명이 각성제 사용을 시작했을 때의 평균 연령은 20세 전후로 다이어트 목적이 12명이었다(松本 2000a).

2007년 9월 18일 미국 상원에서의 국무부차관보의 증언에 의하면 일본은 추정 60만 명의 상용자와 100~300만 명의 일시적 사용자를 거느리고 있어 아시아에서 가장 벌이가 좋은 각성제 시장이 되고 있다.

경찰청의 발표에 의하면 2009년 1월부터 6월까지의 각성제 압수량은 263 kg, 밀매인의 검거는 전년도 같은 기간 123명 보다 많은 377명이었다.

말단가격은 1 kg에 1억 엔, 1 g에 10만 엔(2008년에는 12만 엔, 2009년은 9만 엔으로 약간 저하)이다. 말단에서의 거래는 많아도 10 g 단위, 1 g 이하여도 소지하고 있고 재범이라면 징역이다.

1.5 밀수

일본은 1995년에 압수량이 85 kg이었지만 1998년 10월 고치현 오키츠사키나와에서 300 kg을 실은 어선이 발견되어 1999년 1월에는 중국에서 도착한 해상 컨테이너의 천장부분에서 202 kg, 3월에도 중국에서 도착한 해상 컨테이너 화물의 직물 롤심 내부에서 210 kg, 5월에도 대리석 원주 내부에서 147 kg, 10월에는 가고시마현의 해안에서 대만적 어선에서 고무보트에서 양륙된 564.6 kg으로 그 해에만 압수량은 2,000 kg에 달했다.

2002년 11월에는 돗토리현 나와마치의 해안에서 1 kg들이 봉지로 나누어진 각성제 207 kg이 표착된 적이 있으며 2006년 5월에는 북한에서 수백 kg의 각성제를 밀수했다고 해서 한국적의 남성 3명이 체포되었다. 북한은 1990년대에 50톤을 넘는 에페드린을 인도 등에서 수입하고 있다.

2008년 11월 중국에서 키타규슈시 모지항에 입항한 시에라리온 선적의 화물선에서 330 kg 압수되어 2009년 2월에는 고치현 무로토미사키마치의 제방에서 120 kg이 압수되어 무로토미사키나와에서 중국선적의 어선이 나포되었다.

1980년 6월 오사카 국제공항에서 한국에서의 밀수품으로 20 kg이 적발됐을 때에는 사상 최대라고 이야기됐으니 100 kg 단위의 압수량은 격이 다른 증가였다.

2007년 3월 16일 멕시코 시내의 메스암페타민을 밀조하고 있던 민가가 가택수사를 받아 현금 240억 엔이 압수되었다. 현금은 인도에서 원료인 마황(에페드린)을 수입할 때를 위한 지불금에 해당하는 것으로 보인다. 마황은 인도, 파키스탄에서 재배되어 미얀마나 태국에도 수출되고 있다.

쓰메코미야(body packer)

나이지리아 국적의 흑인남성 3명이 복통·변비·간기능 이상으로 입원하고 흥분상태에 빠져 큰소리로 떠들기 시작하더니 1명은 의식을 잃고 혼수상태에 빠져 그대로 사망했다. X선 사진에서 3명의 위 속에 여러 캡슐의 이물질이 확인되었다. 부검으로 위 속에 비닐봉지에 넣고 셀로판 테이프로 감긴 무게 18 g, 두께 2.0~2.5 cm, 길이 4.9~5.8 cm의 봉지형태의 백색결정 34개와 빈 봉투 한 개가 확인됐고 좌우의 울혈성 폐수종이 현저했다. 심내혈, 소변, 위 속에서 메스암페타민이 1 mL당 63.5 μg, 4,518 μg, 8,490 μg, 암페타민이 1.2 μg, 72.4 μg, 6.9 μg 각각 검출되어 약 20 g의 염산 메스암페타민이 위 속에 누출된 것으로 생각된다(竹川 2006).

체내에 넣어서 항공기로 이동하는 방법(body packing)은 코카인 밀수의 상투 수단이다. 각성제는 지금에는 100 kg 단위로 밀수되고 있는데 항공기 여객에 의한 1 kg 단위, 100 g 단위의 형태 밀수도 많다.

노미구다시야(body stuffer)

25세의 남성이 호텔 내에서 소란 상태가 되어 경찰로부터 추적당하는 도중 비닐 주머니를 삼키고 체포·유치 후에 경련을 일으켜 입원 후 사망했다. 식도하부와 위에 찢어진 비닐봉지가 2개 남아 위 속에서 총량 6 g의 메스암페타민이 검출되어 혈액에서 34 μmol/100 mL라는 비정상적인 고농도가 검출되었다(永田 1983).

이 예는 가지고 있던 위법약물이 기관원에 의해 발견될 뻔 했을 때 증거인멸을 위해 순간적으로 봉지째 삼키는 body stuffer라고 불리는 예로, 노상 밀매인이 많고 body packer와 달리 포장이 완전하지 않은 경우가 많아 자신이 남용자인 경우가 많다.

1.6 섭취방법과 증상

메스암페타민을 처음으로 정상인에게 사용했을 때의 자각증상에 대해서 구체적인 가와우치의 보고이다. 학생·생도 41명에게 메스암페타민 5~6 mg을 내복시켰을 경우 작업의욕항진, 정력증감, 기분상쾌, 피로감 경감 등 효과가 현저했던 자 9명, 심계항진, 초조감, 손가락의 떨림, 두통 등 부작용만 나타난 7명, 변화없음이 15명이었다. 효과가 현저했던 7명은 15 mg을 내복시킨 경우 초조감, 심계항진의 부작용이 나타나 정신기능은 억제되며 사고력, 연상력은 저하했다(河内 1944).

증례수가 많은 것은 호리미의 보고이다. 내복 혹은 주사한 경우, 1,017명 중 자각증상은 많은 순으로 불변 280, 불면 264, 심계항진 169, 두중 121, 쾌활 108, 식욕감퇴 104, 구갈 95, 두통 89, 초조 87, 안절부절함 78, 다변 70, 손가락의 떨림 69, 전신열감 63, 자신감이 붙음 56, 흉부압박감(precordial oppression) 47, 발한 44, 현기증 35, 구역질 30, 졸림 28, 구토 17, 기타이다. 만족하는 결과를 얻었다고 자각하는 자는 407명 있었으나 이는 주관적으로 능률이 올랐다고 과대 자기판단하는 자가 상당수 포함되어 있었기 때문이라고 생각된다(堀見 1950).

각성제를 처음 정맥주사를 맞은 사람의 감상에는 "하체에 냉기가 흐른다", "스윽하고 몸이 차가워진다", "무언가 차가운 것이 올라오는 느낌"이라는 것은 말초혈관의 수축 때문, "소름이 돋는 느낌", "머리카락이 곤두서는 느낌", "모공이 전부 곤두섬"이라는 것은 입모근의 수축 때문, "심장이 두근거림", "가슴이 뛰는 듯"이라는 것은 심장에 대한 교감신경자극 때문일 것이다.

위와 같이 판단하면 각성제를 처음으로 사용했을 때의 기분은 담배나 아편과 같으며, 반드시 쾌감이나 쾌적하다고 할 수는 없다. 그것이 호기심에 사로잡혀 질질 이어져서 빠져나올 수 없게 되는 것이다.

흡연

흡연한 각성제는 폐에서 흡수된다. 폐는 흡수면적이 넓으며 약물은 폐정맥에서 좌심실을 거쳐 직접 뇌에 노날하기 때문에 정맥주사의 경우와 같이 희석되지 않아서 효과의 발현이 빠르며, 소변에서도 고농도로 검출된다(寺岡 1998). "스피드"라고 불려지는 이유이기도 하며 즐겨 이용되는 이유이다. 남용자는 「펌프(정맥주사)가 아부리(흡연)보다 지속이 길다」고 한다(松本 2000b).

흡연은 효과의 발현이 빠르고 만족감이 높은 반면, 지속시간은 짧기 때문에 금단증상이 나타나기 쉬우며 그 때문에 강박적 사용을 강요당하며 1일 사용량은 15 g에 달한다. 정맥주사의 경우 사용량은 보통 많아 봐야 1 g이다. 흡연은 병적 체험이 나타나기까지 기간이 1.5년으로 정맥주사군이 4.8년인 것에 비해서 짧으며 초진까지 사용기간이 2년으로 정맥주사의 경우인 7.6년에 비해서 월등히 짧다(松本 2000b).

"정맥주사와 달리 안전"하다는 것은 감염에 대해서 뿐이며 그 이외에는 흡연이 더 여러 가지 점에서 위험하다.

흡연에서도 정맥주사와 같이 폐고혈압, 확장성 심근증 등의 심근장애(Hong 1991), 폐동맥압 상승을 동반하지 않는 폐수종을 일으킨다(Nestor 1989).

각성제의 분말을 종이 위에 가느다란 선모양으로 올리고 끝에서부터 빨대를 사용해 코로 흡인하는 방법은, 비점막에서 흡인된 약제가 일단 정맥계에 들어가기 때문에 효과가 나타나는 것이 늦으며 고농도의 각성제가 한 번에 뇌에 도달하는 일도 없다.

정맥주사

정맥주사에서는 희석되기 때문에 중추신경에 대한 일정의 효과를 얻기 위한 1회의 양으로는 흡인에 비해서 많은 양을 필요로 하며 그 때문에 말초 조직에 대한 교감신경자극작용이 강하게 나타난다.

파라슈트 법

지속적인 효과를 기대하는 특수한 섭취방법이다. 플라스틱 봉지에 통상의 몇 배에 해당하는 양을 넣고 봉지의 한쪽 끝을 잘라 평평하게 늘여 놓은 롤 상태로 말아 놓은 것을 삼킨다. 이렇게 하는 것으로 중심이 한꺼번에 녹아 내려서 급성중독을 일으키는 일없이 지효성을 기대할 수 있으며 장거리 드라이브의 졸음방지로 쓰여지지만 기대에 맞게 녹아 내리는 것은 기대할 수 없다.

25세의 남성은 봉지의 끝을 잘라내는 것을 잊은 채 삼켜 증상없이 진찰을 받고 장관 세척 등의 처치를 받고 퇴원했다. 그로부터 18시간 뒤 맥박 210, 혈압 179/74, 체온 38.3°C 등의 증상을 보여 입원했다. 장관 세척 등의 조치로 봉지가 뜯어져 내용물이 한꺼번에 녹아 나온 것이다(Hendrickson 2006).

혈중농도의 상승과 금단증상의 발현

d–메스암페타민을 경구투여한 24명의 혈장 중 소실반감기는 평균 10시간으로(Cook 1992), 30 mg을 10명에게 경구투여했을 때의 최고 혈중농도는 3~5시간 후였다(Shappell 1996).

각성제도 다른 약물과 마찬가지로 혈중농도의 상승양상이 급격하고 효과가 갑자기 떨어지는 것일수록 금단증상이 나타나기 쉽다. 남미 안데스지방의 주민은 5천 년에 걸쳐서 코카잎을 씹는 습관이 있으나 코카인의 볼 점막으로의 흡수가 늦으며 혈중농도의 상승도 자극작용의 발현양상도 완만해서 의존증의 형성도, 금단증상의 발현도 일어나지 않는다. 이 관계는 흡연에 의한 니코틴 의존증의 발현과 그 치료에 사용되는 니코틴 껌과의 관계와 닮아 있다. 또 말기 암의 통증에 모르핀을 주사하는 대신 내복용의 서방제를 사용하면 의존증이나 금단증상이 생기기 어려운 것과 똑같다.

1.7 고열, 횡문근융해, 다발성 장기부전

급성중독 증상 중 40°C가 넘는 고열은 드물지 않으며, 횡문근융해와 이것에 의해서 일어난 미오글로빈뇨, 그 결과인 신부전, 간부전, 파종성 혈관내 응고증후군에서 다발성 장기부전에 이르는 일이 전형적인 증상으로 사망하는 일도 드물지 않다(丸藤 1992, 井上 2002, 鈴木 1999, 印牧 1996, 主島 2002, 後藤 1993, 前原 1997, 臼井 2000, 星野 1993, 金子 1998, 森 1990).

캘리포니아대학의 응급실에서 5년간 횡문근융해증으로 진단된 367명 중 166명은 혈액에서 메스암페타민이 검출되어 입원 시에 크레아틴포스포키나아제가 다른 환자보다 높았다(Richards 1999).

고체온은 사후에도 지속되어 검시시 42ºC(西上1994), 사후 1시간 반에는 42.2ºC(武内1988), 4시간에는 40ºC(伊藤 1990)나 40.5ºC(Katsumata 1993), 6시간에 41ºC(勝又1990) 등의 보고가 있다.

이상의 여러 증상은 메스암페타민에 한정되지 않고 메틸페니데이트, 코카인 등 모든 각성제, 나아가 암페타민 유도체인 페닐프로판올아닌(「건강식품 · 중독백과」 참조), MDMA 등의 흥분제의 중증 급성중독과 공통되는 것이다.

폐울혈, 폐수종이 일어나는데(森 1986, 柳川 2000, 野崎 2001, 平田 2005) 부검에서도 자주 볼 수 있다(森 1986, 森 1992, 守屋 1990, 西上 1994, 大矢 1996, 印牧 1996, Ishigami 2003). 폐의 미만성 울혈, 폐포내 출혈(山本 1988), 양 폐의 광범위한 실질내 출혈(今村 1997)도 보인다.

급성 메스암페타민 중독으로 사망한 14명의 부검에서 폐수종이 모든 예에서, 급성 폐포내 출혈이 13예에서, 만성 폐포내 출혈이 11예에서 보였다(Bunai 2002). 전부 폐고혈압증에 의한 것일 것이다.

폐고혈압증은 암페타민 유도체의 다이어트 약물, 펜플루라민에서도 보인다(「건강식품 · 중독백과」 참조)

폐울혈도 코카인의 급성중독사에서 거의 예외없이 보이는 특징적인 소견이다.

종격기종과 피하기종이 발생한다(三澤 1996). 격한 호흡운동에 의한 것일 것이다.

1.8 흥분성 섬망

아편이나 모르핀은 고독한 독이라고 불리며 마약의존자가 공허한 표정과 탁한 눈으로 햇빛이 들지 않는 장소에서 웅크린 채 눕고(Ⅳ편 3. 「아편은자」 참조) 급성중독사는 드문 데 반해, '각성제 의존자는 흥분하여 격렬하게 날뛰다가 사망한다'는 것이 하나의 특징이다. 자상, 타상의 위험이 크며 그럴 때에 혈액에서 각성제가 검출되는 일이 많다.

불안한 기분으로 공포가 강해져서 정신없이 행패를 부리고, 그런 것을 전혀 몰랐다는 섬망 증상 체험을 100명 중 17명이 인정했다. 주사 직후에 경험한 자는 6명, 각성제가 떨어질 때 경험한 자가 10명, 주사 직후와 약효가 떨어질 때 모두 경험한 적이 있는 자가 1명이었다(竹山 1952).

흥분성 섬망(excited delirium) 증상은 격한 흥분, 지리멸렬한 언동, 옷을 벗어 던지고 소리치며 달리는 행동, 유리창을 깨는 행동, 가구를 뒤집는 행동 등의 폭력적인 행위가 특징이다. 제압하는 데에 여러 사람의 힘을 필요로 하는 비정상적인 힘의 발휘와 40ºC에 달하는 고열을 동반하는 것이 일반적이다. 1985년, 미국에서 7명의 코카인 남용자에 대해 보고된 이후(Wetli 1985), 코카인 정신병 병태의 하나로 널리 알려지게 되었다. 그러나 메스암페타민에서도 보이는 것은 아래와 같다. 더욱이 LSD나 펜사이클리딘 등의 약물에서도, 또 조병이나 통합실조증에서도 나타나(O'Halloran 1993), 급성치사성긴장병(lethal catatonia)이라 불리는 병태와 닮아 있다.

32세의 남성이 오후 8시경 자택의 지붕 위에 올라 바보 같은 놈이라 외쳐서 경찰에 의해 보호되었다. 팔에 많은 주사흔이 있고 각성제를 매일 주사했다고 한다. 사정 조사 중에 갑자기 안절부절못해 혼잣말을 하고 괴성을 지르며 뛰어나가려고 하는 등 상태가 급변하여 보호실에 수용되었다. 방 안에서 소리를 지르며 알몸으로 뛰어다니고 벽에 몸을 부딪히는 등 격한 흥분상태가 계속되었다. 오전 0시 40분경 갑자기 조용해지고 호흡이 거칠고 전신경련을 일으켜 안면이 창백해졌다. 호흡이 미약해져서 수축기 혈압이 40 mmHg로 저하해 오전 2시 20분에 사망했다(福井 1986).

20대의 여성이 자택에서 환각을 일으키고 자상·타상의 위험행동이 있어 경찰에게 보호되었다. 불온 흥분상태였으며 의미불명의 말과 발한증상이 현저했다. 입원 수속 중 서내에서 호흡중지, 맥박촉지가 불가능해져서 응급외래로 도착했을 때에는 심폐정지로 사후 경직이 두드러졌다. 2시간 후 검시 시에는 직장온도가 39.8°C였다(福家 1995).

젊은 남성이 입원 중에 야간 무단외출을 했다가 다음날 오후 퇴원했다. 돌연 큰소리를 내며 격렬하게 움직이며 2시간 후에 체동이 멈추자 혈압이 저하, 빈맥, 사지에 티아노제, 격한 전신경련이 나타나고 대량의 토혈 후에 심폐가 정지했다. 실내의 쓰레기통에서 하얀 가루와 주사기가 발견되어 각성제의 정맥주사 직후에 급변한 것으로 생각된다(鈴木 2007).

19세의 남성이 주차장에서 차를 차거나 유리를 깨거나 해서 경찰이 임의동행을 요청해 사정 청취 중 용태가 급변, 병원에 왔지만 3시간 후 사망했다. 500 mg 전후의 메스암페타민을 먹은 것으로 생각된다(高橋 1991).

35세의 남성이 「청부업자에게 쫓기고 있다」며 흥분해서 경찰에 보도되어 요중 각성제 반응이 양성이었기 때문에 유치장에 구속되어, 비정상인 흥분상태가 잠시간 이어진 뒤 급사했다(柳川 2000).

각성제를 상용하고 있던 남성이 심야에 고속도로에서 알몸으로 난동을 부리다가 보호됐고 잠시 뒤 의식혼탁이 와서 8시간 후 사망했다. 사후 4시간이 지났을 때 체온은 40°C였다(伊藤1990).

23세의 대학생이 진료 중 돌연 착란상태가 되어 다른 병원으로 이송되는 도중 심폐가 정지하여 소생에 반응하지 않고 사망했다. 혈액에서 각성제가 검출되어, 사망직전에 사용한 것이 틀림없다고 판단되었다. 모발의 모근부에서 선단부까지 5~20 ng/mg의 각성제가 검출되어, 적어도 반년 이전부터 계속 사용했다고 보인다(林 1997).

도쿄도 감찰의무원에서 1981년부터 1999년까지 19년간 부검한 각성제 양성 예 201명 중 87명은 착란상태가 되어 날뛰거나 진땀을 흘리며 신음소리를 내고 괴로워하고 있는 것을 알고 병원으로 옮겨져 사망한 예이다.

각성제로 인해 호텔에서 사망하여 발견된 27예 중 체크인 후 1시간 반에서 4시간 반 사이에 사망한 자가 8예, 호텔 방에서 날뛰며 괴로워하는 등의 이상을 발견하여 병원으로 긴급 이송되고 사망한 자가 11예, 그 중 7예는 종업원이 발견하고 4시간 이내에 사망했다. 호텔 이외에서 근처에 있던 사람이 이상을 발견하여 병원으로 이송, 4시간 이내에 사망한 자가 21예, 10시간 이상 경과하고 사망한 자는 7예였다(赤塩 2000).

오사카부 감찰의사무소 및 오사카대학 법의학교실에서 부검되어 혈액 혹은 소변·장기에서 각성제가 검출된 41예에서는 30세대의 남성이 가장 많았으며 날뛰다가 사망이 11예, 자택이나 호텔에서 사망해서 발견된 것이 22예로 6월부터 8월의 여름에 많았다(藤谷1990). 흥분성 섬망은 고열을 동반하므로 여름철에 많은 것은 납득이 간다.

1.9 구속성 질식사

흥분성 섬망이 문제가 되는 것은 경찰이 제압해서 호송할 때 경찰차 안에서 혹은 유치장에서 급사하는 경우 "경찰에 의한 구속사"(death in police custogy)로 문제가 되고 있다. 평균 체중 91 kg, 비만지수(BMI) 평균 30으로 비만체, 평균 연령 32세의 남자가 날뛰면 신체의 위협을 느끼는 경우가 많아 호송 중 경찰차의 유리창을 차 부수는 등의 예도 있어 미국에서는 양손발을 등 뒤로 묶어(hogtie, hobble), 바닥 위에 배를 깔고 엎드리게 한다(Stratton 2001).

노스캐롤라이나주에서 61명의 보고에 의하면 이상행동에서 사망까지의 시간은 1시간 이내가 41명, 평균체온 40°C, 부검에서 사인이 되는 공통된 병리소견은 보이지 않는다(Ross 1998). 구속되어 몸부림치다가 갑자기 호흡이 얕고 빨라져 신음소리를 내고 5분 이내에 심정지에 달한다(Stratton 2001).

일본의 예

40세 남성이 자택에서 날뛰고 있다는 신고로 경찰에 연행되어 소변에서 각성제가 검출되어 체포되었다. 유치장 안에서 「누군가가 죽이러 온다」는 등의 소리를 지르며 벽에 머리를 부딪히는 등 날뛰고 있어서 간수가 진정의를 입히는 중 큰소리를 내며 뒹굴뒹굴 움직이며 돌아다니고 있었으나 돌연 신음소리를 내며 움직임을 멈추고 사망했다. 사후 2시간의 체온은

41°C였다(山本 2000b).

33세 남성이 도로 위에서 상반신 나체로 비정상적으로 흥분하여 날뛰어 경찰관이 다가오자 「죽여 버리겠다」고 고함을 지르며 날뛰어 보호하려고 수갑을 채웠더니 곧 녹초가 된 듯 핏기가 없어졌으며 구급대가 도착했을 때에는 사망해 있었다.

42세의 남자가 호텔에서 전라로 날뛰고 있다고 해서 경찰이 빠르게 와서 보니 전라로 쓰러져 있었으며 신음소리를 내며 양손을 휘두르며 발을 동동거리고 마구 소리쳤다. 사정을 들으려고 하면 더욱 심하게 날뛰므로 수갑을 채워 방으로 데려가자 얌전해져 곧 움직임을 멈춰 병원으로 이송됐을 때에는 사망해 있었다. 체온은 40.5°C였다(大矢 1996).

2009년 7월 28일 도치기현 우쓰노미야시의 도로에서 남자가 승용차로 2.8 km에 걸쳐서 15분간 6건의 뺑소니 사고를 일으킨 뒤 나체로 차 위에 올라서 소란을 피우고 있는 것을 근처에 있던 사람에게 발견되어 차로 도주했으나 경찰에게 체포되었다. 체포됐을 때 소리를 지르며 날뛰어서 경찰 6명이 손발을 끈으로 묶어서 제압하자 의식을 잃고 병원으로 이송됐으나 1시간 후에 사망했다. 숙박하고 있던 호텔 방에서 각성제로 보이는 하얀 가루가 든 비닐봉지와 주사기 1개가 발견되었다.

구속사는 경찰에 의한 것이라고 단정지을 수 없다

26세의 남성이 회사 기숙사에 멋대로 들어와 있는 것이 발견되어 때리려고 덤벼들어서 사원 4명이 제압하려고 앞마당으로 나와 각목 등으로 억누른 채로 신고를 했다.

경찰이 도착했을 때는 응답이 있었으나 갑자기 거품을 물고 의식불명이 되어 병원으로 이송되었으나 사망했다. 사후 약 2시간의 체온은 38.1°C였다(小山 1998).

32세의 남성이 자택에서 착란·망상 상태로 날뛰고 있어서 가족이 이불에 싸서 수건, 허리끈 등으로 손발을 묶어 방치한 사이에 사망했다. 머리에서 좌우 다리에 걸쳐 다수의 타박상과 찰과상이 있었고 사후 10시간 이상 경과한 직장의 온도는 32.5°C였다(山本 2000a).

27세의 남성이 소리를 지르며 실내를 돌아다니며 날뛰어서 친구가 묶고 수건으로 재갈을 물려 이불을 덮어 에어컨을 끄고 외출하고 반나절 후 귀가해 보니 사망해 있었다. 부패가 상당히 진행, 각성제가 검출되었다. 병리소견으로 심근의 파상 주행, 수축대 괴사, 폐출혈, 근위요세관 세포괴사가 보였다(森 1992).

격렬한 운동으로 체온이 상승되므로 산소소비량은 극도로 상승, 호흡운동도 극도로 항진하므로 그러한 상태에서 호흡운동을 억제하는 것은 죽음으로 직결된다.

사적인 이야기인데 필자는 요추압박 골절의 회복기에 가슴부터 허리에 걸쳐서 전후로 깁스를 하고 직장에 복귀하는 것을 허가받았다. 움직임에 어려움은 있었으나 생활에 불편함은 느끼지 못했는데 계단을 걸어서 오르려고 하면 숨쉬기가 어려워져 혼났다. 계단을 오르는데 큰 호흡을 하지 않으면 안되는데 깁스 때문에 흉부의 움직임이 제한되어 큰 호흡을 할 수 없기 때문이다. 깁스는 고문기구란 것을 그때 깨달았다. 흥분성 섬망에서의 호흡운동의 항진은 계단을 오르는 것과는 비교할 수 없을 것이다. 이것이 어떤 수단이든 가슴이나 복부의 움직임을 제한하면 필요한 만큼의 산소를 마실 수 없다.

흥분성 섬망으로 호송 중인 차 안에서 「숨쉬기가 괴롭다」고 말하고 2분 후에 숨이 끊긴 자도 있다(O 'Halloran 1993). 억제된 상태로 몸부림 치면 칠수록, 날뛰면 날뛸수록 산소소비량은 늘고 꽉 눌리면 눌릴수록 필요한 산소를 들이마실 수 없게 되어 환기량의 감소에 의한 환기성 저산소증(『중독백과』 참조)으로 사망한다. 현재는 이러한 상태를 구속성 질식사(restraint asphyxiation)라 부름으로써 대부분의 인식이 일치한다.

물리적인 억제가 아니어도 호흡억제 작용이 강한 약물을 사용하면 죽음을 초래한다

38세의 남성이 자택에서 각성제를 주사하고 날뛰어서 몇 명이서 제압한 상태로 병원으로 끌려가 진정제 주사를 맞고 진정됐으나 그 상태로 사망했다. 혈중 메스암페타민 농도는 0.65 mg/L로 낮았다(勝又 1990).

통합실조증 환자 34세의 남성이 가정 폭력이 심해지자 진료를 받았다. 진찰 중에 갑자기 날뛰어서 진정을 목적으로 플루니트라제팜 4 mg을 생리식염액 20 mL에 녹여서 반량 정도를 천천히 주사하자 갑자기 심폐정지 상태가 되어 사망했다(前橋 2001).

가령 호흡운동을 억제하는 것이 없어도 40°C의 고열인 상태로 날뛰면, 산소의 소비량이 공급량을 상회해 수요성 저산소증(『중독백과』 참조)으로 사망한다.

1.10 뇌출혈, 뇌경색, 뇌혈관염

각성제의 정맥주사로 뇌출혈이 발생하는데(Inamasu 2003) “아부리”에 의한 흡연으로 뇌출혈을 일으킨 예는 적으며 일본에서는 보고되어 있지 않다. 그 이유는 전술했듯이 중추신경에 대한 일정의 효과를 얻기 위해서 흡연할 경우 소량으로 충분하기 때문이다.

경구섭취에 의한 뇌출혈의 보고는 정맥주사에 비해 훨씬 적다(Hamington 1983). 혈중농도의 상승이 완만하기 때문일 것이다.

논문에서도 정맥주사, 내복, 흡연의 구별은 중요하다. 왜냐하면 정맥주사의 경우 이물질, 불순물이 혈관염의 원인이 될 가능성이 있기 때문이다. 그리고 혈관염은 뇌출혈의 원인이 된다. 또한 혈압의 상승 정도에도 차이가 있다.

메스암페타민에 의한 뇌출혈에서는 거미막하출혈 단독은 적고 뇌내출혈 혹은 이것에 거미막하출혈이 동반하는 경우가 많다. 코카인에 의한 뇌출혈과 비슷하며, 또한 고혈압에 의한 출혈이 조가비핵, 시상, 뇌교, 소뇌에서 많은 것과 달리 두정엽에서 많이 보인다. 뇌출혈도 뇌경색도 젊은 사람에서 많다.

뇌실질내출혈

각성제 사용력이 있는 33세의 남성이 약 1주일 전에 각성제를 정맥주사, 작업 중 경련발작을 일으키고 그 후 의식장애를 일으켜 전두, 두정엽의 피질 아래에 혈종이 확인되었다. 31세의 남성은 식당 근무 중 각성제를 정맥주사해 몇 분 후 심한 두통을 일으켜 다음날 반신마비와 언어장애를 가족들이 알고 구급차로 입원, 측두, 두정엽에 피질하혈종이 발견되었다. 각성제를 상용하는 53세의 남성은 각성제를 정맥주사, 직후에 경련발작을 일으켜 의식불명 상태가 되어 대뇌기저부에서 혈종이 확인되어 제거수술을 시행했으나 21일째에 갑자기 의식소실을 일어나 사망했다. 동일 부위에서 재출혈을 일으키고 있었다(播村 1988).

각성제 상용력이 없는 17세의 여성은 각성제의 주사를 맞은 후 강한 두통을 호소하고 머리 CT로 좌두정엽에 4×2×3 cm의 혈종이 확인되었다(竹内 1994).

뇌출혈은 첫 번 정맥주사에서도 일어난다.

23세의 여성은 30 mg을 처음 정맥주사했을 때 몇 분 후 두통, 구역감, 구토, 보행장애를 일으켜 전두, 측두엽에서 혈종이 발견되어 전대뇌동맥, 중대뇌동맥에 현저한 분절적 협세화(beading, 구슬 장식)가 확인되었으나 4개월 후에 이 소견은 완전히 소실되어 있었다(小笠原 1986).

첫 경구섭취로 뇌출혈을 일으켰다고 생각되는 증례도 보고되어 있다(清水 2002). 메스암페타민과 작용이 닮아 있는 페닐프로판올아민에 의한 뇌출혈의 상대위험도(『건강식품 · 중독백과』 참조)는 처음 섭취했을 때가 더 높다(Kernan 2000).

뇌혈관염

22세의 여성은 1년 전까지 수년에 걸쳐서 각성제를 상용하고 있었는데 정맥주사 몇 분 후에 전신경련, 혼수가 되어, 정맥주사 1시간 후의 CT로 현저한 거미막하출혈과, 뇌량무릎, 뇌간부에서 혈종이 확인되었다. 4시간 후의 뇌혈관조영에서 내경동맥 분지부의 충전(充塡)결손과 우뇌량 동맥에서의 일혈을 확인했다. 부검에서 거미막하출혈, 두개저부혈종, 대뇌동맥륜을 중심으로 하는 뇌주간(脳主幹)동맥에 중막 평활근세포의 광범위한 괴사가 보였고 괴사는 전체 둘레의 1/4~3/4에 걸쳐서 전, 중대뇌동맥에서 현저했다. 중막 괴사부에서는 염증세포 침윤이나 침출물을 확인하지 못했고 극히 조기의 변화로 생각되어 결절성 다발동맥염과도 다른 상을 보이고 있었다. 메스암페타민은 근형의 뇌주간동맥 중막에 강력한 혈관장애 작용을 일으키고 단시간 내에 혈관 괴사를 일으키는 것이 판명되었다. 혈관 괴사인으로 메스암페타민에 의해 교감신경말단에서 방출되는 카테콜아민에 의한 고혈압이나 혈관경련이 추정된다. 혈액에서 3.74 μg/mg의 메스암페타민이 검출되었다(伊東 1987, 柴田 1988).

24세의 여성은 18세부터 각성제의 경구사용을 시작했는데 빈회의 두통, 구토, 수회의 실신발작이 있어 오른쪽 안면의 종창과 오른손의 탈력, 지각저하를 호소해 진찰받았다. 머리 CT와 MRI로 뚜렷한 이상은 확인되지 않았다. 각성제 중지 1개월 후의 뇌혈관 촬영에서 오른쪽의 내경, 외경동맥에 협착상을 확인했으나 뇌 내의 중소동맥에서 이상은 보이지 않았고 스테로이드 치료개시 5개월 후의 뇌혈관 촬영에서는 정상화되고 있었다(津田 1992).

혈관염은 메틸페니데이트, 펜플루라민, 페닐프로판올아민(Glick 1987), 암페타민(Bostwick 1981)에서도 보인다. 페닐프로판올아민으로 뇌졸중을 일으킨 22명 중 8명은 발작 시 급격한 혈압상승을 동반하고 있었다(Cantu 2003).

뇌실내출혈, 거미막하출혈

20세의 남성이 각성제를 3년간, 많을 때는 50 mL 정맥주사했는데 3개월간 중지한 후 3 mL 정맥주사하자 갑자기 두통을 호소하고 비틀거리며 누워 그 후 현기증과 심한 두통을 호소해 이리저리 뒹굴며 괴로워해 입원했다. 입원 시 가벼운 의식혼탁이 있었다. 수막자극 증상이 있어 요추천자를 실시한 결과, 혈성의 척수액이 분출했다. 환자는 두통 외 일반 증상이 갑자기 좋아져 거미막하출혈로 진단되어 1개월 후 퇴원했다(保崎 1956). 이것은 메스암페타민에 의한 거미막하출혈의 보고로서는 아마도 일본 최초일 것이다.

20대의 여성이 병원에서 남아를 출산하고 5일 후의 저녁 남편 동반으로 퇴원하고 오후 10시경 호텔에 체크인했다. 방에서 남편에게 각성제 30~40 mg과 주사기를 받고 오후 11시부터 다음날 새벽 1시 사이 두 차례에 걸쳐 직접 주사했다. 두 번째 주사 후 20분 정도 지나자 갑자기 심한 두통을 호소하며 마루에 쓰러져 의식불명이 되었다. 남편은 1시간 정도 간병했으나 코를 골면서 눈을 뜰 기색이 전혀 없어서 잠들었다고 생각하고 호텔을 나왔다. 약 8시간 후 의식불명이 됐을 때와 같은 자세인 채로 사망해 있는 것을 호텔의 종업원이 발견, 사후 경직이 전신에서 확인되었다. 대뇌표면, 소뇌의 상하면, 뇌저부, 뇌간부의 광범위에 걸친 거미막하출혈이 확인되었다. 뇌실질 내와 뇌실 내에 출혈은 없었고 육안상 명백한 뇌혈관의 이상은 확인되지 않았다. 폐수종이 현저했다. 대퇴정맥혈과 소변에서 메스암페타민이 각각 1.01, 7.65 ㎍/mL 검출됐으나 암페타민은 검출되지 않았고 주사 후 몇 시간 이내에 사망한 것으로 보인다(守屋 2005). 이 보고는 ① 뇌실질 내와 뇌실 내에 출혈이 없고 거미막하출혈만이 확인되었다. ② 주사량과 주사시간을 거의 정확하게 알고 있다. ③ 급성중독사의 혈중농도가 측정돼 있다는 점에서 귀중하고 드물다.

각성제를 상용하는 44세의 남성이 정맥주사 후 호텔에서 사망해 있는 것이 발견되어 좌우측 심실내 및 제4뇌실 내에 다량의 출혈이 확인되었다. 거미막하 및 뇌실질 내에서 출혈은 확인되지 않았다(守屋 2002).

뇌경색

22세의 남성은 17세부터 5년간, 발병 8개월 전까지 메스암페타민을 사용하고 있었는데 돌연 오른쪽 반신의 근력저하를 발견하여 좌교저부의 뇌경색이라 진단되었다. 추골뇌저동맥에 해리·협착은 없고 뇌경색의 원인이 되는 기초질환이 확인되지 않아 메스암페타민의 관여라 생각되었다(牧 2002).

19세의 여성은 3개월 전에 메스암페타민을 주사했는데 두통과 시야협착으로 진찰을 받고 머리 CT와 MRI로 오른쪽 후두엽에 경색소(梗塞巣)가 확인되었다. 조기 뇌경색으로 달리 위험인자가 없고 메스암페타민에 의한 혈관염이 만성으로 경과해 지연성으로 발병한 것으로 생각된다(森 2000).

내경동맥 해리

36세의 여성은 메스암페타민의 흡연 중 이틀밤 연이어 왼쪽 경부에 통증을 느끼고 있었는데 전실어(全失語)로 진찰을 받고 MRI로 왼쪽 전두엽에 작은 경색, 왼쪽 내경동맥의 협착, 내막의 박리, 벽내혈전이 발견되어 내경동맥 해리상을 보였다. 헤파린 투여를 하여 3일 후의 혈관 조영으로 개선이 보였다(McIntosh 2006).

20세의 여성이 10년에 걸쳐서 메스암페타민을 사용, 마지막 사용으로부터 4일 후에 돌연 우부전 마비와 언어장애로 진찰받았다. MRI로 중대뇌동맥영역에 큰 경색이 확인되었다. 혈관조영으로 좌총경동맥에 협착과 내막의 큰 박리와 혈전에 의한 충전결손이 확인되었다(McIntosh 2006).

대동맥 해리

메스암페타민의 남용은 대동맥 해리의 위험인자 중 하나이기도 하다.

미국 샌디에이고 지방 감찰의무원에서 1996년까지 10년간 부검을 행한 대동맥 해리의 증례 84예 중 남용약물검사를 실시한 것은 35예로 그 중 7예는 메스암페타민 양성이었다. 대동맥 해리의 위험인자의 첫째는 고혈압이었으나 둘째는 메스암페타민 남용이었다(Swalwell 1999).

신경병리

각성제 남용의 가장 큰 문제점은 각성제 정신병이므로 중추신경 혈관계의 병리뿐만 아니라 신경병리학적 지식이 중요한데 이것이 적다.

31세의 남성이 고속도로 위에서 알몸으로 날뛰다가 보호되어 곧 의식혼탁, 8시간 후 사망했다. 직장온도는 40℃, 혈액, 뇌, 폐에서 치사량의 각성제가 검출되었다. 병리조직 소견으로 전두엽의 신경세포의 변성과 경도의 탈수초, 조가비핵, 담창구에서의 신경세포 괴사, 소뇌에서의 조롱박세포만의 탈락과 니슬소체의 소실, 중뇌에서의 흑색질 등 신경세포의 염색질 용해, 과립의 탈락이 보였다(伊藤 1990).

38세의 남성은 12년 전부터 각성제를 정맥주사했는데 사망해서 발견되었다. 양조가비핵에 쌀알 크기의 담갈색 연화소를 확인한 것 이외에 뇌 전체는 부종 상태이기는 했으나 다른 뇌조직에 이상은 보이지 않았다(的場 1987).

척수소뇌변성이 보고되어 있다.

36세의 남성은 18세경부터 각성제 등 약을 남용했는데 2000년 8월 각성제의 사용 후, 의식을 소실하고 쓰러져 있는 것이 발견되었다. 빈맥, 고체온, 급성신부전, 횡문근융해 등 각성제 중독의 증상이 있어 치료에 의해 10일 후 전신상태가 개선되어 불면치료를 위해 정신과에 통원하게 되었다. 이듬해 어지러움 등의 증상이 나타나고 CT에서 전두엽의 위축, MRI로 소뇌 전체의 위축과 뇌실의 확대를 확인했고 체간실조가 있어 척수소뇌변성증이 의심되었다. 2004년에는 증상이 악화, 외출이 어려워지고 안진, 글씨쓰기가 어려워지고, 실조성 언어를 확인하여 신경소견, MRI 소견, 다른 원인을 제외하고 각성제에 의한 척수소뇌변성증으로 진단되었다(西山 2006).

횡문근융해와 급성신부전의 치료 중에 백질뇌증이 발병한 증례가 보고되어 있다(鍛 2010).

1.11 심장

오사카부 감찰의 사무소 및 오사카대학 법의학교실에서 부검되어 혈액 혹은 소변·장기에서 각성제가 검출된 41예에서는 관상동맥병변은 경도였으나 26예 중 비대 15예, 섬유화 15예, 착종배열 12예, 외핵구 및 소원형세포 등의 세포 침윤 12예, 수축대 괴사 9예가 확인되었다(藤谷 1990).

심근증

54세 남성은 28년 전부터 각성제를 상용, 9회의 체포 기록과 4회의 복역력이 있으며, 당뇨병과 비대형 심근증으로 입원과 퇴원을 반복했으나 각성제 남용으로 체포되어 교도소 내에서 하퇴의 봉소직염이 악화되어 패혈증으로 사망했다. 부검에서 심기부부터 심첨부에 걸쳐 전주성으로 현저한 심장비대가 확인됐으나 관상동맥은 심근 외에서는 최대 30%의 협착밖에 확인되지 않았다. 조직학적으로는 심근의 착종 배열, 내막하근층 내의 간질의 섬유화, 전층에 걸친 미만성 림프구를 주로 하는 강한 세포 침윤을 확인하고 비대형 심근증의 임상진단과 일치했다. 임상 검사 소견은 두드러진 전주성, 구심성의 벽비후, 좌심내강의 수축 말기의 현저한 협소화였다. 심장 카테터 검사에서 관상동맥에 뚜렷한 협착은 없었고 유두근과 좌심실의 비대가 있으며, 심장지수, 좌심실 구출률은 정상 범위였다(田中 1989). 이 증례는 5

회에 걸친 입원 시의 임상소견과 함께 부검소견이 있는 드문 예이다.

60세의 남성은 7년 전부터 각성제를 사용하고 있었는데 호흡곤란으로 입원했다. 심부전은 개선했으나 심혈관 조영에서 좌심실의 광범위한 벽운동 저하가 보였다. 심내막 생검으로 심근섬유의 착종배열, 비대, 간질의 섬유화 등 확장형 심근병증의 병태를 보이고 있었다(小池 1987).

34세의 남성이 메스암페타민의 사용으로 정신착란이 되어 보호되고 의사가 정신안정제를 근육주사하자 경련을 일으키고 안면창백, 호흡미약이 되어 병원에 들어온 지 2시간 후에 사망했다. 좌심실벽부터 중격의 일부 심근섬유의 과수축과 응고괴사가 있어 좌심내막하에 출혈을 확인했다. 좌심실벽에는 심근섬유의 파상주행을 볼 수 있고 심근의 일부에 응고괴사소가 있었다(森 1986).

45세의 남성은 각성제 소지로 복역하고 있었는데 출소 후 4일째 되는 날 택시의 무임승차로 경찰에 연행될 때 지리멸렬한 언동이나 폭행이 있어 보호방에 수용 후 경련을 일으켜 입원시켰다. 발한 저명으로 전신경련이 지속해 직장온은 41ºC로 다음날 사망했다. 심근 일탈효소나 트로포닌 T의 상승, 심전도, 초음파검사 등의 소견은 광범위한 심근장애를 가리키고 있었다(井出 2006).

21세의 여성은 15세경부터 각성제를 사용했는데 호흡곤란을 호소해 진찰받았다. 흉부 X사진상, 현저한 심확대와 폐울혈을 확인, 카테터검사에서 폐동맥압은 70/50 mmHg로 저명한 상승을 확인했다. 심부전에 대한 치료로 심실벽 운동은 서서히 회복, 각성제의 장기남용에 의한 심근장애라 생각된다(水野 1998).

21세의 여성은 메스암페타민의 내복 20분 후 두근거림, 호흡곤란, 환각이 출현, 다발성 심실빈맥을 확인해 입원, 페이싱으로 소실되었다. 잠재성의 QT 연장이 있어 그것이 각성제의 작용으로 현재화한 것으로 생각된다(大滞 2001).

42세의 남성은 암페타민을 1일 5회, 2분간 정도씩 경비흡인을 4년간 계속했는데 흡입 20분 후에 심한 흉통을 일으켜 입원, 급성 심근경색으로 진단되었다(Huang 1993).

급성 심근상해, 울혈간에 의한 급성 간부전, 혈액응고장애에서 다발성 장기부전에 이르는 예도 있다(清水 2009).

심근경색

30세의 남성은 22세쯤부터 각성제를 사용했는데 흉통이 나타나고 급성 심근경색을 진단받고 입원했으나 사망했다. 부검으로 관상동맥의 전하행지 영역벽의 비박화가 눈에 띄어 조직학적으로 3지 모두 내막의 섬유근성의 구심성 비후가 있었으며 심장은 전벽을 중심으로 전층성의 섬유화가 눈에 띄어 전주성의 허혈성 변형이 보였다(辻本 2005).

38세의 남성은 5년 전부터 각성제를 상용, 발병 며칠 전부터 구류 중이었으나 돌연 흉부

압박감을 호소하고 관상동맥 조영에서는 이상을 확인하지 못했으나 심전도, 심장초음파도, 심근일탈효소, 좌심실 조영소견에서 정상 관상동맥 심근경색이라고 진단받았다(浅野 2004). 이 남성은 수일 전부터 구류 중에 각성제의 금단증상이 보여서 심근경색도 그 증상 중 하나로 보인다.

1.12 감염

각성제 남용의 합병증 보고로 가장 많은 것은 감염증이다.

각성제는 최근까지 오로지 정맥주사로만 사용되었으므로 불결한 기구나 오염된 약품이 감염증을 일으킨다. 1대의 주사기를 돌려가며 서로 주사 놓는 경우도 많아 1955년에는 아직 각지에 "히로뽕여관(ヒロポン宿)"이나 "둥지(巣)"가 있었다. 주사 횟수는 많을 때는 하루 수십 회에 이르기 때문에 감염 위험은 늘어난다. 약이 없을 때는 차나 소주 등을 주사하는 일이 보통이었다.

말라리아

전후 직후 말라리아가 발생했다.

1945년 8월 종전부터 다음해 봄에 걸쳐 외지에서 돌아온 584만 명 중 말라리아 기왕자는 약 95만 명, 실제로 말라리아 원충도 가지고 귀국한 자는 추정 50만 명으로, 말라리아의 종류는 많은 순으로 삼일열 말라리아 원충, 열대열 말라리아 원충, 사일열 말라리아 원중이었다. 기왕자의 절반에 가까운 43만 명이 내지에서 재발했으나 대부분은 귀국 후 3개월 이내에 한두 차례의 발작으로 끝나고 귀국 후 5년이 지나 재발을 반복한 예는 극히 드물어 1950년경에는 완전히 소멸했다고 생각했다. 또한 귀국 감염원에서의 신규 감염자는 2년간 추정 1.3만 명으로 막대한 감염원이 1년이 채 안 된 사이에 국내로 유입된 것 치고는 유행은 최소 규모에 머물렀다(大鶴 1952, 楠井 1951).

그렇지만 1951년 각성제 상용자의 수용시설에서 말라리아가 발생했다. 나니와 소년원에 송치된 보호 소년 사이에서 1951년부터 1953년에 걸쳐 8명이 발생했고(木村 1954) 나고야 구치소에 1954년경 수용된 각성제 중독환자 9명에게서 말라리아 원충이 발견되었다(中西 1955). 게다가 1954년 2월부터 5월 사이 도쿄 구치소에 형사피고인으로 입소해 온 각성제 상용자 중에서 15명의 말라리아 환자가 발견되어 전원이 전형적인 발열발작을 일으켜 말라리아 원충이 증명되었다(佐瀬 1955).

1954년 1월 초순부터 2월 중순에 걸쳐 도쿄도의 우에노·아사쿠사 방면의 부랑자 5명의 각성제 상용자가 오한·전율·발열로 민생 병원에 입원, 삼일열 말라리아의 원충이 증명되었다. 도내 각지에 사람이 모인 부랑자군에 다수의 원충 보유자가 있다고 추정되며 방치하면 모기의 발생과 함께 일반 도민에게도 만연할 위험이 있었다. 도에서는 이 부랑자 2,024명의 검혈을 실시한 결과, 아키하바라 육교 아래, 우에노공원에서는 양성률은 20%를 넘었고 양성자 155명 중 146명은 각성제 상용자였다(山口 1955).

1950년경에는 완전히 소멸했다고 생각하고 있었다. 귀환자가 가지고 돌아온 말라리아 원충이 각성제 상용자에 의한 주사기의 돌림 사용이라는 특이한 감염양식으로 1955년경까지 살아남아 있었던 것이다.

만주사변 후에 만주, 중국에 건너간 일본인 중에는 모르핀이나 헤로인을 주사로 사용하는 이른바 모르핀 은자(癮者), 헤로인 은자(癮者)가 되는 사람도 적지 않았고 말라리아 이환율은 흡연으로 사용하는 자의 10배 이상으로 높아 종전 후 내지로 끌려온 이들이 각성제 상용자 사이에서 말라리아 최초의 감염원이 된 것은 충분히 생각할 수 있다.

히로뽕 돌려 맞기를 하는 "히로뽕여관"이 "뽕굴"이라 불린 것도 만주, 중국에서 익숙했던 "아편굴"에서 따온 것일 것이다.

수용시설 이외에서의 각성제 상용자의 말라리아 환자는 1952년부터 1954년에 걸쳐 오사카에서(大沢 1955), 1953년 7월 상순 후쿠오카현의 탄광에서 발생했다(大鶴 1954).

주사기나 주사바늘 속에 남은 미량의 혈액에 의해 감염이 성립하는지 아닌지에 대해서는 오쓰루(大鶴)들이 자세하게 검토하고 있다(大鶴 1954).

패혈증

페니실린이 보급되기 전에는 패혈증 사망도 많았다.

1949년부터 1953년 9월까지 감찰 의무원에서 행한 히로뽕, 헤로인 상용자의 병리 해부에서 13예의 패혈증 소견이 확인되었다. 20대가 많고 화농성 심근염 4예(그 중 1예는 농양, 2예는 궤양성 심내막염을 합병, 1예는 궤양성 심내막에 심근농양), 폐농양 6예, 간농양 1예, 화농성 간염 1예, 전염비(伝染脾) 11예, 화농성 신장염 9예(그 중 2예는 농양), 색전성 뇌출혈 4예(그 중 농양 2예, 화농성 뇌막염 2예)라는 상태였다(鶴田 1954).

패혈증 사망은 현재도 사인 중 하나이다.

44세의 여성이 구급차로 입원, 팔과 다리에 신구의 주사흔이 있었고 약물중독을 의심하며 치료를 했으나 6시간 후 사망했다. 폐동맥에는 세균의 증생을 동반한 혈전이 보였고 폐실질, 양측의 심근, 뇌, 신장, 복장에 다발성 소농양이 보여 사인은 우심계의 심내막염에 기인하는 패혈증으로 진단되었다(Takasaki 2003).

감염성 심내막염, 균괴색전

정맥을 통해서 세균이 들어가기 때문에 우심계의 감염성 심내막염에서 패혈증성 폐색전증, 나아가 패혈증으로 죽음에 이른다. 각성제 상용자의 경우 감염성 심내막염은 삼첨판에서 시작되는 일이 많다.

49세의 남성은 1년 전부터 각성제의 정맥주사를 시작했는데 3개월 후부터 오한과 발열이 있어 폐렴이 의심되어 입원, 간종대와 고도의 간기능 장애를 확인했다. 혈액배양으로 캄필로박터를 검출, 초음파검사로 삼첨판에서 혹을 확인했고 각성제 사용에 의한 삼첨판 단독 감염성 심내막염으로 폐렴은 사마귀의 유리에 의한 폐색전에 의한 것이라 생각된다(大島 1990).

흉부 X선 사진으로 공동을 동반하는 결절성 음영을 확인했고 폐결핵의 진단으로 항결핵약 요법을 받고 있던 환자의 혈액에서 황색포도상구균이 검출되어 초음파검사로 감염성 심내막염이라 진단되었다. 폐의 음영은 심내막염에서 패혈증성 폐색전이었다(山内 2000).

21세의 남성은 총 100회 정도 각성제 주사를 맞았는데 40°C 전후의 고열을 내고 기침과 오른쪽 가슴의 통증을 동반해 입원, 흉부 CT로 우중하엽, 좌하엽에서 국한성의 침윤, 결절이 산재해 있었다. 심장 초음파검사로 삼첨판에 20 × 18 mm의 혹이 발견되었다. 고열이 계속됐으나 항생제 링거 정맥주사로 해열, 흉부 X선 사진의 음영도 완화, 삼첨판의 크기에 변화는 없었으나 환자는 수술을 원치 않고 퇴원했다(良元 2002).

23세의 여성은 16세 때부터 각성제를 주 1~2회 정맥주사했는데 오른쪽 상지의 천자부위의 봉와직염에서 정맥혈전증이 속발, 이것에 기인한 다발성 폐색전증을 일으켰다(服部 1988).

균괴의 색전에 의해 뇌경색을 일으키기도 한다.

각성제 남용으로 6회의 체포 기록이 있는 37세의 남성이 비틀거리는 걸음으로 도로변의 도랑에 빠져 병원으로 이송되었다. 체온은 43.1°C로 머리 CT로 출혈, 뇌경색을 가리키는 소견은 없고 고열과 빈맥이 계속되다가 6시간 후 사망했다. 병리 해부로 좌시상 외측에서 조가비핵에 이르는 경색이 확인되었다. 조직학적 소견으로 조가비핵에서 시상까지 괴사조직이 보여 그램양성간균의 덩어리가 그 괴사조직 및 근방의 혈관 내에서 확인되어 균괴색전에 의한 뇌경색으로 진단되었다(今西 1997).

다발성 폐농양의 진단으로 입원, 혈액에서 황색포도상구균이 검출되어 초음파검사로 삼첨판에서 혹과 역류가 발견되어 세균성 심내막염이라 진단받은 예도 있다(加藤 1995). 각성제에 의한 심내막염에서는 황색포도상구균이 검출되는 일이 많다.

수술

수술이 필요해지는 경우도 있다.

34세의 여성은 20세 쯤부터 각성제를 스스로 주사했는데 발열과 호흡곤란으로 입원했다. 초음파검사로 삼첨판 전첨에 우방과 우실 사이에서 진자운동을 하는 혹을 확인하고 삼천판에 강한 정도의 역류를 확인했다. 수술로 삼첨판에 길이 5 cm의 거대한 혹을 확인, 판 전체가 혹의 형성에 의해 변형 파괴되어 있어 기계판에 의한 삼첨판 치환술을 행해 경과가 양호해졌다(柳谷 1995).

25세의 여성은 각성제의 상용, 발열을 주로 호소해 진찰받고 혈액에서 황색포도구균이 검출되었다. 초음파검사에서 삼첨판에 20 mm 크기의 사마귀와 폐쇄부전을 확인했다. 발열이 지속, 흉수의 출현과 폐색전의 소견을 확인했기에 판형성술을 시행하여 삼첨판폐쇄부전도 소실했다(服部 1995).

24세의 남성은 각성제를 상용, 전신의 탈력감으로 진찰을 받고 체온 40.0℃, 패혈증성 쇼크, 파종성 혈관내 응고이상으로 입원했다. 호흡부전을 합병, 초음파검사로 삼첨판에 혹과 고도의 역류를 확인하고 심부전이 악화되므로 수술을 하였다. 삼첨판 중격첨에 3×4 cm의 혹이 부착, 중격첨은 거의 혹으로 치환되어 있어 생체판에 의한 판치환술을 시행했다(福原 2000).

24세의 여성은 각성제 상용의 기왕이 있는데 뇌, 양쪽 폐, 우측 신장, 비장의 경색을 일으켜 심장 초음파검사로 이첨판, 삼첨판에 사마귀를 확인하여 뇌경색 발병 29일째에 생체판을 사용해 이첨판, 삼첨판의 치환술을 하여 목숨은 건졌다(山本 2001).

C형 간염

수혈 후 C형 간염은 혈액제제의 스크리닝 테스트로 격감, 의료행위에 의한 것도 주사기 등의 일회성 사용으로 격감한 한편, 각성제의 돌려 맞기에 의해 젊은 사람의 C형 간염이 집단 발생하고 있다.

16세부터 20세까지의 남자 8명, 여성 2명이 2000년 8월 5일부터 다음해 10월 24일의 기간에 건강진단을 한 결과, 간기능이상, 혹은 전신 권태감으로 진료를 받았다. 각성제의 사용기간은 진찰받기 전 5~12개월로 전원이 시너의 흡입력이 있었다. 행방불명된 1명을 제외하고 1개의 주사기를 9명이 돌려 사용했다. 2명이 C형 급성 간염으로 진단받았다. 주사기는 같았음에도 불구하고 유전자형이 2a와 일본인에게서는 비교적 적은 2b의 양쪽을 볼 수 있었다(権藤 2002).

19~24세의 4명의 의형제가 전신권태감을 주로 호소해 2003년 10월에 진찰받고 모두 같은 해 10월에 각성제를 사용한 적이 있었으며 C형 급성 간염으로 진단받았다(大西 2004).

HIV(사람면역결핍바이러스) 감염

미국에서는 최근 10년 정도 메스암페타민의 사용자가 급증하고 있는데 특히 남성 동성애자 간의 확산이 두드러진다. 그들은 성행위 전에 쾌락을 목적으로 메스암페타민을 섭취하는데 그러한 상태에서의 성행위는 HIV 감염의 확률이 높음에도 불구하고 감염방지를 위한 적절한 조치가 취해지지 않는 경우가 많다(Halkitis 2001).

캘리포니아주 할리우드에서 메스암페타민 의존증 치료를 위해 병원을 찾은 68명의 남성 동성애자와 양성애자 중 61%는 HIV 감염자였다. 다른 성병에 걸린 경우가 많으며 여러 상대와 예방조치 없이 항문성교를 하는 빈도가 높다. 성관계 상대는 평균 30일간 14명, 6개월간 66명이었다(Shoptaw 2002).

캘리포니아주 남부에서 2000년 상반기에 발생한 130명 매독환자의 51%는 남성 동성애자로 가장 사용빈도가 높은 약물은 메스암페타민이었다. 매독은 외음부에 궤양을 만드는 HIV의 감염이 일어나기 쉽다(CDC 2001).

HIV 감염자가 메스암페타민을 남용하고 하물며 의존증의 상태가 되면 에이즈 치료약의 규칙적인 복약도 지켜지지 않게 된다(Colfax 2005).

에이즈 치료약인 리토나비르와 메스암페타민 모두 간효소 CYP2D6에서 주로 대사분해되므로 리토나비르를 복용하는 HIV 감염자가 메스암페타민을 섭취하면 메스암페타민의 분해가 억제되어 죽음에 이르기도 한다(Hales 2000, Henry 1998).

그 외 기타

양 상지에 다수의 주사흔이 있는 각성제 남용자의 화농성 수막염에 의한 사망(川畑 1987), 당뇨병이 있는 각성제 남용자의 원발성 장요근농양(藤田 1999) 등의 보고가 있다.

1.13 태아, 신생아, 소아

각성제 사용 중인 모친에게서 태어난 신생아는 직후부터 급성 중독증상을 보이는데 혈액 중에는 메스암페타민이 검출되지 않는 경우가 많다. 경구 섭취에서도 24시간 만에 소변으로 배설되기 때문이다. 그러나 제대혈에서 검출되기도 한다.

임신 중에 사용한 모친에게서 태어난 신생아가 생후 24~48시간 후에 각성제의 금단증상을 보이기도 한다. 이때 신생아의 소변에서 메스암페타민이 검출되면 모친이 분만직전까지 섭취했던 것이 된다. 보통 요중의 메스암페타민은 3~5일로 소실하기 때문이다.

태아가사, 기형

임신 중에 메스암페타민을 연일 정맥주사하고 있던 모친에게서 조기 파수와 가사상태로 태어난 남아는 재태추정 36주, 체중 1,922 g으로 구순구개열을 확인했다. 신경과민 상태로 생후 20시간 동안 잠들지 않았다. 긴장성 경반사와 사지의 근긴장 항진이 있고 경시적 수면 폴리그래프로 수면구조의 이상을 확인해 태생기에 장기간 고농도의 메스암페타민에 피폭한 중추신경의 이상을 시사하는 소견이라 생각되었다. 제대혈의 메스암페타민 농도는 4.60 ng/mL였다. 일령(日齡) 8부터 경면 경향을 보이고 활동성도 저하, 자극에 대한 반응은 부족했다. 일령 15에는 메스암페타민 농도는 0.25 ng/mL 이하로 떨어졌다(大沢 1994).

25세의 여성이 임신 28주에 양수 과다로 32주에 입원했다. 초음파검사에서 양수과다와 양쪽 신장결손이 의심되었으나 태아 발육부전은 없었다. 33주에 급성태아가사로 긴급 제왕절개술을 시행했으나 태아는 소생에 반응하지 않고 사망했다. 항문 폐쇄증, 음핵비대, 족지결손, 슬관절 외반 등의 외표 기형으로 병리부검에서 폐의 저혈성, 양쪽의 신장결손, 생식기와 한 덩어리가 된 총배설강을 확인했다. 임산부는 임신 중기에 황산암페타민을 상용하고 있었다(中山 1995).

임신 초기부터 약물을 사용하고 있던 26세의 여성이 임신 33주에 자궁내 태아 발육부전으로 입원했다. 34주부터 태아 성장률은 서서히 저하, 태아 심박동수도에 이상파형이 출현했다. 36주부터 태아 성장률의 저하가 현저해져 잠재성 태아가사로 진단, 38주 만에 제왕절개술로 체중 1,893 g의 저체중아를 낳았으나, 뚜렷한 외표 기형을 확인하지 못했고 모친은 경과양호로 퇴원했다. 메스암페타민의 흡입 이력을 조사하기 위해 모친의 머리카락을 분석한 결과, 임신 25주에 1.73 ng/mg, 33주에 1.26 ng/mg이었던 것이 밝혀졌다. 일령 5에 태아심박동수도를 장착한 바, 이상파형이 확인되어 태아형성 발달기에 메스암페타민에 피폭됨으로써 중추신경계에 어떠한 이상이 일어났을 가능성이 있다(服部 2001).

급성중독과 금단반응

분만 7개월 전부터 메스암페타민을 가끔 사용하던 어머니에게서 태어난 남아는 출생 직후부터 심하게 울고 자극에 반응하기 쉬우며, 불면, 다한, 발열 등 급성 각성제 중독의 증상을 보였다. 제대혈 속 메스암페타민 농도는 114.9 ng/mL로 중독 영역에 있었다(今枝 2001).

임신 초기부터 분만 3일 전까지 각성제를 상용하던 모친에게서 태어난 남자아이는 생후 1시간부터 신음호흡과 매분 130~150회의 다호흡이 있고 모유를 토했다. 자극에 과민했고 자동운동은 과민, 원시반사는 항진해 있었는데 생후 6일째에는 가라앉았다. 현저한 발한은 5일째, 다호흡은 9일째에 진정되었다. 구역질, 구토는 심했으나 5일째 이후에는 보이지 않았다. 요중농도는 생후 2일째, 메스암페타민 6.1 ㎍/mL, 암페타민 2.2 ㎍/mL로 15일째에는 검출되지 않았다. 1일 각성제의 총배설량은 4일째까지는 메스암페타민이 암페타민보다 더 많았고 그 후에는 암페타민이 더 많았다. 또한 산성뇨(pH 5.8)로 배설량은 증가했다. 혈청 각성제는 2일째에 둘 다 양성으로 3일째 이후는 음성화했다. 요중의 각성제 농도와 중추흥분 증상은 거의 병행했다. 모친의 분만 4일 후의 요중 각성제 농도는 둘 다 1.3 ㎍/mL였는데 혈청에서는 암페타민만이 검출되었다(岩尾 1982).

제왕절개 1주일 전에 각성제를 사용한 모친에게서 태어난 아이는 6시간 후부터 하지의 진전, 포유력의 저하가 있었고, 그 후 구토, 발한, 다호흡증이 있어 급성 각성제 중독 및 금단증후군으로 진단되었다. 모친과 아이 모두 요중의 각성제 반응은 양성이었다. 다호흡은 12시간 만에 정상으로 돌아왔고 2일째에는 포유력도 개선, 8일째에는 소변의 각성제 반응도 음성화되었다(小笠原 2006).

24세의 여성은 출산 20일 전까지 각성제를 사용했다. 신생아는 사지의 근육·관절이 굳어 있고 상하지 모두 마사지를 자주 하고 관절의 굴신운동을 매일 할 필요가 있었다. 모친의 두발은 12 cm로 9개월 전을 거슬러 올라가 각성제의 사용을 조사할 수 있었다. 그것에 의하면 약 6개월 전부터 가용량이 서서히 증가, 출산 1개월 전에 정점에 달해 있었다. 두발의 가장 뿌리부분만 농도의 감소가 보였다. 신생아의 두발은 3 cm로 농도는 모친의 1/25 정도였으나 증감 패턴은 모친의 것과 완전히 일치했다(木倉 1994).

조산으로 출생시 체중 2,518 g의 신생아는 구토, 사지진전이 심하고 울음을 그치지 않고 체온은 38℃ 이상이었다. 모친은 임신 중 브론액을 상용하고 있었다고 하며, 두발에서 브론액 성분이 검출되었다. 두발 기부(基部)에서 메스암페타민 23.0 ng/mg, 암페타민 3.6 ng/mg이 검출되었으며 신생아에서는 메스암페타민 7.5 ng/mg이 검출되어 모친은 임신 중 브론뿐만 아니라 각성제도 사용한 것으로 나타났다(木倉 1999). 모친의 두발 중의 23.0 ng/mg이라는 농도는 각성제로 사망한 남성의 두발 중 농도, 1.06~1.1 ng/mg의 20배로 높았다.

3세의 여아는 흥분하고 의미불명의 말을 계속해서 말하며 진정하지 못하고 몸을 움직이다가 그 후 구토, 안색불량이 되어 구급차로 입원했다. 그 후에도 혼자서 계속해서 말하고 알몸으로 침대 위를 돌아다니며 근처의 사람에게 끊임없이 말을 거는 등의 흥분상태가 계속되고 있었다. 소변에서 각성제가 검출되었다. 모친이 가지고 있던 각성제가 분실되었다는 것을 알고 오음에 의한 각성제 중독인 것을 알았다. 2일째에는 새벽부터 다변·다동이 적어지고 이따금 꾸벅꾸벅 졸기도 했다. 낮에도 몇 번인가 잠들기는 했지만 깨어 있을 때는 크게 우는 일이 많아 기분이 나빴지만, 4일째에는 이전과 같은 상태가 되었다. 메스암페타민의 혈중농도는 오음 3시간 후라 생각되는 내원시에는 0.783 ㎍/mL로, 오음한 양은 0.03~0.1 g으로 추정되었다(川田 2000).

발달

14세 남아의 모친은 임신 중에 각성제를 사용, 출산 후, 각성제 단속법으로 1년간 복역했다. 남아에게 발달의 지연은 없었으나 초등학교 2학년부터 등교거부, 고학년이 되자 사소한 일로 심한 폭력이 보이더니 점차 그 정도가 심해졌다. 중학교에 입학하자 문제행동이 강해지고 아동자립지원시설에서는 다른 아동에게의 폭력, 시설의 파괴, 직원에게 폭력을 휘둘러 골절시키는 등의 행위가 보였다.

의료보호입원의 검사로 자극시 심박수의 급격한 증가와 그 지속성이 확인되어 상시 돌발적 충동제어부전 상태가 될 수 있음을 알 수 있었다. 또한 신경차단약에 약하여 소량의 리스페리돈으로 과진정 상태가 되어 자율신경계의 불안정함과 도파민계열의 취약성이 시사되었다(下山 2001).

유아학대

모친이 교제 중인 남성에게 맡긴 1년 2개월의 여아가 흥분상태로 진찰을 받았고 동반한 조모의 호소로 남성이 폭력단 관계자이기에 각성제의 가능성이 있음을 알았고 혈액에서 메스암페타민 0.073 ㎍/mL가 검출되었다. 증상은 2일째에는 완화되었다(長井孝二郎 2002). 아동학대에 각성제가 사용됐을 가능성도 있다.

2년 8개월의 남아가 경련을 일으켜 병원을 찾았고 기저귀를 상용하고 대퇴부에 습진이 눈에 띄어 불결감이 강하여 유아학대 및 모친의 마약, 각성제 사용이 의심되었다. 다음날 소변에서 각성제가 검출되어 실내에 방치된 각성제를 오음한 것으로 밝혀졌다(木戸内 1998). 이 논문의 제목에는 “새로운 유아학대”라고 되어 있다.

출생 후 오염

홋카이도 무로란에서 1997년, 1세의 남아가 길에서 주운 약물 같은 것을 먹은 뒤 진정하지 못하고 반응이 평소와 달라서 응급외래를 받았다. 호흡순환계에 이상은 없었으나 밤에 잠들지 못하고 울기만 했다. 약물은 각성제로 판명, 소변에서 메스암페타민과 암페타민이 검출되었다(柴田 1999). 논문에서는 “길에서 주운 약물”이라 되어 있었으나 아버지가 트럭 운전기사이므로 부친의 각성제를 먹었을 가능성이 있다. 각성제를 소지하고 있었다면 체포되기 때문에 설령 부친의 각성제였다고 해도 그대로 신고할 수는 없었을 것이다. 무로란에서는 2002년 3월에 버스 운전기사가 각성제 사용으로 체포된 적이 있다.

생후 5개월부터 5세 사이의 5명의 남녀 소아가 같은 포트의 뜨거운 물을 사용한 음료를 마시고 60~110분 후 갑자기 심한 정신운동 흥분, 시선 이상, 이상 발성과 사지의 불수의운동 등의 증상을 보였다. 냉감, 다량의 발한, 구토도 나타났다. 5명의 최고 체온은 36.8~40.5°C, 최고 맥박은 154~200이었다. 경찰에 제출한 전원의 소변과 포트의 물에서 각성제가 검출됐으나 상세한 것은 불명하다(山田 2000).

2007년 5월 미국 마약단속국에 의하면 아이용 딸기우유의 분말에 메스암페타민을 섞은 「스트로베리·퀵」이 10대 아이들을 타깃으로 나돌고 있었다.

미국에서 메스암페타민을 상용하던 모친이 사회복지사나 담당 산부인과의사의 3회에 걸친 충고에도 불구하고 생후 2개월 된 남아에게 모유를 마시게 하고 수유 8시간 후 남아는 침대에 엎드려 사망한 것이 발견되었다. 체온은 39.9°C, 심장혈의 메스암페타민 농도는 39 ng/mL였다. 배심원은 11대 1로 어머니를 유죄로 판결하여 1994년 금고(禁固) 6년의 판결을 받았다. 이에 대해 메스암페타민 농도는 치사농도가 아니다, 유아돌연사 증후군에서도 체온의 상승은 보인다는 등 JAMA지에서 논쟁이 이뤄졌다.

1.14 괴사성 장염

각성제 소지로 과거 몇 차례의 체포 기록이 있는 51세의 남성이 각성제를 주사한 후, 둑을 배회하다가 경찰에게 체포되어 소변에서 각성제가 검출되었다. 복막염 증상으로 시험개복술을 실시한 결과, 광범위한 장관 괴사가 확인되었다(飯富 2000).

초음파검사에서는 대장벽의 광범위한 비후가 보였다(Dirkx 1998). 메틸페니데이트나 코카인 등 각성제에 의한 괴사를 동반한 허혈성 대장염은 드물지 않다.

19세의 여성은 급성 각성제 중독으로 사망하여 부검한 결과 위저부의 융해가 확인되었다(山本 1998).

1.15 신경독성

카테콜아민, 세로토닌, 도파민에 의한 자극증상이 나타나는데 세로토닌 작동성 신경과 도파민 작동성 신경에 대한 신경독성에 인해 이 신경들, 그 중 특히 도파민 작동신경의 축삭 및 종말에 장애를 초래한다(McCann 2004). 도파민의 고갈 내지는 도파민 신경 장애로 뇌의 선상체에서 도파민 농도가 저하된다(Wilson 1996).

메스암페타민을 1년 이상 사용하고 사망해 혈액과 뇌에서 메스암페타민이 검출된 20예의 시체 뇌의 선상체의 미상핵과 조가비핵의 도파민 농도는 대조군에 비해 유의하게 저하해 있었는데 그 정도는 미상핵에서 현저했다. 이에 반해 12명의 파킨슨병 환사에서는 조가비핵에서의 저하가 두드러졌다. 미상핵은 인지기능에 관계하고 조가비핵은 운동기능에 관계하므로 메스암페타민 상용자가 파킨슨 증상을 보이지 않고 인지장애를 보이는 것과 관계될 가능성이 있다(Moszczynska 2004).

1.16 각성제 정신병

각성제의 가장 큰 문제가 각성제 정신병이다.

각성제 정신병은 정신과 구급의료 중에서도 통합실조증에 이어 큰 비율을 차지한다. 2003년도에 오사카부립 정신의료센터의 급성기 치료병동에 입원한 257명 중 통합실조증은 73명, 각성제 관련의 정신장애가 44명이었다(前田 2005).

메스암페타민은 코카인보다 더 급속하게 각성제 정신병이라 불리는 상태로 진행된다. 그 특징은 환청과 망상으로 누군가 자신에 대해서 안 좋은 이야기를 하고 있다는 환청으로, 저격당하고, 살해당한다는 피해망상에 좌우되어 감정기복의 극단적인 변화에서 흉폭성을 띠고 발작적인 상해, 살인, 방화를 저지른다. 흥분성 섬망도 각성제 정신병 중 하나의 증상이다.

각성제와 뒤에서 언급할 환각제, 흥분제의 차이는 나중에 두 사람이 섭취 후 즉시 환각이라는 정신증상을 나타내는 데 반해, 각성제는 연이은 사용에 의해 각성제 정신병이라는 상태가 돼서 환각·망상을 나타내는 것이다.

각성제가 1회의 섭취로 환각을 일으키는 일이 있었으면 전쟁 중 장거리 해상비행의 전투기 조종사나 군수공장의 노동자에게 투여할 수는 없었을 것이다.

구 일본군이 쓰기 시작했을 때는 상상치도 못했으나 전후 5년째인 1950년에는 "본제를 상용하면 만성 중독 혹은 기벽에 빠지는 것을 오늘날 의심하는 자는 아무도 없다"(笠松 1950)고 이야기되기까지에 이르렀다.

1947년부터 1957년까지 11년간 도쿄도립 마쓰자와병원에 입원한 만성 각성제 중독의 환자 146명 중 3년 반부터 9년 반 후까지 계속해서 입원 중인 23명은 각성제 정신병으로(後藤 1960) 1982년 현재도 9명이 29~34년간에 걸쳐 입원해 있다(立津 1997).

종전 직후, 1945년대 초기의 논문은 각성제 정신병의 발단 병상을 파악하는 데 있어서 귀중한 것이다. 왜냐하면 첫째로 그때는 밀조품이 아직 널리 퍼지지 않았고 1,017명 중 786명은 약국에서 구입하고 있던(堀見 1950) 상황에서 제약회사의 제품이 사용되고 있었기 때문에 불순물이나 혼합물이 없는 농도가 확실했다. 1일 몇 회 주사라고 했을 때 총량을 계산할 수 있었던 것이다. 극약으로 지정된 것이 1948년 7월 「각성제 단속법」이 시행된 것이 1951년 7월, 1954년 "모든 각성제가 밀조품"(林 1954)이라 일컬어지기까지 불과 4년 만에 변화한 것이다.

둘째로 각성제는 전후(戰後)의 산물이었기에 후년의 사용자와 달리 처음 사용한 사람이 거의 대부분이라 사용력은 최장 4년이 보통이었다. 후년의 사용자들은 시너, 수면약, 대마, 마약의 사용경험이 있는 경우가 많고 복역이나 정신병원에 입원을 사이에 두고 사용이 장기간 걸쳐서 단속되어 남용 이력이 폭주해 병태의 평가도 그만큼 어려워졌다. 예를 들어 위에서 기술한 후년의 다테쓰(立津)들의 논문을 읽으면 초기의 남용자들의 50년 후의 운명을 알 수 있을 것이다.

그 시절은 사용자의 연령대도 젊었다. 처음 사용한 자의 연령은 19세까지가 절반 이상, 24세 이하가 9할을 점했다(野田 1950). 그러나 남용자들은 나이가 들면서 전과도 늘었고 사용약물은 밀조품만 남게 되었다. 병상은 점점 더 복잡해지고, 각성제 정신병은 본인뿐만 아니라 가족에게 있어서도 비극의 근원이 되었다.

암페타민은 일본에서 널리 사용된 적이 없어 "암페타민 정신병"이라 할 수 있는 보고는 없으나 프랑스에서는 암페타민 정신병에 대한 나카다(中田)들의 총설이 있다(中田 1979).

1.16.1 내성, 습관성, 금단증상

각성제를 일단 사용하면 "그 효과에 이끌려서 심리적 의존이 생기고 계속 사용하면서 다행감은 약해져 보다 많은 양을 원하게 된다"고 일반적으로는 알려져 있다. "효과에 이끌려", "다행감이 옅어진다"고는 하지만 실제로는 불안이나 초조감과 같은 감정을 회피하기 위해서 혹은 불안을 일으키는 스트레스에 접하고서 각성제로 향한다.

메스암페타민과 작용이 비슷한 코카인의 경우 원숭이에서는 남용에 의해 도파민 수용체와의 결합능이 현저하게 저하되고 그 때문에 코카인의 자기 투여량이 더욱 증가한다. 그러나 투여를 거듭할수록 내성과는 반대의 감수성 항진상태로 이행한다.

내성, 습관성

처음에는 정제를 먹고 있으나 내복으로는 듣지 않자 스스로 주사하게 되고 피하주사로는 듣지 않게 되어 정맥주사를 하게 되고 그 양도 점차 늘어(中江 1950) 최대 사용량에 달하는 것이 보통 3~4개월이다(野田 1950).

26세의 남성은 1951년 3월경에는 이따금 1일 2~5 mL 사용했으나 점차 늘어 1회에 5 mL, 1일 20 mL가 되고 1953년 3월부터 1일 50 mL가 되어 9월이 되자 급격하게 늘었다. 끊임없이 누군가가 자신을 덮칠 것 같은 느낌이 들어 집의 창문을 모두 못박고 마루 밑에서 누군가가 듣고 있는 것 같다며 2층으로 이주해서 다다미를 들어내고 창문이나 미닫이에 암막을 걸고 '집안 사람은 적이다, 아버지가 자신을 죽이려고 하고 있다'며 이사를 가버렸다. 방에 감시인이 있다며 마루밑에 불을 지른 적이 있다. 10월에 입원했을 때의 주사량은 1일 2,000 mL에 달해 있었다(西紋 1956). 1일 2 L라는 양은 이례적이나 1953년경이 되자 전술했듯이 밀조품이 많아 메스암페타민의 정미의 양이 부정확했다.

약이 떨어졌을 때의 요구도는 끈질기지만 마약 정도는 아니다. 집요한 내적 요구가 아닌 '사람이 치니까, 일이 멈추니까, 타성으로' 등의 요인으로 다분히 환경에 지배되고 있다(笠松 1950).

남용자들은 주사 자체에 특수한 쾌감을 가지며(池田 1953) 주사바늘 삽입 시의 통각에 오히려 쾌감을 느끼는 소위 마조히즘적 경향이 있고(大鶴 1952) 바늘이 들어가자마자 기분이 좋아진다(泰井 1951). 바늘을 원한다(竹山 1950), 다른 약품이나 증류수를 주사해도 히로뽕을 주사한 것 같은 느낌이 된다(中原 1955), 차를 거즈로 걸러 주사한다(宮里 1983), 바늘을 찌른 채 혈액을 뺐다가 넣었다가 하며 즐기는 등의 일면을 가진다.

금단증상

금단증상은 마약중독에 비하면 가볍고 자각증상이 주로 전신권태감, 불안고독감, 기면, 두통 등이다. 따라서 급격한 약제의 중단에 의한 신체적 위험은 없으며 단약이 완전히 이루어지면 통례적으로 빠르면 2, 3일, 늦어도 1~2주일이면 증상은 꽤 사라진다. 단약 직후부터 2, 3일은 기면상태로 그 졸음은 마약에 비해 비교적 깊고 길다. 그 후 권태감, 불안, 자극성을 일으키기도 하며 환각망상상이 남는 경우가 있다. 증상이 완전히 없어지기까지는 3~6개월이다(野田 1950, 笠松 1950).

소부(総武)병원에 입원 중인 100명에 대해서 보면 입원 1주일 후에는 54%가 정신병상을 잃고 1개월 후에는 88%가 낫지만 3개월 이상 지나도 증상을 잃지 않는 자가 5%였다(竹山 1952).

1.16.2 환각, 망상, 의식장애, 섬망

환각, 망상

환각·망상이 마약에서는 거의 보이지 않는 데 반해, 각성제 정신병에서는 환각 특히 환청, 망상이 특징적이다. 망상은 많은 순으로 피해망상, 자신을 비웃고 있다고 하는 관계망상, 옆사람이 벽에서 엿보고 있다고 하는 주시망상, 형사가 쫓아오고 있다는 추적망상 등으로(栗野 1950), 독이 뿌려져 있다, 먹을거리에 독이 들어 있다고 하는 독물망상도 있다. 드럼선을 사용해서 발전소에서 발전해 자신의 체온을 훔치고, 전기가 통해서 분열했기 때문에 전파가 걸려온다고 하는 "전파적 체험" 도 있다(後藤 1960). 빙의망상도 보고되어 있다(小野 2007). 빙의망상(악령이 씌인 망상)이란 자신에게 신불, 사자의 영혼, 여우 등이 붙어 있다는 망상으로 기도성 정신병 중 하나의 증상이기도 한데 기도성 정신병은 코카인에서도 보고가 있다.

환각·망상은 거의 대부분 소극적·피해적 내용인데(笠松 1950) 소극적 내용이라고 해도 그것이 초래하는 결과는 이하와 같은 것이다.

개나 고양이가 밖을 돌아다니자 아내에게 「네 남자가 집 앞을 서성이고 있으니 보고 와라」 하고 지붕에 남자가 있다고 말하며 미닫이나 맹장지를 못박고 그러고도 아직 안심하지 못하고 지붕 밑을 향해 봉으로 천장을 뚫어 놓고 이상한 남자가 구멍을 뚫어 놨다고 말한다. 아내가 밖의 남자와 신호를 주고받았다며 때리고 차며 폭행사태를 반복했고 히로뽕 값을 위해 순식간에 가재도구부터 집까지 팔아버렸다(養老 1955).

환각·망상은 의식 청명한 경우가 많아 상용량과 대체로 비례하여 나타난다(野田 1950).

약물사용에서 환각·망상 등 주요 증상이 나타나기까지의 연속 사용기간은 2, 3개월부터 1년 정도로 최단 25일, 최장 3년(元吉 1949, 栗野 1950)으로 대량의 경우 1주만에 망상양상의 사고가 나타난다(竹山 1950). 12~16세 소년의 경우 발병까지의 기간은 1~8개월이었다(池田 1953).

각성제 정신병으로 30년 전후로 입원해 있는 9명에 대해서 보면 병상의 지연과 각성제의 사용량/사용기간과 사이에는 관계가 없었다(立津 1997).

의식장애, 섬망

각성제의 특징으로서 섬망과 같은 의식장애는 드물지만 섬망에 대해서는 다케야마의 자세한 기술이 있다. 약에서의 이탈 중에 야간금단 섬망을 보인 자가 있으며 금단 10일 이내에 볼 수 있는 경우가 많다. 의식장애를 동반해서 불안흥분을 발하는 환각체험이 있는 섬망은 금단섬망이라고 해야 하는데 각성제 사용 직후에 섬망을 발증했다고 생각되는 증례도 꽤 있다(竹山 1952).

의식장애는 비교적 적으며 그 정도도 다른 증상에 비해 가벼운데 10예 중 2예는 분명한 의식장애를 동반하는 섬망형으로 돌연히 혹은 간헐적으로 출현한다(栗野 1950).

섬망이나 착란은 후에 흥분성 섬망으로서 문제화된다.

1.16.3 통합실조증과의 관계

각성제 정신병은 통합실조증과 증상이 매우 비슷해「각성제 상용의 이력을 모르면 전문 정신과 의사여도 통합실조증으로 오진하는 일이 있어 양자를 구별할 수 없다」고 하는 전문가도 있을 정도이다. 구별할 수 없다고 하는 견해는 통합실조증의 발증이 각성제에 의해 빨라졌다, 혹은 유발됐음에 지나지 않는다, 혹은 이미 발병해 있던 통합실조증이 각성제에 의해 수식되었다는 것이다. 이러한 견해는 특히 외국에서는 뿌리가 깊다.

둘의 차이 내지 유사점의 검토는 흥미있는 문제를 제시한다. 첫째로 통합실조증의 발현 및 그 병상에 각성제가 어떠한 영향을 끼치는가, 통합실조증이 외적 요인에 의해 다소라도 영향을 받는다고 한다면 그 외적 요인 속에는 각성제가 어떠한 위치를 점하고 있는가 하는 문제이다. 둘째로 각성제 정신병의 병태의 해명이 통합실조증의 병태의 해명이나 치료로 이어지는 것은 아닌가 하는 관심이다. 이 문제들은 반세기가 지나고서도 미해결인 상태이나 최근에는 유전자 탐색 등의 수법을 이용해 본체에 접근하려는 노력이 계속되고 있다(氏家 2006).

각성제 정신병과 통합실조증의 차이에 대해서는 1960년의 고토의 논문에 거의 집약되어 있다(後藤 1960). 하지만 그렇다고는 해도 차이는 미묘하다. 그 차이는 다음과 같다.

① 몸놀림이 통합실조증에서는 딱딱하고 부자연스러운 것에 반해, 각성제 정신병에서는 보다 자연스럽다.
② 통합실조증이 주위에 대해서 무관심한 것에 비해, 각성제 정신병에서는 보다 주위를 의식한다.
③ 타인으로부터의 적극적인 작용에 대한 반응이, 각성제 정신병에서는 보다 부드럽고

자연스럽다.

30년 전후로 입원해 9명 중 8명은 감정 및 의지 감약형의 통합실조증 상태이나 대인 반응은 양호하여 이것이 각성제 정신병의 통합실조 상태의 특징이다. 각성제 정신병에 의한 정신장애는 통합실조증과 증상뿐만 아니라 경과도 매우 비슷하다(立津 1997).

다테쓰에 의하면 각성제 중독환자 중에 분열병자가 포함되어 있으며 각성제 사용 이전에 분열병을 발병한 예가 적기는 하지만 존재한다. 또한 각성제 사용 경험자에서 보이는 정신이상의 모든 것을 각성제 중독의 결과로 보는 것이나, 각성제 사용 경험자 중 분열병 외 기타 각성제와 관계없는 정신장애가 전혀 없었다고 생각하는 것은 무리가 있다(立津 1956).

1.16.4 재연현상

각성제 정신병의 환자는 환각·망상과 같은 증상이 사라지고 무증상기가 잠시 이어진 후, 소량의 재사용으로 증상이 재연되는 일이 있다. 실험쥐에서도 코카인 투여를 계속하면 양은 같아도 횟수를 거듭할수록 중추신경 중의 도파민의 양과 그에 동반하는 운동량이 증가하는 등 내성과는 반대로 감수성 항진이 보인다(Kalivas 1990). 실험쥐에 암페타민을 연속 투여하면 투여중지 후의 금단증상은 1주일 이내에 사라지지만 그 후 암페타민에 대한 감수성 항진을 보여 이 상태는 1년은 계속된다(Paulson 1991). 실험쥐의 수명을 생각하면 이 기간은 사람의 20~30년에 해당한다.

감수성 항진 상태에 있는 실험쥐는 생리식염수의 투여에 의해서도 조건반사처럼 도파민의 양과 운동량의 증가를 보인다(Kalivas 1990). 이것은 각성제 정신병의 환자가 각성제나 주사기를 본 것만으로 혹은 단순한 스트레스만으로 증상의 재연을 일으키는 것과 비슷하다.

행동감작이라 해야 할만한 역내성 현상에 의한 증상의 재연은, 영화의 화면에 과거의 사건을 순간적으로 삽입하는 수법에 빗대어 플래시백(flash back)이라 불리는데, 각성제 정신병의 경우는 순간적인 삽입에 그치지 않고 환각·망상이 지속되므로 문제가 심각하다.

플래시백이라는 현상이 환각제 지속성 지각장애(Post-hallucinogen perceptual dis-order: PHPD)로서 국제적으로 분명히 인식·정의된 것은 1987년의 "정신질환 분류진단기준 제3판(DSM-Ⅲ-TR)" 이후로 일본에서 이 진단 기준에 따라서 플래시백을 의논한 보고는 거의 없다. 그러나 이 진단기준에도 문제가 있다. 1994년 최신판의 "정신질환 분류진단기준 제4판(DSM-Ⅳ-TR)"에 의하면 플래시백은 환각제에 의해 일어난 것으로 되어 있다. 그러나 메스암페타민은 각성제이지 환각제가 아니다. 각성제 정신병의 병태가 되어 나타난 환각 등의 증상이 어떠한 자극으로 재연한 것이다. 따라서 각성제에 의한 이 재연현상은 엄밀히 말하면 플래시백이라고는 부를 수 없게 된다.

1999년부터 4년간에 소부병원에 입원한 각성제 정신병 중 의존증을 제외한 122명에 대해서 보면 1988년부터의 4년간에 비해 재원일수는 증가 추세에 있으며 재입원자의 증가가 눈에 띄는데, 재입원의 증가는 재사용에 의한 것이 아니라 각성제 정신병 증상의 재연에 의한 것이었다(伊藤 2004).

각성제를 1년간 사용하고 환각·망상이 나타나 4년간의 교도소 생활을 끝내고 출소, 알코올을 마시고 각성제를 1회 주사한 뒤 장기간, 환각·망상 상태가 계속되었다(久場川 1979)는 예는 드물지 않다.

각성제에 의한 재연

폭력단원인 24세의 남자는 5년 전부터 각성제를 시작하고 환각이 일어나 「베라」고 하는 목소리를 듣고 조장의 얼굴을 벤 적이 있다. 3년 전부터 중지하고 있었는데 각성제가 든 커피를 마시게 된 후 「달려라」 하는 목소리가 들려 달려서 바다로 뛰어들었다. 또한 천장을 향해서 고함치고 「죽어라」고 하는 목소리를 듣고 방에 등유를 뿌리고 혀를 물고는 방화, 아내의 옆구리를 찌르고 2층에서 뛰어내렸다(松原 1977).

1회 사용에서는 재연하지 않아도 대량으로 사용하면 재연하는 일이 있다. 37세의 남성은 각성제를 중단, 14년간의 무증상기 후 0.5 g이라는 대량을 1일에 사용하고 환각·망상이 재연되었다(久場川 1994).

40세의 남성은 25세부터 32세까지 각성제를 사용하고 「이불의 주위를 독사가 둘러싸고 있다」는 환시나 자신은 요코즈나(스모꾼의 최상위)라고 하는 과대망상을 가지고 있었는데 복역 중인 2년 8개월간 단약하고 출소 당일 0.1 g의 각성제를 주사, 직후부터 「오사카성은 자신의 것이다」고 말하는 등 공상적 과대망상이 출현했고 「입장료는 자신의 것이다」고 하며 접수처에 다가가 경찰에 보호되었다(竹崎 1984). 이 증례는 각성제 정신병으로서는 환시뿐만 아니라 환청도 일절 없고 피해적 망상이 없는 드문 예이기도 하다.

36세의 남성은 32세경부터 각성제의 주사를 시작하고 점차 양과 횟수가 늘어 2년 후 현저한 환각·망상상태에 빠져 입원했다. 11월에 퇴원, 에페드린에 각성제와 비슷한 작용이 있다는 것을 알고 다음해 1월부터 시판되는 감기약 1,2포를 물에 녹여서 그 상청액을 정맥주사하거나 소량의 비타민제에 섞어서 주사하기 시작했다. 10일 이내에 환청이 나타나 4월 이후는 현저한 환청·망상이 출현, 5월 7일과 8일에 각성제를 주사했을 때 「뱀이 아이와 아내를 휘감는다」며 식칼로 이부자리를 몇 번이고 찔렀고 각성제 보유로 경찰에게 체포되었다(加藤 1984). 에페드린은 구조가 메스암페타민과 비슷하여 에페드린 정신병으로서 알려진 증상을 보인다.

환각제에 의한 재연

32세의 남성은 16세경부터 각성제의 남용을 시작하고 26세경부터 피해 관계망상이 나타났다. 28세부터 3회, 각성제 사용에 의한 체포 기록이 있고 3회째는 실형 판결을 받고 복역했다. 출소하자마자 시부야센터거리로 향해 각성제와 주사기를 외국인에게서 구입해서 자살 목적으로 호텔에서 한 번에 정맥주사하고 의식을 잃어 있는 것을 호텔 종업원에게 발견되어 입원했다. 의식이 회복하고 다음날 퇴원했다. 불안감, 초조감이 있어 스스로 진찰받고 각성제 사용을 신고했기에 채뇨를 했는데 각성제는 검출되지 않았고 합성 트립타민계열 환각제 5-MeO-DIPT가 검출되어 지인의 집으로 돌려보내졌다. 다음날 불안, 초조감이 증대, 혼미상태로 경찰에게 도움을 요청하여 피해 관계망상 외에 정신운동 흥분, 작위체험, 환청이 있어 입원했다. 리스페리돈, 레보메프로마진의 투여로 40일 만에 정신 증상은 없어졌다(藤田 2007).

음주에 의한 재연

재연은 음주 혹은 이것에 스트레스가 더해져 일어나는 일도 많다(藤本 1986).

31세의 남성은 10대 후반부터 각성제를 사용, 22세에 복역, 24세에 각성제를 재개, 27세경부터 환각이 출현해 입원 중에도 스트레스나 피로로 환각이 출현했다. 집에서 음주 후 지나가는 남성과 언쟁하게 되어 폭행을 행사해 전신타박과 십이지장 파열로 죽였다. 음주부하시험으로 환각, 환시, 착시, 정신신경흥분이 재현되었다(小林 2004).

38세의 남성은 각성제의 주사를 중단하고 있었는데 소량의 음주 후 고속도로를 폭주, 다른 차에 격돌해 상처를 입고 입원, 처치 중에는 흥분착란 상태였다. 56세의 남성은 20세경부터 각성제를 사용, 죽여주마라고 하는 환청을 경험하고 각성제를 중단, 30세 때 사용을 재개하고 같은 양상의 환각이 출현한 이래로 약을 끊고 있었는데 음주와 정신적 스트레스로 환각이 출현, 개에게 습격당한다고 하며 지붕 위를 도망다니다 지붕에서 떨어졌다. 플래시백에 의한 의식장애로 진단되었다(藤村 1995).

각성제를 멈춘 후 알코올에 의존하게 되어 1회의 음주로는 재연하지 않아도 연속, 대량의 음주로 환각·망상이 재연하는 예가 적지 않다.

50세의 남성은 20세경 각성제를 사용, 4년째에 환각·망상이 출현하여 중지했다. 그 후 각성제는 사용하지 않았으나 27세 후의 섣달 그믐날과 설날, 2일간 대량으로 음주했을 때, 5일 시무식 날에 돌연 「술에 독이 타였다」, 「일가가 몰살당했다」 등의 피해망상이 출현, 호신용의 피스톨 구입과 도주자금을 위해 500만 엔의 저금을 인출하고, 가족에게 들러 정신과 진찰을 받았다. 음주에 의한 기억소실, 가벼운 우울상태, 음주 시의 불안감이 재연의 배경에 있었다고 생각된다. 도파민 D_2 수용체 차단약 할로페리돌의 투여로 약 1개월 후 망상은 소실되었다(宮里 1983).

54세의 남성은 19세부터 각성제를 시작하고 반 년 후 1일 240 mg에 달하여 환각과 망상이 나타나 절도로 복역, 출소 후에도 26세까지 이따금 각성제를 사용했는데 그 이후는 사용하지 않았다. 28년 후 직업을 찾아서 오사카를 향하는 차 안에서 캔맥주 2개와 청주 1홉을 마시자 승객들의 「죽여주마」, 「때려주마」하는 목소리가 들려 사람들에게 덮쳐진다는 강한 공포감으로 도중 하차하고 경찰에 보호를 요청했다(三原 1983).

시너에 의한 재연

36세의 남성은 24세부터 시너를 남용, 환각·망상을 경험, 2회의 복역을 끝내고 3개월 후 각성제의 주사로 환각·망상이 재연해 입원, 2년 8개월 후 퇴원해서 중노동을 하자 재연되었다. 재입원 중의 5개월간은 증상이 없었으나 각성제의 사용으로 재연, 입퇴원을 반복하다가 10개월의 무증상기 후 작업장에서 빼돌린 시너를 10회 정도 마시자 환각·망상이 재연되었다. 곁에 있던 남자에게 「시너를 마시자마자 전파가 걸렸다. 시너를 갖고 있는 것을 아는 것은 너밖에 없다」며 안면·두부를 구타했다(小林 1989).

수술에 의한 재연

50세의 남성은 20세경부터 각성제의 사용을 시작하고 대량으로 사용하게 되어 24세경 환각·피해 망상이 출현했다. 일본도를 휘둘러 강제 입원하게 된 이래로 각성제를 중지 26년 후 11월과 12월에 각각 담석과 장폐색증의 수술을 받았다. 12월 하순부터 불면, 불안, 초조감이 강했고 다음해 1월 16일에 자실을 기도했다. 증상이 개선되고부터 수술 후의 상황을 「마취에서 깨고 나니 빨간 도깨비, 파란 도깨비가 달궈진 부젓가락을 입에 쑤셔 넣었다」고 말했다(三原 1983).

60세의 남성은 공무소를 경영하고 있었는데 히로뽕 주사를 시작한 지 10개월째부터 환각·망상이 출현, 2회 입원하고 단속적으로 사용했으나 중지, 중지 후 8개월부터 1년은 가벼운 관계망상이 남았다. 그 후 25년간 공무소를 경영했고 특별한 일은 없었다. 59세 때 하복부통이 출현, 펜타조신 주사를 맞고 12월에 S자상 결장 게실천공으로 수술을 받았다. 다음해 1월 퇴원 후 10일째에 불면이 출현, 양측 대퇴에 벌레가 기어다니는 듯한 체감 환각양 증상이 나타났고 4월경부터 사람에게 쫓기고 있는, 전봇대에 사람이 숨어 있는 듯한, 30년 전에 히로뽕을 주사하던 때와 똑같은 느낌이 있었다(久場川 1984). 수술을 계기로 재연이 보여진 경우는 원인이 수술인지 걱정이나 스트레스인지 마취관련의 약물인지를 검토할 필요가 있다. 이 환자에게 투여된 의료용 합성 마약인 펜타조신은 남용되는 약물이기도 하다.

그 외의 요인에 의한 재연

임신이 계기가 되어 환각·망상이 재연되는 일도 있다(赤山 1995).

인터페론 자체가 불면, 불안, 조울, 환각·망상 등 다양한 정신증상을 보이는데 각성제 정신병의 환각·망상을 재연시킨다는 보고는 적지 않다(渡澄 1994, 伊東 1997, 西川 1999).

각성제 사용력이 있는 30대의 남성이 C형 만성 간염에 걸려 인터페론 치료를 시작하자 아내에 대한 과도한 폭력, 건망, 자책적인 발언 등의 정신증상이 출현, 양쪽 경부를 베서 자살을 기도했다(中武 2010).

33세의 여성은 각성제의 사용으로 패닉장애 발작이 재연되고 두근거림, 호흡곤란, 가슴이 조이는 느낌, 구토감, 손발의 저림, 정신이 아찔해지는 느낌, 긴장감 등이 나타났다(桑門 1997).

외국에서는 재연의 보고가 적다. 다음의 2예는 환각제로 유발된 내재성의 정신장애가 약물사용의 유무와 관계없이 재발한 예로 저자가 소개하고 있다(Bowers 1995).

45세의 남성은 약물의 사용과 관계없이 환청과 망상사고가 급성 악화해 실조감정장애의 진단으로 입원했다. 환자는 22세 때 대마와 LSD를 사용하여 정신병이 발병한 이래 10회의 입원력이 있으나 모두 약물 사용과는 관계 없었다. 부친 쪽의 숙부 2명이 통합실조증이었다.

27세의 남성은 피해망상이 2주간 계속되어 실조감정장애의 진단으로 입원했다. 환자는 15세부터 대마와 코카인을 남용, 18세 때 망상을 주로 하는 정신병이 발병, 과거에 2회, 약물남용에 관계하여 정신과에 입원한 적이 있으나 이번에는 약물의 사용은 확인되지 않았다.

각성제의 작용기전

각성제 사용을 계속하면 뇌에 어떤 일이 일어나는가? 각성제 정신병의 재연은 어째서 일어나는가?

보상회로인 도파민 작동성 신경은 복측피개영역에서 시작되어 전두엽 바로 아래 선상체의 복측에 있는 측좌핵(nucleus accumbens)과 시냅스 결합되어 있다. 또한 글루타민산 작동신경은 전두전야에서 시작되어 측좌핵과 시냅스 결합해 있다.

각성제의 자극에 의해 보상회로에 있어서 새로운 유전자가 발현, 그리고 그것에 의한 단백질이 만들어져 신경회로에 가소화 현상이라는 뒤틀림이 생긴다.

실험쥐의 복강 내에 암페타민을 주 5일간, 5주 반복해서 투여해 38일 후 전두전야 제 Ⅲ층, 측두엽, 후두엽의 추상세포와 측좌핵의 외층, 중심부의 성상세포를 염색해 수상돌기의 길이, 수상돌기 가시의 밀도, 가시 분기의 빈도를 측정하여 생리식염수를 투여한 실험쥐와 비교했다. 그 결과 암페타민을 투여된 실험쥐의 측좌핵의 성상세포와 전두전야 제Ⅲ층의 추상세포에서 수상돌기의 길이, 수상돌기 가시의 밀도, 가시 분기의 빈도 모두 함께 증가했다(Robinson 1997). 이 소견은 코카인에서도 보인다(Robinson 1999).

신경세포에서 뻗은 수상돌기의 말단과 가시와의 관계를 형태만 보면 매우 가늘고 긴 표고버섯을 기르기 위한 나무와 그것에 군생하는 표고버섯과 같은 모습으로, 측좌핵의 경우 표고버섯의 우산에 해마나 전두전야의 피질에서의 글루타민산 작동신경의 신경종말이 시냅스 결합을 하고 있다. 한편, 표고버섯의 줄기 혹은 그 뿌리에 해당하는 곳에는 도파민작동신경의 신경종말이 시냅스 결합해 있어서 우산이 받아들이는 신경자극을 조절하는 on−off 스위치의 역할을 하고 있다. 암페타민의 투여에 의해 수상돌기의 길이와 두께가 늘어 그 표면적이 늘면 수상돌기 위의 가시의 수도 늘어나 그 가시가 분기하므로 가시 자체의 수가 증가한다. 글루타민산 작동신경의 대부분은 그 신경종말이 가시(우산)와 시냅스 결합을 하고 있기에 가시의 증가는 새로운 신경과의 시냅스 결합의 증가, 나아가서는 감수성의 증가를 의미한다. 한편, 도파민 작동신경도 가시의 분기와 함께 시냅스(부착부)의 수가 증가한다. 피질과 선상체의 모든 가시는 시냅스 결합을 가지고 있기에 암페타민의 연속투여로 이 영역들에 시냅스의 증가를 동반하는 반영구적인 형태의 변화가 일어나는 것이 분명해진 것이다.

재연의 기전

기억이라는 현상도 시냅스 결합의 변화에 의한 가소화 현상이다. 단기기억으로서 뇌 내에 보존되는 기억은 전기쇼크 등으로 소실되지만 그 후 고정화된 장기기억은 잃지 않는다. 각성제의 경우도 단기기억에 해당하는 부분은 항정신병약이나 전기쇼크로 없어지지만 장기화하여 응고된 시냅스의 변화는 반영구적으로 보존되어 어떤 계기로 환각·망상이 재연(재현)한다. 계기는 반드시 각성제의 주사가 아니어도 연상을 불러일으키는 것이라면 어떤 것이라도 된다. 계기가 없다면 결코 떠올릴 수 없는 옛 추억이 어떠한 계기로 선명하게 뇌리에 떠오르는 것과 비슷하다. 기억이나 추억은 과거의 것에 불과하다는 것을 자각하고 옛 추억에 잠기지만 재연의 결과는 선명하게 뇌리에 되살아나는 것이 (기억이 아닌) 환각이나 망상이므로, 마치 악몽을 보고 있는데 본인은 꿈인 줄 모르고 있으면서 심지어 그것이 지속하기에 꺼림칙한 환각·망상에 사로잡힌다.

1.16.5 성격적 소인

입원환자 13명 중 9명은 정신질환자로 그 내역은 의지박약형 4명, 히스테리형 2명, 순환병질 2명, 분열병질 1예였다(野田 1950).

입원치료 후 일단 치유되어 퇴원했음에도 불구하고 다시 상습에 빠지는 자는 14명 중 6명으로 그 중 5명은 명백한 정신질환자였다. 따라서 상습자의 약에 대한 욕구도는 정상자와 정신질환자에 따라서 다르며 스스로 제어할 수 있는 경도(輕度)의 사람에서 비합법적인 방법까지 서슴지 않는 강렬한 사람까지 있다(笠松 1950).

소부병원에 입원 중인 100명의 각성제 중독자의 경우, 각성제 사용 이전에 금품 반출의 경험이 있는 자 26명, 가출의 경험이 있는 자 25명이었다. 또한 범죄를 범한 50명 중 각성제 사용 이전에 전과가 있던 자 25명, 그 중 2범 이상의 습관성 범죄자가 17명이었다. 각성제 사용 전후로 전과의 내용을 보면 사용 전에는 절도가 비교적 많은 데 비해 사용 후에는 상해나 공갈 등 거칠고 난폭한 범죄가 늘고 있다(竹山 1952).

76명 중 가족·가계에 정신질환이라 생각되는 것이 확인된 자 32명, 나쁜 요인(負因) 중에 정신병을 확인한 자 17명으로 결국 76명 중 50명에서 정신병적 유전요인(遺伝負因)을 확인했다(加賀 1954).

각성제 중독자의 동포 중에 정신분열병자가 있는 빈도는 일반적으로 7.4배, 부모 중 어느 쪽에서든 정신분열병자가 있는 빈도는 18배였다(立津 1956).

각성제로 인한 정신장애로 정신과 진료를 받은 33명 중 24명(72.2%)에서 성격장애를 확인했다. 그 상세한 내역은 남성에서는 24명 중 12명이 반사회성, 3명이 경계형이고 여성에서는 9명 중 5명이 경계형, 2명이 연기성이었다(富滞 1988).

1999년 1월부터 4년간에 마쓰자와병원에 입원한 172명의 각성제 정신장애자의 절반 이상에게 범죄력이 있었고 반사회적 성격경향이 보였다(伊藤 2004).

1.16.6 섭식장애

섭식장애란 신경성 식욕부진(anorexia nervosa), 신경성 과식(bulimia nervosa)으로 나아가 무턱대고 먹는 형, 설사약의 남용, 스스로 토하게 하는 배출형 등이 있다.

각성제 남용 때문에 진료받은 여성 환자 102명 중 환각·망상의 경험자는 8할(82명)을 차지했고 그 중 섭식장애가 있는 자는 17명이었다. 또한 섭식장애가 있는 자는 102명 중 21명으로 그 8할 이상에 해당하는 17명은 각성제에 의해 환각·망상의 경험자였다. 섭식장애가 있는 자가 없는 자에 비해서 많은 것으로는 다이어트 목적에 의한 각성제의 사용, 각성제의 흡연, 약물의 대량복용, 자해행위였다(松本 2000a). 메스암페타민은 알코올, 톨루엔, 벤조디아제핀 등 다른 남용물질에 비해 섭식장애를 합병하는 비율이 높고 섭식장애 중에서도 특히 신경성 과식증이 많다(松本 2003).

각성제의 식욕 억제작용에 의해 야윈 남용자가 입원 후에 약을 끊으면, 기면기 후 반동적인 섭식항진을 보인다. 다이어트 목적으로 각성제에 손을 댄 여성은 살찌는 것에 비정상적인 공포심을 가지므로 신경성 식욕부진에 빠져 과식과 배출행위를 반복하는 섭식장애에 이른다. 섭식장애를 동반하는 각성제 남용자 21명 중 8명은 남용을 시작한 후에 섭식장애를 일으키고 그 이유가 각성제 중지 후의 식욕항진이었다. 섭식장애는 각성제 남용의 후유증이라기보다 각성제가 섭식장애를 유발한다고 생각된다(松本 2001).

1.17 밀조

메스암페타민의 밀조는 당초엔 페닐아세톤(pheny1-2-propanone: P2P)에 메틸아민을 반응시켜 제조하고 있다. 미국에서 1980년에 P2P가 규제물질로 지정되어 입수가 곤란해지자, 밀조자들은 P2P를 페닐아세트산에서 합성해야 했고 아세트산 납(Ⅱ)과 반응시킨 경우 메스암페타민에 납이 잔류해 이러한 메스암페타민을 정맥주사하면 납중독을 일으킨다(Allcott 1987). P2P는 미국 이외에서는 상당한 양이 나돌고 있다.

메스암페타민을 P2P에서 합성하면 *d*체와 *l*체의 혼합물이 생기는데 현재는 마황에 포함되는 *l*–에페드린 혹은 *d*–슈도에페드린에서 제조하는 일이 많으며, 이 경우 순수한 *d*체가 얻어진다. 의료용 각성제 히로뽕®은 *d*–메스암페타민이다.

에페드린의 입수가 어려운 밀조자는 대신 페닐프로판올아민을 사용하는데 그럴 경우 얻을 수 있는 것은 메스암페타민이 아닌 *d*–암페타민이다. 에페드린에 페닐프로판올아민을 섞어서 사용하면 *d*–메스암페타민과 *d*–암페타민의 혼합물을 얻을 수 있다.

페닐프로판올아민의 입수조차 어려운 밀조자는 디펜히드라민, 클로로페니라민, 덱스트로메토르판 등이 들어간 감기약을 사용하는데 그러한 경우 "검사"의 판정은 더욱 복잡해진다.

에페드린 대신에 원료로서 메틸에페드린을 사용하면 디메틸암페타민을 얻을 수 있다. 최근엔 압수 각성제의 결정이나 남용자의 소변에서 검출되기도 한다(長井 2001). 메틸에페드린은 기관지 확장제로서 시판되고 있으므로 밀조자로서는 입수가 용이할 것이다. 메스암페타민을 흡연하면 요중에 열분해 생성물인 디메틸암페타민이 검출된다(Sato 2004).

염산메스암페타민의 무색투명한 결정은 밀조에 사용하는 용매에 의해 크기가 다르며 결정 중에 잔류하는 용매나 불순물을 검출함으로써 제조법을 알아내고 나아가 밀조원을 추정하는 것도 가능하다(小林 2000). 황산메스암페타민은 "크랭크"라 불리고 있다.

메스암페타민은 MDMA에 비하면 제조가 용이하여 헤로인처럼 공급이 불안정한 아편에 의지하지 않아도 되기 때문에 중국, 한국 등에서 가내공업적으로 제조되어 일본, 대만, 인도네시아 등으로 밀수되고 있다. 혹은 미얀마에 밀수되어 정제로 가공돼서 태국에 재수출되고 있다(Greenfeld 2001).

국내의 밀조품 중 메스암페타민은 정규의 제품과 마찬가지로 1 mL 중 3 mg이라고 알려져 있지만, 실제로는 0에서 10 mg 이상으로 카페인, 벤조산나트륨, 안티피린 등이 포함되어 있다.

1.18 검사

각성제의 진단에는 소변을 사용한다. 암페타민, 메스암페타민 모두 혈중에서 보다 요중농도가 10배 이상 높으며 검체를 입수하기 쉽다. 스크리닝 검사에는 면역학적 방법을, 확인검사에는 가스크로마토그래피 질량분석법(GC/MS)을 이용한다.

경구섭취한 *d*–메스암페타민은 24시간 만에 요중으로 43%가 미변화인 채로, 4~7%가 *d*–

암페타민으로서 배출된다. *l*–메스암페타민은 34%가 미변화인 채로, 1.7%가 *l*–암페타민으로 배출된다(Beckett 1965). 산성뇨에서는 미변화체의 배설이 증가한다. 혈액에서의 소실 반감기는 *d*체가 13시간, *l*체가 19시간이다(Wan 1978). 요중의 메스암페타민은 3~5일 만에 소실한다.

l–메스암페타민은 비점막의 혈관 수축제로서 외국에서 사용되고 있는데 중추작용이 약하므로 남용되는 일은 없다. 따라서 *l*–메스암페타민만이 검출되면 각성제에 의한 것이 아니라고 일컬어져 왔으나 최근에는 요중에 *l*체만이 검출되는 예도 적지 않다.

면역학적 방법

면역학적 방법에 의한 간이 스크리닝 키트는 광학이성체를 인식하는 항체를 사용하고 있으며 *d*체에 특이적으로 반응한다고 간주되고 있다. 그러나 OnTrak TesTstikr®은 7 μg/mL 이상의 경우 *l*체에서도 양성을 나타낸다. Visualine®은 1 μg/mL 이상에서 *l*체에 양성을 나타내며, Triage®는 농도에 관계없이 양성을 나타내지 않는다(雨宮 2001). *l*체는 본래는 남용물질이 아닌데 이러한 경우 스크리닝 키트로서 Triage®를 사용하면 *l*–메스암페타민을 검출할 수 없다(雨宮 2001). 또한 *d*체에 특이적인 검사방법을 사용하면 *dl* 라세미체의 밀조품의 경우 실제의 농도보다 낮은 값이 나온다.

d–메스암페타민만이 검출되면 의료용 각성제(히로뽕®)에 의한 것이거나 상술한 *l*–에페드린 또는 *d*–슈도에페드린에서 합성된 밀조품이다. *dl* 라세미체가 검출되면 P2P에서 밀조된 것이다. *d*체와 *l*체를 구별할 수 없는 검사방법이면 의약품의 *d*–메스암페타민과 밀조라세미체를 구별할 수 없다.

검사방법에 따라서는 메스암페타민은 에페드린, 페닐프로판올아민 등과 교차반응을 보이며 이 물질들의 존재에 의해 양성이라 판정되는 경우가 있다. 메스암페타민은 대사되어 암페타민이 되는데 에페드린에서는 암페타민이 발생하지 않으므로 소변에서 암페타민이 검출되면 에페드린, 페닐프로판올아민에 의한 위양성이 아니다.

OnTrak TesTstik® AMP를 사용한 경우 기관지 확장제인 메톡시페나민(페나민®)으로 암페타민 양성이라 나온다. 따라서 감기약이나 기침약을 먹었으면 암페타민 양성이라 판정되기도 한다. 또한 OnTrak TesTstik® MET를 사용하면 메톡시페나민, 에페드린, 아드레날린, 셀레길린으로 메스암페타민 양성이라 나온다(長井辰男 2002). 항파킨슨병약인 셀레길린은 대사되어 L–메스암페타민과 L–암페타민을 만든다.

Triage®는 페네틸아민이나 페닐프로판올아민으로 암페타민 양성이라 나온다(渡邊 1997). 페네틸아민은 부패에 의해서도 생기며 페닐프로판올아민(댄 리치®)은 혈관수축제로서 비염약, 감기약에 포함되어 있다.

Triage®는 *d*–메스암페타민 1,000~2,000 ㎍/mL의 고농도역에서 음성을 나타내는 경우가 있다. 남용자 108명의 요중농도는 1~407 ㎍/mL(평균 77 ㎍/mL)였는데 고농도의 경우 소변을 희석하는 방법을 취하지 않으면 음성으로 판정될 가능성이 있다(雨宮 2001). 참고로, 1 ㎍/mL이라는 농도는 직장에서의 각성제 검사로 양성이라 판정되는 농도이다.

마황을 포함하는 한방약, 갈근탕, 마행감석탕을 복용하고 있으면 Triage®의 경우 메스암페타민 양성이라 나오는데 OnTrak TesTstik®에서는 양성반응을 보이지 않는다. 그러나 OnTrak TesTstik®은 지실(枳実: 생약의 일종)에 대해 양성반응을 보인다(長井辰男 2002).

지실은 L–시네프린을 포함하는 생약으로, 의료용 한방약인 통도산(대성탕), 형개연교탕, 복령음합 반하후박탕, 대시호탕 등 15종류의 의료용 한방약에 포함되어 있다(「건강식품·중독백과」 참조) 해서 이러한 한방약을 복용하고 있으면 양성이라고 나온다.

OnTrak TesTstik®으로 암페타민이 음성이어도 GC/MS로 검출된 예도 있다. 또한 메스암페타민이 매우 고농도이면 암페타민이 양성으로 나올 가능성이 있다(長井 辰男 2002).

Triage®로 암페타민 양성이라 나왔다고 암페타민 중독이라 진단했다는 논문이 보이는데 Triage®DOA의 경우 암페타민이란 암페타민류의 의미로 D–메스암페타민, MDMA, MDEA 등에서도 양성을 나타내므로 암페타민에 의한 중독이라 속단할 수는 없다.

혈액과 모발의 분석

소변, 혈액 모두 암페타민 농도는 메스암페타민의 약 1/10인데, 혈액의 경우 각성제의 총량이 많을수록 암페타민의 비율은 낮아진다(赤塩 2000). 염산메스암페타민을 1.5 g 복용하고 사망한 25세 여성의 사후 3~4시간의 혈액·장기 중의 암페타민 농도는 메스암페타민의 약 1/100이었다. 또한 혈액 중 농도를 1로 한 경우 간장 4.1, 뇌 2.4, 지방 0.25, 근육 1.1로 근육 중 농도가 혈액 중 농도와 근사해 있다(Kojima 1984).

메스암페타민과 암페타민 모두 백골사체의 골수에서도(岡本 1985), 고도로 부패한 연화융해상태가 된 장기에서도(高安 1987), 원형을 유지하지 못할 정도로 소손(焼損)된 사체의 열응고한 혈액괴나 표면이 탄화한 장기에서도(佐藤 2000) 정량분석이 가능하다.

요중 메스암페타민은 3~5일에 소실되므로, 그 이전의 사용 유무를 알 수는 없다. 그러나 모발이나 손톱을 분석하면 각각 길이와 성장의 속도, 즉 1개월에 두발 10 mm, 음모 6 mm, 손톱 3~5 mm, 발톱 1.1 mm에 따라서 두발에서는 3개월 전, 발톱에서는 18개월 전까지의 사용 상황을 알 수 있다(Moriya 1992).

각성제의 사용으로 과거 2회 복역한 적이 있는 남성의 사후 12시간의 부검에서 장기, 혈액, 소변에서 각성제는 검출되지 않았으나 두발, 음모, 손톱, 발톱에서는 검출되었다. 모두 뿌리 부분일수록 농도가 높고 그 농도(ng/10 mg)는 음모 25.2, 두발 10.6, 발톱 1.51, 손톱 0.83

이었다. 이 결과는 남성이 19개월 전에 교도소를 출소한 지 얼마 되지 않아 각성제 사용을 시작했고 사망 10일 정도 전에는 상당히 대량으로 사용했으며 죽기 3~5일 전부터는 사용하지 않았다고 추정되었다(Moriya 1992). 이 증례에서뿐만 아니라 음모가 두발보다 농도가 높은 경향이 있는 것은(須藤 1994) 음모가 성장이 늦기 때문이라고 설명되고 있다.

각성제 20 mg을 정맥주사 후에 후두부통을 호소하고 쓰러진 남성은 거미막하출혈로 의식을 회복하지 못하고 9일째에 다발성 장기장애로 사망했다. 혈액, 소변, 간장에서 메스암페타민은 검출되지 않았으나 두발의 기부 1 cm에서 1.1 ng/mg이 검출되었다(Ago 2006).

실험쥐에서는 메스암페타민의 투여량과 모발 중의 농도는 비례하며 노출상황을 테이프레코더처럼 장기간 기록한다고 하지만(木倉 1998) 실제로는 끝일수록 농도는 낮고 6~7 cm에서부터는 극단적으로 낮아지므로(須藤 1994) 모발이 성장을 멈추지 않는 한 정보의 보유기간에는 한계가 있을 것이다.

두발에서 검출된 *d*-메스암페타민이 혈액에서 이행한 것으로서 외부에서의 오염에 의한 것이 아님을 설명하기 위해서는 그 대사산물인 *d*-암페타민과 *p*-하이드록시메스암페타민이 동시에 검출될 필요가 있다(Miki 2003).

방화범이 각성제 남용을 의심받았는데 남용 후 4개월 반이 경과해 구류 중 두발을 9~12 mm까지 깎았기 때문에 혈액이나 두발에서의 각성제 검출은 불가능했다. 그러나 음모에서 7.5 ng/mg의 메스암페타민이 검출되었다(和田 1989).

한국 서울의 경찰에서 2000년에 각성제 남용자 3,546명의 두발을 분석한 결과, 소변의 분석이 음성이면서 두발의 분석에서 검출된 것은 1,640명 중 26.9%였다(Choi 2002).

각성제는 땀에서도 배출되므로 소변이 음성화한 후에도 손바닥에서는 검출된다(中沢 2003).

메스암페타민은 혈중농도가 높으면 위액 속으로 이행하는데 pK_a가 9.9로 높고 위액의 pH는 혈액의 pH보다 낮으므로 혈액 속으로 이행한 메스암페타민은 이온화한다. 이온화한 물질은 막을 통과하지 않기에 혈액에서 위액으로의 메스암페타민 이행은 일발통행으로 위액 중의 농도는 혈액의 것보다 높아진다.

메스암페타민의 정맥주사로 사망한 8명의 위액과 혈액의 농도비는 2.97~26.8로 위액의 농도가 더 높으며 이 값을 바탕으로 계산하면 이 비율이 36 이하일 때는 정맥주사에 의한 사망이라 판정해도 좋다(Moriya 2010).

1.19 직장에서의 각성제 검사

버스 운전기사가 각성제 사용으로 체포되는 사건은 2002년 3월에 무로란시에서, 9월에도 이타미시 등에서 일어났는데 2007년 6월 1일에는 트럭 운전기사가 아키타현 오마가리 인터체인지 부근에서 「자신의 트럭에 낯선 사람이 타고 있다」며 경찰에 신고했다. 서둘러 도착한 경찰이 미심쩍은 마음에 검사를 하자 소변에서 각성제 반응이 나와 체포, 기소되었다. 이 신고가 환각에 의한 것이라고 한다면 이 운전기사는 각성제를 우연히 사용한 것이 아니라 장기적 사용에 의해 각성제 정신병이 된 것이다.

이러한 사태를 배경으로 각지의 버스회사에서는 소변검사를 도입하는 곳이 늘고 있는데 그 실태는 일시적 안심 정도의 것이 많으며 실제로 효과가 있는지 아닌지는 의심스럽다.

미국의 정부기관에서 일하는 운전자는 각성제, 코카인, 마약, 펜사이클리딘, 대마의 검사가 의무적이다. 스크리닝 검사에 면역학적 방법을, 확인검사에 가스크로마토그래피 질량분석법(GC/MS)을 사용한다. 그 내용은 소변의 채취방법과 시료의 취급, 스크리닝 검사, 확인검사, 양성시료의 취급 등 세부에 걸쳐 매뉴얼화되어 있다. 소변의 희석이나 바꿔치기는 온도, 비중, 클레아티닌, pH의 측정으로 판정한다. 희석의 판정을 용이하게 하기 위해 화장실의 세정수를 착색한다. 은폐물질이나 방해물질은 pH, 아질산염, 크롬(Ⅵ), 계면활성제, 할로겐류, 글루타르알데히드, 클로로크롬산필리디니움의 검출로 한다.

각 물질에 대해서 경계치가 정해져 있어, 각성제의 경우는 1,000 ng/mL 이상을 양성으로 판정한다. 단 1,000 ng/mL 중 최저 200 ng/mL의 암페타민을 포함해야 한다. 에페드린, 페닐프로판올아민(비염약, 감기약 등)에서는 암페타민을 발생시키지 않기 때문이다. 전술했듯이 남용자 108명의 요중 최저농도는 1 μg/mL(1,000 ng/mL)이었으므로 이 소변을 조금이라고 희석하면 음성으로 판정된다.

일본의 버스회사 중에는 불시적으로 운전자의 소변을 모아 그 소변에 대해서 각성제 반응을 조사하여 양성반응이 나오면 개별로 재검사하는 방법을 취하는 곳도 있다. 이 방법은 경각심을 불러일으킬지는 모르지만 남용자의 소변은 설령 조금이라도 희석하면 음성으로 판정될 가능성이 있다.

1.20 치사농도와 중독농도

메스암페타민의 혈액 중의 중독농도를 5 μg/mL(33.5 μmol/L)로 하고 있는 교과서가 있는데(Ford 2001) 근거가 불명하며 이 값은 지나치게 높다.

메스암페타민의 치사농도나 중독농도를 운운할 때 자주 인용되는 논문은 나가타의 것이다(永田 1983). 그 표에 의하면(이하 μmol/100 g을 μg/mL로 환산) 치사농도라 생각되는 7명의 혈중농도는 4.73~50.7 μg/mL로 상당히 높은 값이다. 그러나 이것은 결과적으로 사망한 사람의 혈액에서 그만큼 높은 고농도의 메스암페타민이 검출되었다는 것으로, 이 정도의 농도가 있었기 때문에 사망했다. 이것이 죽음에 이르는 농도라는 것은 아니며, 이 이하의 농도에서도 사망한다. 같은 표에서 중증 농도로 여겨지는 3명은 3.3~10.4 μg/mL이나 이 농도라면 중증이기는 하나 사망하지 않는다는 것이 아니며 이 농도여도 사망한다.

여기서 사인이 된 명백한 외상이나 뇌내출혈이 없는 증례에 대해서 혈액 중 치사농도를 이하에서 검토한다. 또 메스암페타민에 의한 사인에 흥분이나 경련이나 고열 등의 증상이 크게 관여하는 것은 틀림없으며 이 증상들 자체가 사망의 원인이 될 수 있다. 그러나 각성제의 급성중독에 이 증상들은 따르기 마련이며, 없는 것이 더 드물기 때문에 사인으로서 각성제 그 자체의 독작용과 고열·경련에 의한 것을 구별할 수는 없다.

치사농도와 최소치사농도

23세의 남성이 가석방 다음날, 히로뽕 숙소에 들러 방에서 신음소리를 내며 몸부림 쳐서 응급실로 이송되었다. 발한이 심하고 혼수였으며 쇼크상태로 다음날 사망했다. 혈액에서 0.7 μg/mL의 메스암페타민이 검출되었다(Fukunaga 1987).

22세의 남성이 논에서 사망해 있는 것이 발견되었다. 날뛴 흔적이 있으며 체온은 40°C였다. 혈액에서 0.75 μg/mL의 메스암페타민이 검출되었다(Fukunaga 1987).

45세의 남성이 탕비실에 들어가 냉장고나 로커로 바리케이트를 치고 농성하다가 체포되어 취조 중 용태가 악화해 병원으로 이송됐으나 사망했다. 심근의 응고 괴사와 수축대 괴사, 출혈성 폐수종, 근위요세관의 수종이 확인됐고 메스암페타민이 혈액 중에서 0.60 mg/L, 모발에서 4.11 mg/L 검출되었다(森 1992). 이 0.60 mg/L가 현재로서 최소치사농도이다. 전술한 가쓰마타의 사망 예는 0.65 μg/mL로 이상의 증례는 모두 1 μg/mL인데 1 μg/mL를 넘으면 사망 예는 증가한다.

17세의 여성은 50 mg의 메스암페타민을 정맥주사하자 1분 만에 두근거림, 구역감, 식은 땀을 보이고 의식불명이 되어 몇 분 후 사망했다. 여러 장기에 현저한 변화는 보이지 않았다. 혈액에서 1.22 μg/mL의 메스암페타민이 검출되었다(森 1986).

34세의 남성이 메스암페타민을 사용하고 정신착란 상태로 보호되어 의사가 정신안정제를 정맥주사하자 경련을 일으키고 안면이 창백해져 병원에 간 지 2시간 만에 사망했다. 혈액에서 1.68 μg/mL의 메스암페타민이 검출되었다(森 1986).

40세의 남성은 자택에서 날뛰다가 경찰에 연행되어 소변에서 각성제가 검출돼 체포됐고 구치소 안에서 갑자기 움직이지 않게 되었다가 병원에서 사망, 부검 시의 혈액에서 1.3 μg/mL의 메스암페타민이 검출되었다(山本 2000b).

28세의 남성은 메스암페타민을 스스로 정맥주사, 의식장애와 경련이 출현해 응급외래로 이송되어 전신성 경련, 발한, 체온 40.7°C로 5일째에 사망했다. 내원 시의 혈액 중 메스암페타민 농도는 1.8 μg/mL였다(森 1990).

후쿠나가 등의 보고에 있는 9예의 사망 예 중 6예는 1.7 mg/L 이하이다(Fukunaga 1987).

타케우치 등의 보고에 있는 부검에서 사인이 급성 메스암페타민 중독이라 생각되는 13명 중 5명의 혈액 중 메스암페타민 농도는 1.3 ㎍/mL 이하였다(Bunai 2002).

부검에서 메스암페타민이 검출되어 그것이 사인이라 판정된 265명의 평균 혈중농도는 2.08 mg/L로, 사인이 메스암페타민이 아니라고 판정된 141명의 것은 1.78 mg/L로 둘 사이에 유의미한 차이는 없었다. 전체의 75%는 1.49 mg/L 이하였다. 게다가 메스암페타민의 대사산물인 암페타민의 농도는 0.21~0.22 mg/L였다(Karch 1999).

메스암페타민이 사인이라 판정된 142명의 90%는 혈중 메스암페타민 농도가 2.20 mg/L 이하였다(Logan 1998).

도쿄도 감찰의무원에서 부검을 실시하여 혈액에서 메스암페타민이 검출된 201예 중 그것이 사인이라 판정된 것은 106예이며, 혈중농도는 21예가 1.5 mg/L 이하, 26예가 1.5 mg/L 이상 4.5 mg/L 이하, 이 이상이 59예였다(赤塩 2000).

메스암페타민 30~40 mg을 2시간 동안 2회에 나눠서 정맥주사, 거미막하출혈로 급사한 여성의 혈중농도는 1.01 ㎍/mL였다.

최대내성농도

최소치사농도는 이만큼의 농도가 있으면 사망한다는 농도는 물론 아니다. 한편, 이것을 넘는 농도에서 생존한 예가 없다는 농도가 최대내성농도이다.

32세의 여성은 대량의 각성제를 내복하고 있었는데 상태가 급변하여 구급대 도착 시에는 착란상태였다. 병원도착 시 체온 42.3ºC, 혼수상태였으나 섬망, 정신운동흥분, 환각을 떠올리게하는 호소가 보였다. 그 후 횡문근융해, 간기능장애, 신기능저하, 혈액응고기능장애 등을 보였는데 입원 11일째에도 환각, 망상이 있었고 12일째에 무단으로 퇴원했다. 입원 1일차 메스암페타민 농도는 5.03 ㎍/mL, 암페타민 농도는 0.25 ㎍/mL이었다(鈴木 1999). 이것은 생존 예로 현재로서는 5.03 ㎍/mL가 필자가 아는 최대내성농도이다. 이하는 이 증례와 비슷하나 사망 예이다.

26세의 남성이 불온상태로 전라로 날뛰다가 응급병원에 수용되었다가 일단 귀가했는데 자택에서 용태가 급변했고 구명센터에서 사망했다. 사망 4시간 후의 체온이 40.5ºC로 폐수종, 고열, 다발성 장기부전으로 사망했다고 생각된다. 혈액에서 6.54 ㎍/mL의 메스암페타민이 검출되었다(Katsumata 1993).

중독농도

이하는 중독증상을 보이기는 하지만 죽음에 이르지는 않은 중독농도의 예이다.

22세의 남성은 각성제를 스스로 주사하고 2시간 후 호흡곤란, 흉통이 출현했고 사용하고 3시간 후에 구급차로 내원했다. 흉부X선 사진에서 광범위한 피하기종과 종격기종이 확인됐고 내원시의 혈청에서 0.54 ㎍/mL의 메스암페타민이 검출되었다(三滞1996). 이 농도는 전술한 최소치사농도 0.60 ㎍/mL보다 조금 낮은 농도이다.

41세의 남성이 노상에서 흥분해 지리멸렬한 언동이 있어 경찰에게 보호됐고 심한 발한, 고체온(41.6°C), 빈맥으로 구명구급센터에 이송되었다. 검사소견은 간장애, 횡문근융해를 가리켰는데 22일째에 퇴원했다. 환자에 의하면 입원 6시간 전에 평소보다 많은 양을 정맥주사했다고 한다. 내원시의 혈청에서 메스암페타민 0.30 ㎍/mL와 암페타민 0.04 ㎍/mL가 검출되었다(井上 2002).

18세경부터 시너를 상용한 28세의 남성이 각성제를 사용하고 의식소실, 39°C 전후의 고열이 있어 구명센터로 이송되었다. 급성 간부전, 횡문근융해증이라 진단받았으나 8일째에 증상은 완화되었다. 혈청에서 메스암페타민 0.161 ㎍/mL와 암페타민 0.0147 ㎍/mL가 검출되었다(金子 1998).

26세의 남성이 각성제를 사용 후, 해수욕에 가서 의식장애를 일으켜 진찰을 받았다. 지남력장애, 심한 발한, 진전이 있었고 38°C대의 발열이 지속됐으나 의식은 개선되었다. 혈중 메스암페타민 농도는 0.05 ㎍/mL였다(伊藤 2002).

53세의 남성이 호텔에서 고통스러워하고 있는 것이 발견되어 각성제를 가진 채로 경찰에게 보호되었다. 정신병원으로 이송돼 급성신부전과 각성제 중독으로 구급구명센터로 이송되었다. 간기능장애, 급성신부전 횡문근융해가 확인되었다. 긴급 혈액투석 등으로 신기능은 개선되어 17일째에 퇴원했다. 메스암페타민 농도는 혈액 0.038 ㎍/mL, 소변 14 ㎍/mL, 암페타민 농도는 혈액 0.25 ㎍/mL, 소변 25 ㎍/mL였다(宮本 2001). 이 증례의 0.038 ㎍/mL가 현재로는 최소중독농도이다.

각성제를 사용하던 모친에게서 태어나 출생 직후부터 급성 중독증상을 보인 신생아의 제대혈 중 메스암페타민 농도는 0.1149 ㎍/mL였다(今枝 2001).

모친의 각성제를 오음하고 중독증상을 보인 3세 여아의 오음 3시간 후의 혈액 중 농도는 0.783 ㎍/mL였다.

이상을 통합적으로 판단했을 때 혈중 농도는 이하와 같이 정리할 수 있다.

최대내성농도: 5.0 ㎍/mL

치사농도: 2.0 ㎍/mL

최소치사농도: 0.6 ㎍/mL

최소중독농도: 0.038 ㎍/mL

최소중독농도의 15배가 최소치사농도, 그 10배가 최대내성농도이다. 덧붙여서 2.0 ㎍/mL라는 치사농도는 이미 책에 나온 값과 일치한다(Baselt 2004).

본장(本章)의 서두에서 소개한 교과서에 나온 5 μg/mL(33.5 μmol/L)라는 농도는 최대내성농도라 이해해야 한다.

혈류가 풍부한 폐는 고농도의 메스암페타민을 축적하여 사후 조기(早期)에 이 메스암페타민들은 폐정맥으로 확산해 좌심으로 들어가고, 메스암페타민 농도는 높은 순으로 폐, 폐정맥, 좌심, 우심이 되므로 사후의 혈액농도는 우심혈이 실태를 보다 정확하게 반영한다(Moriya 1999).

문헌

Ago M et al. Toxicological and histopathological analysis of a patient who died nine days after a single intravenous dose of methamphetamine：A case report. Leg Med 2006；8：235–9

赤塩浩一ほか. 覚醒剤中毒死の実態. 東京都衛生局学会誌2000；(104)：252–3

赤山正幸ほか. 覚醒剤使用歴があり, 妊娠を契機に幻覚妄想が再燃したSLE の1 例. 九州神経精神医学1995；41(3~4)：295

Allcott JV et al. Acute lead poisoning in two users of illicit methamphetamine. JAMA 1987；258；510–11

雨宮正欣ほか. 覚醒剤の免疫学的スクリーニングテストに関する一考察. 法中毒 2001；19：20–7

有山登. 新興奮剤ß–Phenylisopropylamin. 精神経誌 1941；45：730–42

浅野毅弘ほか. 覚醒剤常用者に認められた正常冠動脈急性心筋梗塞の1 例. 心臓 2004；36：291–6

Baselt RC. Disposition of Toxic Drugs and Chemicals in Man. 7th edition, Biomedical Publications, 2004；p683–7

Beckett AH et al. Urinary excretion kinetics of methylamphetamine in man. J Pharma. Pharmacol 1965；17(Suppl)：109–14

Bostwick DG. Amphetamine induced cerebral vasculitis. Hum Pathol 1981；12：1031–3

Bowers MB Jr et al. Autonomous psychosis following psychotogenic substance abuse.Biol Psychiatry 1995；37：136–7

武内康雄ほか. 急性覚醒剤中毒で死亡した1 例. 法医学の実際と研究 1988；31：125–9

Bunai Y et al. Pulmonary changes associated with methamphetamine poisoning. Acta Crim Japon 2002；68：141–6

CDC. Outbreak of syphilis among men who have sex with men--Southern California, 2000. MMWR 2001；50：117–20

Colfax G et al. The methamphetamine epidemic：implications for HIV prevention and treatment.Curr HIV/AIDS Rep 2005；2：194–9

Cook CE et al. Pharmacokinetics of oral methamphetamine and effects of repeated daily dosing in humans. Drug Metab Dispos 1992；20：856–62

Cantu C et al. Stroke associated with sympathomimetics contained in over— the−counter cough and cold drugs. Stroke 2003；34：1667−73

Choi H et al. Comparison of urine analysis and hair analysis for methamphetamine in specimens collected from drug abusers. 法中毒 2002；20(2)：224−5

Dirkx CA et al. Sonographic findings in methamphetamine−induced ischemic colitis. J Clin Ultrasound 1998；26：479−82.

Ford MD et al. Clinical Toxicology. W.B.Saunders, 2001, p1050

藤本明ほか. 飲酒によりフラッシュバック現象の誘発された覚醒剤依存症の5 例. アルコール研究 と薬物依存. 1986；21(4 付録)：S 308−9

藤村聰ほか. 最近経験したフラッシュバックの2症例. 中毒研究1995；8：332−3

藤田喜一郎ほか. 覚醒剤濫用者に発症した原発性腸腰筋膿瘍の1 例. 泌尿器外科 1999；12：487−90

藤田俊之ほか. 5−MeO−DIPT により急性再燃を来した覚醒剤精神病の1 例. 精神医学 2007；49：59−61

藤田彌ほか. 覺醒アミン劑の慢性中毒例に就て. 昭和医学雑誌 1948；8(3)：9

藤谷登ほか. 覚醒剤中毒者の剖検例の統計学的, 組織学的検討. 法医学の実際と研究 1990；33：127−32

Fukunaga T et al. Methamphetamine concentrations in blood, urine, and organs of fatal cases after abuse. Jpn J Legal Med 1987；41：328−34

福原研一朗ほか. 覚醒剤常用者に発症した三尖弁感染性心内膜炎の1 手術例. 胸部外科2000；53：190−3

福井進. 覚醒剤急性中毒. 臨床精神医学 1986；15：1154−7

福家伸夫ほか. 覚醒剤使用者3 例の経験. ICU とCCU 1995；19：647−51

丸藤哲ほか. 急性覚醒剤中毒患者にみられた亜広範性肝細胞壊死日救急医誌 1992；3：30−4

Glick R et al. Phenylpropanolamine：An over−the−counter drug causing central nervous system vasculitis and intracerebral hemorrhage. Neurosurgery 1987；20：969−74

権藤和久ほか. 若年者に発生した覚醒剤乱用が原因と考えられるC 型肝炎. 日消誌 2002；99：1240−2

後藤美和ほか. Rhabdomyolysis を呈した急性覚醒剤中毒の1 救命例. 日救急医誌 1993；4：413

後藤平. 慢性覚醒剤中毒長期入院例の臨床. 特に分裂病との比較. 精神神経学雑誌 1960；62：163−76

Greenfeld KT. Methamphetamine has become Asia's drug of choice. TIME 2001；March 5, 36−43

Hales G et al. Possible fatal interaction between protease inhibitors and methamphetamine. Antivir Ther 2000；5：19

Halkitis PN et al. A double epidemic：crystal methamphetamine drug use in relation to HIV

transmission among gay men.J Homosex 2001；41：17−35
播村佳昭ほか. 覚醒剤常用者にみられた脳内血腫の3 例. 神経内科1988；28：620−6
Harrington H et al. Intracerebral hemorrhage and oral amphetamine. Arch Neurol 1983；40：503−7
泰井俊三. 殺人を冒した一ヒロポン中毒者. 芝蘭 1951；52：9−12
服部里佳ほか. 分娩監視装置にて異常波形を認めた薬物使用妊婦の1 例. 日産婦東京会誌 2001；50：186−9
服部隆司ほか. 覚醒剤中毒者の活動期三尖弁感染性心内膜炎の1 手術例. 日胸外会誌 1995；43：857−60
服部良之ほか. 覚醒剤常習者にみられた非敗血性多発性肺塞栓症. 内科 1988；61：551−4
林暲. 慢性覚醒剤中毒について. 東京都衛生局学会誌 1954；13：1−10
林謹一郎. おそるべき覚醒剤. 厚生 1955；10(4)：58−61
林紀乃ほか. 毛髪中から覚醒剤が検出された1 剖検例. 杏林医学雑誌 1997；28(1)：85
Hendrickson RG et al. "Parachuting" meth：a novel delivery method for methamphetamine and delayed−onset toxicity from "body stuffing". Clin Toxicol 2006；44：379−82
Henry JA et al. Fatal interaction between ritonavir and MDMA. Lancet 1998；352：1751−2
平田公一ほか. びまん性肺胞障害様組織変化が疑われた覚醒剤中毒の一事例. 日法医誌 2005；59(1)：60
本多兵三郎. 犯罪へ走る覚醒剤常用者の横顔.「ヒロポン」. 精神衛生文化協会 1955
Hong R et al. Cardiomyopathy associated with the smoking of crystal methamphetamine. JAMA 1991；265：1152−4
堀見太郎ほか. 精神状態ニ及ボス "Hospitan" (Phenylmethylaminopropan)作用ニ就テ. 大阪醫學會雑誌 1940；39：827−37
堀見太郎. 覺醒アミン劑に關する諸問題. 藥學研究 1950；22：36−40
星野正巳ほか. 覚醒剤急性中毒の1 例. 中毒研究1993；6：436
保崎秀夫ほか. 慢性覚醒剤中毒者における2, 3 の内科的合併症について. 内科の領域1956；4：544−6
Huang CN et al. Acute myocardial infarction caused by transnasal inhalation of amphetamine. Jpn Heart J 1993；34：815−8
井出文子ほか. 覚醒剤による心筋障害が疑われた1例. 日救急医会関東誌 2006；27：132−3
飯富貴之ほか. 急性覚醒剤中毒により急性腎不全と壊死性腸炎をきたした1 例. 中毒研究 2000；13：223
池田由子. 兒童における慢性覚醒アミン剤中毒に就いて. 精神衛生研究 1953；1 号：67−77
今枝弘美ほか. 覚醒剤濫用の母親より出生した新生児の1 例. 日本小児科学会雑誌 2001；105：165
今村徹ほか. 両側肺に出血が認められた覚醒剤中毒の1 例. 日法医誌 1997；51：180

今西正巳ほか. 菌塊塞栓により脳梗塞を来して死亡した覚醒剤中毒の1 例. 脳神経 1997；49：537−40

Inamasu J et al. Subcortical hemorrhage caused by methamphetamine abuse：Efficacy of the triage system in the differential diagnosis. Neurol Med Chir (Tokyo) 2003；43：82−4

印牧義英ほか. 高体温, MOFを呈し, 急激な経過をたどった急性覚醒剤中毒の1 例. 日救急医会関東誌 1996；17：628−9

井上文子ほか. 著明な肝機能障害を認めた覚醒剤中毒の1 症例. 中毒研究 2002；15：235

Ishigami A et al. The application of immunohistochemical findings in the diagnosis in methamphetamine−related death — two forensic autopsy cases — . J Med Invest 2003；50：112−6

伊東正博ほか. 覚醒剤による脳血管壊死でクモ膜下出血をきたした1 剖検例. 日本病理学会会誌 1987；76：157

伊東勉ほか. インターフェロン治療によって精神症状を繰り返し発現した覚醒剤使用経験者の1 症例. 精神医学 1997；39：1325−7

伊藤新ほか. 最近4 年間の覚醒剤精神病の入院例について. 精神経誌 2004；106：1078

伊藤洋子ほか. 急性覚醒剤中毒死例における神経病理所見. 日法医誌 1990；44 補册: 80

伊藤栄近ほか. 血中濃度を測定しえた覚醒剤中毒の2 症例. 中毒研究 2002；15：432−3

岩尾初雄ほか. 覚醒剤常用の母親より生まれた新生児の1 例. 小児科臨床 1982；35：1923−8

加賀多一. 慢性覚醒アミン中毒症の統計的観察. 植松名誉教授就任記念論文集 1954；54−65

鍛良之ほか. 覚醒剤常習者における横紋筋融解と急性腎不全の経過中に広範な白質脳症を呈した一例. 日本神経救急学会雑誌 2010；22：29−32.

Kalivas PW et al. Effect of acute and daily cocaine treatment on extracellular dopamine in the nucleus accumbens. Synapse 1990；5：48−58

金澤正. 夜尿症と覺醒アミン劑. 日本医薬 1947；2(11)：19−21

金子有子ほか. 多臓器障害を呈した覚醒剤中毒の1 例. 中毒研究 1998；11：194

Karch SB et al. Methamphetamine−related deaths in San Francisco：Demographic, pathologic, and toxicologic profiles. J Forensic Sci 1999；44：359−68

笠松章ほか. 覺醒アミン(ヒロポン)中毒症. 日本醫師會雑誌1950；24(2)：92−101

加藤秀明ほか. エフェドリン含有感冒薬の注射によって幻覚妄想状態が再燃した慢性覚醒剤中毒の1 例. 臨床精神医学 1984；13：1375−81

加藤邦彦ほか. 多発性肺膿瘍を初発症状とする覚醒剤自己注射による細菌性心内膜炎の1 例. 内科 1995；75：713−6

勝又義直ほか. 覚醒剤常用者の急死の3 例. 法中毒1990；8(2)：92−3

Katsumata S et al. Sudden death due presumably to internal use of methamphetamine. Forensic Sci Int 1993；62：209−15

川畑博ほか. 覚醒剤の乱用による重症髄膜脳炎の1 例とその文献的考察. 臨床神経学 1987；27：

939

川田潤一ほか. 覚醒剤中毒の1 女児例. 日児誌 2000；104：1037−8

河内誠一. 覺醒−Aminの作業能に及ぼす影響. 日本薬理学雑誌 1944；40(3)：22−3

Kernan WN et al. Phenylpropanolamine and the risk of hemorrhagic stroke. N Engl J Med 2000；343：1826−32

木戸内清ほか. 室内に放置されていた覚醒剤の誤飲, 1 乳児例:—新たな幼児虐待の対応について—. 日本小児科学会雑誌 1998；102：1020

木倉瑠理ほか. 妊娠中の覚醒剤乱用に起因した新生児の毛髪中の覚醒剤の検出例. 法中毒1994；12：160−1

木倉瑠理ほか. 依存性薬物の毛髪への移行に関する研究. 国立医薬品食品研究所報告 1998；(116)：30−45

木倉瑠理ほか. 妊娠中ブロン液および覚醒剤乱用の母親と新生児の毛髪分析例. 中毒研究 1999；12：43−50

木村新次郎. 覚醒劑嗜癖者の間に見出されたマラリアに就いて. 矯正医学会誌 1954；3(3)：99

小林寛也ほか. メタンフェタミン中の不純物の分析と不純物プロファイリング. 科学警察研究所報告法科学編2000；53：1−9

小林一弘ほか. シンナー·覚醒剤の複合フラッシュバックによる殺人未遂の1 例. 精神医学 1989；31：315−7

小林一弘. 飲酒によって引き起こされたと思われる覚醒剤中毒のフラッシュバック現象—飲酒試験による脳波所見を中心に—. 明日の臨床2004；16：35−7

小池朗ほか. 拡張型心筋症の病態と洞機能不全を呈した覚醒剤連用者の1 例. Jpn Circ J 1987；51(Suppl Ⅰ)：53

Kojima T et al. A fatal methamphetamine poisoning associated with hyperpyrexia. Forensic Sci Int 1984；24：87−93

小山宏義ほか. 胸部圧迫所見をみた急性覚醒剤中毒死例. 法医病理 1998；4：54−66

久場川哲二ほか. メトアンフェタミン離脱時の臨床像(第Ⅱ報). アルコール研究 1979；14(3−4)：229−30

久場川哲二ほか. 30 年間の無症状期を経て幻覚·妄想状態が再現した覚醒剤依存者の一例. アルコール研究と薬物依存. 1984；19(4 付録)：S 284−5

久場川哲二ほか. コカイン, ヘロイン, 覚せい剤など多剤乱用による幻覚·妄想状態を呈した4 症例. 臨床精神医学 1994；23：1457−66

栗野龍. フィロポン中毒の興味ある症状に就て. 東京醫事新誌1950；67：46−7

楠井賢造ほか. 歸還兵士のマラリア再發状況調査. 日本傳染病學會雑誌1951；25：28−9

桑門大ほか. 覚醒剤使用により再燃, 増悪したPanic Disorder の1 症例. 臨床精神医学1997；26：361−6

Logan BK et al. Cause and manner of death in fatalities involving methatmphetamine. J

Forensic Sci 1998；43：28−34

前田好夫ほか. 大阪府立精神医療センターにおける緊急救急病棟の現状. 病院·地域精神医学 2005；48：36−7

前橋恭子ほか. フルニトラゼパム静脈注射後の急死例. 日法医誌 2001；55：363

前原勝之ほか. 覚醒剤による重症横紋筋融解症の1例. 日救急医会関東誌 1997；18：138−9

牧美奈ほか. メタンフェタミン使用歴を有する若年性脳梗塞の一例. 臨床神経学 2002；42：407

Marzuk PM et al. Fatal injuries after cocaine use as a leading cause of death among young adults in New York City. N Engl J Med 1995；332：1753−7

的場梁次ほか. 両基底核に小軟化巣をみとめた覚醒剤中毒の一剖検例. 日法医誌 1987；41：660

松原太郎. 著明な幻覚によって犯罪をおこした覚醒剤中毒患者について. 精神経誌 1977；79：167−8

松本俊彦ほか. 女性覚醒剤乱用者における摂食障害の合併について(第1 報). 精神医学 2000a；42：1153−60

松本俊彦. 最近の覚醒剤乱用者の臨床的特徴について—加熱吸煙乱用者と静脈注射乱用者の比較検討—. 精神経誌 2000b；102：498−513

松本俊彦ほか. 女性覚醒剤乱用者における摂食障害の合併について(第2 報). 精神医学 2001；43：57−64

松本俊彦ほか. 女性物質使用障害における摂食障害: 乱用物質と摂食障害の関係について. 精神医学 2003；45：119−27

McCann UD, Ricaurte GA. Amphetamine neurotoxicity：accomplishments and remaining challenges. Neurosci Biobehav Rev 2004；27：821−6

McIntosh A et al. Carotid artery dissection and middle cerebral artery stroke following methamphetamine use. Neurology 2006；67；2259−60

三原龍介ほか. フラッシュバック現象を呈した覚醒剤依存症の3 例. アルコール研究と薬物依存 1983；18(4 付録)：S 54−5

Miki A et al. Recent improvements in forensic hair analysis for illicit drugs. J Health Sci 2003；49：325−32

三澤和秀ほか. 覚醒剤による過呼吸が原因と思われた広範な皮下気腫·縦隔気腫の1 症例. 日救急医会関東誌 1996；17：88

三浦謹之助. 麻黄より製出せる除倦覚醒剤ヒロポンに就て. 實験醫報 1941；第28 年(325)：1−10

宮本哲也ほか. 覚醒剤中毒によって横紋筋融解症をきたした1 例. 内科 2001；88：184−6

宮里勝政ほか. 約30 年後にフラッシュバック現象を呈した覚醒剤依存症の1 例. 臨床精神医学 1983；12：1439−45

水野裕八ほか. 覚醒剤常用との関連が疑われた急性心不全の一症例. Jpn Circ J 1998；61(Suppl Ⅲ)：862

Monroe RR et al. Oral use of stimulants obtained from inhalers. JAMA 1947；135：909−15

森啓ほか. 覚醒剤中毒死の三剖検例. Act Crim Japon 1986；52：176−80
森啓ほか. 急性覚醒剤中毒死の3 例. 日法医誌 1992；46：266−70
森雅江ほか. 覚醒剤によると考えられる若年性脳梗塞の一例. 臨床神経学 2000；40：196
森茂樹ほか. Rhabdomyolysis を合併した覚醒剤中毒の1 例. 中毒研究 1990；3：315
守屋文夫ほか. 体組織中覚醒剤濃度が異常な高値を示した一剖検例. 法医学の実際と研究 1990；33：133−6
守屋文夫ほか. 覚せい剤静注により著明な脳室内出血をきたした1 例. 中毒研究 2002；15：84−5
守屋文夫ほか. 覚せい剤静脈内投与によるくも膜下出血死の1 例. 法医学の実際と研究 2005；48：185−90
Moriya F et al. Presumption of a history of methamphetamine abuse by postmortem analyses of hair and nails：A case report. Jpn J Alcohol & Drug Dependence 1992；27(2)：152−8
Moriya F et al. Redistribution of basic drugs into cardiac blood from surrounding tissues during early−stages postmortem. J Forensic Sci 1999：44：10−6
Moriya F. Accumulation of intravenously administered methamphetamine in stomach contents. Forensic Toxicol 2010；28：43−6
諸橋芳夫. 太平洋戦争記余話. 全自病協雑誌 1989；8 月号: 11−2
Moszczynska A et al. Why is parkinsonism not a feature of human methamphetamine users? Brain 2004；127(Pt 2)：363−705
元吉功. ヒロポン幻覺症について. 日本醫事新報 1949；(1337)：8−10
村上仁ほか.「ソビリアン」(邦製「ベンゼドリン」)の臨牀的應用に就て. 實験醫報 1941；28(2)：48−54
長井孝二郎ほか. 幼児覚醒剤中毒の1 例. 小児科臨床 2002；55：424
長井辰男ほか. 覚醒剤および関連化合物の最近の傾向. 生物試料分析 2001；24：113−20
長井辰男ほか. 覚醒剤スクリーニングキットOnTrak TesTstikの特異性に関する研究. 法中毒 2002；20：42−8
永田武明. 覚醒剤中毒に関する法医学上の問題点1. 体組織中覚醒剤検出値の意味づけ. 日法医誌 1983；37：513−8
中江孝治. 慢性ヒロポン中毒症の臨床. 総合医学 1950；7；57−61
中原龍之助. ヒロポン撲滅の鍵. 社会保険 1955;6(5):16−7
中西新ほか. 覺醒中毒患者に見られたマラリアに就いて. 矯正医学会誌 1955；4(1)：65
中崎敏三ほか. 急性ヒロポン中毒の1 例. 日内会誌 1947；36(5−7)：68
中田修ほか. フランスにおけるアンフェタミン精神病について. Act Crim Japon 1979；45：153−61
中武大志ほか. インターフェロン治療により精神症状を発現した覚醒剤乱用経験者の1 症例. 九州神経精神医学 2010；56(1)：32
中山雅博ほか. 妊娠中期まで覚醒剤(硫酸アンフェタミン)を常用していた妊婦に認められたPotter 症候群の一症例. 母性衛生 1995；36：238
中沢伸吉. 覚醒剤使用者の手掌面をふき取った資料からの覚醒剤の分析について. 科学警察研究所

報告法科学編 2003；55：23−7

Nestor TA et al. Crystal methamphetamine−induced acute pulmonary edema：A case report. Hawaii Med J 1989；48：457−60

西上潤ほか. 経口服用による覚醒剤急性中毒死の一剖検例. 法中毒 1994；12：124−5

西川隆ほか. インターフェロンによる覚醒剤精神病の再燃現象. 臨床精神医学 1999；28：1277−83

西紋孝. 極めて大量注射を行った慢性覚醒剤中毒の一例に就いて. 岡山医学会雑誌 1956；68(5)：435−7

西山和孝ほか. 覚醒剤中毒後遺症として脊髄小脳変性症をきたしたと考えられた1 例. 中毒研究 2006；19：455

野田弘毅. 覚醒アミン中毒に就いて. 久留米医学会雑誌 1950；13：294−8

野崎裕美ほか. 重症横紋筋融解症による急性腎不全に重症細菌性肺炎·肺水腫を合併した覚醒剤中毒の1 救命例. 中毒研究 2001；14：389

小笠原啓ほか. 母親の覚醒剤使用により, 生後覚醒剤中毒を呈した新生児の1 例. 日本周産期□新生児医学会雑誌 2006；42(2)：545

小笠原邦昭ほか. 特徴的脳血管写像を呈した覚醒剤静注による脳内出血の1 例. 脳神経1986；38：967−71

O'Halloran RL et al. Restraint asphyxiation in excited delirium. Am J Forensic Med Pathol 1993；14：289−95

岡本郁代ほか. 白骨死体からの覚醒剤検出. 日法医誌 1985；39：680

主島洋一郎ほか. 急性覚醒剤中毒により多臓器不全をきたした1 例. 中毒研究 2002；15：316

小野泰之ほか. 憑依妄想を主体とした覚醒剤精神病の1 例. 精神経誌 2007；109：804

大西弘生ほか. 覚醒剤使用によるC 型急性肝炎の兄弟例. 肝臓 2004；45 Suppl.2：A 473

大澤雅子ほか. 覚醒剤使用により誘発された心室性頻拍の1 例. Jpn Circ J 2001；65(Suppl Ⅲ)：760

大沢安秀ほか. 覺醒劑嗜癖者に発生したマラリア症について. 和歌山医学 1955；5：349−53

大沢由記子ほか. 覚醒剤常用の母親より出生した未熟児の一例. 脳と発達 1994；26：S 171

大島寛史ほか. 覚醒剤使用者に発症した右心系感染性心内膜炎の1 例. 呼と循 1990；38：277−81

大鶴正満. 戰後マラリアの流行學的研究. 日本醫事新報1952；1470 号: 33−7

大鶴正満ほか. 覺醒劑常用者の間に發生したマラリアについて. 日本醫事新報1954；1555 号: 31−4

大矢正算ほか. 手錠をかけられた直後に死亡した覚醒剤中毒の2 解剖例. 山梨医大紀要1996；13；1−6

Paulson PE et al. Time course of transient behavioral depression and persistent behavioral sensitization in relation to regional brain monoamine concentrations during amphetamine withdrawal in rats. Psychopharmacology (Berl) 1991；103：480−92

Richards JR et al. Methamphetamine abuse and rhabdomyolysis in the ED：a 5−year study. Am J Emerg Med 1999；17：681−5

Robinson TE et al. Persistent structural modifications in nucleus accumbens and prefrontal cortex neurons produced by previous experience with amphetamine. J Neurosci 1997 ; 17 : 8491–7

Robinson TE et al. Alterations in the morphology of dendrites and dendritic spines in the nucleus accumbens and prefrontal cortex following repeated treatment with amphetamine or cocaine. Eur J Neurosci 1999 ; 11 : 1598–604

Ross DL. Factors associated with excited delirium deaths in police custody. Mod Pathol 1998 ; 11 : 1127–37

佐瀬民雄ほか. 覚醒剤常用者間に発生したマラリアに就いて. 矯正医学会誌 1955 ; 4 : 24–39

佐藤保則ほか. 覚醒剤を検出した高度焼損死体事例. 日法医誌 2000 ; 54 : 420–4

Sato M et al. A smoking case in which dimethylamphetamine as a pyrolysis product of methamphetamine (MA) was detected in the urine of MA abuser. J Health Sci 2004 ; 50 : 389–95

Shappell SA et al. Chronopharmacokinetics and chronopharmacodynamics of dextromethamphetamine in man.J Clin Pharmacol 1996 ; 36 : 1051–63

柴田睦郎ほか. 塩酸フェニルプロパノールアミンおよび覚醒剤による中毒. 小児科 1999 ; 40 : 1376–8

柴田尚武ほか. 覚醒剤による脳血管壊死でくも膜下および脳内出血をきたした1 剖検例. 脳神経 1988 ; 40 : 1089–94

志鎌八千代. 覚醒剤禍をどうしてなくすか. 厚生 1955 ; 10(5) : 31

清水敬樹ほか. 脳出血を呈した覚醒剤中毒の1 例. 日救急医会関東誌 2002 ; 23 : 114–6

清水雅俊ほか. 覚醒剤による急性心筋障害の1 例. J Cardiol Jpan Ed 2009 ; 4 : 173–6

下山修司. 胎児期に覚醒剤に曝されていた行為障害の1 男児例. 精神経誌 2001 ; 103 : 1093–4

下山田洋三ほか. 急性覚醒剤中毒の4 乳幼児例. 小児外科 2000 ; 32 : 530–4

ShoptawS et al. Patient characteristics, HIV serostatus, and risk behaviors among gay and bisexual males seeking treatment for methamphetamine abuse and dependence in Los Angeles. J Addict Dis 2002 ; 21 : 91–105

Stratton SJ et al. Factors associated with sudden death of individuals requiring restraint for excited delirium. Am J Emerg Med 2001 : 19 : 187–91

須藤孝子ほか. 毛髪分析により覚醒剤の長期乱用が推定された3 剖検例. 法医学の実際と研究 1994 ; 37 : 247–51

鈴木一郎. 覚醒剤の大量静注による急変死の1 例. 日臨救医誌 2007 ; 10 : 227

鈴木英世ほか. 覚醒剤の大量経口摂取により多臓器不全を呈した1 症例. 臨床精神医学 1999 ; 28 : 193–7

鈴木清. ヒロポニスムの生態. 教育心理 1958 ; 6 : 394–6

Swalwell CI et al. Methamphetamine as a risk factor for acute aortic dissection. J Forensic Sci

1999；44：23−6
高橋雅典ほか. 覚醒剤中毒死の2 剖検例について. 犯罪誌 1991；57：118
Takasaki T et al. Unexpected death due to right−sided infective endocarditis in a methamphetamine abuser. Legal Med 2003；5：65−8
高安達典ほか. 死後変化と法医中毒学. 日法医誌 1987；41：661
竹川健一ほか. メタンフェタミン“Body Packer”の剖検例. 日法医誌 2006；60(2)：166
竹内靖子ほか. 覚醒剤初回静注後に脳内出血をきたした1 例. 内科 1994；74：991−3
竹山恒壽. 覺醒アミン慢性中毒症に就て. 東京都医師会会報 1950；10 号: 3−6
竹山恒壽. 覺醒剤中毒者の責任能力. 東京慈恵会医科大学雑誌 1952；71：278−305
竹崎治彦ほか. 空想的誇大妄想が顕著であった覚醒剤中毒症の急性再燃の1 例. 精神神経学雑誌 1984；86：621−30
田村雅幸. 覚せい剤乱用者の人物像. 科学警察研究所報告防犯少年編 1980；21：33−45
田中逸ほか. 覚醒剤常習者にみられた肥大型心筋症の1 症例. 日内会誌 1989；78：944−8
立津政順ほか. 覚醒剤中毒. 医学書院, 1956年. p218−9
立津政順ほか. 覚醒剤中毒者9 人の30年後. 精神医学 1997；39：1035−43
寺岡葵. 精神科診療所における覚醒剤精神病の臨床—急性期と慢性期の比較をとおして—. 精神経誌 1998；100：425−68
津田光徳ほか. 覚醒剤による頸動脈血管炎の1 例. 内科 1992；69：140−2
辻本志朗ほか. 覚醒剤によると思われた若年性心筋梗塞の1 例. 日本病理学会会誌 2005；94：239
鶴田亘璋ヒロポン常用者の敗血症死. 東京都衛生局学会誌 1954；13：48−9
富澤治ほか. 覚醒剤乱用と性格障害. こころの臨床ア·ラ·カルト 1988；465−8
氏家寛. アルコール·薬物依存症の遺伝子解析. 神経進歩 2006：50：727−38
臼井真帆ほか. DIC が長期化したために透析困難に陥った覚醒剤中毒1 例. 日救急医会関東誌 2000：21：106−7
Wan SH et al. Kinetics, salivary excretion of amphetamine isomers, and effect of urinary pH. Clin Pharmacol Ther 1978；23：585−90
和田清ほか. 陰毛から覚醒剤を検出し得た覚醒剤精神病の1 鑑定例. 臨床精神医学 1989；18：1683−91
渡邊かほりほか. インターフェロン療法中に出現した精神症状—覚醒剤依存症の1 例—. 精神経誌 1994；96：554
渡辺裕ほか. 募集時の身体検査における覺醒剤常用中毒者について(第2 報). 保安衛生 1955；2：179−93
渡邊友彦ほか. TriageTMによるアンフェタミン類の検出における問題点. 法医学の実際と研究 1997；40：99−102
Wetli CV et al. Cocaine−induced psychosis and sudden death in recreational cocaine users. J

Forensic Sci 1985；30：873−80

Wilson JM et al.Striatal dopamine nerve terminal markers in human, chronic methamphetamine users. Nat Med 1996；2：699−703

山口與四郎ほか. 都内における覺醒劑常用者間に発生したマラリアについて. 公衆衛生1955；18(2)：50−2

山本秀孝ほか. 経口による急性覚醒剤中毒死の2 剖検例. 日法医誌1988；42：257

山本秀孝ほか. 胃底部融解を伴った覚醒剤中毒死例. 日法医誌1998；52：412−3

山本秀孝ほか. 拘束後急死した覚醒剤中毒死例. 日法医誌2000a；54：297

山本秀孝ほか. 覚醒剤中毒者の拘束について. 中毒研究2000b；13：331

山本信行ほか. 術前に多発梗塞を併発した覚醒剤中毒患者の感染性心内膜炎の1 例. Jpn J Thorac Cardiovasc Surg 2001；49 増刊: 64

山内勢津子ほか. 非経口覚醒剤使用者にみられた感染性心内膜炎によるseptic embolism の1 症例. 呼吸2000；19：630−4

柳川洋一ほか. 急性覚醒剤中毒と覚醒剤中毒後遺症の5 例. 防衛衛生2000；47：227−31

柳谷晶仁ほか. 覚醒剤常用者に発症した活動期三尖弁感染性心内膜炎に対する弁置換術の1 例. 日胸外会誌1995；43：1841−4

良元章浩ほか. 非経口覚醒剤常用者にみられた肺病変を合併した右心系感染性心内膜炎の1 例. 日呼吸会誌2002；40：520−4

養老絢雄. ヒロポン退治のその後. 厚生1955；10(5)：32

遊間義一. 少年鑑別所入所少年から見た，最近の覚せい剤濫用の実態―密売組織による販売戦略の変化が心理メカニズムを変えた―. アルコール依存とアディクション1996；13：298−302

2장 교감신경흥분성 아민

2 교감신경흥분성 아민

본장에서는 앞장에서 다룬 메스암페타민 이외의 남용물질로서 교감신경흥분성 아민을 다룬다(그림 2). 메틸에페드린에 대해서는 5장「기침약」참조.

2.1 에페드린

마황에 함유된 *d*–슈도에페드린, *l*–노르에페드린, *l*–메틸에페드린 등 에페드린계열 알칼로이드 중에서 중추신경 자극작용이 가장 강한 것이 *l*–에페드린이며 의존성과 정신증상도 가장 강하다.

위법 드럭으로서는 Explore XS, GUN MAX, 홉스, TRIBAL TRANCE 등. 또한 슈도에페드린과 메틸에페드린의 혼합물로 블랙슈거, Ecstasy SEX 등이 있다.

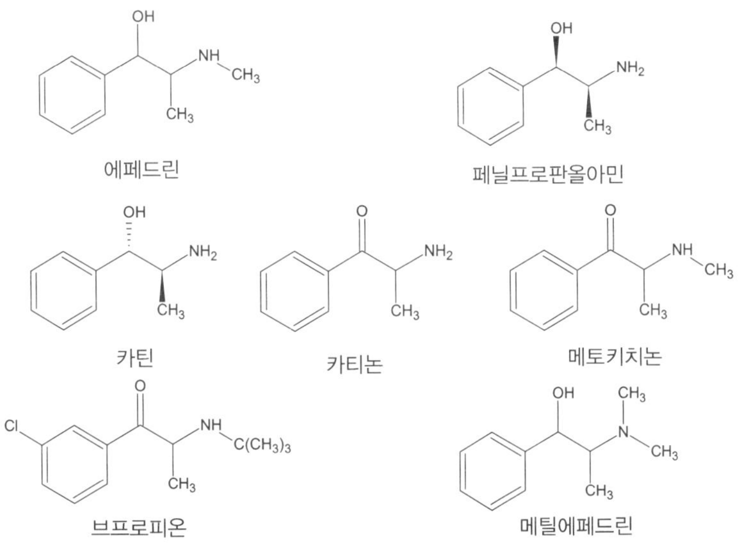

모두 의존성이 있고 정신증상을 보이며 남용되고, 뇌출혈이나 심근상해의 원인이 된다. 메스카티논은 디자이너드럭. 부프로피온(Zyban® 등)은 항우울제이다.

그림 2 교감신경흥분성 아민(Sympathomimetic amine)

약초인 마황이나 생약인 마황은 미국에서 암페타민을 대신하는 식물성 각성제로서 herbal ecstasy, cloud9, ultimate xphoria라는 이름으로 젊은이를 중심으로 남용되어 1996년 현재 부작용에 의한 15명의 사망이 확인되었다(Josefson 1996). 2004년 4월 방풍통성산, 소청룡탕 등 마황을 포함하는 제품은 건강식품, 민간약으로서 판매 금지되었는데 감량·강장 목적의 판매는 금지되지 않았다.

1990년대에 미국 식품의약국에 접수된 마황을 포함한 건강식품·다이어트 약품에 의한 건강 피해 보고 1,820건 중 57건은 정신병, 중증 우울증, 조병 혹은 격한 흥분, 환각, 망상, 자살 충동, 폭력행동 등 심각한 정신증상을 보이는 증례로, 26명은 입원을 필요로 했고 10명은 범죄로 이어져 상해 사건에 관계되어 있었다(Maglione 2005).

일본에서 마황은 의료용 한방약인 갈근탕 등 16종류에 배합되고 있으며 방풍통성산과 같은 다이어트 약품으로서 처방되는 것도 있다.

다이어트 약품으로는 Body Synergy −FAT BURNING, ENRICH ULTIMATE, energy booster, Xenadrine 등의 이름으로 나돌고 있다. 기초대사를 항진시켜 체지방을 연소시킨다는 것이 선전 문구이다(「건강식품·중독백과」 참조).

2.1.1 정신증상

미국에서는 감량·강장 목적으로 마황을 보조제로서 섭취한 예가 많은데 일본에서는 천식의 치료에 사용한 것이 계기가 되어 장기간 남용, 통합실조증과 닮은 정신증상을 보이게 된 예가 많아 「에페드린 정신병」으로 알려져 있다.

의원성 에페드린 정신병

40세의 남성은 11세경 기관지 천식이 발병, 28세경 악화, 에페드린을 1일 7~20정 복용하게 되어 자폐적, 과묵, 불면증세로 환청도 시작되었다. 정신병원에 2번 입원, 퇴원 후 천식의 악화와 함께 에페드린, 아드레날린 등의 남용에 빠져 에페드린은 1일 15정에서 낮아진 적이 없었고(1일 최고 240 mg) 10년 후에는 환청·망상으로 폭행을 일으켜 정신분열병의 진단으로 입원했다(蜂矢 1958).

23세의 남성은 4세 정도부터 천식 때문에 에페드린의 정제를 상용, 22세부터는 주사를 상용, 23세에 아드레날린(보스민®)을 주사하고 환청 등의 정신증상을 보여 정신분열병이라 진단받고 전기쇼크요법을 받고 입퇴원을 반복했다. 당시에는 약물과의 관계에 주목하지 않았기에 입원 중에도 발작할 때마다 에페드린, 보스민®을 사용했다(金原 1958).

35세의 여성은 10년 이상 전부터 기관지 천식으로 고통받았고 3년 전부터 시판되고 있던 다이쇼 강력천식톤푸쿠®(1포 중 염화에페드린 20 mg, 브롬이소발 200 mg, 무수카페인 150 mg 등)

을 매일 복용하게 되어 2년 후에는 1일 4포에서 10포로 증가, 망상·환청이 시작되어 정신병원에 입원했다. 입원 후에 복약을 중지했으나 금단증상은 보이지 않았다.

40세의 남성은 유소아 때부터 기관지 천식이 있었고 성인이 된 후에는 시판되고 있던 천식약을 복용, 8년 후부터 다이쇼제약의 천식 톤푸크®, 타시스®(1포 중 염화에페드린 25 mg, 브롬이소발 200 mg, 무수카페인 50 mg 등)을 1일 8포 정도 상용하게 되었다. 복용하면 기분이 좋아지고 기운이 나서 일도 할 수 있게 되어 먹지 않고는 견딜 수 없게 됐고 환청, 망상이 나타나 입원했다(三家 1978).

22세의 남성은 유아기부터 천식 때문에 에페드린을 복용했는데 고등학교 시절부터 양이 늘어 각성제 대신 남용, 환각망상, 정신운동성 흥분을 보이며 입원 치료 후에도 자각없이 남용을 계속하고 있다(井上 1989).

천식약의 남용

폭행, 상해, 살인미수 등의 전과가 있는 35세의 남자가 1970년 5월 27일 오전 1시 반경 남성의 상복부를 식칼로 찔러 사망시켰고 이어서 6월 1일 오후 7시 반경 빠찡코 가게에서 점원의 복부를 식칼로 찔러 숨지게 하고, 같은 날 오후 9시 50분경 노상에서 여성을 인질로 삼아 도망치려고 식칼로 위협하다 소란이 일어나 복부를 찔렀으나 경찰에게 추격당해 자신의 배를 찌르고 체포되었다. 남자는 기관지 천식 기미가 있어 30세경부터 베타스®(1앰플에 에페드린 20 mg, 카페인 50 mg)을 1회에 5개, 1일 2회 정도 정맥주시하게 되어 주시 후에는 나른함이 달아나 정신이 차려지지만 약기운이 빠지면서 피로를 심하게 느끼고 범행 시는 중등도의 명정(酩酊)상태였다(柴田 1984).

24세의 남성은 밤을 새워 마작을 할 때 함께 논 동료에게 권유받고 천식약인 베타스®를 주사, 점차 양이 늘어 1일 10~15앰플을 주사하고 몽환적 체험, 정신운동성 흥분, 피해관계 망상, 환청을 보여 입원했다. 36세의 남상은 감기에 걸렸을 때 베타스®를 권유받은 것을 계기로 1일에 2~3개를 주사했고 입원 전은 1일에 에페드린으로 400 mg을 정맥주사하고 불안, 피해관계 망상이 강해져 입원했다(一瀬 1974).

졸음방지 약물로 남용

천식과 만성 기관지염의 기왕이 있는 65세의 직업운전기사가 심한 망상성 정신병의 증상이 2개월 계속해 입원했다. 에페드린정(60 mg)을 매일 1정 복용했는데 수년래 장거리 운전의 졸음방지 약물로 일주일에 200정(12,000 mg) 복용했고 최근 몇 주간은 더욱 양이 늘었다. 입원하고 에페드린을 중지한 지 4일째에는 증상이 완화하여 병식도 거의 회복되었다.

외국의 예

25년 전부터 천식의 증상이 있는 54세의 여성은 10년 전부터 우울증 상태로 망상, 환청을 증상으로 하는 정신병을 반복하여 전기쇼크요법을 받은 적도 있다. 환자는 20년 전부터 에페드린을 복용, 점차 증량하여 최근에는 에페드린정(30 mg)을 15정씩 1일 5회(주 15,750 mg) 먹고 있었다. 입원한 지 4일 만에, 에페드린을 끊고 망상은 사라졌다(Herridge 1968).

만성 천식에 대해 25년간 에페드린을 복용해온 59세의 남성이 1일 복용량을 360 mg으로 증량하고 24시간 후부터 환청, 망상이 시작되어 입원했으나 10일째에는 증상이 완화해 퇴원, 3일 후에는 증상이 완전히 사라졌고 병식도 돌아왔다(Whitehouse 1987).

33세의 남성은 어릴 때 천식 판정을 받았으며, 18세 때 시판되던 기침약 Do–Do®(1정 중 에페드린 222 mg, 카페인 30 mg, 테오필린 50 mg)가 숨쉬는데 답답함을 개선함과 동시에 다행감을 가져다줌을 알고부터 1일에 30정을 먹게 되었다. 15년에 걸쳐서 남용을 계속해 끊고자 입원했다. Do–Do®를 즉시 중지하자 48시간에 걸쳐서 멍하니 서 있는 채로 집중력이 없고 관계망상이 나타났으나 12일로 증상은 없어졌고 자발성 기분은 개선되었다. 그러나 퇴원하고 수일 이내에 Do–Do®의 복용을 재개했다(Loosmore 1990).

1980년대 미국에서 암페타민의 규제가 엄격해져 Do–Do®는 시판 기침약이 대체품으로서 남용된 예이다.

에페드린 정신병 환자 20명이 발증 시에 먹고 있던 에페드린의 하루량은 125~2,500 mg이었다. 모든 환자에게서 망상이 보였고 85%는 의식이 청명했으며 환청이 90%, 추적망상과 불면이 각각 55%, 환시가 45%에서 보였다(Whitehouse 1987).

보조제의 남용에 의한 에페드린 정신병

34세의 남성이 남자에게 협박당했다며 2층에서 뛰어내려 응급외래로 이송되었다. 불안 광소상태로 망상과 환시가 있었으나 정신병의 기왕은 없고 통신판매로 구입한 마황을 10일간 먹고 있었다. 입원 후 증상은 급속도로 완화하여 2주일 후에 퇴원했다(Doyle 1996).

마황을 포함한 건강보조 식품을 수개월에 걸쳐서 연용, 망상성 사고, 자살지향, 정신운동성 흥분이 발병한 21세의 여성(Boerth 2003), 감량을 위해 마황을 포함한 건강식품을 2개월간 복용, 점차 양이 늘어 조병성 정신장애를 일으킨 45세의 남성(Capwell 1995), 감량을 위해 마황을 포함한 건강식품을 1년간에 걸쳐서 섭취, 복용하면 힘이 넘치고 식욕이 떨어졌으며 복용을 멈추면 과면, 불쾌함, 집중력 결여, 피로를 느끼고 쌍극성 장애의 증상를 보인 40세의 여성(Emmanuel 1998), 마황을 포함한 보조제를 섭취하고 격렬성 급성정신병, 망상형 정신장애를 발증한 2예(Jacobs 2000) 등이 보고되어 있다.

에페드린 제제에는 카페인이 포함되어 있는 일이 많은데 카페인과 *l*–에페드린은 서로서로 독성을 증가시킨다(Young 1998).

2.1.2 뇌출혈, 심근장애

60대의 남성은 38세 즈음부터 천식 때문에 에페드린의 내복을 시작했다. 기분이 상쾌해지기 때문에 양이 점차 늘어 1일 250 mg 정도의 복용을 계속하고 기립보행곤란 때문에 입원, CT로 뇌출혈이라 진단받았다(古和 1991).

각성제의 정맥주사 남용의 기왕이 있는 25세의 남성은 에페드린을 정맥주사하고 2시간 후 심근상해로 후측벽의 급성심근경색을 일으켰고(Cockings 1997), 19세의 여성은 운동능력을 높이기 위해 에페드린을 10일간 복용하고 심실성 빈맥을 일으켰으며(Rakovec 2006), 21세의 남성은 herbal ecstasy를 4캡슐 먹고 고혈압(220/110 mg)으로 다발성 심실성 기외수축, 2단맥을 발병했다(Zahn 1999).

2.1.3 대사물과 요로결석

에페드린은 70~80%가 미변화인 채, 4%가 대사되어 노르에페드린으로서 48시간으로 소변으로 배출된다. 슈도에페드린은 88%가 미변화인 채, 1% 이하가 노르에페드린으로서 36시간 후 소변으로 배출된다. 모두 대량으로 섭취하면 요로결석을 형성하여 수신증, 급성신부전에 빠진다.

27세의 남성은 보디빌딩 목적으로 ProLift®(1정 중 에페드린 6%를 함유하는 마황 추출물 170 mg)를 1일 4~12정(에페드린으로 1일 40.8~112.4 mg) 먹고 요관폐색으로 급성신부전이 발병했다. 결석의 95%는 에페드린, 노르에페드린 및 슈도에페드린이었고, 5%는 단백질이었다(Powell 1998).

24세의 남성은 각성제로 25 mg의 에페드린정을 1일에 40~120정(1,000~3,000 mg) 복용하고 요관결석에 의한 수신증이 발병했다. 결석에서 에페드린이 검출되었다(Blau 1998).

20세의 남성은 9세 때부터 비염으로 슈도에페드린 제제를 사용, 2년 전부터 10개월간 1일 60 mg의 정제를 10정 복용했고 수신증이 발병했다. 결석의 성분은 92%가 슈도에페드린으로, 3%가 인산칼슘, 5%가 단백질이었다(Smith 2004).

에페드린과 슈도에페드린 모두 수용성은 높으나 고농도가 일시에 소변으로 배출되어 소변량이 적으면 다른 인자와 겹쳐 결석을 만든다. 요로결석 전체의 0.064%를 차지한다.

2.2 페닐프로판올아민(노르에페드린, 옥시암페타민, 그림 2)

에페드린보다 중추자극작용은 조금 약하다. 흔한 혈관수축제로서 콘탁크®, 단리치®, 벤자블록®, 코르겐코워®, 파블론®, 스토나리니® 등에 배합되어 있다. 시판되고 있는 비염약, 감기약에 포함되어 있어 입수하기 쉬웠기에 남용자의 수는 에페드린보다 훨씬 많다. 메스암페타민과 비슷한 작용을 하여 다이어트 약물로서 사용되는 일 이외에 각성제로서도 남용되어 일본에서는 "H"라는 이름으로 나돌고 있다.

미국에서는 1980년대 규제가 엄격해진 암페타민을 대신하는 각성제, 다이어트 약물로서 look-alike, pseudo-speed 등의 이름으로 나돌며 남용되었다(Mueller 1983, Dougherty 1982).

연용하면 급성의 조병, 망상성 통합실조증, 기질성 정신병을 일으키기도 하며 정신병의 가족력이나 기왕, 6세 이하의 소아, 산욕기 여성의 경우 위험도는 높아진다. 이러한 것을 모르고 정신병이라 진단되는 경우가 있다(Lake 1988, Lake 1990).

비염약 남용에 의한 정신증상

30대의 여성은 시판되고 있던 비염약을 복용하면 기분이 고양됨을 알아차리고 점차 양도 종류도 늘렸다. 중지하면 전신 권태감, 식은땀, 불안감, 초조감, 구역감이 나타나 자살충동에 사로잡히게 되어, 증상을 가볍게 하기 위해서 비염약의 복용을 반복해서 입원하기에 이르렀다(坂谷 2004). 환자가 복용하고 있던 12종류의 비염약 중 신코르겐코워®, 프레콜®, 파블론 비염용 캡슐L®, 신노바폰 비염캡슐®, 벤자 비염용캡슐®, 파이론®, 스토나리니®, 에스타크「니스캡슐」®의 8종류에는 페닐프로판올아민이 들어 있었다.

30대의 남성이 지쳤을 때 콘택600®을 3일에 1번, 월 1, 2번은 상용량의 2배를 복용하여 기운을 차리고 피로를 잊었다. 2년 후에는 매일, 3일에 1번은 배량을 복용하게 되어 중지하면 3~4일간은 정신이 멍하고 피로가 심하여 일을 할 수 없었다. 4년 후 스토나리니®의 연용을 시작하고 다음해에는 신지키닌S정®(디하이드로코데인 8 mg, 메틸에페드린 20 mg, 카페인 25 mg 등)을 병용하자 기운이 나고 피로가 풀리는 것을 깨달았다. 일이 매우 바빠지면서 복용량이 늘어 스토나리니®정과 신지키닌S®정을 상용량의 6~12배 복용하게 되었다. 중지하면 2일째 즈음부터 멍하고 발한, 현기증, 구역감, 콧물이 나와 참을 수 없게 되어 권태감이 강하며 일어설 수 없고 입원 후 2주일 정도는 위에서 기술한 금단증상이 계속되었다(前田 1989). 이 증례는 콘택600®과 스토나리니®에 포함되어 있는 페닐프로판올아민의 의존성이라 생각되는데 신지키닌S®에 포함되는 메틸에페드린에도 디하이드로코데인의 의존성이 있다(I편 5장「기침약」참조).

31세의 여성은 각성제 정신병으로 입원해 3주 후에 증상이 완화하여 퇴원했으나 다시 3주 후 페닐프로판올아민을 포함하는 비염약을 복용하고 환각·망상이 재발해 입원했다(Goodhue 2000).

가계에 쌍극성 장애의 유전적 소인이 있으면 교감신경흥분성 아민이 발단이 되어 발병하는 일이 있다(Mendez 1992).

55세의 남성은 약물남용의 기왕으로 최근 몇 달간 Contac400®(1캡슐에 페닐프로판올아민 50 mg)을 1일 10캡슐 복용했다. 망상과 통합실조성 언어장애로 입원했으나 복용중지와 항정신병약의 투여로 2개월 후에 완전히 치유되었다(Lambert 1987).

28세의 여성은 경계형 성격장애로 다중약물남용으로 여러 차례의 자살기도의 경력이 있는데 2년간에 걸쳐서 시판되고 있던 기침약 Triaminicol®(페닐프로판올아민, 덱스트로메토르판, 항히스타민약을 포함함)을 남용, 24시간 전에 355 mL(페닐프로판올아민으로 900 mg)를 먹었다. 다음날 모친이 그녀의 인생을 망가뜨리고 있다는 망상에 사로잡혀 모친의 가슴과 팔을 식칼로 수회 찌르고 차를 운전해 병원에 가서 입원했다. 2일간 침대에 웅크리고 앉은 채로 전혀 움직이지 않고 3일째에 간질 대발작을 일으켜 의식소실을 일으켰다. 타살행위와 페닐프로판올아민과의 관련을 보기 위해서 유발시험으로 페닐프로판올아민의 치료량 50 mg을 투여하자 3시간 후 뇌파검사 중 눈은 허공을 노려보고 자극에 반응하지 않으며 저작운동, 겁먹음 등 측두엽 증후군의 증상을 보였다. 증상은 6시간 만에 없어지고 뇌파는 다음날 정상화되었다(Cornelius 1984).

다이어트 약물 남용에 의한 뇌출혈

페닐프로판올아민은 뇌출혈의 원인도 된다. 1994년 12월부터 1999년 7월까지 미국에서 발생한 뇌출혈 환자 중 702명에 대해서 조사한 결과, 페닐프로판올아민을 다이어트 약물로서 복용한 사람의 뇌출혈 상대위험도는 대상과 비교했을 때 특히 여성에서 17배나 높았다. 처음 복용했을 때의 뇌출혈 상대위험도도 높았다(Kernan 2000). New England Journal of Medicine지에 발표된 이 보고에 따라 미국식품의약국은 2000년 11월 제약기업에 페닐프로판올아민 제제의 자체 판매중지를 요청했다.

한편 일본에서는 적정 사용을 철저하게 함으로써 판매중지를 보류했으나 2003년 6월 이후 2개월간 4명의 뇌출혈 환자가 발생, 같은 해 8월에 슈도에페드린으로 바꾸고 2004년 2월 말까지 제조중지 지시가 내려졌다.

그러나 아래에 기술한 바와 같이 슈도에페드린이 페닐프로판올아민보다 안전하다는 것은 아니다.

페닐프로판올아민에는 4개의 이성체, 즉 *d*–, *l*–노르에페드린, *d*–, *l*–노르슈도에페드린이 있다. *d*–노르슈도에페드린은 네 개의 이성체 중에서는 중추신경자극작용이 가장 강하며 북미의 제제 중에는 포함되지 않으나 유럽의 제제 중에는 포함되어 있다. 페닐프로판올아민에 의한 뇌출혈이 미국에서 많고 정신병이 유럽에서 많은 것은 이성체의 차이에 의한 것일 가능성도 있다(Lake 1990).

그러나 1990년 이후 즈음부터 북미와 유럽에서도 페닐프로판올아민은 (±)–노르에페드린이다.

2.3 슈도에페드린

에페드린의 입체 이성체로, 효과는 에페드린의 약 1/2이다. 비점막의 혈관수축작용이 강하며 일본에서는 84종류의 비염용 내복약과 2종류의 감기약에 배합되어 있으며 다이어트 약물로서도 사용되고 남용되며 환각·망상을 일으킨다.

위법 약물로서는 에페드린과 메틸에페드린의 혼합물, Ecstasy SEX, 블랙슈거 등이 있다.

비염약에 의한 환각, 망상

3세 반의 여아는 비염용 내복 시럽 Actifed®(5 mL 중 슈도에페드린 30 mg, 트라이프롤리딘 1.25 mg)를 먹고 6시간 후 게와 뱀과 거미가 보인다고 하며 벌레가 물고 악어가 등에 구멍을 낸다고 울부짖었으며 환각은 단속적으로 4개월간 계속되었다. 3세의 여아는 Actifed®를 5 mL 먹고 다음날 돌연 거미나 벌레가 보인다며 겁먹고, 털고, 짓밟고, 내려치는 행동이 단속되어 3일간 계속되었다. 2세 반의 남아는 발열 때문에 Actifed®를 복용, 그때마다 망상기분으로 침대에 벌레나 거미가 보인다고 하며 털어내어 당초에는 발열에 의한 것이라고 생각하고 있었으나 약을 프로메타진으로 변경하고부터는 망상과 환각 모두 소실되었다(Sankey 1984).

5세의 남아는 Actifed®를 60 mL 먹고 벌이 쏜다며 피부를 긁고 음경을 뱀이라 하고 욕실에 거미가 있다고 하였다(Acklanf 1984).

27세의 남성은 10년간에 걸쳐 Actifed®를 매주 주말에 1, 2개 먹었다. 먹으면 색채감각이나 음감이 예민해지기에 매일 2병을 마시게 되어 2주일 후 이웃이 그를 뒤에서 조종하려 하고 있다는 관계망상과 환청이 나타났다(Leighton 1982).

32세의 여성은 우울증으로 21세 때부터 11년간 치료를 받다가 처방전 묶음을 훔치다 체포되었다. 고양감을 찾아 스스로 Actifed®를 처방해 1일에 50~300 mL(상용량 30 mL)를 복용하고 있었다. 1년 후에 환청·환시가 나타나서 단속적으로 4년간 계속됐고 음성 증상은 없으며 통합실조증으로 진단할 수는 없으나 명백한 우울상태에서 변동이 컸다(Pugh 1986).

18세의 남자가 괴로운 듯 응급외래에서 진찰을 받았다. 온몸의 피부 아래에 벌레가 기어 돌아다니고 있으니 피부를 잘라 끄집어 내줬으면 한다, 끄집어낼 수 없다면 참을 수 없으니 지붕에서 뛰어내린다고 하며, 누군가가 자신의 몸을 잘라 위 속에 넣은 파리가 음경에서 기어나오고 있다며 바지를 벗어 음부나 허벅지에서 벌레를 꺼내는 행동을 했다. Clopixol® (zuclopenthixol)의 근육주사로 증상은 24시간으로 완전히 사라졌다. 환자는 진찰 받은 당일 Sudafed®(1정 중 슈도에페드린 30 mg)의 정제의 코팅을 깎아내고 2 mL의 물에 녹여서 정맥주사했었다(Sullivan 1996).

37세의 여성이 슈도에페드린의 복용을 끊기를 원해서 정신과에서 진찰을 받았다. 5년 전에 부비강염 때문에 Sudafed®의 복용을 시작한 것을 계기로 피로회복과 다행감과 활력을 얻기 위해 1일 100~150정(3,000~4,500 mg)으로 양이 늘었다. 1년 전 금단을 시도했을 때는 피로가 심하고 우울상태가 되어, 환각과 망상을 동반했다. 입원한 지 하루에 200~300 mg씩 감량하여 1일양이 700 mg이 됐을 때 우울증상이 나타났으나 1일 90 mg씩의 감량으로 변경하여 2주일로 금단(離脫)에 성공했다(Diaz 1979).

계절성의 망상발작

25년 이래, 망상발작을 반복하고 있던 여성은 남편의 이야기에 의하면 환절기 봄과 가을에 발작이 있었다. 봄과 가을에 먹는 코감기약, Sudafed®의 복용과 관계가 있음을 알고 먹는 것을 멈추자 발작은 멈췄다(Clovis 1993).

감기약에 의한 환각, 망상

슈도에페드린, 에페드린 제제를 복용하고 혼미와 환각, 감정의 격양, 우울증상이 48시간 계속되어 입원한 15세의 소녀, 슈도에페드린과 덱스트로메토르판을 포함한 감기약을 1주일 먹고 정신운동성 흥분, 환청이 나타난 13세의 소녀, 비염에 슈도에페드린을 복용하여 혼미·불안, 환각·망상을 보인 10세의 소녀 등 모두 감기약을 먹고 심각한 정신증상이 갑자기 나타났다. 소아, 사춘기의 아이에게 감기약을 먹일 때는 특히 주의가 필요하다(Soutullo 1999).

쌍극성 장애의 표면화

13세의 소녀가 식욕부진, 불면, 피로, 환청, 절박언어(切迫言語), 정신운동성 흥분, 자살사고와 관념분일의 교차, 과대망상과 쓸모없다는 감정의 교차, 극단적인 주의산만, 상쾌한 기분, 기분장애 등의 증상을 보여 MPTP 유발성 기질성 망상 증후군의 진단으로 4일간에 걸쳐서 할로페리돌을 투여받았으나 소변에서 슈도에페드린이 검출되어 슈도에페드린에 의한 기질성 기분장애로 진단되었다. 티오틱센의 투여로 1주일 후 증상은 완화돼 2주차에 퇴원했다. 회복 후 자세한 사정을 들어보니 코막힘 때문에 슈도에페드린 60 mg의 정제를 먹고 1시간 후에 한 정 더 먹은 후 현기증이 일어났다. 콩쿠르에서 연주를 실수하고 방에 틀어박혀서 1정 먹고 정신운동성 흥분상태에서 5정을 더 복용했었다. 소녀는 퇴원 후 슈도에페드린을 복용하는 일 없이 정상적인 생활로 돌아갔으나 7개월 후 관념분일, 환청이 나타나 재입원, 쌍극성 장애로 진단되었다(Dalton 1990). 이 증례는 잠재성 쌍극성 장애가 슈도에페드린의 섭취를 계기로 표면화한 것으로, 설령 소녀가 첫 퇴원 후에도 슈도에페드린의 복용을 계속했다면 슈도에페드린에 의한 기질성 정신병 진단 상태였을 것이다.

32세의 남성은 다이어트 약물을 먹기 시작하고 7개월째 됐을 때, 해외 여행의 비행기 안에서 알코올을 마시고 모포를 던지며 날뛰어 착륙과 동시에 체포되었다. 3개월 후 맥주와 위스키를 마신 후 두 집에 침입하려다가 세 번째 집 문을 부수고 전화선을 잡아 뜯고 침입, 알 수 없는 소리를 지르며 가족을 위협하다가 경찰에게 체포되었다. 유치장에서 잠들어 다음날 아침에 눈을 떴을 때 36시간 전부터의 기억이 완전히 빠져 있었다. 남성이 먹고 있던 다이어트 약물 1일분에는 슈도에페드린 42~63 mg 외 에페드린, 카페인이 포함되어 있었다(Tormey 2001).

d-노르슈도에페드린

45세의 여성 판사는 25세부터 감량 목적으로 AntiadipositumX-112S®(d-노르슈도에페드린 35 mg/mL)를 먹기 시작했고 1일량 26.25 mg이 2주 만에 배로 늘어 4개월 후 식욕부진, 불면, 다행감이 있어 1년 후에는 80 mg까지 늘었다. 약을 입수할 수 없을 때는 불안, 겁먹음, 기억장애, 과식, 밝은 색에 대한 공포 등의 금단증상이 2일째에 정점에 달해 3일에 사라졌다. 2년 후 환청·환시, 동료가 자신을 죽이려고 하고 있다, 가상의 아이를 낳는 등 망상이 나타나 입원했다. 할로페리돌과 티올리다진의 투여로 소강상태가 되어 퇴원했으나 우울증상으로 자살충동이 나타났다. 클로미프라민으로 병식이 돌아와 일에 복귀했다. 9년 후에 AntiadipositumX-112S®의 복용을 재개, 환각, 공포, 망상이 재발, 약을 구할 수 없을 때는 마진돌을 1일 10~20 mg 먹었으나 불면으로 고통받았고 AntiadipositumX-112S®를 재개, 2개월 후 피해망상, 공포, 환청, 환시가 나타났다. 입원하여 약물치료를 받았으나 10개월 후에 양은 1일 87.5 mg으로 늘어 심각한 환각망상, 이상행동이 나타났다. 약물치료를 계속했으나 인지장애가 나타났고 회복에는 이르지 못했다(Alevizos 2003).

브로모크립틴과의 협동작용

21세의 여성이 분만 후 유즙분비 억제를 위해 브로모크립틴의 복용을 시작하고 9일째에 시판 감기약을 복용하자 다음날 우울상태가 되어 하루의 대부분 시간을 울면서 보낸 후 활동항진 상태가 되어 망상성 사고로 현저한 과대망상이 나타났다. 감기약에는 1일양 240 mg의 슈도에페드린이 포함돼 있었다. 환자는 브로모크립틴과 슈도에페드린의 협동작용에 의해 정신증상을 나타낸 것으로 생각된다(Reeves 1997). 브로모크립틴은 에르고메트린(자궁수축제), 에르고타민(편두통약), LSD(환각제)와 같은 맥각알칼로이드로 세로토닌자극작용이 있어 환각, 관념분일, 과대망상, 종교망상을 일으키는 경우가 있다.

2.4 카트, 카티논(그림 2)

아라비아 반도 남부의 예멘, 아프리카 동부의 에티오피아, 소말리아, 케냐 등에서는 13세기경부터 카트(Khat, Catha edulis)의 잎이나 수피를 각성, 피로회복, 활력증진을 목적으로 씹는 습관이 있었다. 행사나 사교의 장에서의 사용이 많고 일본의 다도처럼 문화의 일부가 돼 있어 이슬람교도에게 있어서 알코올을 대신하는 것이기도 했다.

이 습관은 남미 안데스 지방의 코카잎을 씹는 습관과 여러 가지 점에서 많이 닮아 있어 카트는 노박덩굴과의 상록저목으로 예멘에서는 Qat, Gat, 케냐에서는 Miraa, 에티오피아에서는 Tschat이라 한다.

성분과 작용

카트의 어린 잎 1 g 중 카티논(*l*–cathinone, Norephedrone) 1.14 mg, 카틴(*d*–cathine, *d*–노르슈도에페드린) 0.85 mg, *l*–노르에페드린 0.44 mg이 포함되어 있다(Toennes 2003).

모두 암페타민과 유사한 각성제이나 카트의 부작용은 불면, 초조, 식욕부진 정도로 남용이 큰 문제가 되는 일은 없었다. 에티오피아에서는 카트가 재배되어 소비량도 많으나 정신증상을 보인 증례가 1997년에 처음으로 증례 보고된(Alem 1997) 정도이다.

주된 알칼로이드의 카티논은 혈액뇌관문을 통과하기 쉬우며 중추자극작용이 강하나 신속하게 대사되어 생리활성이 약한 *l*–노르에페드린과 *l*–노르슈도에페드린(*l*–카틴)으로 변화하여 카트의 효과는 대폭 감소한다.

4명의 피험자가 카트의 잎 36~59 g을 1시간(전통적인 방법에서는 3, 4시간 걸쳐서 100~300 g) 씹었을 경우 최고 혈중농도는 2.3~2.6시간 후에 카티논 58.9 ㎍/L, 카틴 71.2 ㎍/L로 소실반감기는 카티논이 1.5시간, 카틴이 5.2시간이었다. 주시·집중력, 시각청각 반사 등, 자동차 운전에 필요한 능력을 비롯하여 정신생리학적 기능에 변화는 보이지 않았다(Toennes 2003).

일반적으로 남용물질에 대해서 말할 수 있는 것은 혈중농도의 상승 양상이 가파르면 효과를 실감하기 쉽고, 또 혈중농도의 하강 양상이 급격하면 효과가 빨리 끊겨 갈망감이 강하고 의존에 빠지기 쉽다. 순수 카티논을 복용했을 경우 최고혈중농도 도착시간은 72분으로 짧으나 카트의 잎을 씹었을 때는 127분으로 길다. 또한 카티논은 9시간으로 혈액 중에서 검출되지 않게 되지만 보다 효과가 약한 노르에페드린과 노르슈도에페드린은 혈액 중에 오래 머문다(Widler 1994). 즉 잎을 씹을 경우 효과가 서서히 나타나고 그 효과는 약하면서 오래 지속된다. 1회에 씹는 양에는 한계가 있어 높은 혈중농도를 얻을 수 있는 것도 아니다.

이상과 같은 사실에서 잎을 씹는다는 전통적인 방법에 의한 한 카트에 의존은 일어나기 어렵다고 생각된다. 이 점이 코카잎과 코카인과의 관계와 비슷하다.

카트의 영향

1980년대에 들어 카트 인구는 증가, 소말리아 남부에서는 인구의 18%, 북부에서는 50%가 상습자로 예멘에서는 성인여성의 50~60%, 성인남성의 80~85%가 주 1회 씹었다. 통합실조증과 유사한 정신장애(Dhadphale 1981, Gough 1984), 망상성 정신병(Critchlow 1987), 조병

(Giannini 1982), 수면 시 환각(Granek 1988) 등 정신병도 보고되게 되었다. 그러나 각성제의 경우 언제나 문제가 되듯이, 또 슈도에페드린의 예에서도 그렇듯이, 정신증상이 카트에 의한 중독성 정신병인지, 잠재해 있던 정신병이 카트에 의해 유발 표면화된 것인지는 검토할 여지가 많다.

1990년대, 10대의 젊은이를 중심으로 카트를 씹는 습관은 밤낮 영업의 찻집 등에서 일상화되어 카트는 경제작물로서 예멘이나 에티오피아에서 재배면적이 증가하고 유기인 살충제의 도입으로 수확량도 늘었다. 그와 동시에, 예멘에서는 심근경색이 문제가 됐고(Al-Motarreb 2005, Alkadi 2002), 소말리아에서는 정신증상이 주목받게 되어(Odenwald 2005) 노동력의 감소나 생산성의 저하도 문제가 되었다.

카트는 소말리아의 내전이나 경제에도 큰 영향을 미치고 있다. 군의 지도자들은 카트 도매상을 겸해 병사의 일당을 카트로 지급한다. 암페타민계열 환각제 특유의 식욕억제작용과 각성작용에 의해 식사와 수면에 대한 욕구는 저하, 성적 욕구도 저하(減殺)되어 카트에의 의존은 다시 말해 군지도자에 대한 의존이 된다. 의존이 진행되면 각성제처럼 정신에 이상이 일어나 망상, 환각으로 두려운 것이 없어져 호전적, 공격적이 된다. 그리고 카트의 수입은 정부에 들어가지 않고 군지도자의 로마 계좌로 들어간다(Randal 1993).

카트를 씹는 습관은 예멘이나 아프리카 동부에서의 이민에 의해 유럽, 미국, 오스트레일리아에 반입되었다. 미국에서는 카티논, 카틴은 규제물질로 지정돼 있으며 카트 자체도 위법이나 영국을 비롯하여 유럽의 일부 국가에서는 위법이 아니다. 바나나 잎에 싸서 건조를 막고 산지에서 매일 공수되고 있어 동아프리카나 중동계의 레스토랑이나 식료품점에서 담배와 함께 팔리고 있다. 영국 각지, 특히 웨일즈 남부나 런던에서는 예멘이나 소말리아 이민의 거주구를 중심으로 카트를 씹는 습관이 뿌리내려 런던에서는 소말리아 이민의 8할 정도에서 불면, 불안, 우울 등의 정신증상의 호소가 있다(Griffths 1997).

영국 노팅엄의 예멘 이민의 거주구에 사는 27세의 남성은 흥분, 다동, 절박언어, 식욕부진, 불면이 2주간 계속되어 입원했다. 타인이 그를 죽이려고 하고 있다, TV 속 사람들이 그를 비웃고, 소문을 내는 등 피해망상, 관계망상이 있고 타인이 자신의 마음을 읽고 있다고 생각해 나이프를 휘둘렀다. 입원 전, 대량의 카트를 씹다가 과거에도 3회 비슷한 일이 있었으나 그때는 자연스럽게 진정됐었다. 티올리다진의 투여로 1주일에 증상은 사라지고 투여를 중지해도 증상은 재발하지 않았으며 금단증상도 보이지 않았다(Gough 1984).

이스라엘에는 1950년대에 예멘의 유대인이 다수 이주해서 카트를 씹는 습관이 들어왔다. 2003년 말에는 카티논의 분말이 든 캡슐이 24시간 영업하는 편의점에서 천연 흥분제·성욕항진제로서 팔리게 되어 2004년 9월부터 10개월간 이스라엘 중독정보 센터에 34건의 중독사고가 보고되었다. 증상은 많은 순으로 두통, 구토, 혈압상승, 빈맥, 복통, 흉통 등이었다(Bentur 2008).

카트는 잎의 색에 따라 붉은색, 흰색 2종류가 있으며 붉은 것이 효과가 강하다고 하며 씹으면 혀와 치아, 입 주위가 빨갛게 되어 구강암의 원인이 된다. 카틴류가 원인인지, 잎이나 수피를 잇몸과 볼 사이에 넣어 하루 7시간이나 씹는다는 기계적 자극이 원인인지는 불명이다.

사우디아라비아의 예멘에 인접한 아시르현(인구 약 160만 명)의 수도 아부하의 대학병원에서 2년간 28명의 두경부 암환자가 발견되었다. 그 중 10명이 카트의 상습자, 전이성 경부 림프절 종양과 이하선 종양의 각 1명을 제외한 8명이 구강암으로, 8명 모두 25년 이상에 걸친 카트 상용자였다(Soufi 1991).

예멘의 하자(Hajjah)병원의 이비인후과와 피부과에서 1998년 12월까지 14개월간 두경부의 편평상피암이라 진단받은 사람은 36명(남성 23명)으로 발생부위는 구강인두 1명, 비인두 15명, 후두 3명, 구강내 17명으로, 이 17명을 포함하는 30명은 카트 상용자였다(Nasr 2000).

2.5 메스카티논(그림 2)

카트 속의 카티논은 대사되기 쉬우며 효과를 얻기 위해서는 신선도가 필요하여 공수에 의지하지 않으면 안 됐기에 남용에는 일정의 한계가 있었다. 그것이 깨진 것은 1982년의 일이다.

러시아의 레닌그라드(현 상트페테르부르크)에서 카티논보다도 중추작용이 강한 합성 메스카티논[methcathinone, 별명: 에페드론(ephedrone)]이 jeff, mulka의 이름으로 암시장에 등장, 남용은 급속히 파급되어 코카인 대신 마약 다음으로 남용물질이 되었다. Speed ball(코카인과 헤로인의 혼합물)의 값싼 대용품으로써 마약과의 혼합물도 나돌았다. Speed ball은 마약이 각성제에 의한 흥분을 완화시키고, 각성제가 마약의 금단증상을 완화시킨다고 남용자들 사이에서 믿고 있다.

에페드론은 정맥주사로 사용되는 일이 많고 며칠 내에 체중감소, 탈수, 떨림, 환청을 동반하는 망상성 정신병, 반사회적 행동 등의 증상이 나타난다. 마지막 주사로부터 4시간이 지나면, 기면, 불안, 우울, 성미가 급함 등 금단증상이 나타나고 그 후 긴 수면 후에 수면장애가 계속된다. 부정맥, 혈압상승이 나타나고 중증에서는 혈압저하, 부정맥, 고체온, 횡문근융해 등 각성물질과 공통 증상을 보이며 사망도 보고되고 있다.

시판되고 있던 비염약 Sudafed®를 슈도에페드린의 원료로 사용해서 과망간산칼륨을 산화제로 사용해 메스카티논을 만드는 방법이 인터넷에 소개되어 러시아, 우크라이나, 아제르바이잔, 에스토니아 등에서 파킨슨병 양상의, 또는 "에페드론 뇌증"이라 불리는 증상을 보이는 환자가 집단발생했다(Levin 2005, Sanotsky 2007, de Bie 2007, Sikk 2007). 과망간산칼륨에서 유래하는 망간 중독이지만, 메스카티논의 중추작용과의 상승작용도 생각해야 한다.

미국에서는 1991년 겨울 미시간주 북부에서 메스카티논의 남용이 시작되어 위스콘신주로 퍼졌다. 직장을 잃은 화학자가 차를 밀조소로 하여 이동하면서 cat, herbal ecstasy의 이름으로 팔아 치우고 정맥주사, 경비흡인, 흡연으로 남용되었다. 시판되고 있던 에페드린 제제를 원료로 산성용액 안에서 니크롬산칼륨으로 산화해 아세톤, 톨루엔으로 추출해서 합성한다. 따라서 제품 속에 잔류하는 크롬이나 용제 의한 중독도 문제가 된다(Emerson 1993).

마찬가지로 암페타민 유도체인 아미노렉스(aminorex)를 메틸화한 메틸아미노렉스도 나왔다.

작용은 카티논, 메스카티논, 카틴 모두 암페타민과 비슷하나 효과는 카티논이 암페타민의 약 1/3, 카틴은 카티논의 약 1/10로 *l*–메스카티논은 *d*–암페타민의 2배로 *d*–메스카티논의 3~5배이다(Glennon 1995). 중추자극작용은 강한 순으로 아미노렉스, 메스카티논, 카티논, 메틸아미노렉스, 코카인이었다(Young 1993).

메스카티논의 벤젠고리에 메틸렌디옥시기가 붙은 구조상으로는 메스카티논과 흥분제의 특징을 둘 다 갖춘 듯한 남용물질 메틸론, 에틸론, 부틸론도 등장했다.

메틸메스카티논 및 그 유도체는 제2세대의 흥분제라 불린다(제Ⅴ편 제9장 "제2세대의 흥분제" 참조).

2.6 할로젠화 암페타민

2.6.1 부프로피온(그림 2)

부프로피온(bupropion)은 비정형적 항우울제로 작용기전은 세로토닌 재흡수 억제가 아닌 도파민의 재흡수 억제에 의한다.

외국에서는 금연을 위한 약물치료로서 니코틴 대체요법과 병용되고 있는데 니코틴의 대체가 아닌 니코틴으로부터의 금단기간에 저하하는 도파민을 증가시킴으로써 금단증상의 완화에 도움이 된다고 간주된다. 그러나 치료량에서도 경련이나 정신증상 등의 부작용이 보이기도 한다(Golden 1985, Ames 1992, Pesola 2002).

부프로피온을 각성제 대신 남용하는 젊은이가 있다(McCormick 2002).

미국 일리노이주에서 주의력결핍 과다행동장애로 부프로피온 서방형 정제의 투약을 받던 15세의 소녀가 2주일 전부터 가정에서 초조해 하며 진정 하지를 못해 부프로피온정이 사라진 것을 안 어머니가 그것에 대해 추궁하자 자살한다며 협박하고, TV 채널 싸움으로 동생을 죽인다고 협박하는 등 충동적, 공격적인 행동이 있어 4일째에 사춘기 정신과병동에 입원했다. 소녀는 훔친 부프로피온을 학교에서 부숴서 분말로 하여 급우 3명과 코로 흡인했다. 6개월 전에 대마를 흡연한 적이 있었고 부프로피온은 과거 3주에 3회, 최근에는 6일 전에 흡인하여 도취감이 있었다. 입원 후 부프로피온의 투여 재개로 주의력결핍 과다행동장애의 증상은 개선했다. 입원 전의 증상은 남용 목적으로 부프로피온을 모아두기 위해 복용을 중단했기 때문에 나타난 금단증상이었으리라 생각되었다(Khurshid 2004).

미국 메릴랜드주에서 우울병의 증상이 있는 16세의 소년이 전신의 긴장성 간대성 경련으로 응급실로 옮겨졌다. 부프로피온정(150 mg)을 1일 2회의 투약을 받았는데 1시간 전에 6정을 부숴서 코로 흡인했다. 이전에 두세 알 흡인했던 적이 있었고 도취감이 있었다고 한다(Welsh 2002).

세로토닌 증후군이 보고된 바 있다(Thorpe 2010). 세로토닌 증후군이나 악성 고열증은 각성제, 코카인, 메틸페니데이트, 환각제에서 공통하는 증상이다.

2.6.2 플루오로페닐알킬아민

암페타민의 벤젠고리에 플루오린이 들어가면 지용성이 증가해 혈액뇌관문을 통과하기 쉬워지므로 작용은 증강한다.

4-플루오로암페타민(그림 3, 4-fluoroamphetamine, *p*-fluoroamphetamine)은 4-FA, 4-FMP라는 별명으로 알려진 디자이너 드럭. 작용은 세로토닌 자극작용이 강한 MBDB, MMAI보다는 암페타민과 비슷하다. 그러나 실험쥐의 뇌의 선상체에 있어서 도파민의 양으로 보면 작용은 암페타민보다 훨씬 강하다(Marona-Lewicka 1995).

4-메틸티오암페타민에 신경독성은 없으나(Huang 1992) 4-클로로암페타민, 4-브로모암페타민(PBA, 4-BA), 4-요오드암페타민은 이 순서대로 신경파괴작용이 강해진다. 유리하는 세로토닌의 양이 뒤의 둘이 훨씬 많기 때문이라고 생각된다(Gobbi 2002).

2-플루오로암페타민(그림 3)은 2003년 1월 독일에서 처음 발견되었다(Rösner 2005).

플루오로페닐알킬아민계열의 디자이너 드럭으로는 이외에도 3-플루오로암페타민, 곁사슬인 N에 메틸기가 붙는 N-메틸플루오로암페타민, 에틸기가 붙는 N-에틸플루오로암페타민이 있다.

벤젠고리에 플루오린 외에 메톡시기가 붙는 5-플루오로-2-메톡시암페타민, 3-플루오로-4-메톡시암페타민이 있다(그림 3). 벤젠고리에 메톡시기가 붙은 것이 암페타민계열 환각제이기에 플루오로암페타민의 경우도 메톡시기가 붙으면 환각작용이 나타나리라 생각된다.

플루오로암페타민의 벤젠고리에 2개의 메톡시기가 붙는 2,5-디메톡시-4-플루오로암페타민(DOF)의 작용은 DOB, DOI의 1/4~5로 약하다.

2-플루오로암페타민(그림 3)은 2007년 8월 오스트레일리아에서 "Sub Cola 2" 속에서

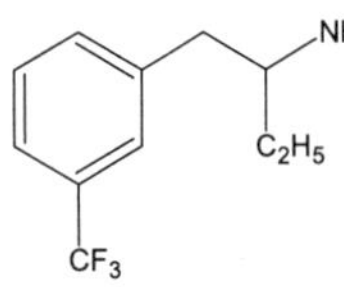

펜플루라민

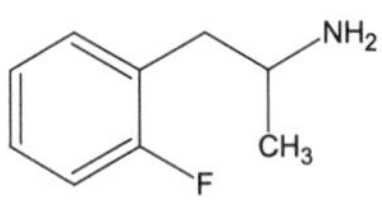

2-플루오로암페타민

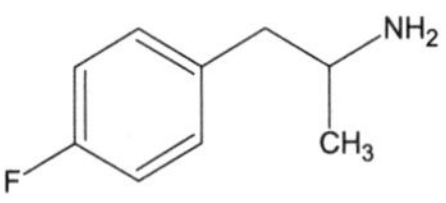

4- 플루오로암페타민(4FMP)

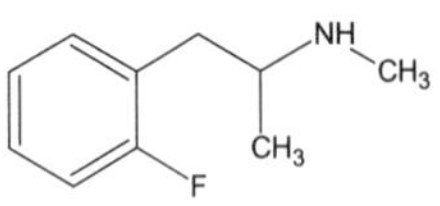

2-플루오로메스암페타민

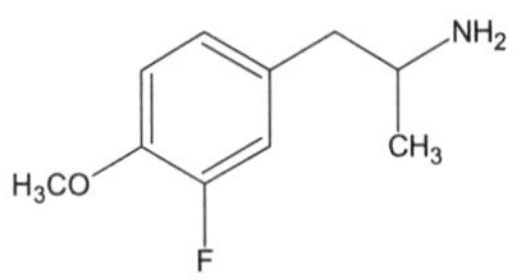

3-플루오로-4-메토키시암페타민

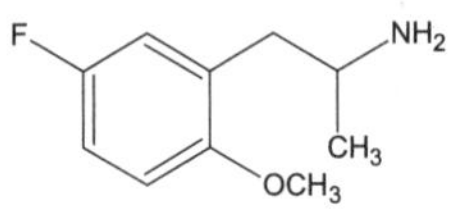

5-플루오로-2-메토키시암페타민

펜플루라민 이외는 디자이너 드럭. 펜플루라민은 다이어트 약물(식욕억제제)인데 1970년대에 유럽을 중심으로 각성제로서 젊은이들에게 남용되어 1977년까지 10건의 사망이 보고되었다. 일본에서는 1990년대부터 펜플루라민을 포함하는 중국제 다이어트 약물로 중독이나 사망이 발생했다(『건강식품·중독백과』 참조).

그림 3 페닐알킬아민

(Camilleri 2010), 또 4-플루오로메스암페타민(4FMP)은 2007년 일본에서 발견되었다(内山 2008).

2.7 옥사졸린계열 환각제

그림 4의 세 가지 그림은 옥사졸린을 골격으로 하며, 환각제의 구조로서는 조금 특수하다. 페몰린(베타나민정®)은 의료용 의약품으로 효능·효과는 의존우울신경증, 나르콜렙시이다.

2.7.1 페몰린(그림 4)

38세의 남성 의사는 20세경부터 졸음을 쫓기 위해 카페인 알약을 사용, 수련의 때 덱스트로암페타민(dexamfetamine, dextroamphetamine)을 시작하고 때때로 환시·환청을 경험했다. 의존증에 빠지는 것을 피하기 위해 2, 3주간 간격으로 중단하고, 중단 기간 중에는 피로·우울·불면 등의 금단증상에 대해 항우울제인 이미플라민과 카페인을 먹었다. 덱스트로암페타민에의 의존을 걱정해서 페몰린을 사용하기 시작하였으며, 페몰린 중단 중에는 항우울제인 트라조돈(그림 2)을 복용하였다. 페몰린을 시작한 지 1개월 만에 환각이 심해져 성격의 변화, 망상이 나타나 입원하게 되었다. 정신운동성 흥분, 추적망상, 공격성, 과대망상, 불안, 환시, 환청이 확인되었다. 트리플루오페라진의 투여로 수일 만에 환각은 사라졌으나 퇴원하고 페몰린을 재개해 환각이 재현되어 재입원을 3회 반복했고 약물 알코올 의존증 치료센터로 옮겨졌다(Polchert 1985).

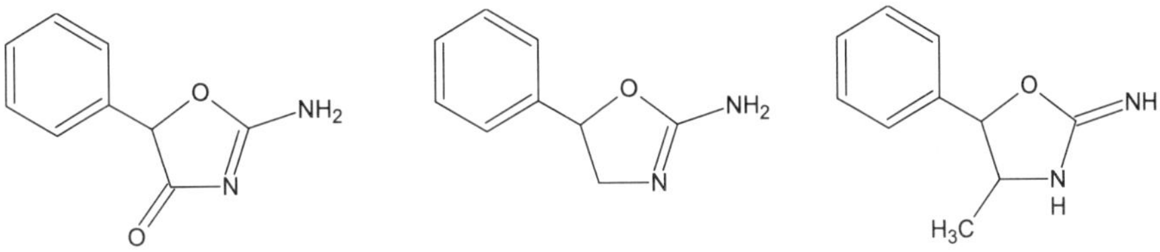

페몰린 아미노렉스 4-MAX

페몰린(베타나민정®)은 항울신경증이나 나르콜렙시에 사용되는 각성제(신경활성약). 아미노렉스는 이전 다이어트 약물로 사용된 남용물질. 4-MAX는 디자이너 드럭. 환각제의 구조로서는 조금 특수.

그림 4 옥사졸린계열 환각제

2.7.2 아미노렉스(그림 4)

아미노렉스(aminorex)는 1960년대 다이어트 약물(Menocil®, Apiquel®)로서 사용됐으나 1967년 오스트리아, 독일, 스위스에서 집단발생한 폐동맥 고혈압의 원인으로 밝혀져 발매금지 조치가 취해져 집단발생은 1972년에 종식되었다. 1979년 환자 72명 중 34명이 사망, 발병에서의 평균생존기간은 3.5년, 3개월 만에 사망한 사람도 있었다. 사망 시의 평균연령은 53세였다. 복용량이 40정 이하의 환자의 사망률은 22%, 400정 이상에서는 80%였다. 생존자의 절반 가까이는 증상 악화가 나타났다(Gurtner 1985). 작용은 메스암페타민과 비슷하다

2.7.3 레바미졸

미국 뉴멕시코주에서 2008년 4월 원인불명의 무과립구증이 집단 발생했는데 코카인 사용이 공통이었다. 그 무렵 캐나다의 브리티시컬럼비아주와 앨버타주에서 코카인의 혼합물로서 레바미졸(levamisole, Ergamisol®)이 발견되어 코카인의 사용자에서도 레바미졸이 검출되었다.

캐나다, 앨버타주의 병원에서 2008년 7월부터 11월 사이에 코카인을 상용해서 무과립구증이 발병한 환자 5명이 입원했다(Zhu 2009).

레바미졸은 항암제의 보조약으로 1991년에 미국에서 승인됐으나 1999년 발매 중지되어 동물용의 구충제로서 사용되고 있었다. 부작용으로 무과립구증을 일으킴이 알려져 있다. 2009년 7월 현재 미국에서 압수된 코카인의 69%에서 레바미졸이 검출되었다(CDC 2009).

오스트레일리아에서도 코카인을 흡연하고 호중구 수가 19/mm^3(정상 1,500~8,000/mm^3)인 무과립구증의 발증이 보고되었다. 혈액에서 코카인 대사산물로 레바미졸이 검출됐고 소변에서 레바미졸이 검출되었다(Thorpe 2010).

마침 그때 경주마에게 레바미졸을 투여하면 대사산물로서 아미노렉스를 발생시킨다는 보

고가 발표되어(Ho 2009) 말의 구충제로서 사용된 레바미졸이 도핑제인 아미노렉스로 대사된다면 검사에 걸려서 주목받았다.

레바미졸은 코카인의 양을 늘리고 효과를 높이기 위해서 사용된 것으로 상상되는데 확실한 것은 알 수 없다.

2.7.4 4−메틸아미노렉스

4−메틸아미노렉스[4−MAX(그림 4), 속칭 Ice, U4Euh, U4EA, EU4EA. 뒤쪽 세 가지는 euphoria(도취를 의미하는 유포리아)로 발음]는 아미노렉스를 메틸화한 것으로 1980년대에 코카인, 메스암페타민을 대신하는 값싼 디자이너 드럭로서 플로리다에서 등장했다. 1989년 마약단속법의 제1종 지정물질로 지정됐으나 러시아에서는 여전히 나돌고 있다.

37세의 남성이 흰 가루가 든 "4−메틸아미노렉스 유리염기, 성찬식용"이라 쓰인 봉지를 뒤집어 쓰고 호텔에서 사망한 것이 발견되었는데, 혈액과 소변에서 4−메틸아미노렉스가 각각 21.3 mg/L, 12.3 mg/L 검출되었다. 실수로 과량섭취한 것이라 생각된다(Davis 1988).

1993년 미국 펜실베니아주의 시골에서 농장을 경영하는 부부와 조카가 연달아 호흡곤란으로 입원, 폐고혈압증이라 진단받았다. 농장 오두막에 밀조장이 있었고 4−메틸아미노렉스 10 kg이 발견되었다(Gaine 2000). 페닐프로판올아민으로 간단히 밀조할 수 있으며 흡연으로 사용한다.

문헌

Ackland FM. Hallucinations in a child after drinking triprolidine/pseudoephedrine linctus. Lancet 1984 ; 1(8387) : 1180

Alem A et al.Khat induced psychosis and its medico−legal implication : a case report.Ethiop Med J 1997 ; 35 : 137−9

Alevizos B. Dependence and chronic psychosis with D−nor−pseudoephedrine. EurPsychiatry 2003 ; 18 : 423−5

Alkadi HO et al.Clinical and experimental evaluation of the effect of Khat−induced myocardial infarction. Saudi Med J 2002 ; 23 : 1195−8

Al−Motarreb A et al. Khat chewing is a risk factor for acute myocardial infarction : acase−control study. Br J Clin Pharmacol 2005 ; 59 : 574−81

Ames D et al.Organic mental disorders associated with bupropion in three patients.J Clin Psychiatry 1992 ; 53 : 53−5

Bentur Y et al.Illicit cathinone ("Hagigat") poisoning. Clin Toxicol (Phila) 2008 ; 46 : 206−10

Blau JJ. Ephedrine nephrolithiasis associated with chronic ephedrine abuse. J Urol 1998 ; 160(3 Pt 1) :825

Boerth JM et al. Possible case of mania associated with ma–huang. Pharmacotherapy 2003 ; 23 : 380–3

Camilleri A. Chemical analysis of four capsules containing the controlled substance analogues 4–methylmethcathinone, 2–fluoromethamphetamine, alpha–phthalimidopropiophenone and Nethylcathinone. Forensic Sci Int 2010 ; 197 : 59–66

Capwell RR. Ephedrine–induced mania from an herbal diet supplement. Am JPsychiatry 1995 ; 152 : 647

Centers for Disease Control and Prevention(CDC). Agranulocytosis associated with cocaine use –four States, March 2008–November 2009. MMWR Morb Mortal Wkly Rep 2009 ; 58 : 1381–5

Clovis WL. Mania and cough syrup. J Clin Psychiatry1993 ; 54 : 200

Cockings JG et al.Ephedrine abuse causing acute myocardial infarction. Med J Aust 1997 ; 167 : 199–200

Cornelius JR et al. Paranoia, homicidal behavior, and seizures associated with phenylpropanolamine. Am J Psychiatry 1984 ; 141 : 120–1

CritchlowS et al. Khat–induced paranoid psychosis. Br J Psychiatry 1987 ; 150 : 247–9

DaltonR. Mixed bipolar disorder precipitated by pseudoephedrine hydrochloride. South Med J 1990 ; 83 : 64–5

Davis FT et al. A fatality involving U4Euh, a cyclic derivative of phenylpropanolamine. J Forensic Sci 1988 ; 33 : 549–53.

de Bie RM et al. Manganese–induced Parkinsonism associated with methcathinone (Ephedrone) abuse. Arch Neurol 2007 ; 64 : 886–9

Dhadphale M et al. Miraa (Catha edulis) as a cause of psychosis. East Afr Med J 1981 ; 58 : 130–5

Diaz MA et al. Self–medication with pseudoephedrine in a chronically depressed patient. Am J Psychiatry 1979 ; 136 : 1217–8

Dougherty RJ. Pseudo–speed. Look–alikes or pea–shooters. N Y State J Med 1982 ; 82 : 74–5

Doyle H et al. Herbal stimulant containing ephedrine has also caused psychosis. BMJ 1996 ; 313(7059) : 756

Emerson TS et al.Methcathinone : a Russian designer amphetamine infiltrates the rural midwest. Ann

Emerg Med 1993 ; 22 : 1897–903

Emmanuel NP et al. Use of herbal products and symptoms of bipolar disorder. Am JPsychiatry 1998 ; 155 : 1627

Gaine SP et al Recreational use of aminorex and pulmonary hypertension. Chest 2000 ; 118 :

1496−7

Giannini AJ et al. A manic−like psychosis due to khat (Catha edulis Forsk.).J Toxicol Clin Toxicol 1982 ; 19 : 455−9

Glennon RA et al.Methcathione ("cat") : an enantiomeric potency comparison. Pharmacol Biochem Behav 1995 ; 50 ; 601−6

Gobbi M et al. p−Methylthioamphetamine and 1− (m−chlorophenyl) piperazine, two non−neurotoxic 5−HT releasers in vivo, differ from neurotoxic amphetamine derivatives in their mode of action at 5−HT nerve endings in vitro. J Neurochem 2002 ; 82 : 1435−43

Golden RNet al. Psychoses associated with bupropion treatment. Am J Psychiatry 1985 ; 142 : 1459−62

Goodhue A et al. Exacerbation of psychosis by phenylpropanolamine. Am J Psychiatry 2000 ; 157 : 1021−2

Gough SP et al. Khat−induced schizophreniform psychosis in UK. Lancet 1984 ; 1(8374) : 455

Granek M et al. Khat−induced hypnagogic hallucinations. Acta Psychiatr Scand 1988 ; 78 : 458−61

Griffiths P et al. A transcultural pattern of drug use : qat (khat) in the UK. Br J Psychiatry 1997 ; 170 : 281−4

Gurtner HP. Aminorex and pulmonary hypertension. A review. Cor Vasa 1985 ; 27 : 160−71

蜂矢英彦. エフェドリンの長期濫用と精神障害. 精神経誌1958 ; 60 : 1158−63

Herridge CF et al. Ephedrine psychosis. Br Med J 1968 ; 2(5598) : 160. 84 Ⅰ 覚醒物質

Ho EN et al. Aminorex and rexamino as metabolites of levamisole in the horse. Anal Chim Acta 2009 ; 638 : 58−68

Huang X et al. p−methylthioamphetamine is a potent newnon −neurotoxic serotonin−releasing agent. Eur J Pharmacol 1992 ; 229 : 31−8

一瀬邦弘ほか. ベタス嗜癖者で幻覚妄想状態を呈した例. 神精会誌1974 ; (25) : 15−8

井上泰弘ほか. エフェドリン精神病と思われる2 症例. 社会精神医学1989 ; 12 : 257

Jacobs KM et al. Psychiatric complications of Ma−huang. Psychosomatics 2000 ; 41 : 58−62

Josefson D.Herbal. stimulant causes US deaths. BMJ 1996 ; 312(7044) : 1441

金原種光. 気管支喘息患者に見られた妄覚妄想症状群. 精神経誌1958 ; 60 : 1248−51

Kernan WN et al. Phenylpropanolamine and the risk of hemorrhagic stroke. N Engl J Med 2000 ; 343 : 1826−32

Khurshid KA et al.Bupropion insufflation in a teenager. J Child Adolesc Psychopharmacol 2004 ; 14 : 157−8

古和久典ほか. エフェドリン長期大量内服中に脳出血を発症した1 例. 島根県中病医誌1991 ; 19(1) : 77−80

Lake CR et al. Psychiatric side effects attributed to phenylpropanolamine.Pharmacopsychiat

1988 ; 21 : 171–81

Lake CR, Gallant S, Masson E, Miller P. Adverse drug effects attributed to phenylpropanolamine : a reviewof 142 case reports.Am J Med 1990 ; 89 : 195–208

Lambert MT.Paranoid psychoses after abuse of proprietary cold remedies. Br J Psychiatry1987 ; 151 : 548–50

Leighton KM. Paranoid psychosis after abuse of Actifed. Br Med J 1982 ; 284 : 789–90

Levin OS.©Ephedron© encephalopathy. Zh Nevrol Psikhiatr Im S S Korsakova 2005 ; 105(7) : 12–20

Loosmore S et al. Do–Do abuse. Br J Psychiatry 1990 ; 157 : 278–81

前田潔ほか. 鎮咳感冒剤および抗ヒスタミン剤依存を示した1 症例. 精神医学1989 ; 31 : 987–90

Maglione M et al. Psychiatric effects of ephedra use : An analysis of Food and Drug Administration reports of adverse events. Am J Psychiatry 2005 ; 162 : 189–91

Marona–Lewicka et al. Psychostimulant–like effects of p–fluoroamphetamine in the rat. Eur J Pharmacol 1995 ; 287 : 105–13

McCormick J.Recreational bupropion abuse in a teenager.Br J Clin Pharmacol 2002 ; 53 : 214

Mendez MF. Mania self–induced with cough syrup. J Clin Psychiatry 1992 ; 53 : 173–4

三家英明. Ephedrine を主体とする喘息薬による中毒精神病. 精神経誌1978 ; 80 : 155–68

Mueller SM. Phenylpropanolamine, a nonprescription drug with potentially fatal side effects. N Engl J

Med 1983 ; 308 : 653

Nasr AH, Khatri mL. Head and neck squamous cell carcinoma in Hajjah, Yemen. Saudi Med J 2000 ; 21 : 565–8

Odenwald M et al. Khat use as risk factor for psychotic disorders : a cross–sectional and case–control study in Somalia. BMC Med 2005 ; 3 : 5

Pesola GR et al. Bupropion seizure proportion among new–onset generalized seizures and drug related seizures presenting to an emergency department. J Emerg Med 2002 ; 22 : 235–9

Polchert SE et al. Pemoline abuse. JAMA 1985 ; 254 : 946–7

Powell T et al. Ma–huang strikes again : ephedrine nephrolithiasis. Am J Kidney Dis 1998 ; 32 : 153–9

Pugh CR et al. Dependence on pseudoephedrine. Br J Psychiatry 1986 ; 149 : 798

Rakovec P et al.Ventricular tachycardia induced by abuse of ephedrine in a young healthy woman. Wien Klin Wochenschr 2006 ; 118 : 558–61

Randall T.Khat abuse fuels Somali conflict, drains economy. JAMA 1993 ; 269 : 12, 15

Reeves RR et al. Postpartum psychosis induced by bromocriptine and pseudoephedrine J Fam Pract 1997 ; 45 : 164–6

Rösner P et al. Isomeric fluoro–methoxy–phenylalkylamines : a newseries of controlled–

substance analogues (designer drugs). Forensic Sci Int 2005；148：143–56

坂谷昇平ほか. 塩酸フェニルプロパノールアミン(PPA)依存に至った1 例. 精神医学 2004；46：519–22

Sankey RJ et al. Visual hallucinations in children receiving decongestants.Br Med J 1984；288(6427)：1369

Sanotsky Y et al. Manganic encephalopathy due to©ephedrone©abuse. Mov Disord 2007；22：1337–43

柴田洋子ほか. ベタス(喘息治療薬)併用酩酊犯罪者の精神鑑定に関する知見. 犯罪誌1984；50：29–37

Sikk K et al. Irreversible motor impairment in young addicts––ephedrone, manganism or both? Acta Neurol Scand 2007；115：385–9

Smith CL et al. Pseudoephedrine urolithiasis associated with acute renal failure. Nephrol Dial Transplant 2004；19：263–4

Soufi HE et al.Khat and oral cancer. J Laryngol Otol 1991；105：643–5

Soutullo CA et al. Psychosis associated with pseudoephedrine and dextromethorphan. J Am Acad Child Adolesc Psychiatry 1999；38：1471–2

Sullivan G. Acute psychosis following intravenous abuse of pseudoephedrine：a case report. J Psychopharmacol 1996；10：324–5

Thorpe EL et al. Bupropion induced serotonin syndrome：a case report. J Med Toxicol 2010；6：168–71

Toennes SW et al. Pharmacokinetics of cathinone, cathine and norephedrine after the chewing of khat leaves.Br J Clin Pharmacol 2003；56：125–30

Tormey WP et al. Acute psychosis due to the interaction of legal compounds––ephedra alkaloids in 'vigueur fit' tablets, caffeine in 'red bull' and alcohol. Med Sci Law2001；41：331–6

内山奈穂子ほか. 2006 年度買い上げ違法ドラッグ製品から検出されたデザイナードラッグ成分のNMRを中心とした分析. 薬学雑誌 2008；128：1499–505

Welsh CJ et al.Seizure induced by insufflation of bupropion. N Engl J Med 2002；347：951

Widler P et al.Pharmacodynamics and pharmacokinetics of khat：a controlled study. Clin Pharmacol

Ther 1994；55：556–62

Whitehouse AM. Ephedrine psychosis rediscovered. Br J Psychiatry 1987；150：258–61

Young R et al.Cocaine–stimulus generalization to two new designer drugs：methcathinone and

4–methylaminorex. Pharmacol Biochem Behav 1993；45：229–31 Young R et al. (–) Ephedrine and caffeine mutually potentiate one another's amphetamine–like stimulus effects. Pharmacol Biochem Behav 1998；61：169–73

Zahn KA et al. Cardiovascular toxicity after ingestion of©herbal ecstacy©. J Emerg Med 1999 ; 17 : 289–91

Zhu NY et al. Agranulocytosis after consumption of cocaine adulterated with levamisole. Ann Intern Med 2009 ; 150 : 287–9

3장 메틸페니데이트

3 메틸페니데이트

메틸페니데이트(methylphenidate)(그림 1)는 일본에서는 1961년에 리탈린®(1정 10 mg, 가루약은 1%, 상용량 1일 20~60 mg)이 의약품으로 약가 기준에 등재되어 2007년에 서방형 정제 콘사타®가 소아의 주의력결핍 과다행동장애에 승인되기까지 나르콜렙시(narcolepsy)와 난치성 우울병에 처방되어 왔다. 그러나 남용이 문제가 되어 2007년에 난치성 우울병이 적용대상에서 제외되었다(「남용대책과 의존의 방지」 참조).

리탈린®은 의약품으로서의 상품명이지만 메틸페니데이트의 유일한 상품이었기 때문에 45년간 보통명사로서 통용되어 왔다.

작용은 메스암페타민, 코카인과 비슷하지만 중추신경자극작용은 메스암페타민보다 약하다. 운동항진작용보다도 신경활성 작용이 강한데 대량에서는 경련을 일으킨다.

1961년부터 1964년에 걸쳐 나르콜렙시의 치료에 메틸페니데이트를 주로 하는 중추자극약을 수개월에서 1년 연용하고 급격하게 환청·망상상태를 보이기에 이른 3예가 보고되었다. 3예 모두 어느 날 희미하게 이웃들과 친구의 "함성"을 들은 것처럼 생각되어, 이윽고 자신을 놀리거나 비판적인 말을 하고 있다고 확신하게 된다. 모두 나르콜렙시에서 볼 수 있는 불안감정을 동반한 수면 환각과는 내용이나 형식이 다르며 주간 각성 시의 환청에 한정되어 있어, 메틸페니데이트와의 관계가 농후했다(西山 1966).

나르콜렙시의 치료에 메틸페니데이트를 사용하여 환각·망상상태를 보였다는 예는 외국에서는 보고되었으나, 이 논문이 발표된 1966년경 일본에서는 메틸페니데이트가 의존이나 환각 망상을 초래한다고는 알려져 있지 않았다.

나르콜렙시의 증상에는 수면발작, 정동 탈력발작 외에 수면 시의 환각이 있고 메틸페니데이트의 부작용으로서 나타난 환각과 혼동할 가능성이 있다.

메틸페니데이트의 의존·남용은 남용목적으로 시작한 것과 의원성 의존증이라 부를 수 있는 것으로 나뉜다.

3.1 남용

메스암페타민을 비롯하여 남용물질은 위법약물인 데다가 밀조 밀매품이 거의 전부인 데 반해, 메틸페니데이트는 국가가 승인한 의료용 의약품이 남용의 대상이 되었다는 것이 특수하다.

1960년대 후반 의약품으로서 승인된 리탈린®이 폭력단, 도박판에 나돌아 남용이 시작되었다.

1971년 리탈린® 남용에 의한 중독성 정신장애 4예가 보고되었다. 아마 일본 최초의 보고일 것이다. 그것에 의하면 사용의 계기는 폭력단 또는 도박 동료에게 배운 것으로, 정맥주사로 사용하고 점차 양과 횟수도 늘려, 정신증상은 착각, 환각, 피해망상, 부정망상, 추적망상이 눈에 띄며 충동적 폭력행위를 일으키기 쉽고 이따금 범죄사건을 일으키기도 하는데 금단증상은 거의 없으며 리탈린 중지 후 수일 내로 대체로 사라진다(井上 1971). 이하는 스스로 약국을 돌며 구입해 의존에서 정신병에 이른 예이다.

57세의 남성은 태평양전쟁 중에 해군으로 야간 훈련 때 히로뽕(메스암페타민)을 사용, 전후 가끔씩 정맥주사했고 피해망상에 따른 이상행동으로 경찰에 보호된 적이 있다. 장거리 트럭 운전기사로 있다가 히로뽕 같은 약을 구하러 의사의 처방전 없이 살 수 있는 약국을 찾고 휴일에는 인근 현까지 나가 수십 곳의 약국을 찾아다니며, 1965년 어느 약국에서 리탈린을 반년에 1회 500정씩 구입해 1일 2, 3정 복용하기 시작했다. 양은 점차 늘어 한 번에 10정 복용해 흥분상태를 보이기도 했다. 1978년경부터 시기적이 되어 빚을 내서 약을 사게 됐고 약국에서 구입을 거절당해 다른 현의 약국을 찾아서 구입했다. 1일 200~300 mg을 연일 복용해 1984년경부터 환각이나 피해관계 망상이 생겨 통나무나 봉으로 집 주변에 울타리를 만들었고, 거실이나 욕실 벽에 천을 둘러치며 흥분하여 가족이 경찰에 연락해 입원했다. 클로르프로마진의 투여를 받았으나 빈맥, 흉내고심(가슴을 조이는 듯한 고통), 현기증, 빙빙도는 느낌, 두중감, 전신권태감, 복통, 설사 등의 증상이 10일간 계속됐고 초조감이 강했다. 본인에 의하면 메틸페니데이트를 내복하면 기분이 고양되는데 몇 시간 후에는 권태감이 나타나 기분이 가라앉는다. 입원 전에 있던 환청이 입원 3, 4일 후에 없어진 것은 기억하고 있었다. 약물요법은 중지했으나 환각·망상의 재연은 확인되지 않았다. 퇴원 후 감정의 불안정, 병식의 결여, 사회적 판단력의 저하, 천박한 단락적 행동과 같은 성격의 변화와 함께 수개월에 걸쳐 뇌파의 이상이 남았다(福迫 1987a, 福迫 1987b).

40대의 남자가 2006년 1월 13일 도쿄도 마치다시에서 리탈린 70정을 한 번에 복용하고 장인의 입 안에 목공용 드릴을 찔러 살해, 방에 불을 지르고 자택의 약 40 m²를 태워 기소되었다. 1심에서 범행 시 리탈린의 대량 복용에 의해 현저한 환각망상 상태로 선악을 판단하는 능력이 부족했던 혐의가 있다고 하여 무죄로 인정되어 검찰은 항소했다.

3.2 다중약물 남용에서 리탈린 의존으로

1983년에 2예의 의존증이 보고되었다.

20대의 남성은 14세부터 시너를 남용, 18세 때 펜타조신의 남용을 시작하고 1980년 우울상태로 입원했다. 리탈린을 처방받아 퇴원 후에도 4, 5곳의 병원을 돌며 교묘한 말솜씨로 리탈린을 요구했고 야간 외래를 방문해 사정을 모르는 당직의사로부터 처방받는 등 200 mg을 4회에 나눠서 정맥주사하고 2일째에 지인의 목소리로「경찰서에 가라」,「바늘을 연수나 관자놀이에 찔러라」등의 환청이 나타나 입원하게 되었다. 치료의 경과를 통해 각성제 중독환자 특유의 금단 시의 반동기, 자극기는 보이지 않았다.

30대의 주부는 고등학교 시절부터 수면약 놀이를 했는데 베프로바메이트를 남용, 1970년 섬망상태로 입원, 퇴원 후에도 심한 우울감이 있어 리탈린을 투여받았다. 그것을 계기로 리탈린 의존이 급속히 진행되어 여러 곳의 병원에서 집요하게 리탈린을 요구해 1일 100~120 mg 사용했다(福井 1983).

30대의 남성은 대학생 때부터 각성제나 코카인을 묻힌 대마를 흡연, LSD를 적신 종이를 핥는 등의 남용을 반복하다가 1년 전에 의사가 처방한 리탈린으로 기운이 난 것을 계기로 내복 이외에도 리탈린의 정제를 부숴서 담배에 채워서 피웠다. 친구와 함께할 때는 레이서가 된 기분으로 고속도로를 돌주했다. 약이 없으면 불안해지고 계속해서 마시면 약효가 듣지 않게 됐으나 각성제와 달리 법에 저촉되지 않아 마음 편히 먹을 수 있었다. 적어도 5곳의 의료기관에서 1개월에 1,000정 가까이를 입수, 1일 평균 30정을 연용했다. 약국에서 연락을 받은 부친이 보건증과 약을 압수하자 남자는 친구를 꾀어 모조권총을 손에 들고 약국에 침입하여 리탈린 등을 강탈했다(中谷 1999).

3.3 의원성 의존증

메틸페니데이트 의존증의 거의 대부분은 의사가 울병이라 진단하고 안이하게 처방한 것이 발단이며, 그 후 환자 측에서 요구 혹은 위협받아 서서히 양이 늘어 의존증에 빠지는 것이다.

메틸페니데이트는 혈장 중 소실반감기가 2.1시간으로 항우울제인 15시간의 아미트립틸린, 14시간의 이미플라민(활성대사산물은 30시간)에 비해 짧아 금단증상이 나타나기 쉬우며 환자가 복약을 중지하는데 불안감을 안고 의존에 빠진다.

리탈린®은 "병원에서 받을 수 있는 각성제"라 불리기까지 하여 환자의 강한 요구에「울병이 악화하여 자살했을 때 리탈린의 처방을 거절당한 것이 원인이라며 가족들이 고소하지 않는다는 각서를 쓰면 처방한다」는 의사까지 생기게 되었다.

그러나 나르콜렙시 전문 외래와 같은 곳에서 전문가가 소수 예에 사용하면 의존·남용이나 환각·망상과 같은 증상은 나타나기 어렵고 검출되기 어렵다. 1978년에 리탈린의 장기사용 경험에 대해 3편의 논문이 발표되었다(本多 1978, 高橋 1978, 菱川 1978). 합계 105명 중 정신장애로는 8명에서 관계피해 염려가 관찰됐는데 모두 환각·망상에는 이르지 않았다.

금단증상

40대의 남성은 대인 긴장을 호소해 정신과 진료를 받고 항우울제나 항불안제를 투여받았으나 개선되지 않아 추가 투여된 리탈린으로 개선했다. 이후 리탈린을 찾아 다른 병원에서도 진찰을 받고 1일 120 mg까지 복용했다. 가족에게 내복을 중지 당하자 2일 후 일하는 중 갑자기 멈춰서서 움직이지 않게 되어 불안한 듯한 표정을 보이면서 대량의 땀이 나 큰소리를 내는 등 패닉 발작을 보였고 그 후 우울상태가 나타나 입원했다. 패닉 발작은 2주일 후 사라졌고 패닉 발작과 우울상태는 리탈린의 금단증상이라 생각되었다.

30대의 남성은 18세 때부터 항우울제와 항불안제를 투약받았는데 29세 때 리탈린이 추가되자 증상이 좋아졌고, 이후 리탈린을 찾아 복용량이 늘어 1일 100 mg에 달했다. 복통이 있어 내복을 중단하자 2일 후부터 전신권태감, 의욕저하, 자살충동 등 우울상태가 출현했다(柳井 1998).

의원성 정신병

50대의 남성은 1961년경 22세 때 이인증의 진단으로 리탈린을 처방받고 서서히 복용량이 늘어 위협적인 행위로 입수하여 1일 90~180 mg의 남용을 계속했고 정신과 입원력 20회, 상해 등 범죄력은 십수 회에 달했다(両角 1990).

20대의 여성은 우울기분으로 정신과 클리닉에서 진찰을 받고 리탈린을 처방받은 후 의존증에 빠져 1일 100 mg의 남용을 계속해 손목의 자상(自傷)이나 자살충동이 나타났고 양은 200 mg으로 늘었다. 9개월 후 환청·피해망상 등의 정신증상이 나타났다. 그 후에도 남용을 계속해 증상은 악화, 자살충동이 강해져 불안 초조감도 악화, 투신 등 자살기도 후 입원했다(永野 2005).

10대의 남성은 취직한 기업에서 과로로 몸 상태에 이상을 호소하고 정신과를 찾아 울병이라 진단받고 리탈린을 처방받았다. 기운을 차린 듯 보였으나 머지않아 불면이나 나른함을 호소하고 복용량이 증가해 몇 군데의 의료기관을 돌아다니며 리탈린을 대량으로 모아 회사도 결근하게 되어 반 년 후에 사직했다. 어머니가 처방전을 내밀며 병원에 추궁하자 나르콜렙시 때문에 처방했다고 답했으나 진단의 근거가 되는 뇌파 검사는 하지 않았다. 남성은 말리는 어머니에게 「의사가 처방한 약을 먹는게 뭐가 나쁘냐. 죽여버린다」며 아우성치면서 나이프를 휘둘렀고 복약자살을 기도했다. 서점의 점원이 비웃고 있다는 망상으로 책을 칼로 찢었다가 체포된 적도 있다. 남성은 25세로 호텔에서 목을 매고 자살했다. 아파트의 자택에서는 리탈린의 빈 병과 30곳 이상의 의료기관 처방전이 널려 있었고 컴퓨터에는 「리탈린을 끊으려면 어떻게 해야 하는가」라고 쓰여 있었다. 사망하기 5일 전에 처음 진단받은 국립병원은 "환자의 요구에 응하여" 1일 8정(80 mg)의 리탈린을 처방했었다(매일신문 2007년 9월 18일).

3.4 부작용에 의한 망상·환각

메스암페타민과 달리 의사의 처방에서 환각·망상과 같은 정신병의 증상을 보이기에 그것이 부작용에 의한 것인지 의존남용의 결과인지 경계가 명확하지 않을 수 있다. 치료의 연장선상에 정신병이 있다.

20~60 mg의 치료량으로 환각·망상상태에 이른 적이 있는 것은 이하의 3예에 한정되지 않는다.

30대의 남성은 25세 때 일하는 중 조는 일이 많아 나르콜렙시가 의심되었다. 리탈린 20 mg을 처방받고 증상은 개선되었으나, 피해관계 망상, 주시망상이 나타나 불안감이 강해지고 환청이나 기이한 행동이 확인되어 입원했다. 리탈린을 중지, 할로페리돌을 투여해 환각·망상은 개선했다. 졸린 경향이 나타났으나 할로페리돌을 점감(漸減)해도 환각·망상의 재연은 보이지 않았다(御供 1992).

70대의 여성이 5년 전부터 항우울제를 복용했는데 3년 전부터 리탈린을 병용, 1년 만에 20 mg에서 40 mg으로 늘었다. 그 즈음부터 이웃이 경찰을 부르고 있다, 체포되면 곤란하다며 이웃집의 창고에 숨는 등 피해관계 망상, 빈곤망상, 긴장병성 증상이 나타나 입원했다. 전기 경련요법을 행하기까지 20일 이상 정신병 증상이 계속되었다(島田 2004).

20대의 여성이 업무상 스트레스로 주요우울장애에 걸려 각종 항우울제와 함께 리탈린을 처방받았는데 반복하는 자살충동이 나타나 입원했다. 1년 후에는 환자의 여러 번의 요구로 1일 60 mg까지 증량, "머릿속에 벌레가 잔뜩 있어 자신의 뇌를 먹고 있다"는 등의 환각이나 망상이 나타났다. 리탈린을 중지 후에는 환각·망상은 소실되었다(伊藤 2002).

3.5 가족끼리 남용

부부, 부모와 자식이 함께 남용하고 망상성 정신병에 빠진 예가 있다(Spensley 1972).

울병이나 주의력결핍 과다행동장애로 처방받은 리탈린®이 가정 내에 있어 비슷한 환경에 있는 부부나 같은 병을 갖는 부모자식이 그 약에 손을 대는 일로, 남용물질 중에서도 메틸페니데이트의 특징 중 하나이다.

메스암페타민의 남용에서는 부모가 아들을 경찰에 넘기거나 아내가 남편을 경찰에 신고하는 등의 예는 셀 수 없이 많으나 부모자식·부부가 함께 남용에 빠지는 예는 드물어서 폭력단원인 남편이 억지로 주사한 것이 남용의 시작이었다는 일이 있을 정도이다.

50대의 여성은 이사와 몸이 불편한 딸을 보살피는 일에 지쳐 우울상태로 정신과를 찾아 정신안정제를 투여받고 증상은 개선되었으나 중단하자 재발했다. 딸도 우울해서 어머니의 약을 훔쳐서 먹게 되었다. 다른 신경과에서 진찰했는데 리탈린을 추가 처방받고 몸이 가볍고 쾌활해졌다. 모친은 반 년 만에 약효가 듣지 않게 되었지만, 증량을 거절당해 약국에서 더 사서 1일 60~90 mg을 복용하게 되었다. 이윽고 약국에서도 거절당하는데 다른 신경과에서 진찰을 받고 딸에게도 처방되어 신경과를 바꾸며 복용을 계속했다. 딸은 약물중독으로 돌연사, 모친은 2곳의 신경과에서 리탈린을 포함하는 많은 종류의 향정신약을 처방받아 복용, 복약자살을 계획하여 입원했다(折田 1987).

다중약물남용의 경력이 있는 모친이 주의력결핍 과다행동장애의 아이에게 처방된 메틸페니데이트를 빼앗아 복용, 의사에게서 더욱 다량의 메틸페니데이트를 입수하려고 아이에게 주의력결핍 과다행동장애처럼 행동하도록 증상을 가르쳤다(Fulton 1988).

3.6 섭취방법과 증상

리탈린®은 정제 혹은 가루약이기에 경구섭취가 보통이지만 남용의 경우 보다 강한 효과를 얻으려고 물에 녹여서 정맥주사한다. 미국의 예에서는 메틸페닐데이트 남용자 22명 중 21명이 정맥주사하고 있었다(Parran 1991).

정맥주사하면 정제 속의 물에 녹지 않는 첨가제인 활석이나 옥수수 전분이 혈관 내에 들어가 우선 폐의 모세혈관에 쌓인다. 그렇게 되면 폐에는 측부혈행로가 생겨 첨가제는 폐를 우회해서 직접 심장을 겨쳐 동맥계에 들어가 간장, 비장, 피부, 신장, 골수, 림프절, 망막의 모세혈관에 쌓인다. 뇌 혈관에 활석이 쌓이면 뇌경색을 일으킨다(Mizutani 1980). 첨가제의 양은 서방형 정제(일본에서는 콘사타®)가 더 적은 것을 남용자는 알고 있어 "가난한 사람의 코카인"으로서 인기가 있다.

위에서 기술한 이유로 첨가제에 의한 장애는 폐가 주된 표적장기이다.

40대의 남성은 26세부터 4년간 리탈린 3~4정을 물에 녹여서 1일 수 회 정맥주사했다. 37세경부터 운동 시의 호흡곤란, 천명이 나타나 악화, 자연 기흉이 발견되어 입원했다. 흉부 X선 사진으로 폐색성 환기장애와 폐기종이 보여 재택산소요법을 실시하고 입퇴원을 반복했으나 돌연 호흡곤란이 악화하여 사망했다.

이 남성의 친구는 21세부터 3년간 헤로인을 사용, 26세부터 리탈린을 정맥주사, 29세부터 9년간 각성제를 사용했다. 36세 때부터 운동 시의 호흡곤란을 자각, 그 후 양을 늘려 1988년 5월 입원했다. 흉부 X선 사진으로 간질성 음영과 폐기종이 확인되었다. 2명 모두 폐기능 검사로 고도의 폐색성 환기장애와 확산장애가 확인되어 리탈린에 첨가제로서 사용되고 있는 활석(함수 마그네슘규산염)이 원인이라 생각되었다(加治木 1992). 두 명 모두 정맥주사를 시작한 지 10년간 증상이 나타났다.

57세의 전 폭력단원은 20대에 리탈린을 정맥주사했는데 49세경 마른 기침과 발열로 병원을 찾았고 육아종성 폐렴이라 진단받았으나 원인은 불명했다. 8년 후 기침이 악화, 호흡곤란이 나타나 입원했다. 흉부 CT로 우중하폐야, 좌하폐야를 중심으로 직경 2~5 cm의 석회화와 같은 농도의 경계 불명료한 덩어리 모양 음영을 확인했다. 경찰지 폐생검으로 육아종성 병변의 다핵거대세포 내에 마그네슘과 규소로 된 투명결석상 이물질이 확인되어 정제의 기제인 활석이라 판명되어 약물과 대조해서 리탈린 정맥주사에 의한 폐활석 육아종증이라 진단되었다(中野 1998).

정제를 그대로 녹여서 정맥주사하는 위험을 피하는 방법이 인터넷에 소개되어 있다.

20대의 남성은 3년 전에 울병이라 진단되어 항우울제와 함께 리탈린을 투여받은 적이 있다. 다시 울상태를 보여 본인의 희망으로 리탈린 1일 3~4정이 처방됐는데 남성은 인터넷을 통해 안 리탈린 10정을 분말로 만들어 에테르로 녹여서 증발시킨 결정을 7, 8회로 나눠서 미네랄워터 1 mL에 녹여서 정맥주사했다. 남성은 인터넷 카페에서 리탈린을 정맥주사하고 절도를 반복해 경찰에 체포되었다(高松 2004).

경비흡인

서방형 정제여도 코로 흡인하면 희석되지 않고 뇌에 이르러 효과가 금방 나타나므로 의존에 빠지기 쉬우나 급사할 수도 있다.

15세의 남아는 11세 때부터 주의력결핍 과다행동장애로 리탈린의 서방형 정제를 처방받고 있었다. 친구와 함께 2주에 걸쳐서 2, 3회, 1회에 20 mg의 정제 3정을 부숴서 코로 흡인하여 망상이 일어나 자살한다며 눈이 오는 밤에 뛰쳐나갔다. 남아는 흡인 후 활동이 활발해져 불면과 식욕부진이 6시간 계속된 후 12~16시간 잤다. 부모는 장시간의 수면을 병이라고 생각하고 있었다(Garland 1998a).

19세의 남성은 남용의 기왕은 없으나 파티에서 리탈린의 정제를 분말로 만들어 코로 수회 흡인하다가 돌연 쓰러졌다. 병원에 옮겨졌을 때는 심폐정지 상태로, 일단은 소생에 성공했지만 16시간 후 사망했다. 부검에서 심근섬유 괴사가 보였다. 입원 시의 혈청에서 메틸페니데이트가 0.05 mg/L 이하, 대사산물 리탈린산이 0.4 mg/L 검출되어 부검 시의 혈액에서 리탈린산만 0.24 mg/L 검출되었다(Massello 1999).

40대의 여성은 30세경부터 의욕저하, 자살충동이 나타나 정신과에서 메틸페니데이트를 처방받았다. 졸음이 깨고 의욕이 난다고 느껴 사용량이 점차 증가, 복수의 의료기관에서 처방받고 1일에 100 mg을 복용했는데 속효성을 기대하고 정제를 부숴서 빨대를 써서 코로 흡입하게 되었다. 40세경부터 「여동생이나 그 친구들이 집을 비울 때 몰래 들어가 수도와 가스에 손을 덴다. 도청을 하고 있다」 등의 피해관계 망상, 지인의 목소리와 대화, 자신의 행동을 실황 중계하는 듯한 환청이 나타났고 환청·망상에 좌우되는 행동이 두드러졌다(武重 2007).

3.7 장기장애

악성고열증, 횡문근융해, 폐고혈압, 소장괴사

70대의 남성은 수술 후 통증으로 모르핀을 1일 120 mg 복용, 통증은 완화되었으나 졸음이 와서 리탈린® 1일 20 mg을 아침과 점심식사 후에 복용하기 시작했다. 3일째 저녁 크레아틴 키나아제가 4,998IU/L로 상승, 안면에 발적·홍조가 현저했고 전신권태감과 식욕저하가 나타나 리탈린에 의한 악성 고열증이 의심되어 리탈린을 중지하자 6일째에 증상은 개선되었다(八木原 2006). 횡문근융해 내지는 악성고열증 양상의 증상은 메스암페타민, 코카인 등 각성제의 급성중독에서 공통한다.

10대의 남성은 리탈린을 3개월에 5,000 mg 이상 연용, 발열과 진전으로 병원을 찾아 감기의 진단으로 일단 귀가, 2일 후 같은 증상으로 병원을 찾았다. 체온은 42°C로 횡문근융해와 고도의 폐고혈압증이 있어 급성 순환부전에 빠졌다. 소장괴사를 일으켜 긴급개복술로 광범위 소장절제술을 했다. 그 후 다발성 장기부전 상태에 빠졌으나 서서히 개선, 4개월 후 퇴원했다. 먹고 있던 리탈린은 처방전의 위조 등으로 여러 의료기관에서 입수한 것이다(秋枝 2003).

괴사를 동반하는 허혈성 대장염은 코카인이나 메스암페타민에서도 보인다. 교감신경자극에 의한 장관맥동맥의 수축과 혈류부전이 원인일 것이다.

폐동맥 고혈압도 아미노렉스, 펜플루라민 등 교감신경흥분성 아민에서 나타나는 증상이다(『건강식품·중독백과』 참조).

뇌경색, 뇌혈관염

63세의 여성은 다동성 장애로 메틸페니데이트를 복용하다가 혈관염을 동반하는 다발성의 뇌경색을 일으켰다(Thomalla 2006). 뇌경색(Sadeghian 2004), 일과성의 뇌허혈(Leonhard 2006)의 보고는 적지 않다.

8세의 남아는 6세 때 과다행동이 있어 메틸페니데이트 1일 20 mg의 복용을 시작하고 1

년 반 후, 돌연 좌상지의 지각이상을 호소하여 증상은 2, 3일 만에 사라졌으나 2개월 후 재발했다. 지각이상은 같은 쪽의 안면에 이르렀고 탈력은 48시간 후 전신의 반신에 이르렀다. 증상은 서서히 사라졌으나 다시 2개월 후 재발, 좌반신의 운동실조와 왼손의 근긴장 이상이 남았다. 뇌혈관 조영으로 뇌저동맥과 양측의 후대뇌 동맥근위부의 확대가 있어 그 말초에서는 양측에서 완전한 폐색이 보여 국소적인 혈관염의 상을 보였다(Schteinschnaider 2000).

약물남용의 기왕이 있는 모친에게서 태어나 5세 때 과다행동과 행동이상으로 메틸페니데이트 10 mg, 1일 2회의 투여를 받던 남아는 12세 때 돌연 우측부전마비와 실어증이 발병했다. 발병 수개월 전부터 두통이 있었다. CT에서 출혈은 보이지 않았으나 다음날 뇌혈관 조영에서 왼쪽 전대뇌동맥과 중대뇌동맥의 두정지(頭頂枝)의 폐색과 근위부의 협착 등 혈관염의 소견이 보였다. 발병 6년 후 MRI에서 오래된 경색상이 확인되었다(Trugman 1988). 뇌혈관염은 메스암페타민, 코카인에서 공통되는 소견이다.

부프로피온과 병용하여 심근경색을 일으킨 젊은 남성(George 2005), 간질 대발작을 일으킨 14세 남아(Ickowics 2002) 등의 보고가 있다.

3.8 대사와 혈중농도

28세의 여성이 40 mg의 리탈린을 정맥주사했다며 호흡곤란, 구토, 강한 불안을 호소해 병원을 찾았다. 1시간 후 혈압이 상승, 심정지를 일으켜 소생에 반응하지 않고 사망했다. 부검의 소견은 우심실의 비대와 폐울혈뿐이었다. 폐의 현미경 소견으로 현저한 광범위한 육아종증과 거대세포와 분극성의 결정이 보였다. 메틸페니데이트의 농도(mg/L)는 혈액 2.8, 담즙 5.7, 신장 3.0, 간장 2.1, 위내용의 총량 1.6이었다(Levine 1986). 환자의 폐에서 보인 육아종증은 정제 중의 활석에 의한 것일 것이다.

메틸페니데이트를 복용하고 사망한 여성의 혈중농도(mg/L)는 메틸페니데이트 0.31, 리탈린산 2.8로, 다른 여성의 혈중농도는 메틸페니데이트 1.6, 리탈린산 2.0, 간조직은 메틸페니데이트 0.31, 리탈린산 1.2였다. 또한 혈액 중 에탄올과의 반응산물 에틸페니데이트가 전자에서 8 mg/L, 후자에서 1 mg/L 각각 검출되었다(Markowitz 1999).

메틸페니데이트의 치료농도(mg/L)는 성인에서 0.019~0.036(Milberg 1975) 소아에서 0.004~0.025(Hungund 1979)이다.

혈장 중의 소실반감기는 메틸페니데이트가 2.1시간, 생리활성이 없는 리탈린산이 4.0시간으로(Wargin 1983) 삼환계 항우울제 아미트립틸린의 9~25시간(평균 15시간)에 비해 현저히 짧다. 투여량의 80%는 24시간 이내에 주로 리탈린산으로서 소변으로 배설된다.

3.9 소아, 신생아

주의력결핍 과다행동장애의 소아가 리탈린®의 복용을 계속해 사춘기가 됐을 때 물질남용에 빠질 우려가 있다고 지적받고 있다.

13세의 남아는 8세부터 담배를 피우기 시작했고 11세 때 다동성 장애라 진단받고 리탈린 10 mg을 1일 3회 복용하게 되어 효과가 있었는데 다음해 증상이 악화, 20 mg을 3회로 증량되었다. 어머니는 리탈린을 지갑에 넣고 항상 지니며 관리하였지만, 13세 때 남아는 학교의 보건실에 침입해 리탈린을 훔쳤다. 어머니의 지갑에서 한 달에 100정이 분실된 적도 있다. 남아는 40 mg을 2시간 간격으로 1일에 200 mg 복용하고 있었다(Goyer 1979).

16세의 남자는 11세 때 주의력결핍 과다행동장애로 진단받고 리탈린 5~10 mg을 1일 2회 복용하기 시작했다. 13세 때 음주에 이어서 마리화나의 흡연을 시작하고 술에 빠졌고, 14세 때 정신과 상담을 받게 되었다. 정기 소변검사에서 리탈린이 검출돼도 치료를 위해 복용하고 있었으므로 남용을 의심당한 적이 없음을 알고 마리화나나 알코올을 끊고 리탈린정을 부숴서 코로 흡인하게 되었다. 처음엔 40 mg, 다음해에는 매일 밤 60~100 mg의 흡인으로 "High"를 경험했으나 점차 양은 늘어 소변검사에서 걸리지 않는 LSD를 병용했다. 소변검사 다음날 마리화나를 사용하기도 했으나 주로는 메틸페니데이트의 흡인을 계속했다. 특수학교에 들어가고부터 몇 명의 학생과 리탈린정을 융통, 판매해서 집단으로 흡인했다. 16세 신학기 전에 가정에서 보관하고 있던 리탈린정을 대량으로 훔쳤다. 신학기 초 흡인량은 200 mg에 달해 불면, 불안, 집중력 결여로 자제가 불가능해져 입원하게 되었다(Jaffe 1991).

치료량에 의한 환각·망상

소아의 경우는 성인보다 더 치료량에서 환각·망상을 잘 일으킨다(Cherland 1999, Garland의 증례 참조).

6세 반의 여아는 다동성 장애로 메틸페니데이트를 9일간 총량 90 mg 투여받고 격렬한 흥분에 이어서 긴장형 외톨이와 환각을 보였고, 10세의 남아는 5일간 총량 40 mg 투여받고 환각증이 발병했다. 소아의 경우는 소량으로도 충분한 감시가 필요하다(Lucas 1971).

16세의 여자는 다동성, 주의력결핍, 충동성에 대해 메틸페니데이트 10 mg/1일을 투여받고 3주일 후 우울상태가 됐고 투여개시 1개월 후에는 중지했다. 6주일 후 관계망상, 망상기분, 사고의 정지, 선웃음, 흥분 등 통합실조증의 정신증상을 발병했다. 페르페나진의 투여로 2개월 후 증상은 개선되어 메틸페니데이트 유발성 정신병이라 진단되었다(Mino 1999).

11세의 남아는 주의력결핍 과다행동장애로 진단되어 초등학교 1학년 때부터 메틸페니데이트의 복용을 계속해 왔는데, 1일량이 20~30 mg이 된 5학년 무렵 모기나 거미 등의 벌레가 귀, 눈, 코에 들어간다고 주장하게 되었다. 복용을 중지해 벌레에 관한 호소는 없어졌으나 과다행동이나 주의력결핍은 재발했다. 복용을 재개하고 진정됐으나 벌레가 왔다며 가려워해서 복용을 중지, 증상은 사라졌다(Young 1981).

성장호르몬의 분비저해

8세의 남아는 주의력결핍 과다행동장애로 6세부터 메틸페니데이트 10 mg씩 아침 점심 2회의 복용을 시작했고 7세부터 아침에만 20 mg으로 증량했다. 신장증가 속도가 복용 이전은 5.4 cm/1년이었으나 복용개시 후 3.7 cm/1년으로 감쇠했다. 성장호르몬 분비자극시험의 결과, 메틸페니데이트의 장기 사용에 의해 시상하부에서의 성장호르몬 방출인자의 분비가 저하되어 뇌하수체에의 자극이 감소했기에 성장호르몬의 분비부전을 일으키고 성장장애를 발생시킨 것으로 추정되었다(成相 2004).

메틸페니데이트는 1회의 투여로는 성장호르몬 방출인자의 분비가 촉진되지만 복용량이 1일 20 mg을 넘어서 장기에 걸치게 되면 시상하부에서의 성장호르몬 방출인자의 분비가 저하되어 성장호르몬의 분비부전을 초래하여 성장저해가 일어난다.

지속발기

16세의 남자는 주의력결핍 과다행동장애로 메틸페니데이트의 서방형 정제 Concerta® 54 mg을 매일 1년간 복용하였는데 복용을 잊으면 지속발기가 일어나게 되었다. 14세의 남아는 올란자핀과의 병용으로 지속발기가 11시간 계속되어 디아제팜과 미다졸람의 투여로 가라앉았다(Husár 2006). 코카인에서도 지속발기가 보고되어 있다.

신생아의 금단증상

인격장애로 리탈린을 복용하고 있던 모친에게서 재태 37주 5일로 태어난 신생아는 출생하고 5분 후에도 자발호흡이 없어 기관내 삽관을 하고 10분 후에는 자발호흡과 체동을 확인했으나 인공호흡 관리를 필요로 하여 진전, 근긴장항진, 새된 울음소리 등 금단증상을 떠올리게 하는 소견이 출현했다. 모친은 벤조디아제핀계열 진정제 등도 복용하고 있었는데 리탈린만은 사용량을 넘어 분만 직전까지 복용하고 있었다(西 2004).

10대의 남아는 초등학교 무렵부터 수업 중에 자주 졸아 특발성 과면증으로 진단되어 메틸페니데이트 10 mg이 처방됐고 다음해 20 mg으로 증량되었다. 수업 중에 졸지 않도록 본인의 판단으로 1일에 60~80 mg을 복용하고 불면, 초조감, 기이한 언동, 주시망상, 피해관계 망상이 나타나 정신과를 찾았다. 남아는 이러한 정신증상이 메틸페니데이트에 의한 것이라고는 생각지도 못했다. 메틸페니데이트를 즉시 중지하자 정신증상은 없어졌으나 수업 중의 졸음이 재발했다. 이에 손목시계형의 활동량 연속측정계를 장착하고 복용량을 바꿔서 4일간 측정하였더니, 아침식사 후에 복용하는 20 mg이 수업 중의 졸음 방지에 효과적이면서 야간의 수면에 영향을 미치지 않음을 알았다(辻井 2006).

3.10 인터넷에 의한 약물입수

인터넷상에 리탈린®을 비교적 용이하게 처방해 주는 병원의 정보나 울병을 가장하여 의사를 속이는 방법이 소개돼 있다.

인터넷상의 남용약물 게시판의 게시물 수는 리탈린이 메스암페타민 다음으로 많다(森 2005).

어떤 여성은 "이혼하고 나서 우울하다"며 울병인 척해 수십 곳의 병원을 돌아 처방받지 못한 곳이 2곳 정도라고 했다(매일신문 2003년 1월 31일). 처방전을 컬러복사해 여러 약국에서 대량으로 입수하는 방법도 확산되고 있다. 쉽게 손에 넣을 수 있는 것도 남용자에게 있어서는 매력적임과 동시에 이렇게 입수한 것이 인터넷상에서 나돈다.

2002년 봄 무렵부터 인터넷상에서 리탈린이 "비타민 R" 등의 이름으로 부정판매되어 8월에는 아이치현에서 인터넷상으로 리탈린 등의 약을 판매하려고 한 여성이 마약단속법 위반으로 적발되었다. 2003년 3월에는 인터넷 옥션에서 리탈린 200정이 7만 엔(약가 2,380엔)으로 낙찰됐고, 2007년 7월에는 인터넷에서 리탈린 350만 엔 상당을 팔아 치운 삿포로(札幌)의 여성이 체포되었다.

20대의 남성은 환청, 망상, 대인긴장을 주로 호소하는 통합실조증이 되어 우울한 기분에 내과의사가 리탈린을 처방했다. 자살충동이 나타났을 때만 복용하다가 인터넷상에서 코로 흡인하는 방법을 알고 섭취량이 늘어 1일 10정에 이르렀다. 약의 효과가 떨어지자 강한 우울, 불안, 자살충동이 나타나 정신과에 입원했다(前田 2000).

40대의 남성은 우울 상태로 대량 복약의 경력이 있었는데 43세 때 정신과 클리닉에서 처음 리탈린을 처방받았다. 처음에는 기분이 고양되는 등 효과가 있었으나 효과가 떨어지면 오히려 심하게 침울해지듯 느껴 점차 복용량이 늘었다. 그 클리닉에서의 처방으로는 부족해져 인터넷으로 구입하게 되었다. 다음해 다른 정신과를 찾아서 메틸페니데이트를 요구, 1일 7정(70 mg)으로까지 늘어 그와 함께 기분의 변동이 커지고 초조감이 증대, 처방되고 있는 다른 약을 포함해서 대량 복약하여 입원하게 되었다(敦賀 2006).

30대의 여성은 이혼을 계기로 우울기분, 의욕저하, 불면이 출현, 울병이라고 스스로 판단하고 인터넷으로 조사해서 메틸페니데이트를 입수하여 복용하자 의욕이 극적으로 개선했다. 그 후에도 의욕저하 시에 복용하며 손에서 놓을 수 없어졌다. 의료기관에서도 처방받을 수 있음을 알고 방문, 메틸페니데이트를 강하게 희망해서 울병의 진단으로 처방받고 상용하게 됐고 점차 양이 늘었다. 그러나 같은 의원에서는 증량해주지 않자 인근의 병원을 찾아서 5곳의 병원에서 처방받았다. 그것도 만족할 수 없어 처방전의 위조나 약국에의 불법침입과 같은 약물탐사행동을 취하게 되어 경찰이 관여하기도 했다. 자신에 대한 환청, 타자에의 공격성이 출현「누군가 자신을 잡으러 온다」,「사람이 수십 명이나 이쪽으로 온다」등 추적망상, 피해관계 망상이 출현, 경찰이나 구급차를 부르게 되었다. 메틸페니데이트의 복용량은 1일 400 mg으로 증가해 있었다. 2007년 9월 처방받고 있던 의원에서 메틸페니데이트가 울병의 적용 대상에서 제외되어 처방이 곤란해졌다는 소식을 듣고 단약을 몇 번인가 시도했으나 그때마다 우울기분, 의욕저하를 자각했다. 10월 하순 마지막 100 mg을 복용하고 40시간 후 승강장에서 선로로 뛰어들어 자살을 기도했다. 오른발 관절부, 우상완, 좌대퇴서혜부가 절단되어 정형외과에서의 처치 후 정신과에 입원했다. 약물요법으로 1주일 정도로 우울이나 불면의 증상은 소실, 그 후 기분은 안정, 재활도 순조롭게 진행되고 있다(林 2009).

3.11 작용기전

주의력결핍 과다행동장애의 환자에서는 선상체의 신경말단의 도파민 수송체(도파민 트랜스포터, DAT)가 증가해 있는데(Dougherty 1999, Krause 2000) 메틸페니데이트는 도파민 수송체의 기능을 억제해서(Volkow 1998) 연접틈새의 도파민의 증가를 초래한다(Volkow 2001).

사람에게 메틸페니데이트 69 mg을 투여하면 도파민 수송체의 60%의 기능이 차단되어 세포외의 도파민 농도는 11% 증가하지만 도파민 수송체의 기능의 차단과 도파민 농도증가의 정도에 상관관계는 보이지 않는다(Volkow 2002). 이는 신경말단에서 유리한 도파민이 도파민 수송체에 의해서 신경말단에 흡수되어 연접틈새의 농도가 저하하고 도파민 수용체에의 자극이 저하하지만 연접틈새의 도파민 농도는 신경말단에의 흡수만에 의해서 정해지는 것이 아니고 신경말단에서의 유리의 양, 즉 신경세포의 활성과 관계하기 때문이다.

메틸페니데이트는 코카인과 마찬가지로 선조체(기저핵)의 신경말단의 도파민 수송체를 차단하고 연접틈새에 도파민의 홍수를 초래해 도파민 수용체의 과잉자극을 초래한다. 작용이 같음에도 불구하고 의존증까지 이르는 예는 코카인에 비해 적다. 그 이유는 아래와 같이 생각할 수 있다(Volkow 1995).

각각 ^{11}C로 표식한 메틸페니데이트와 코카인을 사람에게 주사하고 PET(양전자 방출 단층촬영 CT)로 추적하자 선조체의 농도가 정점에 달하는 시간은 메틸페니데이트나 코카인이나 그리 다르지 않다. 그러나 분포용적(조직의 용적당 흡수량)은 메틸페니데이트가 코카인보다 4배 정도 크며 선조체의 농도가 반감하는 시간은 코카인이 25분인 데 비해 90분으로 길다. 그런데 "하이(high, 고양감)"의 지속시간은 둘 사이에 차이가 없다. 메틸페니데이트가 코카인에 비해서 분포용적이 크고 농도저하의 반감기도 긴데도 불구하고 고양감의 지속시간이 같은 것은 왜일까. 또 고양감의 지속시간이 같으면서 의존증에 이르는 예가 적은 것은 왜일까. 그것은, 고양감의 정도는 선조체에서의 농도 그 자체가 아니라 급격한 농도 상승의 변화양상에 의하기 때문이라 생각된다. 코카인은 선조체의 농도가 급격하게 떨어지기 때문에 다음 코카인에 의해 고양감을 느낄 수 있으나 메틸페니데이트는 농도가 떨어지지 않기에 다음 메틸페니데이트까지의 시간이 짧으면 고양감을 느낄 수 없다. 따라서 코카인에 비해 의존증에 빠지기 어렵다.

선조체의 도파민 수송체 차단에 필요한 양(ED50)은 메틸페니데이트 0.07에 반해 코카인 0.13으로 메틸페니데이트가 조금 강하며 도파민 수송체와의 친화성도 거의 이 비율에 가깝다. 심박수와 혈압에 대한 작용이 정점에 달하는 시간에 있어서 둘 사이에 차이는 없으나 작용의 지속시간은 메틸페니데이트가 길다(Volkow 1999). 이는 아마 선조체에서의 농도 반감기의 차이와 관련이 있을 것이다.

3.12 남용대책과 의존 방지

의사가 처방하는 약이 남용의존의 원인이 되고 있으므로 의원성 의존증의 우려가 있어 적용 대상증상의 재검토와 처방전의 본연의 의미가 전부터 문제가 되었다(佐藤 2003, 風祭 2003).

리탈린®의 판매원인 노바티스파마는 1995년 효능의 재평가 때 의존증에 빠질 위험이 있어 다른 유효한 신약도 보급돼 있기에 항우울제로서의 역할은 끝났다고 판단, 후생성(현 후생노동성)에 경증 울병에의 적용을 멈추는 것이 타당하다는 의사를 밝혔다. 당시 메틸페니데이트는 세계 60개국 이상에서 판매되고 있었는데 울병에의 적용을 인정하는 것은 일본뿐이었다. 그러나 구후생성은 효능을 "종래의 항울제가 듣지 않는 환자"로 변경해서 울병에의 적용을 계속했다.

노바티스파마는 2007년 9월 남용이 심각해짐에 따라 리탈린의 울병에 대한 효능효과의 취하를 신청, 10월에 이것이 인정되었다. 그러나 약사법상의 효능효과는 취소돼도 비급여 진료로 의사의 재량으로 처방할 수 있어서 후생노동성은 나르콜렙시를 정확하게 진단할 수 있는 전문의를 등록하고 리탈린을 처방할 수 있는 의사나 의료기관을 제한하기로 했다.

메틸페니데이트는 주의력결핍 과다행동장애에도 유용하다고 여겨졌으나, 리탈린®은 약사법상 그 효능효과를 취득하지 않아 처방은 인정되지 않는다. 메틸페니데이트의 서방형 정제 콘사타®(얀센 파마사社, 18 mg과 27 mg)가 주의력결핍 과다행동장애의 치료약으로서 2007년 10월 26일 승인됐는데 학령기 아동 중 몇 %는 있다고 일컬어지는 이러한 환자에 등록된 전문의만으로 대응이 가능한지 문제가 남아 있다.

2003년 5월 효고현 다카라즈카시의 의사가 진료 기록 카드를 부정으로 고쳐 써서 1년 3개월간 리탈린 5,900정을 복용해서 징계면직이 됐고, 6월에는 도쿄대학병원의 의사가 2년에 걸쳐서 동료의사의 패스워드를 부정사용하여 리탈린 2,000정을 사취해서 체포되었다.

2007년 10월 말에는 도쿄도 에도가와구의 진료소가 의사부재인 채 리탈린의 처방전을 냈다고 하여 원장과 종업원이 체포되었다.

신주쿠구 가부키쵸의 진료소에 대하여「각성제 판매처럼 리탈린을 처방하고 있다」,「아들이 리탈린을 계속해서 처방받아 약물의존이 되었다」등의 민원이 보건소에 접수되었다. 보건소는 10회에 걸쳐 지도를 했으나 그 후에도 적절하지 않는 환자에 투여해 리탈린을 처방받은 환자가 환각·망상으로 도 내의 병원에 입원하는 등의 정보가 있어 같은 해 9월 도쿄도와 신주쿠구 보건소가 현장 검사에 들어갔으며, 11월에는 경시청이 가택수사를 시작했다.

2007년 11월부터 12월에 걸쳐 도쿄도 시부야구의 치과의사는 위조처방전을 가지고 수도권의 조제약국을 돌며 리탈린의 부정입수 혹은 입수미수를 적어도 7회 반복했다.

주의력결핍 과잉행동장애로 처방받은 리탈틴의 서방형 정제를 남용하고 의존에 이른 15세의 남아는 친구를 따라서 아침 1회만 복용하는 서방형 정제를 먹지 않고 주머니에 모았다가 부숴서 코로 흡인하고 있었다. 의사의 주의에 따라 안전한 장소에 보관한 부모는 200정이 2주일 사이에 없어진 줄 몰랐다. 의존물질을 찾는데 있어서 아이의 지혜는 부모를 상회하기에 가정 내에 대량의 약을 보관하지 않는 방법을 생각할 필요가 있다(Garland 1998b).

남용대책과 의존 방지는 ① 확실한 진단과 처방, ② 처방전의 확인, 물론 ③ 처방받은 약의 관리가 중요하다.

문헌

秋枝一基ほか. 悪性症候群から多臓器不全をきたした急性リタリン中毒の一治験例. 日救急医会誌 2003；14：667

Cherland E et al. Psychotic side effects of psychostimulants：a 5-year review. Can J Psychiatry 1999；44：811-3

Dougherty DD et al. Dopamine transporter density in patients with attention deficit hyperactivity disorder. Lancet 1999；354：2132-3

福井進. Methylphenidate(Ritalin)の依存. 向精神薬実態調査事業報告書1983；23-34

福迫博ほか. 慢性メチルフェニデート中毒の1 例. 臨床精神医学1987a；16：205-11

福迫博ほか. Methylphenidate 依存離脱後の脳波. 臨床脳波1987b；29；353-4

Fulton AI et al. Family abuse of methylphenidate. Am Family Phys 1988；38：143-5

Garland EJ. Intranasal abuse of prescribed methylphenidate. J Am Acad Child Adolesc Psychiatry 1998a ; 37 : 573-4

Garland EJ. Intranasal abuse of prescribed methylphenidate. J Am Acad Child Adolesc Psychiatry 1998b ; 37 : 1242-3

George AK et al.Acute myocardial infarction in a young male on methylphenidate, bupropion, and erythromycin. J Child Adolesc Psychopharmacol 2005 ; 15 : 693-5

Goyer PF et al. Abuse of prescribed stimulant medication by a 13-year-old hyperactive boy. J Am Acad Child Psychiatry 1979 ; 18 : 170-5

林健司ほか. Methylphenidate の離脱によって自殺企図に至った1 例. 精神科 2009 ; 14 : 159-62

菱川泰夫ほか. ナルコレプシーに対するmethylphenidate(Ritalin)の治療効果. 薬理と治療1978 ; 6 : 2166-78

本多裕. ナルコレプシーに対するリタリンの長期使用経験. 薬理と治療 1978 ; 6 : 2149-66

Hungund BL et al. Pharmacokinetics of methylphenidate in hyperkinetic children. Br J Clin Pharmacol 1979 ; 8 : 571-6

Husár M et al. Priapism in childhood-case report of 14-year-old boy. Rozhl Chir 2006 ; 85 : 329-30

Ickowicz A. Bupropion-methylphenidate combination and grand mal seizures. Can J Psychiatry 2002 ; 47 : 790-1

井上桂ほか. メチール・フェニデイト(リタリン)の大量使用による精神障害の4 症例. 精神経誌 1971 ; 73 : 424

伊藤千裕. 治療経過中にメチルフェニデート精神病状態を呈した難治性うつ病の1 症例. 臨床精神医学 2002 ; 31 : 859-63

Jaffe SL. Intranasal abuse of prescribed methylphenidate by an alcohol and drug abusing adolescent with ADHD. J Am Acad Child Adolesc Psychiatry 1991 ; 30 : 773-5

加治木章ほか. Methylphenidate(リタリン®)静注乱用者にみられた慢性呼吸不全の2 例. 日胸疾会誌 1992 ; 30 : 1290-5

風祭元. Methylphenidate についての精神医学的問題点. 精神医学 2003 ; 45 : 554-5

Krause KH at al. Increased striatal dopamine transporter in adult patients with attention deficit hyperactivity disorder : effects of methylphenidate as measured by single photon emission computed tomography. Neurosci Lett 2000 ; 285 : 107-10

Leonhard C et al. Reversible ischaemic neurological deficit associated with short-term methylphenidate medication. Int J Neuropsychopharmacol 2006 ; 9 : 129-30

Levine B et al. Fatality resulting from methylphenidate overdose. J Anal Toxicol 1986 ; 10 : 209-10

Milberg RM et al. A reproducible gas chromatographic mass spectrometric assay for lowlevels of methylphenidate and ritalinic acid in blood and urine. Biomed Mass Spectrom 1975 ; 2

：2−8.

Lucas AR et al. Methylphenidate hallucinosis. JAMA 1971；217：1079−81

前田耕一ほか. メチルフェニデート依存を呈した精神分裂病の一例. 北陸精神神経学会雑誌 2000；14：66

Markowitz JS et al. Detection of the novel metabolite ethylphenidate after methylphenidate overdose with alcohol coingestion. J Clin Psychopharmacol 1999；19：362−6

Massello W et al. A fatality due to the intranasal abuse of methylphenidate (Ritalin®). J Forensic Sci 1999；44：220−1

Mino Y et al. Methylphenidate−induced psychosis in an adolescent with hyperkinetic disorder. Kawasaki Med J 1999；25：81−5

御供正明ほか. ナルコレプシーが疑われ, Methylphenidate 投与後に幻覚妄想状態を示した1 症例. 東京精神医学会 1992；10：12−6

Mizutani T et al. Medial medullary syndrome in a drug abuser. Arch Neurol 1980；37：425−8

森友久ほか. インターネットを用いた薬物乱用の実態調査. 法中毒2005；23：114−5

両角三穂ほか. 30 年間にわたり幻覚妄想状態を繰り返したmethylphenidate 乱用患者の1 例. 東京精神医学会 1990；8：84−5

永野達也ほか. 自殺企図を繰り返したmethylphenidate 精神病の1 例. 精神神経学雑誌 2005；107：101

中野寛行ほか. メチルフェニデート静注後に発症した肺タルク肉芽腫症の1 例. 日呼吸会誌 1998；36：111−5

中谷陽二ほか. 薬物依存者による薬局強盗の1 例. 精神医学 1999；41：361−6

成相昭吉. Methylphenidate 投与後, 成長障害を認めた注意欠陥/多動性障害の1 例. 日本小児科学会雑誌 2004；108：58−63

西大介ほか. 母体の向精神薬により出生時に無呼吸を呈した2 症例. 日本周産期·新生児医学会雑誌 2004；40：252

西山詮ほか. ナルコレプシーの治療経過中に生じた幻覚症について. 精神医学 1966；8：485−91

折田美佐枝ほか. 母娘にみられた多種薬剤嗜好例. 精神医学 1987；29：411−6

Parran TV Jr et al. Intravenous methylphenidate abuse. Prototype for prescription drug abuse. Arch Intern Med 1991；151：781−3

Sadeghian H. Lacunar stroke associated with methylphenidate abuse. Can J Neurol Sci 2004；31：109−11.

佐藤裕史ほか. 抗うつ薬の増強法(augmentation)としてmethylphenidate は妥当か. 精神医学 2003：45：191−9

Schteinschnaider A et al. Cerebral arteritis following methylphenidate use. J Child Neurol 2000；15：265−7

島田隆史ほか. Methylphenidate の長期投与により幻覚妄想状態を呈したと疑われる難治性うつ病

の1 症例. 精神科2004；4：68–73

Spensley J et al. Psychosis during methylphenidate abuse. N Engl J Med 1972；286：880–1

高橋康郎. ナルコレプシーに対するRitalin長期投与の臨床経験. 薬理と治療 1978；6：2179–2200

高松康治ほか. Methylphenidate(リタリン®)を静注乱用し, 窃盗を繰り返した気分変調症の1 症例. 臨床精神医学 2004；33：1041–5

武重宏呂修ほか. メチルフェニデートの経鼻吸入により幻覚妄想状態を呈した1 症例. 精神経誌 2007；109：1168

Thomalla G et al. Cerebral vasculitis following oral methylphenidate intake in an adult：a case report. World J Biol Psychiatry 2006；7：56–8

Trugman JM. Cerebral arteritis and oral methylphenidate. Lancet 1988；1(8585)：584–5

辻井農亜ほか. 過量のmethylphenidate により精神症状を呈した特発性過眠症の1 症例—アクチグラフによる治療効果判定—. 小児の精神と神経 2006；46：193–9

敦賀光嗣ほか. 抑うつ神経症の治療中にmethylphenidate を濫用した一例. 栃木精神医学 2006；26：50–5

VolkowND et al. Is methylphenidate like cocaine? Arch Gen Psychiatry 1995；52：456–63

VolkowND et al. Dopamine transporter occupancies in the human brain induced by therapeutic doses of oral methylphenidate. Am J Psychiatry 1998；155：1325–31

VolkowND et al.M methylphenidate and cocaine have a similar in vivo potency to block dopamine transporters in the human brain. Life Sci 1999；65：7–12

VolkowND et al. Therapeutic doses of oral methylphenidate significantly increase extracellular dopamine in the human brain. J Neurosci 2001；21：RC121

VolkowND et al. Relationship between blockade of dopamine transporters by oral methylphenidate and the increases in extracellular dopamine：therapeutic implications. Synapse 2002；43：181–7

Wargin W et al. Pharmacokinetics of methylphenidate in man, rat and monkey. J Pharmacol Exp Ther 1983；226：382–6

八木原一博ほか. モルヒネの補助薬である向精神薬：塩酸メチルフェニデートが悪性症候群様症状を呈したと考えられる口腔癌患者の1 例. 歯科薬物療法 2006；25：107–8

柳井一郎ほか. メチルフェニデート依存の2 症例. 臨床精神医学 1998；27：1157–61

Young JG. M ethylphenidate–induced hallucinosis：Case histories and possible mechanisums of action. J Dev Behav Pediatr 1981；2：35–8

4장 코카인

4 코카인

4.1 일본에서의 코카인 남용

일본에서 코카인의 남용 사례가 처음 보고된 것이 1986년으로, 보고는 2008년까지 17명, 그 중 사망은 3명, 그 최초의 보고는 1994년으로 남용의 역사는 짧다.

사망 3명은 정맥주사 1명(Osawa 1994), 코흡인과 음용의 병용 1명(竹川 2001), 경로불명 1명이다(寺田 2001). 경로불명의 1명은 각성제와 함께 섭취한 커터칼로 경부를 베여 사망해 있기에 혈중 코카인 농도는 치사농도이기는 하지만 사인을 코카인이라 할 수 있는지는 의문이다.

코카인과 헤로인을 동시에 복용하고 사망한 예가 있는데(高木 1998) 혈중농도로 봐서 코카인이 사인은 아닐 것이다. 코카인과 헤로인의 병용은 코카인이 헤로인의 금단증상을 완화하고 헤로인이 코카인의 흥분작용을 가라앉힌다고 하지만(O'Brien 2006) 그 혼합물인 "speed ball"은 남용자 사이에서 드럭 칵테일 중 가장 강렬하다고 알려져 있다.

사망 혹은 의식불명으로 발견된 예를 제외하고 병력의 자세한 기재가 있는 보고예 10명 모두에게서 대마, 시너의 남용력이 있는 것이 메스암페타민이나 메틸페니데이트와 다른 점이다.

경찰청의 집계에 의하면 2009년까지 15년간 코카인에 의한 사망은 1994년 1명, 2000년 1명이다. 단 이 숫자는 남용에 의한 것으로 후술과 같이 국소마취제로서 사용한 경우의 급성중독사는 아마 이 수를 훨씬 상회할 것이다.

뉴욕시에서 1990년부터 3년간 사고사한 14,843명 중 6,674명에서 코카인 혹은 그 대사체가 검출됐고 1,384명은 코카인이 직접적인 사인으로 그 2/3는 사고에 의한 죽음이었다(Marzuk 1995).

미국의 약물남용정보네트워크 Drug Abuse Warning Network의 집계에 의하면 미국에서 2003년 코카인에 의한 사망자는 3,027명으로 헤로인의 4,831명에 이어서 아주 많다.

일본의 20년간 사망자 3명이란 숫자는 미국의 연간 3,027명에 비해 매우 적다. 그 이유는 코카인의 공급원이 남미로 대만·한국·필리핀을 공급원으로 하는 메스암페타민에 비해 훨씬 원격지에 있기 때문에 밀수에 시간이 걸리고 조직적인 밀수루트가 없는 것이 원인일 것이다. 일본에서 보고된 상기 17명의 코카인중독 중 2명은 외국인, 6명은 외국에서 코카인을 알게 된 자로 미국에서의 남용의 산발적 이입의 색이 짙다.

남용이나 오염과는 연이 없었던 일본에서 1959년 "염산 코카인 사건"이 발생했다. 전쟁 전부터 나고야에서 의약품 판매업을 하던 남자가 경영부진으로 1959년 폐업, 신고를 소홀히 하여 전쟁 전부터 부정소지하고 있던 코카인을 자택창고에 숨겼다. 아들이 그것을 찾아서 현금화하려고 조선인 집단에 가져갔다가 그 중 한 명이 함정 수사에 의해 체포된 것을 계기로 줄줄이 365 g이 모조리 압수당했다(久万 1960).

1983년 4월 11일 코카인 1 kg을 가방 속에 숨겨 갖고 나리타공항에 도착한 콜롬비아인 남자가 22일에 체포되었다. 재일외국인에게 밀매하려 한 것으로 보인다. 그때까지 10년간 경찰이 압수한 코카인은 총량 220 g으로 같은 해 3월에는 외국인에게서 0.2 g을 산 일본인이 체포되었다. 이처럼 코카인은 일본에서 산발적으로 사건이 발생하고는 있지만 1986년에 남용예가 보고되기까지 일본에서는 남용의 현장에서 거의 자취를 감추고 있다.

일본에서 코카인 중독은 각성제(메스암페타민)에 비해 익숙하지 않지만 메스암페타민이나 메틸페니데이트 등과 많은 공통점을 가지므로 각성제를 이해하는 데 도움이 된다. 그렇다기보다는 코카인을 이해해야만 각성제 전체를 이해할 수 있다고 해도 좋다. 미국에서의 코카인 연구는 세계 최고를 자랑하기에 미국의 논문을 중심으로 코카인의 남용을 살펴보자.

4.2 급성중독

코카인은 1860년에 Albert Niemann이 코카잎에서 분리에 성공한 이래, 그 중추신경자극작용이 주목받았으나, 1884년에 Karl Koller가 각막의 마취작용을 발견하고 백내장 수술에 성공하고부터는 안과 영역뿐만 아니라 치과나, 요도, 방광, 직장, 질과 같은 점막 마취에 사용이 급속도로 퍼졌다. 그러나 점막에서의 흡수는 빠르며 중추신경에의 강한 독성이 서로 어울려서 급성중독이나 급성중독사의 보고가 이어졌다.

일본에서는 염산 코카인이 점막의 표면마취에 5~10% 용액, 점안용으로 0.5~4% 용액, 외용으로 1~5% 연고가 사용되고 있다. 뛰어난 국소마취약은 현재 이외에도 있으며, 남용의 우려가 있으면서도 점막의 혈관수축작용을 하는 유일한 국소마취약으로서 만 3세기에 걸쳐 임상 현장에서 사용되고 있다. 점막의 혈관이 수축하기 때문에 수술 시의 출혈이 적어지므로 이비인후과 영역에서는 편도적출술에 잘 사용되며 동시에 사망사고도 일어나고 있다(永

沢 1960).

1945년대부터 1955년대에 걸쳐 폐결핵 수술을 위한 기관지경검사, 좌우별 폐기능측정, 기관지 조영술이 빈번히 행해지게 되어 인·후두, 기관의 표면마취에 코카인이 많이 사용되었다. 결핵치료소에서 기관지경검사의 표면마취에 코카인을 사용한 531명 중 343명에서 급성중독이 발생했고 그 중 약 1%는 사지의 강직성 경련과 의식혼탁을 동반하는 중증중독이었다(藤村 1956).

표면마취에 의한 급성중독

20세의 폐결핵 환자에게 기관지 조영을 하기 위해 기관에 카테터를 삽입하려고 인·후두에 5% 코카인을 소량 분무하자 갑자기 안면이 창백해지고 맥박약소, 호흡촉박, 경련, 치아노제, 동공산대, 심박정지, 호흡정지를 일으키고 사망했다(矢野 1952). 소량이라고는 해도 4 mL 사용하면 극량(2~3 mg/ kg, 성인에서 100~180 mg)을 넘는다.

30대의 폐결핵에 걸린 여성의 좌우별 폐기능 분리검사를 하기 위해 5% 염산 코카인을 연구개, 경구개, 목젖에 분무, 면봉으로 목젖에 도포, 나아가 분무기로 3회 기관 내에 분무해 1 mL를 기관 내에 주입, 사용량은 합계 8 mL(400 mg)에 달했다. 카테터를 조작하는 중 돌연 전신의 강직성 경련을 일으켜 30초 정도로 안정되었으나 10초 간격으로 반복해서 경련을 일으키고 다시 3회 경련발작 후 호흡이 정지되었다. 인공호흡을 시작했지만 맥박은 잡히지 않고 동공은 확대, 강심제 주사 등을 놓는 동안에도 전신성 간대 성경련이 끊임없이 일어났다. 2시간의 인공호흡 후 호흡은 일단 회복했으나 의식은 회복되지 않았고 마취개시 7시간 후 사망했다(岸本 1955).

이 증례를 포함하여 1960년까지 일본에서 적어도 9예의 급성중독사가 보고되어 있는데(永沢 1960) 실제 수는 이보다 훨씬 많으리라 생각된다. 증상은 예외없이 경련이다. 마찬가지로 각성제이면서 메스암페타민과 다른 점은 급성중독으로 경련을 일으킨다는 점이다. 메틸페니데이트의 경우에도 대량에서는 경련을 일으킨다.

의존성이 없는 국소마취약을 찾아서 1905년에 합성에 성공한 것이 역시 벤젠산의 에스테르린 프로카인으로 그 후로 프로카인을 원형으로 에스테르형, 아미드형의 국소마취약이 합성됐으나 모두 급성중독의 증상은 경련이다.

코카인을 국소마취에 사용했을 경우의 급성중독은 현재도 일어나고 있다. 생후 5세 반 남아의 후두경 검사를 위해 비강에 코카인을 스프레이하자 흥분, 발한, 빈맥, 고혈압 등의 증상이 나타났고 로라제팜을 3회 정맥주사하고 진정되었다. 소아의 경우 1 mg/ kg이라도 안전하다고는 할 수 없다(Rezvani 2006).

수술을 위해 비강점막에 염산 코카인 100 mg을 도포하고 수술을 시작하자 다동, 다변, 경련이 있었는데 디아제팜의 정맥주사로 가라앉았다. 수술 후에 졸린 경향이 있어 디아제팜의 길항약을 투여하자 경련이 재발했다(久納 2001). 이는 디아제팜으로 억제되었던 경련이 길항약의 투여로 억제가 풀렸기에 재발한 것으로 길항약 사용의 주의사항 중 하나이다(『중독백과』 참조).

현재는 이비인후과 영역의 수술에서는 코카인에 의한 국소마취는 다른 국소마취약이나 혈관수축제에 비해 이점이 입증돼 있지 않기 때문에 심장에 문제가 있는 환자의 경우 가능한 피해야 한다고 되어 있다(Harper 2006).

오용에 의한 급성중독

이하의 2예는 오용에 의한 급성중독으로 섭취량이 구체적인 예이다. 코카인은 정맥주사나 경구로 사용되는 일은 적고 코흡인이나 담배로 사용되는 일이 많으며 또 밀수품이 언제나 그렇듯 불순물이 포함되어 있어 섭취량이 부정확한 경우가 많다. 따라서 섭취량이 분명한 예는 귀중하다.

22세의 남성이 1948년 4월 25일 구충제로 착각하고 전쟁터에서 가져온 군용 염산 코카인의 정제 7~8정(35~40 mg)을 된장국과 함께 먹고 안면창백, 두근거림, 현기증, 인두부 작열감, 발어불량, 연하불능이 있었으나 머리가 맑아진 느낌으로 작업에 지장은 없었다(小沼 1948).

17세의 여고생은 발치 후 치과의사에게서 진통제인 세데스®로 착각하고 염산 코카인 600 mg을 처방받아 귀가 후에 복용, 갑자기 괴로워하다가 30분 후에 사망했다(上田 1985).

4.3 섭취방법과 효과

4.3.1 코카잎

19세기에 코카인은 코카인이 든 와인으로서 상류계급이나 왕후귀족들이 좋아했다. 코카인의 농도는 150~300 mg/L 정도로 벌떡벌떡 들이키지 않는 한 중독은 문제가 되지 않았을 것이다.

1886년에는 코카인이 든 음료 Coca-Cola®가 등장, 20세기 초까지는 코카인이 들어 있었다. 현재는 향미 엑기스 제조용으로 페루·코카(*Erythroxylum truxillense*)잎, 트루히요(Trujillo)잎이 페루, 볼리비아에서 코카콜라사로 수출되고 있다. "트루히요"는 페루 코카잎의 수출항의 이름이다. Coca-Cola®의 "Cola"는 벽오동과 상록수 콜라 Cola nitida를 의미해서 당시 이 종자의 콜라 너트 추출물이 들어 있었다. 콜라 너트에는 카페인, 카테킨이 포함되어 있다.

코카나무과의 상록저목인 코카 *E. coca*나 나가바 코카나무 *E. novogranatense*의 잎을 씹는 습관은 남미 안데스 지방에서 5천 년의 역사가 있으며(Van Dyke 1982b) 피로를 덜고 내구력이 생긴다고 일컬어지나 의존증이나 중독은 알려져 있지 않았다.

실제로 코카잎을 씹을 경우의 코카인 혈중농도에 대해서는 스웨덴의 연구자들을 중심으로 수년에 걸친 현지 실태조사가 있었다(Homstedt 1979).

안데스 지방에서는 가볍게 구운 코카잎을 석회와 식물의 재를 섞은 llipta라는 것과 함께 혀 위에서 반죽해 둥글게 만들어 잇몸과 볼 사이에 끼워 껌처럼 씹는다.

아마존 지방에서는 구운 코카잎을 쐐기풀과의 *Cecropia sciadophylla* 혹은 *Pourouma*의 나무에서 떨어진 잎을 태운 재와 섞어서 사발로 미분했다. 이것을 입 안에서 타액으로 껌상태로 만들어 잇몸과 볼 사이에 넣어서 굴리면 대부분이 녹아 남지 않는다. 이렇게 섭취되는 코카인의 양은 15~50 mg으로 최고혈중농도는 0.38~1.95시간 후에 10~150 ng/mL, 소실반감기는 1.0~1.9시간, 혈중에서는 7시간 후까지 남아 있는다. 혈중농도의 상승 시에 각성효과가 보이는데 하강 시에는 코카잎이 입 안에 있음에도 불구하고 보이지 않는다. 알칼리와 함께 씹는 것은 코카잎에서 코카인 추출을 높이기 위한 것으로 알려져 있다.

의존증이나 중독이 알려지지 않은 것은 경비흡인, 정맥주사, 흡연에 비해서 흡수가 느리고 낮은 혈중농도가 장시간 지속하기 때문이다.

볼리비아, 페루, 콜럼비아의 남미 3개국의 코카 재배에 선진국 특히 미국이 신경을 곤두세우는 것은 코카잎이 코카인의 제조에 사용되며 그것이 밀수출되기 때문이다. 전통적인 방법으로 섭취하는 한 코카잎은 의존물질도 남용물질도 아니다. 코카 재배를 근절할 수 없는 사회경제 사정이 배경에 있다고는 해도 「코카와 그것을 화학적으로 변질시킨 코카인은 전혀 다른 것, 포도가 알코올이 아닌 것처럼 코카는 마약이 아니다」라 하는 남미 3개국의 주장은 궤변이 아니다.

코카와 코카인의 관계는 멜라네시아 지방의 전통적인 음료 카바와 그 성분인 카바락톤을 사용한 건강식품 "카바제제"로 간장애가 발생하는(「건강식품·중독백과」 참조) 것과 유사하며, 일본차와 그 성분인 카테킨의 추출물로 간장애가 발생하는(Bonkovsky 2006, Molinari 2006) 것과도 비슷하다. 또한 카트 잎과 그 성분 카티논의 관계와도 비슷하다.

4.3.2 경비흡인

20세기 들어 흡인법(sniffing, snifting, snorting)이 남용자 사이에 퍼졌다. 가루로 만든 염산코카인을 수 mm 폭, 수 cm 길이로 종이나 책상 위에 선(라인)을 긋고 끝에서부터 빨대나 통모양으로 만 종이를 써서 코로 빨아들이는 것이다. 종이로는 지폐가 사용된다.

2009년 8월 16일에 개최된 미국화학회에서의 발표에 의하면 미국에서 유통되는 달러지폐의 90%, 캐나다에서는 85%, 일본에서는 12%에서 코카인이 검출되었다. 흡인에 사용된 달러지폐에 부착한 코카인이 지폐계산 등을 통해서 퍼진 것으로 보인다.

흡인에 사용되는 코카인은 국소마취약인 리도카인이나 프로카인, 만니톨이나 유당 등으로 희석되어 있으며, 코카인의 순도는 25~50% 정도로 라인 1개는 코카인 50 mg 정도이다.

경구섭취에 비해 혈중농도의 상승이 급격하여 만족감이 얻어져 그만큼 의존에 빠지기 쉽다.

일본에서는 흡인, 흡음, 흡연이라는 말이 혼동하여 사용되고 있다. "대마의 흡인"이라 되어 있지만 대마는 담배와 마찬가지로 연기를 마시기에 "흡연"이다. 또한 경비흡인은 분말을 코로 빨아들이는 것으로 연기가 아니며 미분이라고는 해도 폐까지 도달하는 것은 아니다. 흡수부위는 비점막이기에 흡연이 아닌 "흡인"이다. 다음 장에서 논하는 크랙은 연기를 마시기에 "흡연"으로 유기용제는 증기를 흡입하기에 "흡입"이다.

비점막 도포와 비중격 천공

1950년경 아마 삿포로에서 독일로 유학한 적이 있는 당시 52세의 우수한 이비인후과 의사가 진료 중간에 국소마취용의 코카인 용액을 적신 면봉을 자신의 콧구멍에 넣어서 바르는 것을 실습 의학생에게 목격되었다(森田 1992). 이는 일본에서 코카인 남용의 가장 초기인 동시에 면봉에 의한 비점막 도포라는 이비인후과 의사이기에 할 수 있는 남용 예이다. 코카인의 중추신경자극작용에 최초로 주목하여 후에 정신분석학으로 이름을 알린 프로이트(Sigmund Feud)와 그의 친구이며 국소마취작용을 발견한 안과의사 K. Koller도 비엔나통합병원의 의사였기에 위에서 말한 우수한 이비인후과 의사도 제2차 세계대전이 시작되기 전의 비엔나 근방에서 비점막 도포를 알았을 것이다. 그 무렵 유럽에서 코카인은 "약물의 샴페인"이라 불리며 상류계급의 매혹적인 약물이었다.

교감신경자극작용으로 비점막은 혈관수축을 일으키고 작용이 떨어지면 혈류가 반동적으로 증가한다. 점막은 혈류부전과 부종을 반복하기에 남용자는 콧물, 코피, 코막힘으로 비중격 연골의 괴사를 일으키고 베게너육아종으로 오인되거나(Armstrong 1996) 장기간 사용하면 상악동, 사골동, 나비형 골동, 연구개의 괴사에 이른다(Caravaca 1999).

코카인 남용에 의한 비중격 천공이 처음 보고된 것은 1910년이지만 일본에서는 100년 후인 2008년에 1예만이 보고되었다.

30대의 남성이 1개월 전부터 증강하는 비통, 코막힘을 호소해 2005년 8월 이비인후과를 찾았다. 3년 전에도 비통으로 다른 이비인후과를 찾아 베게너육아종이 의심되고 있었다. 비중격에 큰 천공과 비중격과 하갑개를 중심으로 괴사성 병변이 있어, 비강내 전체에 백색괴사 조직의 부착이 보였고 조직은 출혈하기 쉬우며 지혈이 약간 어려웠다. 외래 진료 중 집요하게 합성마약 펜타조신의 점적을 희망하는 등 이해할 수 없는 거동이 있어 확정 진단에는 이르지 않았다. 그 후 경찰에서 환자가 코카인 보유 혐의로 구류 중이라는 연락이 있어 경찰관 입회하에 확인하자 18세경부터 코카인을 사용했던 것을 인정했고 코카인에 의한 비증상으로 판명되었다(佐久間 2008).

30대 남성은 코카인을 1주일에 5일, 4년간 많을 때는 1일에 수 회 흡인했는데 비염증상을 집요하게 호소했다(福田 1998).

4.3.3 흡연

19세기 미국에서는 대통령조차 코카인 와인을 마셨고, 1970년대까지 코카인은 소화관에서 가수분해되기에 안전하다고 여겨졌으며, "선드러지고 부유한 백인남성의 스트레스 해소약"이라는 이미지였다. 값비싸서 깡패나 비행소년이 선뜻 손을 댈 수 있는 물건이 아니었고 미국에서 급성중독사가 문제가 된 것은 1974년 이후이다.

1976년까지 5년간 인구로 하여 미국의 약 30%를 커버하는 지역에서 부검 시에 코카인이 검출된 것은 111명으로 대부분은 병원에 오기 전에 사망했다. 코카인이 사인으로 된 것은 26명으로 사망 시의 상황이 분명한 13명의 증상은 매우 비슷했으며, 경련 후 호흡이 정지되어 혼수에서 죽음에 이르렀다. 4명은 body packer거나 body stuffer였고 6명은 자살(Finkle 1978)로 1970년대의 코카인에 의한 사망은 특수했다.

크랙

1980년대에 들어 플로리다주 마이애미의 코 앞인 서인도 제도 바하마의 수도 나소시에서 코카인의 중독환자가 급증했다(Jekel 1986). 두 정신과 병원에서 각각 1982년 0명에서 1984년 299명, 1980년 1명에서 1984명 224명이라는 증가를 보였다. 밀매자는 "크랙(crack)"을 팔았고 종래의 코카인은 입수할 수 없게 되었다.

크랙이란 염산 코카인을 베이킹파우더나 중조(탄산수소나트륨) 액에서 가열하여 만들어진 순도 높은 유리염기(프리베이스)의 하얀 덩어리[록(rock)]로 90°C에서 기화하고 98°C에 녹는다. 곱게 빻아서 파이프에 채워넣고 열을 가해 녹여서 연기를 마신다. 열을 가할 때 터지는 소리 때문에 crack이라 불린다.

남미의 코카인 생산량이 늘어 가격이 급락했기에 밀매인은 사용자의 급증을 노린 것이다. 정맥주사에 의한 헤로인에 반해 코카인의 흡연은 에이즈 감염의 우려가 없고 가격이 싸기도 해서 남용자층은 급속히 확산되었다.

위에서 기술한 논문의 제목은 "Epidemic free-base cocaine abuse"인데 저자 Jekel의 말에 의하면 epidemic(유행)이란 새로이 발생하는 환자의 수가 치료되는 환자의 수를 상회해서 환자 수가 일시적으로 증가하는 현상이다. 그러나 크랙은 의존성이 높고 니코틴과 마찬가지로 환자가 일방적으로 축적하기 때문에 "epidemic"이라 할 수 없다.

바하마는 남미에서 미국으로 가는 코카인 밀수 중계기지이다. 밀수량은 1970년대 중반에는 주에 40 kg였으나 1980년대 중반에는 톤 단위로 증가, 2004년 6월에는 1주일에 10톤이 압수되었다.

마이애미 공항에서 1970년대 전반에 적발된 body packer에게서 회수되는 코카인의 순도는 10~35%였으나 1980년에는 90% 이상의 고순도의 제품이 회수되게 되었다(Wetli 1981). 크랙의 밀수는 시작되고 있었던 것이다.

약리학서의 기재

1975년(제5판)의 Goodman & Gilman의 약리학서에서는 국소마취약의 장에서 코카인에 3페이지 정도가 할애되어 있고, "경구섭취했을 경우 소화관 안에서 대부분이 가수분해되어 효과를 잃는다"고 되어 있다. 그러나 의존물질의 장에서 코카인은 항목에 나타나 있지 않다.

1980년의 제6판에서는 국소마취약의 장에서 코카인은 1페이지로 감소했고 "경구섭취와 경비섭취 모두 혈장 중 소실반감기는 1시간이다"이며 Van Dyke의 논문을 인용했고(Van Dyke 1978) 경구섭취로 효과를 잃는지는 부정확하며 의존물질로 코카인이 항목으로서 처음으로 나타나 3페이지 반이 쓰여 있다. 전통있는 약리학서가 5년간의 사회의 변화를 제대로 반영하고 있다. 그러나 코카인이 소화관에서 흡수된다고 명기된 것은 1985년의 제7판이다.

흡연에 의한 코카인 남용

흡연한 코카인은 몇 초 만에 뇌에 이르러 효과가 나타나기에 선호되는 한편 효과가 떨어지는 것도 빠르다. 사용자는 계속해서 코카인을 찾는 의존에 빠진다. 코카인은 흡연이라는 섭취방법으로 코카잎을 씹으면 생각할 수 없는 강력한 의존물질로 변질되고, 남용은 미국에서 1980년대 중반부터 창궐한다. 따라서 미국의 코카인에 관한 논문은 1980년대 중반을 경계로 의미와 해석이 달라서 크랙과 코카인을 다른 것으로 취급하는 논문도 적지 않다. 덧붙여서 일본의 메스암페타민의 경우 흡연이 정맥주사를 대신해서 퍼진 것은 1995년경이다.

플로리다주에서 코카인에 의한 사망자는 1970년대에는 연 1, 2명, 1983년 중반에는 월 2명, 1986년 중반에는 주 2명으로 증가했다(Wetli 1987).

1987년 12월까지 19개월간 보스턴의 소아병원에서 약물검사를 한 1,120명 중 52명(4.6%)의 소변에서 코카인 혹은 그 대사산물이 검출되었다(Shannon 1989).

코카인의 남용은 흡연이라는 형태로 급속도로 세계에 확산했다.

이탈리아 북부를 관류하고 아드리아해로 흘러가는 포강(河)의 물의 Benzoylecgonine(코카인의 대사산물) 농도를 분석해 코카인의 양으로 환산하자 포강은 1일 4 kg의 코카인을 옮기고 있다고 한다. 4 kg은 1회 50 mg으로 8만 회분이다.

크랙은 smoke(연기를 마심)라고 하나 "연기"는 93.5%의 코카인 미분과 6.5%의 코카인 증기이다(Snyder 1988). 그러나 실제로는 남용자는 피운 후에 파이프의 내측에 남는 검은 타르 모양의 물질을 코카인 농축물이라 생각하고 긁어 모아서 다시 태워서 연기를 마시고 기침·가래·발열·오한 등의 증상을 보이기에 이른다(Klinger 1992). 가래나 기관지 세척액은 검고 현미경으로 보면 대량의 흑색색소가 폐포의 대식세포나 그 주변에 침착해 있다(Greenebaum 1993).

코카인의 흡연자 중에는 기침이나 혈담이 보이는데, 폐에서의 코카인 흡수를 좋게 하기 위해서 크게 숨을 들이마신 채 숨을 참는다. 따라서 폐포내압이 상승해 기흉, 종격기흉, 심막기흉, 혈흉을 일으킨다. 기침이 이것들의 유발 요인이 되기도 한다. 장기 흡연자 중에서는 낭포성 폐기종도 보인다(Devlin 2008).

4.3.4 눈

크랙이 등장하고 각막의 궤양과 상피의 결손을 동반하는 "crack eye syndrome"이라는 각막병변이 알려지게 되었다(Colatrella 1999). 그 병태생리로는

① 크랙에서 발생하는 코카인 증기의 독작용
② 코카인의 국소마취작용 때문에 "깜빡임"이 사라진 결과인 "토안성 각막염"
③ 신경의 변성에 의한 각막의 영양장애
④ 크랙의 알칼리성에 의한 만성 화학열상

등이 생각되고 있다(Sachs 1993). 이 병태생리의 해명에 힌트를 주는 1953년과 과거 수십 줄로 짧고 흥미를 끄는 일본의 학회 보고가 있다.

49세의 남성이 격렬한 눈의 통증 눈부심, 피눈물을 호소하며 병원을 찾았고 각막에 고도의 충혈과 궤양이 보였다. 다른 의사에게서 가정약으로 점안약을 받고 1일 2, 3회 점안했는데 통증이 심해지면서 자주 사용하게 되었다고 한다. 점안약에 고농도의 염산 코카인이 포함되어 있었다(木村 1953).

각막궤양이 크랙뿐만 아니라 점안약에서도 생긴다고 하면, 위에서 기술한 crack eye syndrome의 병태생리로서 ①, ④의 가능성은 없다. 이 학회 보고가 흥미를 끄는 것은 한 가지 더 있다.

41세의 남성이 유루증을 호소하여 누관의 폐색상황을 검사하기 위해 누관에 코카인을 주

입했는데 10~20 mg으로 소량이었음에도 불구하고 급성중독을 보였다(清水 1953). 또한 수술을 위해 누관에 도포한 코카인은 24시간 후 소변에서 최고 2,459 ng/mL의 농도로 검출됐고 12명 중 9명에서 직장에서의 검사 경계치인 300 ng/mL를 넘었다(Cruz 1991). 즉 눈에 넣은 코카인은 의외로 고농도로 흡수되므로 위에서 기술한 남성은 점안약에 의한 코카인 의존증이었을 가능성도 있다.

4.3.5 작용시간과 혈중농도

41세의 남성이 호텔 방에서 숨진 채 발견됐고 테이블 위에는 흰색 분말이 들어 있었던 것으로 보이는 빈 봉지가 9개 발견되었다. 비강 주위는 미란상으로 발적하고 백색포말상의 점액이 유출되었으며, 폐는 울혈수종이 강하여 심내혈에서 19.4 ㎍/mL의 코카인이 검출되었다. 요중농도(㎍/mL)는 코카인 81.5, Benzoylecgonine 487, Ecgonine methyl ester 242였다. 또한 위내용과 위벽의 코카인 농도가 현저히 높은 한편, 대사물의 농도는 낮았다. 이상으로 보아 코카인을 코로 흡인했으나 충분한 효과를 얻지 못하고 더 복용한 것이리라 생각되었다(竹川 2001).

코카인은 소변으로 24시간에 미변화체로 1~9%, 활성을 갖지 않는 대사산물 Benzoylecgonine로 35~54%, Ecgonine methyl ester로 32~49%가 배설된다(Fish 1969, Inaba 1978).

플로리다주 데이드 카운티의 검시관 사무소에서 코카인이 직접적인 사인으로 사망한 24명 중 6명은 사망 후에 발견됐고 5명은 정맥주사 후, 1명은 흡인 후에 각각 혼수상태로 발견되었다. 경구섭취한 4명은 36~60분 후에, 흡인한 4명은 수 분~1시간 후에 돌연 경련을 발병하여 수 분~1시간에 사망했다. 혈중 코카인 농도(㎍/mL)는 경구섭취 4명의 평균이 9.2, 정맥주사 6명의 평균이 3.0, 흡인 3명의 평균이 4.4로 전체의 폭이 0.1~12.8이었다(Wetli 1979).

이에 반해 고열과 흥분성 섬망을 동반하는 구속성 질식사 7명의 혈중농도는 0.14~0.92 ㎍/mL(평균 0.60)로 상당히 낮다(Wetli 1985). 흥분성 섬망의 경우에는 고열이나 대사의 이상항진이 사인에 크게 영향을 미침을 가리키고 있다.

Body packer의 경우 211 ㎍/mL라는 높은 혈중농도도 보고되어 있는데 이것이 죽음을 초래한 농도(치사농도)로는 간주할 수 없다. 생활비와 수입의 차이와 같은 것으로 수입(혈중농도)이 높아도 그것이 생활에 필요한 경비(치사농도)라고 단정할 수 없는 것과 같다.

코카인의 혈액 중 치사농도는 폭넓게 잡아도 0.9~21 ㎍/mL(평균 5.3)라 봐도 좋다. 뇌내농도도 거의 같다(Baselt 2004). 그런데 흥미로운 보고가 있다.

29세의 남성이 나이트 클럽에서 싸움에 휘말려 전화를 받기 위해 다른 방에 갔다가 뒤따라 온 남자에게 권총으로 후두부, 흉부 등을 3발 맞고 3시간 후에 사망했다. 남성은 코카인의 흡인력이 길었고 부검에서 정맥주사의 흔적은 보이지 않았다. 사인이 코카인이라고는 생각되지 않았고 사망한 것은 마지막으로 흡인하고 3시간은 지났을 때로 그 사이 1,500 mL의 수액도 맞았는데 혈액에서 30 ㎍/mL의 코카인과 12.6 ㎍/mL의 Benzoylecgonine이 검출되었다. 통상적인 치사농도를 훨씬 웃도는 코카인 농도는 긴 세월에 걸친 남용으로 내성이 생긴 것으로 생각된다(Howell 1990).

투여경로별 작용시간

사람의 경우 투여경로별 작용시간은 늦는 순으로 아래와 같다(Lange 2001).

경비흡인: 작용의 발현 1~5분, 최대효과 15~20분, 효과의 지속 60~90분.
정맥주사: 작용의 발현 10~60초, 최대효과 3~5분, 효과의 지속 20~60분.
흡　연: 작용의 발현 3~5초, 최대효과 1~3분, 효과의 지속 5~15분.

정맥주사의 경우 140~160 mg으로 의식소실에서 경련을 일으킨다(Myers 1984).

2.0 mg/ kg의 코카인을 경구투여했을 경우의 최고혈중농도는 같은 양을 비강 내에 투여했을 경우와 거의 같다(Van Dyke 1978).

비강 내에 1.5 mg/ kg의 염산 코카인을 투여했을 경우 코카인은 2시간 이내에 요중에 나타나고 그 후 급속도로 저하해 8시간 후 즈음에는 검출할 수 없게 된다. Benzoylecgonine은 효소면역정량으로는 72시간 정도까지, 방사선 면역측정으로는 144시간 정도까지 검출 가능하다. 코카인과 Benzoylecgonine의 최고혈중농도는 각각 24, 75 ㎍/mL였다(Hamilton 1977).

비강 내에 투여했을 경우 같은 혈중농도여도 농도가 상승할 때가 하강할 때보다 “High”한 기분을 느낀다(Van Dyke 1982a). 하강할 때는 같은 농도에서도 강한 욕구감이 있다.

50 mg의 코카인을 정맥주사했을 때와 32 mg을 흡연했을 경우 혈압·심박수·자각증상은 같은 정도였다. 같은 혈중농도라도 흡연이 높은 자극효과 “High”를 얻을 수 있으며 “좋음”의 정도도 강했다(Foltin 1991)는 것은 흡연이 작용의 발현시간이 짧기 때문이다. 메스암페타민의 경우와 마찬가지이다.

일본 남용자의 증언으로 코카인은 각성제와 비교해서 「강렬한 쾌감을 얻을 수 있으나 몇 시간밖에 가지 않는다」(妹尾 1991), 「효력은 빠르지만 주효시간은 짧다」(久場川 1997)라고 돼 있는데 메스암페타민과 코카인의 차이도 있으나 정맥주사와 흡연이라는 섭취경로의 차이도 크다.

4.4 남용예

4.4.1 뇌경색, 뇌출혈

샌프란시스코 종합병원에서 1988년 12월까지 10년간 퇴원한 15~44세의 뇌졸중 환자 214명 중 약물남용자는 73명이었다. 그 중 인과관계가 분명한 47명(전체의 22%)의 사용약물은 코카인이 가장 많았고 이어서 헤로인, 암페타민, 메틸페니데이트, 펜사이클리딘이었다. 35세 이하는 조기성 뇌졸중 87명으로 한정하면 뇌졸중의 위험인자로 약물남용이 가장 크고, 섭취 후 6시간 이내에 발병한 32명 중 23명은 출혈이고, 17명은 뇌실질의 출혈이었다. 남용약물 중 코카인이 차지하는 비율은 1983년까지는 30%였으나 1984년 이후는 83%에 달했다(Kaku 1990).

지금까지 역학적으로 조기성 뇌졸중의 위험인자로 약물남용이 주목받은 적은 없었는데, 특히 뇌출혈이 문제가 된 적은 없었다. 그러나 위에서 기술한 논문의 대상환자는 크랙의 남용이 본격화하는 1980년대 중반을 포함한 것으로 정맥주사나 흡인으로 사용된 코카인과 크랙을 구별하고 있지 않으며 다른 약물도 포함되어 있다. 그 점에서 이하의 논문은 대상을 1986년 이후의 크랙으로 좁히고 있으며 해석이 명쾌하다.

미국의 5개 병원에서 1986년 1월부터 47개월간 크랙의 흡연 후 72시간 이내에 발병한 뇌졸중 환자는 28명으로 평균 연령 34세(23~49세)로 18명은 흡연 후 1시간 이내에, 5명은 1~3시간에 대부분은 경련으로 발병했다. 뇌경색은 18명(64%)으로 영역은 중대뇌 동맥 10명, 전대뇌 동맥 3명, 후대뇌 동맥 1명, 추골뇌저 동맥 4명이었다. 뇌출혈은 10명(36%)으로 거미막하출혈 5명, 실질내출혈 4명, 뇌실내출혈 1명이었다(Levine 1990).

같은 저자에 의한 이하의 논문은 염산 코카인, 특히 정맥주사와 크랙 흡연을 비교하여 뇌경색과 뇌출혈, 거미막하출혈과 뇌내출혈의 비율을 밝히고 있어 우리가 알고 싶은 의문에 답하고 있다.

뇌졸중 중 뇌출혈의 비율은 염산 코카인의 흡인으로 29명 중 20명(69%), 정맥주사로 33명 중 33명(100%), 흡연으로 42명 중 23명(55%)으로 전체적으로는 뇌출혈이 많으며 흡인이 흡연보다 뇌출혈의 비율이 많다. 평균 연령은 33.5세로 젊다. 뇌출혈의 내역은 크랙 흡연에서는 뇌내출혈 12명, 거미막하출혈 10명이며, 염산 코카인에서는 뇌내출혈 22명, 거미막하출혈 31명이었다. 뇌경색은 크랙 흡연에 의한 것 19명, 염산 코카인의 흡인에 의한 것 9명, 근육주사에 의한 것 1명, 정맥주사에 의한 뇌경색은 1990년 말 현재 보고는 없다. 뇌혈관 조영 혹은 부검소견이 있는 80명에 대해서 보면 염산 코카인 사용자의 뇌출혈 70%에서 뇌동맥류나 동정맥 기형이 있고, 이는 크랙 흡연자의 뇌출혈 48%에 비해 고율이다. 정맥주사 사용자는 입원 시에 고혈압이 나타나는 경우가 많다(Levine 1991).

39세의 여성은 코카인을 흡연하다가 언어가 지리멸렬해져 가족이 말을 걸면 격분하여 적의를 보여 경찰이 수행되어 병원을 찾았다. 과거 1~2년간은 가끔씩 흡연을 했는데 진찰 전 1개월간은 3, 4시간 전에 1회 흡연했을 뿐이었다. 환자는 경계심을 감추지 않으며 겁먹고 혼란해하는 상태였다. 언어는 혼란하여 지리멸렬, 이해불능했고 간단한 지시도 이해하지 못해 검사는 어려웠다. 동공, 안구의 움직임, 안면의 움직임에 이상은 없었고 심부건반사에 좌우차는 없었으며 이상반사도 확인되지 않았다. 사지는 잘 움직였고 지각탈실, 운동마비는 없었고 실내의 보행에 있어서 장애는 확인되지 않았다. 소변에서 Benzoylecgonine이 1,245 ng/mL 검출되었다. 뇌의 CT는 정상으로 경색·출혈 소견은 보이지 않았으며 초음파검사로 심장과 경동맥에 이상은 없었다. 2일째에 흥분은 조금 진정됐으나 지리멸렬한 언어가 계속됐고 신체소견에 이상은 없었기에 코카인 정신병이라 생각되어 정신과로 전과했다. 3일째 오른쪽 시야에 있는 것에 반응을 보이지 않는 것을 의사가 알아챘다. 근력과 반사에 변화는 없었으나 다시 한 CT에서 좌우대뇌동맥의 영역에 커다란 뇌경색의 소견이 확인됐고 MRI로 좌측두엽 두정엽에 허혈성 뇌경색이 확인되었다. 환자는 아스피린의 투여를 받고 증상은 진행되지 않고 언어는 현저하게 개선, 우동측반맹은 남았으나 개선되고 있다. 뇌경색의 원인은 따로 없어 코카인이 원인이라 생각된다(Reeves 1995).

이하는 몇 안 되는 일본 뇌경색의 증례이다.

16세부터 시너와 마약을, 20세부터 코카인을 흡인, 각성제나 LSD를 사용하던 20대의 남성은 입욕 중에 돌연 우반신의 탈력과 구음장애를 확인했으나 3분 정도로 증상은 완화했다. 증상이 자주 나타나 지속하기에 병원을 찾았고 뇌경색이 의심되어 입원했다. CT와 MRI로 좌중대뇌동맥의 종말가지 영역에서 경색을 확인했고 뇌혈관 조영으로 좌중대뇌동맥 기시부는 완전히 폐쇄하여 조기성 뇌경색이라 진단받았다(山内 1995). 메스암페타민에서도 조기성 뇌경색이 보이나 뇌출혈보다는 적다.

4.4.2 뇌혈관염

36세의 남성은 크랙을 흡연하다가 두통, 시각상실, 현기증을 일으키고 보행이 불안정해져 2주일 후에 우상하지의 탈력, 구음장애, 착란이 나타났다. 발병 25일째의 뇌동맥조영으로 우중대뇌동맥의 완전폐색과 뇌저동맥의 Tapered occlusion(가늘어지는 폐색)이 보였으나 혈관염 특유의 beading(구슬 장식 같은 분절적 협세화)은 보이지 않았다. 우측두엽의 생검으로 피질의 소혈관에 급성 혈관염과 경색에 의한 괴사 조직이 보였다(Krendel 1990).

31세의 여성은 크랙을 흡연 중에 오른쪽 정수리에 박동성의 두통을 호소했고 8일 후 코카인을 정맥주사 후에 돌연 좌반신의 탈력을 초래했다. 환자는 15세부터 약물을 남용, 입원 전

2개월은 일주일에 5회 코카인을 흡연 혹은 정맥주사하고 있었다. 입원 시 좌측의 부전마비·지각탈실·반맹이 있었다. CT로 우전두와 측두두정부에 수종상이 보였다. 양쪽 경동맥 혈관조영에서 이상은 없었으나 생검에서 우전두엽의 피질과 수막에 혈관염의 상이 보였다. 전신의 강직성 간대성 경련이 나타나 42일 만에 사망, 부검으로 뇌의 대혈관에 이상은 보이지 않았다(Krendel 1990).

22세의 남성은 코카인 흡인을 많이 하다가 우측의 전두측두엽에 뇌경색을 일으켰는데 뇌혈관 조영으로 우측 내경동맥의 침대돌기상부에 beading과 우측 전대뇌동맥의 완전폐색, 중대뇌동맥의 협착이 보였다(Kaye 1987).

36세의 여성은 대량의 크랙을 흡연하다가 경련을 일으키고 좌측의 뇌내출혈과 뇌실내출혈로 열흘 만에 숨졌다. 조직학적 검사에서 좌측의 뇌내의 경동맥, 전대뇌동맥, 중대뇌동맥에 혈관염의 소견은 보이지 않았다(Levine 1990).

24세의 여성은 코카인을 정맥주사, 흡인 직후 부엌의 마루에 불을 지르는 등 기묘한 행동이 보여 급성뇌증의 증상을 나타냈다. MRI의 T_2 강조상으로 백질심부와 기저핵에 다발성의 고신호역이 양측성으로 보였는데 혈관조영에서 이상은 보이지 않았다. 우전두엽의 뇌생검에서 소동맥에 혈관염의 조직상이 보였고 혈관의 연축에 의해 이차적으로 일어난 것일 수 있다(Fredericks 1991).

미시간주 웨인 카운티 검시관 사무소에서 1990년까지 4년간 부검을 행한 17,470예 중 뇌혈관 상해로 사망하고 코카인이 검출된 예와 코카인이 사인으로 뇌혈관 상해가 있던 예는 합계 25예로, 그 중 뇌 조직병리 소견의 기록이 있는 14예에 대해서 조사한 결과, 뇌 혈관에 조직병리학적 이상이 나타난 예는 없었다(Aggarwal 1996). 이 보고에서는 코카인의 종류나 경로는 불명하나, 시기상 대부분은 흡연에 의한 것으로 봐도 무방하다. 이 논문은 코카인에 의한 뇌졸중은 혈관병변이 기초에 없어도 발생하는 것을 보여준다.

투여경로에 의한 차이

메스암페타민에서는 뇌에 혈관염이 보여 그 때문에 출혈이 많다고 생각되는데, 일본에서는 메스암페타민은 대부분이 정맥주사이다. 코카인에서 혈관염은 드물다고는 해도 위에서 기술한 논문은 정맥주사에 의한 것은 아니다. 정맥주사와 혈관염의 인과관계는 불분명하다.

코카인에서는 추골뇌저동맥의 연축이 보여 뇌경색의 원인이라 생각된다.

4.4.3 고열, 횡문근융해, 다발성 장기부전

20대의 남성은 15세부터 시너 흡입을 시작하고 16세경부터는 2, 3일로 1,000 mL를 흡입, 18세부터는 대마를 흡연, 나아가 코카인을 1일 1, 2회 흡인했다. 어느 날 평소의 3배인 4.2 g

을 흡인, 동시에 맥주 700 mL를 마시고 트리아졸람 0.5 mg을 복용했다. 그 후 의식을 잃고 쓰러져 있는 것이 발견되어 입원하게 되었다. 체온 39°C, 혼수로 현저한 발한이 보였다. 2일 후 근강직이 출현, 크레아틴 키나아제가 61,240 U/L로 이상고가를 보여 간기능의 저하가 보였다. 두부의 CT에서 대뇌백질에 광범위한 저흡수 역이 보였다. 2주로 의식은 거의 청명, 검사치도 정상화되었으나 배회 등 이상행동이 출현해 정신과로 전과했다. 이때 입원 시보다 더 현저한 대뇌백질의 저흡수 영역이 보였다. 정신증상에 대해 할로페리돌을 투여했으나 서서히 무동성 무언상태가 됐고 의식장애·근강직·빈맥·발한의 악화와 함께 체온은 40.5°C로 상승하여 악성 증후군의 재발로 진단되었다(山崎 1994).

코카인뿐만 아니라 메스암페타민이나 메틸페니데이트 등 각성물질 모두에서, 심지어 환각성 암페타민에서도 중증중독의 임상상은 악성 증후군과 세로토닌 증후군을 구별할 수 없다(『중독백과』 참조).

20대의 남성은 7년 전 미국 체류 중 코카인을 시작했고 1년 전 코카인 사용으로 체포력이 있었는데 실내에서 쓰러져 있는 것을 어머니에게 발견되어 병원으로 이송되었다. 쇼크상태로 의식은 없고 심실세동으로 소생술이 행해져 일단은 성공했으나 11시간 후에 사망, 실내에서 이미 사용된 주사기 몇 개가 발견되었다. 체온은 입원 시 41°C, 사망 직후는 43°C였다. 부검에서 양측의 팔에 신구의 주사흔이 무수히 보였다. 우폐의 울혈과 수종, 뇌수종, 모든 장기에서 울혈이 현저했다. 혈액, 간에서 코카인과 그 대사물이 검출되어 주사 후 용태가 급변한 것으로 생각된다(Osawa 1994). 이는 일본에서의 첫 남용에 의한 사망예이다. 메스암페타민의 급성중독에서도 체온이 40°C를 넘는 일은 드물지 않다.

고온의 영향

메스암페타민과 마찬가지로 코카인의 급성중독으로 고열을 동반하는 것이 보통이라고 하면 고온이 악영향을 미치는 것도 당연히 생각할 수 있다. 메스암페타민에 의한 사망도 여름에 많다.

1993년 1월부터 3년간 뉴욕시에서 코카인의 급성중독으로 사망한 사람은 자타살을 제외하고 2,008명으로, 그 중 최고기온이 31.1°C 이상인 날에 사망한 것은 341명이었다. 그 이외의 날에 사망한 사람수에 비해 1일당 사망자가 33% 많고 이 경향은 기온의 상승과 함께 현저했다. 다른 마약이나 약물, 교통사고에서는 이 현상은 보이지 않으며 또 기온이 높은 날에 코카인 중독이 많이 발생하는 이유이기도 하다(Marzuk 1998).

마이애미대학 부속병원에서 코카인에 의해 횡문근융해증을 발병한 환자는 1982년 1명에서 1986년 12명, 1987년 22명으로 급증, 1987년 12월까지 6년간 39명에 달했다. 코카인 섭취 내역은 흡연 11명, 정맥주사 11명, 경비흡인 5명, 경구 3명, 병용 기타 9명이었다. 클레아틴 키나아제 값은 평균 12,187U/L이었다. 신부전이 병발한 13명은 혈압저하, 고열(40°C 이상), 클레아틴 키나아제의 상승(평균 28,084U/L)이 현저해 간기능 부전도 동반하며 파종성 혈관내 응고증후군을 일으켜 6명이 사망했다. 39명 중 35명은 입원 시 공격적이고 격한 흥분상태였고 4명은 혼수상태였다. 경련이 6명으로 확인되었다(Roth 1988).

고열과 횡문근융해, 다발성 장기부전은 메스암페타민의 급성중독에서도 매우 흔하게 보이며 공격적이고 격한 흥분상태는 1985년에 Wetli가 보고한 Cocaine-induced psychosis and sudden death(Wetli 1985)에 해당하며 이 또한 메스암페타민 정신병의 급성기 증상 중 하나이다.

4.4.4 장기의 괴사

1985년 코카인에 의한 대장염이 보고되었다. 37세의 남자가 우하복부의 격통과 구토, 혈성의 수양성 설사가 3일 계속되어 응급외래로 병원을 찾았다. 크랙을 주 3회 흡연했는데 그때마다 15분 후 정도면 수양성의 설사가 있었다. 때로는 코카인을 떠올리기만 해도 설사를 했다. 복막염의 증상이 있어 개복수술로 맹장과 상행결장의 현저한 수종과 장관벽의 비후가 보여 편측결장절제술이 행해졌다. 병리소견은 위막성 대장염으로 일부는 괴사성 대장염의 상이었다(Fishel 1985).

이 논문의 제목은 "Cocaine colitis(코카인 대장염)"라 되어 있었는데 이 병태는 대장에 국한되지 않고 소장에서도 보여 괴사나 천공을 동반하기도 했고 복강동맥이나 상장문막동맥에 혈전이 보이기도 했으며(Hoang 1998) 위유문부의 천공도 일어남(Cheng 1994)이 점차 분명해졌다.

미국 조지아주 애틀랜타시의 병원에서는 1994~1998년에 크랙의 흡연에 의한 위유문부부터 십이지장 근위부에 걸친 천공이 50명 발생했다. 그 중 48명은 남성, 평균연령은 37세로 통상의 소화성 궤양에 의한 천공에 비해 연령층은 8~10세 젊다(Feliciano 1999).

장기의 괴사는 소화관에 그치지 않고 복강장기 부전에 이르기도 한다.

27세의 남성은 크랙을 매일 흡연했는데 경찰에게 쫓겨 장거리를 달려 도망친 끝에 체포되어 직후에 토하고 복통을 호소해 3시간 후 이송된 병원에서 대량의 수양성 설사가 시작되었다. 체포 후 8시간 발한·빈맥·혈압저하가 있었고 소변에서 코카인이 검출됐으나 혈청의 약물 검사는 음성이었다. 복부의 X선 단순촬영으로 소장의 확대상이 보여 개복수술로 괴사를 일으킨 소장 1.7 m 절제했다. 간과 비장은 어둡게 변색해 있었다. 수술 후 신부전, 간기능부전, 혈액의 응고이상, 횡문근융해가 발생, 급성호흡부전과 파종성 혈관응고증후군을 동반하고 입원 7일째에 다발성 장기부전으로 사망했다. 부검으로 신장에서 급성요세관 괴사, 간장에서는 반상괴사가 보여 혈관성 간장애상을 보였다. 비장에서는 피막하에 다발성의 경색이 보였다. 이 환자는 코카인에 의한 교감신경자극에 체포 전에 장거리를 달리는 격한 운동에 의한 교감신경자극이 가해진 상태로, 있어 혈관수축이 광범위한 복강장기의 경색괴사를 초래한 것으로 생각된다. 혈액에서 코카인과 Benzoylecgonine이 5.2 μmol/L 검출되었다(Mustard 1992).

장관의 괴사는 코카인에 국한되지 않고 메스암페타민, 메틸페니데이트 등의 각성제에서도 보인다.

코카인에 의한 괴사성·위막성 장염의 원인은 혈관의 수축과 혈전형성이라 생각된다. 한편, 비중격 천공의 원인은 코카인에 의한 점막의 혈관수축으로 그 작용이 끊겼을 때의 반동적인 혈류증가의 반복에 의해 점막이 혈류부전과 부종을 반복하기 때문이라 생각되고 있다. 따라서 코카인에 의한 괴사성·위막성 장염과 비중격 천공은 공통된 원인을 갖는다고 생각해도 좋을 것이다.

피부의 괴사

피부에도 괴사성 병변이 일어나는데 원인은 혈류부전이 아닌 감염일 것이다. 다음은 도쿄대학에서 법의학교실을 주재하던 후루하타 타네모토(古畑種基)의 기술이다.

50대의 무녀는 다수의 신자가 있었는데 코카인 중독이 의심되어 감정을 의뢰받았다. 이 무녀는 남에게는 보이지 않는 벼룩이나 개미처럼 작은 동물이 보인다고 해, 신자들은 위대한 능력 중 하나라고 생각하고 진심으로 신뢰했다. 그러나 신자들의 신앙 대상이 되어 뛰어난 능력인 것처럼 보였던 것은 코카인 중독환자의 환각이나 다름없었다. 이 무녀는 스스로 미소독 주사기로 코카인을 매일 여러 번 주사하고 있었기에 전신의 피부에는 무수한 주사흔이 있어 피부병처럼 돼 있었다(古畑 1959). 벌레가 피부를 기어다니는 등의 환촉은 코카인 정신병에서 보이는 환각의 특징인데 흥분제에서도 보인다.

연대 미상인 점이 유감이지만 무녀가 하고 있던 것은 "skin popping(피하 놓기)"이라 하며 헤로인에서 자주 사용되는 방법이다. 코카인은 자극성이 적기에 헤로인보다 드물지만 피하농양, 봉소염, 림프절염을 일으키며(Hoeger 1996) 반흔을 남긴다. 모르핀에서도 반흔을 남긴다.

정맥주사로 괴사성 근막염을 일으켰다는 보고가 있다(Jacobson 1982). 코카인이 피부경화증을 일으키는 것은 아닌가 하는 보고도 있다(Attoussi 1998, Kilaru 1991, Kerr 1989).

4.4.5 지속발기

코카인의 점막마취작용을 이용해서 사정까지의 시간을 늘리려고 음경의 귀두에 코카인 분말을 도포하는 사람이 드물지 않다고 한다. 그러나 이하와 같은 합병증을 일으키기에 주의가 필요하다.

43세의 남성은 코카인을 도포하는 습관이 있었는데 지속발기가 3일 계속되어 병원을 찾았고 음경해면체는 딱딱하고 통증이 있어 요도해면체와 귀두는 이완해 있었다. 배뇨할 수 없어 방광은 소변으로 가득 차 있었다. 해면체 혈액의 흡인도 생리식염액이나 0.001%의 아드레날린 용액에 의한 관류도 효과가 없었고 척추마취도 효과가 없었다. 음경해면체와 요도해면체의 션트 조설에 의해 회복되었으나 그 후 환자는 발기부전에 빠졌다(Rodríguez-Blázquez 1990).

지속발기는 도포에 의한 것만이 아니다. 경비흡인에서도 일어나고(Fiorelli 1990) 이하와 같은 예도 있다.

크랙을 흡연하는 49세의 남성이 사용 후 4일간 계속해서 지속발기를 호소해 병원을 찾았다. 과거 1년간 같은 양상의 증상이 5회는 있었으나 자연히 회복되었다. 해면체는 팽창, 부종과 통증이 격렬했다. 생리식염액, 헤파린 첨가 식염수에 의한 해면체의 관류로 흑갈색의 피가 흡인되었다. 250 ㎍의 페닐레플린을 3회 주사했으나 효과는 없고, 해면체의 션트 조설술, 혈액의 흡인이나 관류도 거의 효과가 없었으며, 2번째의 션트 조설술도 효과가 없었고, 입원 7일째에 발열, 음경은 발적, 션트의 절개부에서 배농이 있어 초음파로 가스상이 보인 혐기성 균감염에 의한 가스 봉소염이라 진단되었다. 초음파로 음경에서 혈류는 확인되지 않았고 음경의 부분절제에 이르렀다(Altman 1999).

더 비참한 예도 있다.

34세의 남성은 수주일 전부터 성적흥분을 목적으로 성교 전에 요도에 코카인을 주입했는데 지속발기와 감돈 포경이 3일 계속되어 진찰받았다. 음경해면체의 흡인을 행했으나 효과는 없고 배뇨가 불능하여 방광에 카테터를 유치했다. 3일째에 지속발기와 감돈 포경은 해소되었으나 왼쪽 발등에 나타난 피하일혈은 12시간 동안 음부, 사지, 배부, 흉부로 급속도로 확대하여 다음날 발열, 피하일혈 위에 수포가 발생했다. 혈액검사에서 응고이상이 보여 파종성 혈관응고증후군으로 진단되었다. 12일째, 피하일혈의 부위가 괴사에 처해 전신마취하에 광범위한 창면 절제술을 시행했다. 응고장애는 개선되었으나 양다리의 괴저와 피부·근육·피하조직의 괴사가 있어 동맥의 화농성 혈관염은 기질화하고 양다리의 무릎부터 위의 절제술과 손가락 9개의 절제술이 행해져 음경은 괴사를 일으키고 탈락했다(Mahler 1988).

지속발기는 메틸페니데이트에서도 보고되어 있다.

4.5 코카인 베이비

크랙이 등장하고부터 미국에서 태아의 이상, 선천기형, 자궁내 발육지연, 태아절박반사, 전치태반, 태반조기박리, 조기파수, 사산 등 분만이나 신생아 이상의 증례보고가 잇따라 코카인 베이비, 크랙 베이비로서 문제가 되었다.

4.5.1 출산 전 오염

보스턴시립병원에서 1984년 7월부터 1986년 9월까지의 기간 중 임산부 679명 중 17%는 임신 중 1회 코카인을 사용했다(Frank 1988).

임산부의 코카인 오염이 퍼져 신생아의 이상이 증가했다고 해도 둘의 인과관계가 있다고 결론짓는 것은 쉽지 않다. 결론짓기 위해서는 코카인을 남용한 집단을 남용하지 않는 집단과 대조 비교하고 추적조사를 실시하게 되는데, 동시에 사용하고 있는 경우가 많은 대마, 알코올, 담배의 영향을 제외해야 한다. 이것들의 영향을 제외해도 코카인을 남용하고 있는 임산부는 위생·거주·가정환경이 나쁘고 빈곤하여 저영양, 성병을 가지며 임신 시 정기검진의 진찰률이 낮을 가능성이 있다. 또한 코카인의 남용을 모친의 신고에 의지하면 실제적인 수를 적게 볼 가능성이 있어, 남용을 신생아의 소변 분석에 의하면 임신말기의 일밖에 알 수 없다. 남용의 기간, 정도에 따라서도 결론이 달라질 가능성이 있다.

미국 캔자스시티 소아병원의 신생아 집중치료실에 1987년부터 2년간 입원한 신생아는 794명으로 입원 시에 모친이나 아이의 소변에서 코카인의 대사산물이 검출된 것은 69명(8.7%)이었다. 또한 26명은 괴사성 장염을 발병했고 그 중 10명에서 코카인의 대사산물이 검출되었다. 이 10명은 신생아 괴사성 장염의 위험인자인 미열, 호흡곤란증후군, 출생 시 저체중, 실직 등을 갖지 않았다(Downing 1991). 이 연구에서는 코카인의 섭취 유무를 소변검사에 따르고 있으므로 임산부는 분만 직전 3일 이내 정도에 사용한 것은 분명하며 괴사성 장염의 원인은 코카인의 교감신경자극에 의한 장간막동맥의 수축에 의할 가능성이 높다.

코카인 남용의 모친에게서 태어난 신생아의 괴사성 장염은 드물지 않으며(Telsey 1988, Porat 1991) 코카인 남용의 성인에서도 드물지 않다.

비뇨기계의 기형

시카고의 노스웨스턴대학 부속병원에서 임신 제1삼반기에 코카인을 사용하고 임신기간 중에 코카인 이외에 헤로인, 대마, 알코올, 담배, 펜사이클리딘을 사용하지 않은 50명(코카인군)을 코카인 이외의 상기 약물을 사용한 30명을 대조군으로 신생아의 기형 발생을 비교했다. 요로나 내장은 초음파로 모친의 약물력을 숨기고 전문가가 진단에 임했다. 대조군에서 1예의 알코올성 태아 증후군이 발견됐으나 코카인 집단에서는 2예의 회장폐쇄와 7예의 비뇨생식기의 기형이 발견되었다. 남아에서는 수신증과 왼손의 3, 4지의 결손에, Ⅱ도 요도하열, 요도색, 정류고환을 동반하는 것 1예, Ⅱ도 요도하열 2예, 양측의 Ⅱ도 수신증 1예, 편측의 Ⅲ도 수신증 2예였다. 여아에서는 수신증과 왼손의 3, 4지의 결손에, 자궁과 난소를 결하는 성별불명의 성기에 복벽의 발육부전과 항문 폐쇄증, 편측의 내반첨족을 동반하는 것이 1예였다(Chasnoff 1988).

코카인에 의해 비뇨기계의 기형이 유의하게 증가한다는 보고가 또 있다(Chávez 1989).

뇌기형

중증의 뇌기형이 보고되었다.

임신기간 동안 코카인과 대마를 흡연하던 23세의 여성에게서 태어난 여아는 머리둘레가 37 cm로 크고 변형이 현저하며 전두봉합이 넓게 해리해 있었다. 생후 21시간, 경련이 발생, 신경학적 검사에서는 근이완상태로 발달반응이 없고 심부건반사는 억제되었다. 뇌 MRI의 소견에서는 정중에 제3뇌실과 일체화하고 측뇌실과 교통하는 거대세포를 확인했고 뇌량이 결여되어 대뇌반구가 변형되고 대뇌회는 미발달이었다. 소변에서 Benzoylecgonine이 검출되었다.

임신 초기 3개월간 코카인을 매일 흡연한 22세의 여성에게서 태어나 비정형적 뇌성 소아마비로 진단받은 5세의 남아는 신장 49 cm, 머리둘레 33 cm로 모두 작았고 MRI의 소견으로 좌측 두정엽에 측뇌실과 교통하여 수액을 채워 대뇌피질 표면의 거미막강에 넓게 개구하는 열뇌증을 확인했고 투명중격의 일부는 결손되었다(Gieron–Korthals 1994).

뉴욕시의 코넬대학 부속병원의 신생아 집중치료실에 1988년 1월 1일부터 13개월간 입원하고 임신 중에 코카인을 사용한 것이 확인된 모친에게서 태어난 신생아는 43명으로 모친 중 1명은 분만실에서도 크랙을 흡연했다. 43명 중 5명의 신생아에서 두정부 뇌헤르니아, 후두부 뇌헤르니아, 진진뇌포, 피부의 이소성 음경으로 이어져 흉부척추내 지방종, 소뇌의 지형성 등 신경찰에서 특히 정중성의 기형이 발견되었다. 대조군 62명 중 기형은 0이었다(Heier 1991).

발달장애

코카인을 사용했으나 알코올은 마시지 않던 모친의 신생아 80명(코카인군)을 코카인도 알코올도 사용하지 않은 모친의 신생아 100명(대조군), 알코올만으로 코카인은 사용하지 않은 모친의 신생아 67명(알코올군)을 대조하여 발달을 조사한 결과, 코카인 집단에서는 신장에서 비해 머리둘레가 작고 이 경향은 알코올 집단과 비슷하였다(Little 1991).

소변 코카인이 양성인 모친에게서 만기출산으로 태어난 신생아는 대조의 신생아에 비해 근긴장이 강하고 긴장성 부전마비에 가까우며 그 정도는 머리둘레가 작을수록 현저했다(Chiriboga 1993).

소변 코카인이 양성인 모친에게서 태어난 신생아 34명은 대조의 33명에 비해 머리둘레가 유의하게 작았고 두발 중의 Benzoylecgonine 농도가 높을수록 머리둘레가 작았다(Sallee 1995).

임신 중에 코카인에 피폭된 신생아의 머리둘레가 작은 것으로 성장에 동반하는 신경발달장애에 관심이 옮겨졌다.

뉴욕시의 병원 1991년 2월부터 1994년 12월까지의 임신 중에 코카인을 사용한 386쌍의 모친과 아이(코카인군)과 연령·사회경제적 지위·인종·교육기간이 동등한 130쌍(대조군)을 비교한 추적조사가 행해졌다. 코카인군에서는 알코올을 1일 90 mL 이상 마신 자, 헤로인, 바르비투르산, 메스암페타민, 메타돈의 사용자, 당뇨병, 고혈압, 경련, 사람면역결핍바이러스 항원 양성자는 제외했다. 또한 재태 32주 미만, 아프가 점수가 1분 후 3점 미만, 5분 후 5점 미만의 신생아도 제외했다. 임신의 제2삼반기와 제3삼반기에 최소 3회 소변검사를 행하여 신생아에서는 24시간 이내에 소변과 태변의 약물검사를 하고, 48시간 이후 매일 신체·신경학적 검사와 생후 48시간에 브레즐튼 신생아행동평가법(BNBAS)으로 평가했다. 평가는 신생아가 어느 쪽 집단에 속하는지를 숨긴 채, 이 평가법에 대해서 교육을 받은 자격자가 했다. 그 결과 코카인군의 모친에서는 유산, 37주 미만의 출산이 많았고, 신생아에서는 재태주, 생하시 체중, 신장, 머리둘레, 시청각의 방위반응, 상황에 따른 조정력 등의 값이 낮고 스트레스 점수가 높았으며 신경과민, 모로반사의 항진, 근긴장 항진 등의 신경이상이 많았다(Datta-Bhutada 1998).

디트로이트의 병원 1992년 11월부터의 반 년간의 다태분만과 선천기형을 제외한 신생아를 대상으로 기저귀에 묻은 태변을 모아 코카인, 모르핀, 대마와 그 대사산물을 방사선면역측정으로 분석했다. 이 방법은 모친의 두발 코카인 농도와 많이 상관하여 제2삼반기 초기까지의 섭취 이력을 더듬는 것이 가능하다. BNBAS의 유자격자 2명이 신생아의 평가를 해 평가도, 태변의 검사도 서로의 결과를 모르는 채 행했다. 23명의 코카인군은 29명의 비코카인군에 비해 BNBAS의 7개 검사 항목 중 6개, 즉 방위반응, 운동, 상황에 따른 대응의 폭, 상황에 따른 조정력, 반사, 자율계의 안정성, 특히 진전·경악 등 자율계의 안정성이 뒤떨어졌다. 태변 중의 코카인 농도가 높을수록 생하 시 체중도 아프가 점수도 낮았다(Delaney-Black 1996).

미국 네 곳의 대학병원 코카인의 연구에 참가를 승낙한 모친은 2년간에 11,811명으로 신생아의 태변검사를 못한 3,184명을 제외한 8,627명 중 태변에서 검출된 약물은 코카인 1,072명, 마약 113명, 그 밖의 기타 7,442명이었다. 코카인이 검출된 1,072명 중 코카인만 717명(코카인군), 코카인과 마약이 92명, 코카인과 기타 약물이 263명이었다. 태변 중의 코카인이 효소다중면역측정법에서 양성이어도 가스크로마토그래피/질량분석법(GC/MS)으로 확인하지 못한 자를 제외한 717명의 코카인군을 코카인이 음성이며 모친이 사용을 부정한 7,442명을 대조군으로 훈련을 받은 유자격자가 코카인군인지 아닌지를 알리지 않고 신생아의 신체검사와 신경학적 검사를 행했다. 그 결과 코카인군에서 보인 유의한 변화는 근긴장 항진, 신경과민, 고조의 울음소리, 경련, 자율계의 불안정, 피자극성의 항진이었다(Bauer 2005).

뉴욕시립병원 2000년 5월~2004년 11월 사이에 취급한 분만을 대상으로, 임신 중의 코카인 사용과 6개월 후 신생아의 신경행동발달과의 관계에 대해 조사가 이루어졌다. 대상은 사람면역결핍바이러스 감염, 주사에 의한 약물남용, 정신질환 등이 없는 모친에게서 태어난 재태 33주 이상으로 선천기형이 없으며 아프가 점수가 5분으로 4점 이상의 신생아 286명이다. 코카인에 대해서는 엄마의 두발을 방사선면역측정으로 분석하고 경계치는 5 ng/10 mg으로 했다. 임신 중의 코카인 사용을 부정한 임산부의 28%는 두발에서 코카인이 검출됐으나, 사용했다고 신고한 모친 및 소변 혹은 신생아의 태변에서 코카인이 검출된 예에서는 모두 두발도 양성이었다. 생후 6개월, 전문 심리학자가 Bayley Scale of Infant Development와 Fagan Scale of Infant Intelligence에서 발달행동을 평가하고, 소아신경학의 전문가가 Neurological Examination of Children에서 신경학적 검사를 실시했다. 신생아는 엄마의 두발 중 코카인 대사물의 농도에 의해 비피폭군, 저농도 피폭군, 고농도 피폭군으로 나누었다. 피폭 정도에 따라 유의하게 많이 나타난 신경학적 소견은 근육의 긴장항진, 신전체위, 손의 지속적인 파악으로 좌위를 유지하기 힘들고 잡는 것이 어설펐다. 행동지표에서는 코카인 피폭군에서 Bayley의 통합행동 점수의 방위반응이 낮은 값을 보였다. 코카인에 의한 이러한 신경행동이상은 노르아드레날린, 도파민, 세로토닌 등 모노아민계열의 흡수 억제에 의한 태아기 시냅스의 교란에 원인한다고 생각된다. 이를테면 도파민은 근긴장이나 체위, 운동기능에, 노르아드레날린과 도파민은 각성에 관계하고, 세로토닌은 행동의 흥분성에 관계한다. 임신 중에 선택적 세로토닌 흡수저해약에 피폭된 태아에서 보이는 떨림이나 근긴장항진과도 관계가 있을 것으로 보인다(Chiriboga 2007).

이외에도 154쌍의 모친과 아이에 대해 3년 후까지(Eyler 1998a,b, Behnke 2002, Behnke 2006), 228쌍의 모친과 아이에 대해 10년 후까지(Richardson 2007), 212명의 아이에 대해 학령기까지(Morrow 2006), 각각 추적조사를 한 연구 등, 긴 기간의 연구가 많다.

생후의 학습기능 저하는 뇌의 전부대상회피질의 형태학적, 신경생화학적 이상의 반영으로, 운동기능의 저하는 미상핵에서의 도파민 기능 이상과 관계가 있는 것으로 보인다(Romano 1998).

코카인의 임신·분만·태아·신생아에 대한 영향을 조사하자 계속해서 솟아나듯이 논문이 나타났다. 대부분은 1980년 이후의 미국의 것으로 질도 일정 레벨 이상의 것이다. 주된 것을 대강 훑어보았는데 그것을 기반으로 현재 분명하게 말할 수 있는 태아의 이상은 태반박리 등 태반의 이상, 태관을 주로 하는 내장의 괴사, 비뇨생식기계의 기형, 중추신경의 기형, 발달행동장애이다.

이 이상들을 초래하는 기전으로는 코카인의 교감신경자극작용에 의한 혈류장애가 가장 가능성이 높다고 생각되는데 이는 작용이 비슷한 메스암페타민에 의한 상기장애의 보고가 거의 없다는 점이 신기하다.

4.5.2 출생 후 오염

아이는 태아 때만 자궁내에서 코카인에 오염되는 것이 아니다. 태어나고부터도 코카인에 의한 환경오염이나 간접흡연으로 중독한다.

생후 9개월의 여아가 전신성의 강직성 간대성 경련으로 병원을 찾았다. 모친에 의하면 여아가 놀고 있던 거실에서 전날 밤의 파티에서 남은 코카인의 분말이 남아있었다. 경련을 일으키고 36시간 후의 소변에서 코카인과 Benzoylecgonine이 검출되어 경련의 원인이 다름아닌 코카인에 의한 경련이라 진단되었다(Rivkin 1989).

플로리다주의 탬파에서 4세의 여아가 돌연 혈성 설사과 구토 후 쇠약이 심해져 구급외래를 찾았다. 혈압은 60 mmHg, 맥박은 140으로 다른 특별한 소견은 없고 소변에서 코카인과 Benzoylecgonine이 검출되었다. 모친의 이야기로는 여아는 전날 저녁을 크랙을 파는 사촌의 집에서 보냈고 마중을 갔을 때 "록"이 부엌의 테이블 위에 흩뿌려져 있었다고 한다(Riggs 1991).

보스턴의 소아구급외래를 찾은 생후 2주에서 5세까지의 소아 250명 중 생후 1~19개월의 6명의 소변에서 코카인의 대사산물이 검출되었다. 오염경로는 모유, 크랙의 간접흡연, 코카인에 오염된 가까운 것에 손을 댄 것 등 보호자를 통한 것으로 생각된다(Kharasch 1991).

간접흡연

필라델피아의 검시관 사무소가 1987년부터 1989년까지 부검을 행한 코카인 혹은 대사산물이 검출된 생후 1주~24개월의 유유아는 연간 약 300명으로 모두 현장검증과 조직학적 검사를 행했다. 방사선면역측정으로 코카인이 양성이라 판정된 혈액·소변·조직은 GC/MS로 확인했다. 이 중 생후 2주에서 10개월의 유아 16명은 침대나 소파 위에서 사망한 채로 발견되었다. 전원 평소에는 건강했고 사망직전에 크랙 연기가 정체되는 작고 환기가 나쁜 방에 있었다. 6명의 모친은 크랙 상용자로 5명은 모친 이외의 어른이 매우 가까이에서 크랙을 흡연했었다. 1명은 공통주택의 부서진 마루를 통해서 아래층에서 침입해온 크랙의 연기가, 1명은 공동주택의 맞은 편 방의 크랙 연기가 원인이라 생각되었다. 혈액 중의 코카인 농도는 0.016~0.3(평균 0.076) ㎍/mL로 16명 전원이 장기의 조직학적 검사로 사인이 되는 소견은 없고 모유영양은 아니기에 수유행위 혹은 모유에 의한 오염은 생각되지 않는다. 16명 외에 혈액에서 코카인 이외에 키닌이 검출된 유아 1명이 있는데 키닌은 코카인의 불순물로 크랙과 같이 순도가 높은 것에서는 검출되지 않기에 16명의 혈액에서 코카인, Benzoylecgonine 이외의 것이 검출되지 않았다는 것은 사인이 순도 높은 크랙의 간접흡연에 의한 것임을 반증한다(Mirchandani 1991).

급성사의 경우 코카인의 혈중농도는 0.14~0.92 ㎍/mL(Wetli 1985)이기에 상기의 혈중농도는 치사농도의 범위에 있다.

메스암페타민 남용의 증가

미국의 병원에서 퇴원기록을 기반으로 분만 수 100명당 코카인 남용 임산부와 암페타민 남용 임산부의 수의 추이를 1998부터 2004년까지 조사하자 코카인 남용 임산부는 0.74에서 2004년에는 0.41로 거의 반감한 한편 암페타민 남용 임산부는 0.11에서 0.22로 거의 직선적으로 증가했고 서부에 집중해 있다(Cox 2008).

퇴원기록에서는 암페타민이라 돼 있으나 현재의 국제질병분류에서는 암페타민과 메스암페타민을 구별하지 않고 있으며 이 퇴원기록은 국제질환분류에 기반하고 있기에 메스암페타민이라 바꿔읽어도 무방하다. 왜냐하면 미국에서 메스암페타민은 문제가 되고 있으나 암페타민은 거의 문제가 되지 않기 때문이다.

4.6 의존과 정신증상

의존성, 즉 시작하면 그만둘 수 없다는 작용이 가장 강한 것은 담배인데, 코카인은 남용물질 중에서는 헤로인에 이어서 강하다(Anthony 1994). 각성제는 코카인보다 급속으로 각성제 정신병의 상태에 빠지지만 의존성은 코카인이 더 강하다.

코카인 의존증으로 입원한 30명 중 4명에서 주요 우울장애, 6명에서 기분변조성 장애, 5명에서 기분순환성 장애가 보였다. 4시간 내지 6일 이상에 걸쳐 코카인 절이기(binge, 코카인 잠기기, 멀티 히트) 후 허탈기(crash, 침울, 약 떨어짐(薬切れ))가 9시간 내지 4일 계속된다. 그 사이의 증상은 격양, 우울, 식욕부진으로 코카인에의 강한 욕구가 시작되어 욕구가 약해지는 동시에 피로, 우울, 불면에서 소모, 과면, 폭식이 나타난다. 이 시기를 지나면 금단기(withdrawal)가 1~10시간 계속된다. 그 사이의 증상은 정상적인 수면, 정상적인 기분, 코카인에의 가벼운 욕구, 가벼운 불안에서 쾌감 소실, 활력 결여, 불안으로 진행되어 이 시기에 조건자극이 있으면 코카인에 대한 강한 욕구가 유발되어 재발을 초래한다. 재발이 없으면 다음의 휴약기(extinction)에 들어가 정상적인 쾌감이나 기분, 일시적인 코카인 욕구가 있다. 조건자극에 따라서는 강한 코카인 욕구가 유발되어 재발을 초래하는 경우도 있는데 그렇지 않으면 무사히 코카인에서 금단(abstinence)에 이른다(Gawin 1986).

코카인 상습자가 코카인을 정맥주사 혹은 흡연했을 경우 의식이 선명한 상태로 코카인 유발성 섬망이 일과성으로 나타나고 이어서 코카인 망상성 장애가 나타나 둘은 분명하게 구별할 수 있다(Pearlson 1989).

일본의 사례

20대의 여성은 고등학생 때 시너를 흡입, 24세 때 나이트클럽의 단골손님에게 코카인을 배우고 1주일에 2, 3회, 월에 10회 정도, 많을 때는 2, 3일 연속해서 흡인했다. 1984년말부터 코카인을 구입할 수 없었으나 욕구감은 강해졌다. 그 후 가게의 손님을 통해 얻었으며, 월에 10회 정도, 반년 후에는 연일 흡인하게 되어 강한 공포감을 동반하는 환시와 흥분이 나타나 입원했다(斎藤 1986). 이것은 일본 최초의 흡인예의 보고이다.

20대의 남성은 대마를 흡연하다가 미국에서 코카인을 흡입해 「살해당한다. 쫓기고 있다」 등 피해망상, 추적망상, 주찰망상이 나타나 정신분열병을 의심받아 정신과에 소개되었다. 갖고 있던 코카인과 대마를 모두 폐기하고 할로페리돌과 비페리덴의 복용으로 망상은 2일 후에 사라졌으나 정신이 멍하고 몸이 무거워 누워 있기만 하는 생활이 3주 계속되었다. 그 후에도 집중력이 떨어지고 TV나 잡지를 오래 볼 수 없었지만, 3개월째에 의욕이 생겨 복학했다(渡辺 1991).

20대의 남성은 18세경 대마를 흡연, 20세 때 외국에서 코카인을 흡입하고, 23세에 걸쳐서 자주 외국에 건너가 흡인했다. 22세경부터 피해망상, 공포감, 환청 등의 정신증상이 나타나 입원, 증상이 완화하여 퇴원했다. 그 후 스트레스를 계기로 질투망상과 환청이 나타났다. 35세의 남성은 대학시절에 대마를 흡연, 미국에 유학하여 LSD를 남용했으나 환시·착시가 심하여 그만뒀다. 그러나 크랙을 대량으로 흡연하고 환각망상 상태가 나타나 그 공포감으로 일상생활의 파괴를 우려하여 귀국, 그 후는 각성제를 간헐적으로 남용했다. 여성에게 사랑받고 있다는 피애망상, 피해망상, 경찰이 체포하러 온다는 추적망상이 있었다(久場川 1997).

20대의 남성은 초등학교 6학년 때 대마를 흡연, 고등학교에서는 유기용제, 그 후 기침약이나 코카인을 남용했는데 밀매인에게 「각성제도 코로 빨아들이는 편이 좋다」고 듣고 각성제의 흡인을 계속해 망상과 환청이 나타났다. 20대의 남성은 중학교 시절에 유기용제의 흡인, 정시제 고등학교에서 각성제와 대마의 남용을 시작해 18세경부터 코카인의 흡인을 시작했다. 밀매인에게 코카인이라 속고 각성제를 사서 흡인, 환청·망상이 나타나 입원했다(妹尾 1991).

이상은 다중약물남용이며 정신증상이 코카인에만 의한 것이라 할 수 없다. 대마도 통합실조증 유사의 정신병의 원인이 된다. 또한 각성제(메스암페타민)의 경비흡인은 일본에서는 거의 예가 없으며 상기 2예와 같이 코카인 흡인자가 코카인 대신에 흡인한 예 정도일 것이다.

30대의 여성은 17세부터 23세에 걸쳐서 6년간 코카인을 남용, 환청·환시가 나타나 중지 후에도 남아서 3년 지나서 정신운동발작과 강직성 간대성 경련이 시작되었다. 간질 양상 증상은 항경련제로 증상은 완화했으나 환각은 사소한 스트레스로 유발되기 쉬워 플래시백 현상이라 생각되었다(岸 1991).

30대의 남성 음악가는 독일 유학 중 코카인의 남용을 배워 기분 좋게 작곡할 수 있어서 돈이 허락하는 한 사용했다. 주 5일, 4년간, 많을 때는 1일에 수 회 흡인하여 환시체험, 피해감, 황홀감 등이 혼재하는 이상체험이 생겼다. 귀국하고 흡인을 계속했으나 고가이기에 경제적으로 곤궁해져 중단했다. 그 즈음부터 두근거림, 비염증상 외에 「자신의 주위에 무언가 이해할 수 없는 것이 있다」 등 실체적 의식성이나 피암시성의 항진이 생겨 영혼이 붙어 있다고 지적받고는 어떤 교단에 입신하는데, 유흥비 때문에 절도와 복역을 반복했다. 복역 중에는 「자신에게 붙어 있는 영혼이 무언가 말하고 있다」는 등의 빙의망상, 인격변환체험, 기능성 환청, 관계망상, 피압박감, 피영향체험이 자주 확인되어 구금 등 스트레스 상황 하에서의 종교의식에 의해 생긴 빙의증상군이라 생각되었다(福田 1998).

통합실조증과의 관계

통합실조증으로 응급외래를 찾은 환자의 약 절반에서 물질남용이 보였다. 또한 코카인남용이 통합실조증의 환자가 정신과 구급외래를 방문하는 계기가 되고 있으며 병상에 큰 영향을 미치고 있다. 뉴욕대학 의학부 부속병원의 정신과 응급외래로 병원을 찾은 환자를 「정신질환의 분류진단기준 제4판(DSM Ⅳ)」으로 분류하면 통합실조증 54명, 코카인을 남용하는 통합실조증 32명이었다. 코카인 남용자 30명과 비교했을 때 코카인을 남용하는 통합실조증 환자는 코카인 남용자나 통합실조증 환자에 비해 환각이 많이 보였다. 코카인 남용자 및 코카인을 남용하는 통합실조증 환자는 통합실조증 환자에 비해 불안·우울 관련의 호소가 많은데 코카인의 금단증상으로 추측되며 시간의 경과와 함께 증상이 악화할 가능성이 있다. 이 세 집단의 환자의 증상에서는 유사점이 많은데 횡단적으로 봐서 분명한 차이가 있다(Serper 1999).

통합실조증 환자는 다른 정신병 환자에 비해 코카인을 사용하는 빈도가 높다. 코카인이 병상의 경과에 악영향을 미치고 입원의 필요성을 높여 우울상태를 남기는 경향이 있고 발증을 앞당기는 경우도 있다. 로스앤젤레스의 병원에 1990년 3월에 통합실조증의 임상진단으로 입원해 소변검사를 행한 100명 중 37명은 입원 전 6개월 이내에 코카인을 사용했다. 그 중 31명은 1주일 이내에 사용했고 「정신질환의 분류진단기준 제3판(DSM-Ⅲ)」과 소변검사로 코카인 남용이라 진단되었다. 그 중 10명은 소변검사로 비로소 처음으로 진단이 되었다. 즉 통합실조증의 진단으로 입원한 환자의 10%는 소변검사를 하지 않으면 코카인 남용이라고 진단할 수 없었다. 코카인 이외의 물질남용자는 29명이었다. 입원 시에 1주일 이내의 코카인 사용을 부정한 85명 중 16명의 소변에서 코카인이 검출됐고 입원 시에 코카인 남용인

줄 몰랐던 73명 중 10명의 소변에서 코카인이 검출되었다. 100명 중 몇 명인가는 통합실조증이 아닌 코카인 유발성 정신병이었을 가능성이 있다(Shaner 1993).

에이즈 뇌증

36세의 여성은 헤로인의 정맥주사로 의존증에 빠져 정신증상을 보였다. 외래로 메타돈 치료를 받았으나 헤로인을 재개하고 그 치료의 일환으로서 스스로 코카인의 정맥주사를 시작했다. 우울증상이 악화, 불면, 집중력 결여나 기억장애, 집안에 원인불명의 소리나 일을 만드는 영혼이 나타난다는 환시·환청, 악령에 의한다는 박해망상이 강했다. 코카인 남용과 망상이 계속되어 입원해 메타돈 치료에 의해 3주일 후 코카인에서 완전히 금단할 수 있었음에도 불구하고 환각·망상은 오히려 악화, 코카인 정신병의 상태가 계속되었다. 의사들은 증상의 해석과 치료에 있어서 막다른 길에 봉착했고 다시 한번 혈액검사를 행하자 HIV(사람면역결핍바이러스) 양성으로 후천성 면역결핍증후군(AIDS, 에이즈)에 의한 에이즈 뇌증이라 진단되었다. 초진 이후 6개월이 지났다. 바이러스성 뇌염의 일종인 에이즈 뇌증에서는 우울, 기억장애, 격양, 패닉반응, 식욕부진, 빈맥, 경련, 집중력 결여, 불면, 망상, 사고착란, 환각 등 진행된 코카인 정신병과 비슷한 증상을 보인다(Shaffer 1988).

의원성의 코카인 정신병

22세의 남성이 패혈증성 쇼크로 입원했다. 심한 구내염에 대해 디클로닌(표면마취약)과 10% 코카인 3 mL를 4시간 간격으로 도포하는 처치를 받고 16일째 빈맥 140/분, 구토, 두통, 불면, 오한, 발열을 일으켰다. 환자는 의복·식사·방 안에 개미가 보인다고 했고 고양감과 초조감이나 협박적 언사가 교차하여 다변 다동하게 되어 6시간 후 근육의 경련, 두부나 사지의 단연축과 진전이 확인되었다. 중독성 코카인 정신병이라 진단되어 코카인을 즉시 중지했으나 그때의 혈액의 코카인 농도는 18.4 ng/mL였다. 환자는 디아제팜의 투여로 10시간 자고 반사는 정상화했으나 의심이 많아지고 심하게 겁먹었으며 환각도 있었다. 60시간 후 망상은 사라졌고 맥박은 정상화했다. 그 후 구강의 통증에 10% 코카인 3 mL, 12~15시간 간격의 도포로 변경하고 정신증상의 재발은 없었다(Lesko 1982).

감기약과 병용하고 살인

코카인을 남용하는 27세의 남성이 감기에 걸려 코카인 섭취 후에 대량의 감기약을 먹었다. 수 시간 후「저 여자를 없애라」는 목소리를 듣고 친하게 지내던 노부인을 살해했다. 특별히 살해할 만한 동기는 없었고 감기약에는 항히스타민제인 클로르페닐라민과 혈관수축제인 페닐프로판올아민이 포함돼 있었다. 항히스타민제는 노르아드레날린을 유리시켜 도파민과 세로토닌의 흡수를 억제하고 카테콜아민에 대하여 코카인과 유사한 작용을 보인다. 또한 페닐프로판올아민은 메스암페타민 유사의 교감신경흥분성 아민으로 정신병을 일으키는 물질로 알려져 있다(Strauss 1989).

코카인 의존과 성격장애와의 관계

뉴욕대학부속병원 정신과에 약물의존 진단으로 입원한 40명 중 17명은 B군 성격장애, 13명은 통합실조증, 5명은 기분장애였다. 통합실조증 13명의 내역은 만성형 11명, 실조감정장애 2명이었다. 기분장애 5명의 내역은 쌍극성 장애 2명, 주요 우울장애, 기분변조성 장애, 기분순환성 장애가 각각 1명이었다. B군 성격장애의 명세는 반사회성 11명, 경계형 6명, 실조형 2명이었다. 성격장애의 환자는 통합실조증 환자에 비해 코카인의 흡연을 시작한 연령이 낮고 양과 횟수가 많으며 마지막 사용부터 구급외래를 찾기까지의 시간이 짧았다. 전체를 통틀어서 입원 시에 많이 보이는 증상은 많은 순으로 울상태, 자살원망, 망상, 환청, 분열성 사고였다. 환청과 분열성 사고는 통합실조증의 환자에서 많이 보인다(Bunt 1990).

미국 매사추세츠주 벨몬트의 알코올약물치료센터에 1989년 8월부터 1991년 11월까지 코카인 의존증으로 입원한 60명 중 다른 임상질환을 갖는 10명을 제외한 50명을 대상으로 코카인의 남용중과 금단기의 성격장애에 차이가 보이는지 조사했다. 50명 중 37명에서 평균 2.9의 성격장애가 있고 내역은 경계형 16명, 연기성 13명, 반사회성과 망상성이 각각 11명이었다. 28명은 남용중과 금단기를 통틀어서 성격장애로의 변화는 없고 성격장애가 남용중에서만 보인 것은 7명뿐으로, 코카인의 사용이 성격장애를 초래하는 것은 아니었다(Weiss 1993).

코카인 의존증의 진단으로 입원한 50명 중 35명에서 1명 평균 2.54의 성격장애가 보였다. 그 종류는 경계형(34%), 반사회성(28%), 자기애(28%), 회피성(22%), 망상성(22%), 강박성(16%), 의존성(10%) 등이었다. 코카인 유발성 망상의 발현 빈도는 성격장애의 유무와 관계없었고 코카인 유발성 망상과 망상성 성격장애 사이에도 관계는 없었다. 성격장애를, 망상이나 정신증상의 소인이 될 법한 망성성이나 통합실조증과, 경계형으로 나눴을 경우 코카인 유발성 망상의 발현 빈도에 차이는 없었다(Kranzler 1994).

이상을 살펴보면 코카인 의존증의 7할은 복수의 성격장애를 갖고 그 절반은 경계형 성격장애(borderline personality disorder)를 갖고 있다. 경계형 성격장애는 감정이나 대인관계가 불안정하고 물질남용이나 과식 등의 충동행동이나 자살기도를 반복하기도 한다.

디트로이트의 건강유지기구(Health Maintenance Organization)에 등록되어 있는 21~30세의 1,007명에 대해서 코카인 사용 5회 이하의 883명과, 6회 이상의 코카인 의존자 34명을 비교했을 때 의존자에서는 기분변조성 장애, 조병, 다른 물질남용의존이 각각 4배 많았고 패닉장애, 전반성 불안장애, 외상 후 스트레스 장애, 니코틴 의존이 각각 2배 많았다. 또한 아이젠크 성격검사(Eysenck personality questionnaire-revised)에 의한 성격특성에서는 신경증적 성격, 신경병 경향이 유의하게 많고 양성음성 감정평가(positive and negative affect scale)에 의한 정동 특성에서는 소극적 감정이 유의하게 많았다(Kilbey 1992).

4.7 작용기전

^{11}C로 표식한 코카인이나 메틸페니데이트를 체내에 주입하고 외부에서 양전자를 조사하여 방출되는 감마선의 분포를 화상화하는 양전자방출단층촬영법(positron emission tomography: PET, 포지트론 CT)에 의해 1990년대 중반 이후 사람 뇌 안의 각성제 거동을 비침습적으로 심지어 정량적으로 눈으로 보는 것이 가능해졌고, 사람에 있어서의 지견은 대폭 확대했다. 또한 ^{11}C 라클로프라이드를 사용하면 신경종말에서의 도파민 유리량을 반정량적으로(Volkow 1994), 나아가 ^{18}F 플루오로데옥시덱스트로스(^{18}FDG)를 사용하면 그에 동반하는 대사의 변화를 측정할 수 있다. 라클로프라이드는 도파민 D_2 수용체에 있어서 도파민의 특이적 길항약이지만 수용체와의 친화성이 약하기에 유리하는 도파민의 양에 따라서 수용체와 결합하는 양이 증감하고 도파민의 양을 간접적으로 측정할 수 있다. 그러나 이 양전자방출핵종은 반감기가 짧기에 소형의 사이클로트론이 가까이에 필요하여 연구시설이 한정된다.

도파민 작동성 신경, 약물탐색활동, 강화작용

코카인을 섭취하면 변연계의 도파민 작동성 신경의 보상회로(rewarding)가 활성화하고 다음 보상을 찾아서 약물탐색활동이 시작된다. 이 작용을 강화작용(reinforcing)이라 한다. 보상회로의 도파민 작동성 신경은 복측피개야에서 시작되어 전두엽의 바로 아래의 선상체의 복측에 있는 측좌핵(nucleus accumbens)에 투사하고 있다.

코카인, 메틸페니데이트는 신경종말에서 유리한 도파민을 신경종말에 회수하는 도파민 수송체의 기능을 저해하는 것으로 인해 측좌핵의 연접틈새에 도파민의 홍수를 초래는데 이것이 강화작용의 열쇠라 생각된다. 그러나 각성제에 의한 측좌핵의 도파민의 홍수는 의존자가 아니어도 일어나기에 강화작용은 도파민의 홍수만으로는 설명이 되지 않는다.

홍수가 반복되어 파탄하고 정상적인 통제가 잡히지 않게 된 도파민 신경회로에 대한 새로운 적응이 의존한다고 생각된다.

도파민 수송체에 대한 친화성과 의존 사이에는 강한 상관이 있고, 도파민 수송체의 기능 저해가 코카인, 메틸페니데이트의 주된 작용이기는 하지만 행동에 직접영향을 미치는 것은 연접틈새의 도파민의 증가와 그것에 동반하는 도파민 수용체에의 자극이다.

연접틈새의 도파민 증가량과 자각증상과의 관계를 조사하기 위해 코카인 유사의 작용을 가진 메틸페니데이트를 14명의 건강한 사람에게 정맥주사하고 선상체와 소뇌에서의 도파민의 증가량을 포지트론 CT로 측정했다. 그와 동시에 고양감(high), 쾌감(rush), 기민(alertness),

불안(anxiety), 초조감(restlessness)을 0~10점으로 점수화하도록 했다. 그 결과 선상체에서는 도파민의 유리가 보이지만 소뇌에서는 보이지 않고 측좌핵이 있는 선상체의 도파민 유리량과 강화작용을 가리키는 고양감 사이에 강한 상관이 보였다(Volkow 1999).

금단기에 있는 코카인 의존자에서는 선상체의 도파민과 도파민 D_2 수용체가 감소하고 전두안와야와 전부대상회의 대사 저하가 보여 이 피질에 있어서의 대사 저하는 도파민 회로의 파탄을 보이고 있다. 따라서 사람의 충동적 행동을 억제하는 이 영역들이 의존증 환자에서 보이는 약물에의 강한 욕구나 충동적 섭취와 관계가 있다고 생각된다.

코카인 의존자 21명과 대조군으로서 건강한 사람 15명에게 메틸페니데이트를 정맥주사하고 포지트론 CT로 도파민 활성과 대사의 항진을 비교하자 코카인 의존자에서는 측좌핵과 전부대상회의 복측(브로드만 BA25 영역)과 우전두안고야의 내측피질(BA11 영역의 내측)에서 대사의 항진이 보였으나, 건강한 사람에서는 대사가 오히려 저하했다. 대사의 항진은 시상의 도파민의 증가를 동반하지만 선상체에서는 증가하지 않는다. 코카인에의 욕구는 의존자에서 강했다. 코카인 의존자는 대조군에 비해 고양감과 초조감의 정도가 낮았으나 감정을 담당하는 BA25 영역과 욕구에 관계하는 BA11 영역의 기능이 항진해 있다. 이는 코카인에의 욕구와 충동적 사용을 일으키는 감정의 고양이나 약물을 손에 넣으려 하는 강한 욕망을 일으킨다고 생각된다(Volkow 2005).

암시에 의한 욕구의 유발

코카인 의존자는 코카인을 일단 금단해도, 코카인 사용의 기구나 현장, 사용하는 사람을 보는 등의 암시(cue, 계기)를 마주하면 코카인에의 강한 욕구(암시유발성 욕구, cue-induced craving)가 발생하고 남용으로 돌아가기도 한다. 그러나 이때는 코카인을 사용하지 않기 때문에 측좌핵에서 도파민이 증가해 있다고는 단정할 수 없다. 거기서 18명의 코카인 의존자에게 상기의 암시만을 부여하고 조사하자 선상체의 배측부(미상핵과 조가비핵)의 도파민 수용체에서 도파민이 증가했고 그 정도는 코카인 욕구의 정도와 병행했다. 선상체 배측부는 흑질에서 신경의 투사를 받기에 흑질-선상체 도파민 경로가 사람의 약물에의 욕구에 관계있음을 알았다. 선상체 배측부는 행동의 선택과 개시, 자극반응의 학습에 관여하는 부위이기에 선상체 배측부가 코카인 의존자의 충동적 약물욕구의 중개의 장소일 것이다. 한편 복측부(측좌핵이 있는 부위)에서는 도파민의 증가가 보이지 않았다. 이것으로 선상체의 배측부, 특히 조가비핵이 코카인에의 욕구와 의존에 관계하고 있다고 생각된다. 이 사실은 측좌핵이 약물욕구에 관여한다면 도파민에서뿐만 아니라 글루타민산 작동성 신경의 관여를 시사하고 있다(Volkow 2006, Wong 2006). 따라서 코카인 의존증의 치료약으로서 배측 선상체의 도파민 수용체 차단작용을 하는 약물을 생각할 수 있다.

건강한 사람에게 식사의 암시를 부여하면 배측 선상체의 도파민 활성이 증가하고 식사 욕구가 나타나 욕구 실현 행동이 준비되는 것은 코카인의 경우와 같다.

암시유발에 의한 도파민 증가의 정도는 의존의 중증도와 장기사용에 의한 습관성의 강도를 반영하고 치료에 대한 저항성의 생물학적 지표도 될 수 있다.

의존증에서의 기본적인 신경생물학적 이상은 충동적인 약물탐색행동과 사용에 이르는 행동습관을 초래하는 도파민 회로의 활성화라는 신경생물학적 조건반사로 간주할 수 있다.

코카인 남용자에게 메틸페니데이트를 경구투여하고 동시에 코카인 관련 비디오를 보여주면 혈압, 맥박 수가 증가하며 동시에 코카인 욕구가 나타나는데, 코카인과 관련이 없는 비디오의 경우에는 혈압, 맥박수는 변동없고 욕구도 나타나지 않는다. 메틸페니데이트 단독에서는 선상체의 도파민은 증가하지만 그것만으로 욕구는 나타나지 않는다. 선상체의 도파민 증가는 메틸페니데이트의 투여 후에 코카인 관련 비디오를 보였을 경우, 코카인과 관련없는 비디오를 보였을 경우, 메틸페니데이트의 투여없이 코카인 관련비디오를 보였을 경우 모두 같은 정도였다. 선상체의 도파민 증가가 같은 정도임에도 불구하고 욕구가 코카인 관련 비디오를 봤을 경우에 한정되는 것은 전두전야–선상체, 전두전야–중뇌, 편모체–중뇌 등의 도파민성 세포를 제어하는 글루타민산 작동성 신경의 관여가 상정된다(Volkow 2008).

국소마취작용과 경련

코카인이 같은 각성물질인 메스암페타민이나 메틸페니데이트와 다른 점은 경련을 일으키기 쉬운 점과 국소마취작용을 갖는다는 점이다. 실험쥐에게 코카인 또는 리도카인(국소마취약)을 투여하면 뇌세포 내의 칼슘농도가 상승하는데, 메틸페니데이트에서는 상승을 보이지 않는다. 코카인에 의한 경련은 국소마취작용에 의한 것으로 치료에는 칼슘길항약이 유효하리라 생각된다(Du 2006).

의존증과 유전적 소인

선상체의 신경 시냅스에서 도파민의 홍수가 의존에 관계하기에 도파민의 신경종말에의 회수에 의해 시냅스의 도파민 농도를 낮추는 도파민 수송체의 밀도가 유전적으로 낮은 사람, 혹은 시냅스 후막에 있어서 도파민 D_2 수용체 밀도가 유전적으로 높은 사람은, 의존증에 빠지기 쉽고 정신증상을 일으키기 쉬우며 낫기 어렵다고 생각된다.

4.8 밀수

코카인은 산지에서 멀리 떨어진 소비지까지 밀수에 의지해야 한다. 그 수단 중 하나로 체내에 채워넣고 비행기를 이용하는 방법(body packer, 마약 운반책)이 사용된다. 밀수 적발건수의 절반 이상은 이러한 방법으로 1970년대 후반에서 1980년대에 걸쳐서는 남미에서 미국으로, 그 후에는 유럽으로 밀수가 늘었다. 플라스틱 봉지, 셀로판, 플라스틱, 글라신지의 포장, 고무풍선 장난감, 고무장갑의 손가락, 콘돔 등에 넣어서 입구를 묶어서 삼키는 일이 많으나 항문이나 질도 사용된다. 항문이나 질에 숨기는 것을 "body pusher"라고도 한다. 수송 도중에 포장이 찢어져 기내에서 사망하는 일도 드물지 않고 기내나 입국관리구역에서 중독증상을 보이고 발견되는 일도 많다. 수송 도중에 배설되는 일이 없도록 지사제나 장운동억제제를 동시에 먹기도 한다. 8시간 이내에 회수하지 않으면 냄새가 옮는다고 일컬어져 도착지의 호텔에서 설사약이나 관장으로 회수하는데 이 과정에서 포장이 찢어서 중독사하기도 한다.

Body packer

콜롬비아 출신 미국 국적의 30세 남자가 마이애미에서 자살 목적으로 알루미늄 호일에 넣은 코카인을 먹었다며 구급차로 옮겨지는 도중 사망했다. 부검에서 알루미늄 호일은 위 내에 있었고 맹장 내에 찢어진 고무장갑의 손가락이 발견되었다. 남자는 10일 전에 콜롬비아에서 입국한 상태로 자기 방에는 관장액이나 설사약, 고무장갑의 자른 손가락이 발견됐고 은행계좌에는 수천달러가 입금돼 있었다(Wetli 1981). 삼킨 코카인의 봉지는 1개를 남기고 전부 회수됐는데 맹장에 남은 1봉지가 생사를 갈랐다. Body packer가 중독증상을 자각했을 때 밀수를 숨긴 채 치료를 받기 위해 고의로 따로 포장한 코카인을 먹고 자살을 기도했다고 신고하는 것은 상투적인 수단이다.

3일 전에 볼리비아에서 스위스에 도착한 35세의 남자가 흥분·환각·망상상태로 병원을 찾았다. 정신병이라고 생각됐으나 플라스틱에 든 검은 연고상(軟膏状)의 물질을 배설하고 body packer임을 알았다. 의식혼탁이 진행되어 전신경련을 일으켜서 개복수술로 소화관에서 78봉지가 적출됐고 2봉지가 찢어져 있었다. 코카인의 총량은 650 g이었다(John 1992). Body packer들은 보통 500 g 내외를 이렇게 옮긴다.

19세의 남자가 프랑스행 기내에서 경련에 이어 심정지를 일으켜, 일단은 소생했으나 입원 후 사망했다. 부검에서, 소화관에서 코카인이 든 봉지 36개가 발견됐고 2개가 찢어져 있었다(Clement 2001).

45세의 남자가 혼미와 불안상태로 진찰받았고 39세의 남자는 기내에서 경련을 일으켜 진찰받았는데 2명 모두 body packer임을 알고 긴급개복수술을 받았으나 1명은 중독사했다(Fassaert 2003).

Body packer들은 공항 근처의 호텔 방에서 죽은 채로 발견되기도 해서 경련에 의해 입술이나 혀를 깨문 자국이 보이기도 한다. 또한 고열을 식히기 위해서 사용한 얼음주머니나 젖은 수건이 있기도 한다. 경련과 고열 모두 급성 코카인 중독사의 증상이다.

스페인에서는 215명의 body packer 중 장폐색이 5.1%에서, 출혈이 4.2%에서, 경련이 2.3%

에서 보였다(Gomez 1998).

Body pusher

42세의 콜롬비아 국적의 남자가 콜롬비아의 메델린 공항발 항공기에서 내린 지 얼마되지 않아 세관에서 경련을 일으켜 근처의 병원에서 소생이 시도됐으나 효과는 없었다. 양쪽 끝을 실로 묶은 하얀 가루가 든 50 g들의 봉지가 속옷 아래에서 발견되어 투명한 액체를 넣은 같은 봉지가 항문에서 삐져나와 있었고 주위의 점막은 괴사를 떠올리게 하는 심한 정도의 충혈을 보이고 있었다. 부검으로 폐와 간장에 울혈이 보였다. 하얀가루는 순도 91.3%의 코카인이었다. 포장이 찢어지지 않아도 막에 따라서는 수분을 통과시키기에 소화관의 수분이 봉지 안에 침투하고 코카인을 녹여 코카인이 삼출하여 중독을 일으키기도 한다.

급성중독사에서 거의 예외없이 보이는 부검의 소견은 폐울혈이다(Wetli 1981). 폐울혈, 폐수종은 메스암페타민의 급성중독에서도 잘 보인다.

47세의 콜롬비아 국적의 여성은 호텔에 도착했을 때 택시 뒷좌석에서 사망했다. 질에서 이중으로 싸인 플라스틱봉지가 2개 발견됐고 그 내용은 각각 순도 96.2%, 97.5%의 코카인이었다. 대음순과 질의 입구에는 괴사를 떠올리게 하는 현저한 혈관의 충혈이 보였다(Wetli 1981).

위에 기술한 2예는 모두 1980년 마이애미 공항에서 일어난 것으로 그때까지의 body packer와 달리 고순도의 코카인으로 크랙였으리라 생각된다. 남미에서 미국으로의 코카인 밀수의 중계기지, 바하마의 수도 나사우시의 정신과병원에서 코카인 남용환자가 급증한 것은 1982년경이기에 이 2예는 미국으로의 크랙 밀수의 선구였다.

19세의 여성이 뉴욕시의 케네디공항의 세관에서 코카인 밀수를 의심받아 구속되어 내원했다. 골반 X선 사진으로 질의 상부에 커다란 고밀도상이 보였다. 여성은 카리브해의 섬에서 항공기에 탈 때 코카인이 든 봉지를 질에 삽입했다고 인정했고 질경에서 질 2/3 정도의 커다란 이물이 삽입되어 있음을 알았다. 손으로 끄집어내려고 시도했으나 불가능하여 전신마취하에 시도됐으나 미끄러지기 쉽고 커다랗고 단단히 삽입되어 있어서 꺼내지 못하고 분만용의 겸자로 마침내 꺼낼 수 있었다. 16 × 10 × 1 cm의 타원형의 봉지에 백색의 분말이 빽빽히 겹겹이 포장돼 있었고 분말은 순도 35%의 코카인임을 알았다. 여성은 다음날 감시관에게 넘겨졌다(Benjamin 1994).

Body stuffer

갖고 있는 코카인을 관헌에게 발견될 것 같을 때 증거은멸을 위해 즉시 봉지 채로 삼키는 자로 노상 밀매인이 많다.

코카인을 밀수하는 body packer와의 차이는 ① 체내에 들어가는 양이 적다, ② 포장이 불완전한 경우가 많고 중독을 일으키기 쉽다, ③ 자신이 약물남용자인 경우가 많으며 중독 증상은 단독의 약물에 의한 것이라 단정할 수 없다(Roberts 1986). 체내에 들어가는 양이 적어 mini pakcer라고도 불린다(Introna 1989).

샌프란시스코 종합병원의 응급외래를 1993년 1월부터 2년 4개월간 방문한 body stuffer는 98명으로 모두 크랙였다. 플라스틱의 봉지에 든 것이 29%, 포장되지 않은 것이 28%, 7%는 풍선이나 콘돔에 들어 있었다. 61%는 먹고서부터 2시간 이내에 진찰을 받았고 경련은 4%에서 나타났다(Sporer 1997).

4.9 국가에 의한 남용

코카인의 남용을 개인 레벨에서 보는 한, 일본에서는 극히 한정된 확대밖에 없으나 국가적로 보면 1920년경부터 제2차 세계대전이 끝날 때까지 아편만큼 조직적·계획적이지는 않고 규모도 훨씬 작으나, 세계의 코카인 남용의 역사 속에서 무시할 수 없는 역할을 수행했다.

중국에 대한 일본의 아편정책에 대해서는 간행된 자료도 있고 나름대로 알려져 있으나(제Ⅵ편 「마약」 참조) 코카인에 관해서는 거의 알려져 있지 않으므로, “A Brief History of Cocaine”(Karch 2006)을 갖고 그 대략적인 내용을 소개한다.

20세기 초 마약류의 제조·판매·수출입의 규제·금지가 국제적인 흐름이 되고 있는데, 일본은 네 개의 국제조약, 즉 허브국제아편조약(1912년), 제 1·제 2 제네바국제아편조약(1925년), 마약의 제조·유통의 규제를 위한 조약(1931년)을 추진하고 있었다. 1925년의 조약에서 마약류의 생산과 소비를 감시하는 상설 위원회가 설립되어 국제연맹의 마약위원회가 이를 임하게 됐으나 마약위원회에게는 독자적인 조사권이나 강제력이 없었다.

일본에서는 마약류를 제조하는 회사는 매년 생산량과 그 제조에 필요한 원료의 양을 보고하는 것만으로 괜찮았고 함유량 0.2% 이하의 제품은 그 종류만을 보고하는 것으로도 충분했다. 일본의 법률에서 아편의 위반자는 최고 10년의 중노동이 부과됐으나 코카인, 헤로인은 최고 3개월, 대부분은 벌금형으로 끝났다. 도매업자도 소매업자도 마약류의 취급에 면허는 필요 없었다.

제1차 세계대전이 시작되자 마약은 유럽에서의 수입이 끊겼고, 정부는 자급을 목표로 제약회사에게 제조를 장려해 1918년 대전종료 시의 생산량은 일본의 수요를 훨씬 상회하게 돼 있었다. 잉여분은 갈 곳을 잃었으나, 제약회사는 아편과 코카잎을 톤 단위로 계속해서 수입해 코카인, 헤로인, 아편연고를 제조했고, 도매업자에서 밀수업자의 손을 건너간 이 제품들은 세계의 암시장에 유통되었다. 밀수업자는 제품을 그대로 수출, 정규루트에 의해 인도로의 코카인의 수출은 0이었음에도 불구하고 캘커타에서는 메이커 「호시(星)」, 「대일본(大日本)」,

「산쿄(三共)」의 이름이 친숙한 것이 됐고 톈진, 상하이에서는 「호시」, 「대일본」, 「칸토우(関東)」, 「세이카(精華)」의 제품이 나돌았다. 밀수업자 안에서는 의료관계자에게서 1 g이나 5 g 포장의 코카인을 사서 재포장하여 독자적인 브랜드로 수출하는 곳도 있어 "富士鶴印" 코카인 등은 전세계의 세관에서 발견되게 되었다.

대만에서의 코카인 제조

대만은 1895년 청일전쟁의 강화조약으로 일본의 영토가 됐으나 마약에 관한 일본의 법률은 외지라 불린 대만에서는 아편에만 적용되어 헤로인이나 코카인의 취급은 실질적으로는 설탕이나 담배와 같았다.

대만의 사탕수수 농원은 1919년 말에 시작된 세계적인 경제불황으로 설탕이 팔리지 않아 어려움을 겪고 있었다. 대만총독은 의료용의 순도 높은 코카인의 수요에 주목하여 사탕수수 농원을 경영하는 아베 코노스케(安部幸之助)에게 대체작물로서 코카의 잎을 권유했다. 제당소의 옆에 급조한 코카인 정제소를 만들기는 했으나 대만에서 코카는 수입작물로 사탕수수 재배업자가 어찌할 수 있는 것이 아니어서 회사는 도산했다.

뒤를 이은 감수항제당(현 염수항제당)도 설탕이 팔리지 않아 곤경에 빠져 이사 중 한 사람인 타카하시 코레카타(高橋是賢)는 부친인 대장대신·타카하시 코레키요와 새로운 산쿄제약 전무이사인 시오바라 마타사쿠(塩原又策)에게서 각각 10만 엔, 15만 엔의 출자를 받았다. 그들은 특단의 조치로 경영을 재검토했고 코카생산의 전문가를 초청, 회사명을 변경, 1922년에 자본금 50만 엔으로 대만생약을 설립했다. 대장대신과 산쿄제약의 전무이사가 주주로, 대장대신의 장남이 사장이 되고 회사는 코카의 재배와 조제 코카인의 제조판매에 깊게 발을 들였다.

산쿄제약은 타이베이시(台北市)에 대만출장소를 설립, 1928년 대만생약이 고토(江東), 다케다(武田), 산쿄(三共), 시오노기(塩野義), 호시(星) 제약5사에 판 정제 코카인은 반년 만에 1톤 가까이에 달해 업적은 1936년까지 완전히 회복했다.

산쿄제약은 1899년에 시오바라 마타사쿠(塩原又策)가 설립하고 타카미네 죠키치(高峰譲吉)가 개발한 소화약 디아스타제의 수입판매를 다루고 있었다. 타카미네 죠키치는 1890년 미국에 건너가 연구소를 갖고 파크 데이비스사와 계약, 같은 회사의 미시간 공장에서 스스로 1900년에 분리에 성공한 아드레날린의 대량생산의 지도에 나섰다. 파크 데이비스사는 당시 머크사와 나란히 세계최대의 코카인 제조회사로 같은 공장에서 코카인도 제조하고 있었다. 타카미네 죠키치는 시오바라 마타사쿠에게 초대받고 귀국, 1913년에 산쿄의 사장으로 취임했다.

대만총독부는 한때 대만생약 공장의 일부를 사용해서 코카인을 제조판매하여 1930년대 초두 중국과 인도의 세관에서 「대만총독부 중앙연구소」라는 라벨이 붙은 코카인이 이따금 압수되었다. 인도정부는 국제마약조약을 명백히 위반한다며 "대만총독부인(印)" 코카인의 이름을 들어 강력한 항의를 했으나 효과는 없었고 한때는 암시장에서 "대만총독부인(印)"이 "富士鶴印"으로 둔갑했다.

대만 등에서의 코카잎 재배와 자급

일본의 코카인 제조회사는 원료인 코카잎을 인도네시아의 자바나 남미에서 수입했다. 잉여분의 배출구가 있었다고는 해도, 원료를 수입에 의지하는 한 큰 이익은 기대할 수 없었다. 미쓰이 물산은 대만에서 코카농장의 경영과 코카인의 정제에 발을 담그고 호시제약은 1918년에 페루에서 500에이커의 코카농장을 구입하고 대만의 자이(嘉義)에서도 코카의 재배를 시작했다. 대만의 코카는 남미의 것에 비해 수송비가 싸고 국산품 추장의 외무성의 수입허가를 받기 쉬웠으며 코카인의 수량도 많았다. 호시제약의 대만 코카농장은 1920년대 중반 공식적으로는 연간 20~25톤의 코카잎을 생산한 것으로 알려졌으나, 실제 수는 이것의 2배에 이른 것으로 보인다.

제약회사는 대만 외에 이오섬(硫黄島)이나 오키나와(沖縄)에서도 코카의 재배를 시작해 1929년에는 코카잎의 자급이 가능해져 호시제약은 1935년 페루의 농장을 팔아넘겼다. 호시제약은 1930년대의 10년간 질소가 풍부한 코카잎을 짜고 남은 찌꺼기를 비료로 농가에 불하해, 그 후에는 연료로서 사용했다. 경제적 이유 때문이라고는 하지만 현재의 코카인 밀조소에 비하면 환경지향적이었다.

일본은 국제여론에 매우 신경을 쓰고 국제연맹에 대하여 대만에서의 코카잎의 생산량만을 보고하여 이오섬(硫黄島), 오키나와(沖縄), 자바에서의 코카잎은 다른 작물로 일괄하여 보고했다. 국제마약조약회의의 일본대표는 「일본은 원료의 수입을 제한하고 코카인의 생산삭감을 달성했다」고 언명했으나 영국의 대만총독영사 G. P. Patton에게 이에 대한 의견을 구하자 주일영국대사는 「정확한 기록 없이 원료의 수입을 제한했다고 주장하는 것은 우리들로서는 이해할 수 없으나 일본의 통계가에게 있어서는 어려운 일이 아닐 것이다」고 편지를 보냈다.

1927년 대만생약과 호시제약 등이 경영하는 684에이커의 코카농장에서 연 1,500톤의 잎이 수확되어 7톤의 정제 코카인을 얻을 수 있었다고 보이나, 공식발표에서는 대만에서 코카잎의 수확량은 230톤이라 돼 있다. 당시의 세계 표준으로는 의료용의 코카인 사용량은 국민 1명당 7 mg에 상당했기에 일본 내 코카인 필요량 500 kg의 15배 이상을 생산했던 것이 된다. 참고로 일본의 코카인 소비량은 1951~1958년경 연평균 147 kg이었다.

국가에 의한 남용

국제마약조약의 가맹국은 매년 마약류의 생산량과 판매량을 보고하게 돼 있고 일본은

1930년의 보고에서 전년도에 코카인 320 kg을 생산, 그 중 대만에서 28 kg을 생산했다고 보고했다. 28 kg이라는 양은 제2차 세계대전 후에 밝혀진 바에 따르면, 1일의 생산량에도 미치지 않는 수치였다. 회원국들은 일본의 조약 위반에 대해 비판의 눈초리를 보냈지만, 일본은 3년 후 국제연맹 탈퇴의 길을 걷기 시작했다.

의료용의 수요를 훨씬 웃도는 대량의 코카인, 헤로인은 밀매업자를 통해서 일본군이 구입했다. 대만의 코카인의 재고는 2.5톤에 달했는데 국제 연맹에의 신고 수출량은 연간 10 kg으로 잉여분의 처리에 육해군, 외무성이 적극적으로 관여, 대만생약의 도쿄지점에 도착한 조제 코카인은 당시의 지점장이며 후의 산쿄(三共)의 감사역을 임한 오니시 타케마쓰(大西竹松)에 의하면, 산쿄를 중개역으로 육해군에 팔렸고 그 양은 1938년 739 kg에 달했다. 1940년부터 1942년에 걸쳐서는 다른 회사를 통해서 해군에도 팔렸다. 국내에서 마약으로서 단속되고 있는 코카인을 손에 들고 일본은 세계의 암무대에서 주역의 자리에 올랐다.

극동 국제군사재판에서 대전 중 재무대신을 임한 가야 오키노리(賀屋興宣), 기획원 총재로 근무한 스즈키 데이이치(鈴木貞一), 만주국 국무원총무장관을 임한 호시노 나오키(星野直樹)는 인도에 대한 죄로 종신형을 선고받았지만, 그 죄의 일부는「마약 밀수」였다.

문헌

Aggarwal SK et al. Cocaine-associated intracranial hemorrhage : Absence of vasuculitis in 14 cases. Neurology 1996 ; 46 : 1741-3

Altman AL et al. Cocaine associated priapism. J Urol 1999 ; 161 : 1817-8

Anthony JC et al. Comparative epidemiology of dependence on tobacco, alcohol, controlled substances, and inhalants : Basic findings from the National Comorbidity Survey. Exp Clin Psychopharmacol 1994 ; 2 : 244-68

Armstrong M Jr et al. Nasal septal necrosis mimicking Wegener's granulomatosis in a cocaine abuser. Ear Nose Throat J 1996 ; 75 : 623-6

Attoussi S et al. Cocaine-induced scleroderma and scleroderma renal crisis. South Med J 1998 ; 91 : 961-3

Baselt RC. Disposition of Toxic Drugs and Chemicals in Man. 7th edition, Biomedical Publications, 2004 ; p256-62

Bauer CR et al. Acute neonatal effects of cocaine exposure during pregnancy. Arch Pediatr Adolesc Med 2005 ; 159 : 824-34

Behnke M et al. Cocaine exposure and developmental outcome from birth to 6 months. Neurotoxicol Teratol 2002 ; 24 : 283-95

Behnke M et al. Outcome from a prospective, longitudinal study of prenatal cocaine use : Preschool development at 3 years of age. J Pediatr Psychol 2006 ; 31 : 41-9

Benjamin F et al. Vaginal smuggling of illicit drug : A case requiring obstetric forceps for removal of the drug container. Am J Obstet Gynecol 1994 ; 171 : 1385–7

Bonkovsky HL. Hepatotoxicity associated with supplements containing Chinese green tea (Camellia sinensis). Ann Intern Med 2006 ; 144 : 68–69

Bunt G et al. Cocaine/"Crack"dependence among psychiatric inpatients. Am J Psychiatry 1990 ; 147 : 1542–6

Caravaca A et al. Centrofacial necrosis secondary to cocaine use.Acta Otorrinolaringol Esp 1999 ; 50 : 414–6

Chasnoff IJ et al. Maternal cocaine use and genitourinary tract malformations. Teratology 1988 ; 37 : 201–4

Chávez GF et al. Maternal cocaine use during early pregnancy as a risk factor for congenital urogenital anomalies. JAMA 1989 ; 262 : 795–8

Cheng CLY et al. Acute pyloric perforation after prolonged crack smoking. Ann Emerg Med 1994 ; 23 : 126–8

Chiriboga CA et al. Neurologic findings in neonates with intrauterine cocaine exposure. Pediatr Neurol 1993 ; 9 : 115–9

Chiriboga CA et al. Prenatal cocaine exposures and dose–related cocaine effects on infant tone and behavior. Neurotoxicol Teratol 2007 ; 29 : 323–30

Clement R et al. The body packer syndrome. Presse Med 2001 ; 30 : 264–7

Colatrella N. Crack eye syndrome. J Am Optom Assoc 1999 ; 70 : 193–7

Cox S et al. Hospitalizations with amphetamine abuse among pregnant women. Obstet Gynecol 2008 ; 111 : 341–7

Cruz OA et al. Urine drug screening for cocaine after lacrimal surgery. Am J Ophthalmol 1991 ; 111 : 703–5

Datta–Bhutada S et al. Intrauterine cocaine and crack exposure : Neonatal outcome. J Perinatol 1998 ; 18 : 183–8

Delaney–Black V et al. Prenatal cocaine and neonatal outcome : Evaluation of dose–response relationship. Pediatrics 1996 ; 98 : 735–40

Devlin RJ, Clinical review: Major consequences of illicit drug consumption. Crit Care 2008 ; 12 : 202

Downing GJ et al. Characteristics of perinatal cocaine–exposed infants with necrotizing enterocolitis. Am J Dis Child 1991 ; 145 : 26–7

Du C et al. Cocaine increases the intracellular calcium concentration in brain independently of its cerebrovascular effects. J Neurosci 2006 ; 26 : 11522–31

Eyler FD et al. Birth outcome from a prospective, matched study of prenatal crack/cocaine use : Ⅰ. Interactive and dose effects on health and growth.Pediatrics 1998a ; 101 : 229–37

Eyler FD et al. Birth outcome from a prospective, matched study of prenatal crack/cocaine use : Ⅱ. Interactive and dose effects on neurobehavioral assessment. Pediatrics 1998b ; 101 : 237–41

Fassaert LD et al. "Body–packer" syndrome : an important disease with forensic — medical aspects. Ned Tijdschr Geneeskd 2003 ; 147 : 1041–5

Feliciano DV et al. The epidemic of cocaine–related juxtapyloric perforations.Ann Surg 1999 ; 229 : 801–6

Finkle BS et al. The forensic toxicology of cocaine (1971–1976). J Forens Sci 1978 ; 23 : 173–89

Fiorelli RL et al. Priapism associated with intranasal cocaine abuse. J Urol 1990 ; 143 : 584–5

Fish F et al. Excretion of cocaine and its metabolites in man.J Pharm Pharmacol 1969 ; 21 : Suppl : 135S–8S

Fishel R et al. Cocaine colitis : Is this a newsyndrome? Dis Colon Rectum 1985 ; 28 : 264–6

Foltin RW et al. Smoked and intravenous cocaine in humans : acute tolerance, cardiovascular and subjective effects. J Pharmacol Exp Ther 1991 ; 257 : 247–61

Frank DA et al. Cocaine use during pregnancy : Prevalence and correlates. Pediatrics 1988 ; 82 : 888–95

Fredericks RK et al. Cerebral vasculitis associated with cocaine abuse. Stroke 1991 ; 22 : 1437–9

藤村義男ほか. 気管支鏡検査等におけるコカインの副作用. 日内誌 1956 ; 45 : 794

福田修治ほか. コカイン依存後に祈祷性精神病を呈した1 例. 矯正医学 1998 ; 47 : 10–6

古畑種基. 法医学ノート. 中央公論社 1959 ; 15

Gawin FH et al. Abstinence symptomatology and psychiatric diagnosis in cocaine abusers. Arch Gen Psychiatry 1986 ; 43 : 107–13

Gieron–Korthals MA et al. Expanding spectrum of cocaine induced central nervous system malformations. Brain Dev 1994 ; 16 : 253–6

Gomez AM et al. Complications of intestinal transporting of cocaine packets : Study of 215 cases. Med Clin (Barc) 1998 ; 111 : 336–7

Greenebaum E et al. Blackened bronchoalveolar lavage fluid in crack smokers. A preliminary study. Am J Clin Pathol 1993 ; 100 : 481–7

Hamilton HE, Cocaine and benzoylecgonine excretion in humans. J Forensic Sci 1977 ; 22 : 697–707

Harper SJet al. Cocaine : what role does it have in current ENT practice? A review of the current literature. J Laryngol Otol 2006 ; 120 : 808–11

Heier LA et al. Maternal cocaine abuse : The spectrum of radiologic abnormalities in the neonatal CNS. Am J Neuroradiol 1991 ; 12 : 951–6

Hoang MP et al. Histologic spectrum of arterial and arteriolar lesions in acute and chronic cocaine–induced mesenteric ischemia. Am J Surg Pathol 1998 ; 22 : 1404–10

Hoeger PH et al. Acute multifocal skin necrosis : synergism between invasive streptococcal infection and cocaine–induced tissue ischaemia?Acta Derm Venereol 1996 ; 76 : 239–41

Homstedt B et al. Cocaine in blood of coca chewers. J Ethnopharmacol 1979 ; 1 : 69–78

Howell SL et al. An example of cocaine tolerance in a gunshot wound fatality. J Anal Toxicol 1990 ; 14 : 60–1

Inaba T et al. M etabolism of cocaine in man. Clin Pharmacol Ther 1978 ; 23 : 547–52

Introna F et al. The "Mini–Packer" syndrome. Am J Forensic Med Pathol 1989 ; 10 : 21–4

Jacobson JM et al. Necrotizing fasciitis complicating intravenous drug abuse. Arch Intern Med 1982 ; 142 : 634–5

Jekel JF et al. Epidemic free–base cocaine abuse. Lancet 1986 ; 1(8479) : 459–62.

John H et al. Cocaine poisoning from transport of the drug in the gastrointestinal tract (the body–packer syndrome). Dtsch Med Wochenschr 1992 ; 117 : 1952–5

Kaku DA et al. Emergence of recreational drug abuse as a major risk factor for stroke in young adults. Ann Intern Med 1990 ; 113 : 821–7

Karch SB. Japan's adventures in the cocaine trade. In : A Brief Histroy of Cocaine, 2nd ed. Taylor & Francis, 2006 : 147–60

Kaye BR et al. Cerebral vasculitis associated with cocaine abuse. JAMA 1987 ; 258 : 2104–6

Kerr HD. Cocaine and scleroderma. South Med J 1989 ; 82 : 1275–6

Kharasch SJ et al. Unsuspected cocaine exposure in young children. Am J Dis Child 1991 ; 145 : 204–6

Kilaru P et al. Cocaine and scleroderma : is there an association? J Rheumatol 1991 ; 18 : 1753–5

Kilbey MM et al. Cocaine use and dependence in young adults : associated psychiatric disorders and

personality traits. Drug Alcohol Depend 1992 ; 29 : 283–90

木村正一. コカイン濫用による角膜混濁の1 例. 眼科臨床医報 1953 ; 47 : 837

岸泰宏ほか. 長期コカイン乱用後, 幻覚およびてんかん様症状を呈した1 例. 東京精神医学会 1991 ; 9 : 57–8

岸本済美. 急性コカイン中毒. 臨内小 1955 ; 10 : 177–80

Klinger JR et al. Pulmonary complications from alveolar accumulation of carbonaceous material in a cocaine smoker. Chest 1992 ; 101 : 1171–3

小沼十寸穂. 臨床瑣談(1) 誤飲による急性コカイン中毒例医療 1948 ; 2(2) : 45–6

Kranzler HR et al. Personality disorders and associated features in cocaine–dependent inpatients. Compr Psychiatry 1994 ; 35 : 335–40

Krendel DA et al. Biopsy−proven cerebral vasculitis associated with cocaine abuse. Neurology 1990；40：1092−4

久納浄ほか. 内視鏡下鼻内手術中に発症した塩酸コカイン中毒の1 症例. 日本耳鼻咽喉科学会会報 2001；104：962

久場川哲二ほか. コカイン乱用. 神経精神薬理 1997；19：1013−20

久万楽也. 麻薬物語. 井上書房, 1960；p77−9

Lange RA et al. Cardiovascular complications of cocaine use. N Engl J Med 2001；345：351−8

Lesko LM et al. Iatrogenous cocaine psychosis. N Engl J Med 1982；307：1153

Levine SR et al. Cerebrovascular complications of the use of the "crack" form of alkaloidal cocaine. N Engl J Med 1990；323：699−704

Levine SR et al. A comparative study of the cerebrovascular complications of cocaine：Alkaloidal versus hydrochloride−a review. Neurology 1991；41：1173−7

Little BB et al. Brain growth among fetuses exposed to cocaine in utero：asymmetrical growth retardation. Obstet Gynecol 1991；77：361−4

Mahler JC et al.Intraurethral cocaine administration. JAMA 1988；259：3126

Marzuk PM et al. Ambient temperature and mortality from unintentional cocaine overdose. JAMA 1998；279：1795−800

Mirchandani HG et al. Passive inhalation of free−base cocaine(àcrack')smoke by infants. Arch Pathol Lab Med 1991；115：494−8

Molinari M et al. Acute liver failure induced by green tea extracts：Case report and reviewof the literature. Liver Transpl 2006；12：1892−5

森田昭之助. 麻薬中毒. 健友館, 1992, p83

MorrowCE et al. Learning disabilities and intellectual functioning in school−aged children with prenatal cocaine exposure. Dev Neuropsychol 2006；30：905−31

Mustard R et al. Visceral infarction caused by cocaine abuse：A case report. Surgery 1992；112：951−5

Myers JA et al. Generalized seizures and cocaine abuse. Neurology 1984；34：675−6

永沢篤久. 耳鼻咽喉科領域における急性局麻中毒(特にコカイン)に関する臨床的研究補遺. 耳鼻咽喉科展望 1960；3(補2)：123−41

O'Brien CP. Drug addiction and drug abuse. In：Brunton LL et al, editors. Goodman & Gilman' The pharmacological basis of therapeutics. 11th edition. McGraw−Hill, 2006, p618

Osawa M et al. Sudden death of a cocaine abuser. Tokai Exp Cli Med 1994；19：115−9

Pearlson GD et al. Cocaine−induced delirium versus delusional disorder.Biol Psychiatry 1989；26：847−8

Porat R et al. Cocaine : a risk factor for necrotizing enterocolitis. J Perinatol 1991 ; 11 : 30-2

Reeves RR et al. Cocaine-induced ischemic cerebral infarction mistaken for a psychiatric syndrome. South Med J 1995 ; 88 : 352-4

Rezvani M et al. Cocaine toxicity after laryngoscopy in an infant. Can J Clin Pharmacol 2006 ; 13 : e232-5

Richardson GA et al. Effects of prenatal cocaine exposure on growth : A longitudinal analysis. Pediatrics 2007 ; 120 : 1017-27

Riggs D et al. Acute hemorrhagic diarrhea and cardiovascular collapse in a young child owing to environmentally acquired cocaine. Peditr Emerg Care 1991 ; 7 : 154-5

Rivkin M et al. Generalized seizures in an infant due to environmentally acquired cocaine. Pediatrics 1989 ; 84 : 1100-2

Roberts JR et al. The bodystuffer syndrome : A clandestine form of drug overdose. Am J Emerg Med 1986 ; 4 : 24-7

Rodríguez-Blázquez HM et al. Priapism associated with the use of topical cocaine. J Urol 1990 ; 143 : 358

Romano AG et al. Prenatal cocaine exposure : long-term deficits in learning and motor performance. Ann N Y Acad Sci 1998 ; 846 : 89-108

Roth D et al. Acute rhabdomyolysis associated with cocaine intoxication. N Engl J Med 1988 ; 319 : 673-7

Sachs R et al. Corneal complications associated with the use of crack cocaine. Ophthalmology 1993 ; 100 : 187-91

斎藤惇ほか. コカイン依存の1 例. 精神医学 1986 ; 28 : 1263-7

佐久間康徳ほか. 薬物(コカイン)による鼻腔壊死性病変の1 症例. 日鼻誌 2008 ; 47 : 331-5

Sallee FR et al. Head growth in cocaine-exposed infants : relationship to neonate hair level. J Dev Behav Pediatr 1995 ; 16 : 77-81

妹尾栄一ほか. 経鼻的ならびに喫煙摂取を行った覚醒剤依存の症例. 精神医学 1991 ; 33 : 811-7

Serper MR et al. Symptomatic overlap of cocaine intoxication and acute schizophrenia at emergency presentation. Schizophr Bull 1999 ; 25 : 387-94

Shaffer HJ et al. Cocaine psychosis and AIDS : a contemporary diagnostic dilemma. J Subst Abuse Treat 1988 ; 5 : 9-12

Shaner A et al. Unrecognized cocaine use among schizophrenic patients. Am J Psychiatry 1993 ; 150 : 758-62

Shannon M et al. Cocaine exposure among children seen at a pediatric hospital. Pediatrics 1989 ; 83 : 337-42

清水春雄. コカイン中毒による一過性複視. 眼科臨床医報 1953 ; 47 : 826

Snyder CA et al. "Crack smoke" is a respirable aerosol of cocaine base. Pharmacol Biochem

Behav 1988 ; 29 : 93-5

Sporer KA et al. Clinical course of crack cocaine body stuffers. Ann Emerg Med 1997 ; 29 : 596-601

Strauss A.Homicidal psychosis during the combined use of cocaine and an over-the-counter cold preparation.J Clin Psychiatry 1989 ; 50 : 147

高木徹也ほか. コカインとオピエートが検出された一剖検例. 日法医誌 1998 ; 52(Suppl) : 147

竹川健一. コカイン中毒死の一例. 山梨医大紀要 2001 ; 18 : 1-5

Telsey AM et al. Cocaine exposure in a term neonate. Necrotizing enterocolitis as a complication. Clin Pediatr 1988 ; 27 : 547-50

寺田賢ほか. 頚部切創死体中からの大麻, コカイン, 覚せい剤の検出例. 法中毒 2001 ; 19 : 126-7

上田裕ほか. 医事判例カンファレンス(2) —塩酸コカインをセデスと誤って投与し, 患者を死亡させた事例— 日歯麻誌 1985 ; 13 : 509-15

Van Dyke C et al. Oral cocaine : plasma concentrations and central effets. Science 1978 ; 200 : 211-3

Van Dyke C et al. Intranasal cocaine : dose relationships of psychological effects and plasma levels. Int J Psychiatry Med. 1982a ; 12 : 1-13

Van Dyke C et al.Cocaine. Sci Am.1982b ; 246(3) : 128-41

VolkowND et al.Imaging endogenous dopamine competition with [11C]raclopride in the human brain. Synapse 1994 ; 16 : 255-62

VolkowND et al. Reinforcing effects of psychostimulants in humans are associated with increases in brain dopamine and occupancy of D2 receptors. J Pharmacol Exp Ther 1999 ; 291 : 409-15

VolkowND et al. Activation of orbital and medial prefrontal cortex by methylphenidate in cocaine-addicted subjects but not in controls : relevance to addiction. J Neurosci 2005 ; 25 : 3932-9

VolkowND et al. Cocaine cues and dopamine in dorsal striatum : Mechanisum of craving in cocaine addiction. J Neurosci 2006 ; 26 : 6583-8

VolkowND et al. Dopamine increases in striatum do not elicit craving in cocaine abusers unless they are coupled with cocaine cues. Neuroimage 2008 ; 39 : 1266-73

渡辺登ほか. 精神症状を呈したフリーベース乱用の1 例. 精神医学 1991 ; 33 : 381-7

Weiss RD et al. Personality disorders in cocaine dependence. Compr Psychiatry 1993 ; 34 : 145-9

Wetli CV et al. Death caused by recreational cocaine use. JAMA 1979 ; 241 : 2519-22

Wetli CV et al. The "body packer syndrome" —Toxicity following ingestion of illicit drugs packaged for transportation. J Forensic Sci 1981 ; 26 : 492-500

Wetli CV et al. Cocaine-induced psychosis and sudden death in recreational cocaine users. J

Forensic Sci 1985；30：873–80
Wetli CV. Fatal cocaine intoxication. Am J Forensic Med Pathol 1987；8：1–2
Wong DF et al. Increased occupancy of dopamine receptors in human striatum during cue-elicited cocaine craving.Neuropsychopharmacology 2006；31：2716–27
山内忠男ほか. コカインなどの薬物濫用が原因と考えられた若年性脳梗塞の1 例. 臨床神経 1995；35：1256–8
山崎薫ほか. 著明な大脳白質病変を呈したコカインによる悪性症候群の1 症例. 臨床神経 1994；34：582–6
矢野三郎. 急性コカイン中毒について. 耳鼻咽喉科臨床1952；45(2)：105

5장 기침약(진해거담제)

5 기침약(진해거담제)

5.1 브론

1970년대 말부터 대학생 등 20대 초반의 남성을 중심으로 시작된 시럽기침약, 브론 남용은 "브론·파티"로까지 발전하여, 환각망상, 조울상태, 정신운동흥분에 이르는 예시가 늘고, 브론중독, 브론 의존증이라는 사회문제가 되었다. 미국에서도 자살에 사용되거나, 군 관계자의 혈액에서 검출되는 등 "BRON"이란 이름은 외국의 중독 교과서에까지 실리게 되었다.

브론액W®(에스에스제약, 1개 120 mL)에는, 주성분인 메틸에페드린 240 mg, 디하이드로코데인 120 mg, 그 밖에 클로르페니라민 48 mg, 카페인 248 mg이 포함되어 있었다.

브론의 남용

20대 남성은 1980년에 취직했는데 스트레스 해소를 위해 학생시절에 알게 된 브론액을 남용하게 되었고 점차 양이 늘어, 메틸에페드린의 양으로 1일 400 mg에 달했다. 다음 해부터 설사나 발한과다 등 자율신경계 증상과 함께 불면증, 초조함 등의 정신증상이 나타나 정신과를 찾았고, 정신분열증으로 치료받고 있었으나 증상이 악화하여 입원하게 되었다. 입원 후 1주일로 증상이 호전되었지만 외박을 계기로 재연, 병동에 방화를 하는 등 망상기분과 강한 불안, 공포감, 정동불온이 확인되었다. 이때 비로소 처음으로 담당의사는 브론액 음용 사실을 알고 입수를 끊었는데, 수일로 정신증상은 개선되어 50일 후에 퇴원했다(田川 1983).

20대의 여성은 1983년 12월, 친구에게 브론을 마시면 졸음이 사라지고 기운이 난다는 얘기를 듣고 마시기 시작했다. 다음해 2월부터 매일 2병씩 마시게 되어 1개월 후, 정신증상과 떨림, 발한 등 신체증상이 나타났다. 4월에 소비자 금융으로부터 대출을 받아 브론값을 충당했다. 양은 5~6병(메틸에페드린으로 1,200~1,400 mg)으로 늘었고 9월에는 환각, 환청, 누군가에게 쫓기고 있다는 추적망상이 나타났다. 10월에는 브론값을 위해 절도를 범하여 10일간 유치되었다. 그 후, 환각망상이 나타났고 12월에는 동생을 칼로 협박하여 브론을 사기 위한 돈을 요구했으나 거절당해고 발끈해서 지붕 위에 올라갔고 방화미수로 경찰에 보호되었다. 본인은 브론 음용에 죄책감을 느끼고 멈추려고 시도해봤지만 그때마다 격한 두통, 탈력감으로 인해 멈추지 못했다(千頭 1986).

20대의 남성은 대학에 입학했을 때부터 욕구불만의 해소와 기분의 고양감으로 브론액을 마시기 시작하여 한 번에 3~5병을 마시게 되었고, 환각망상이 나타나 입원했다. 의식은 몽환적인 상태였고 분열병 양상의 자폐경향, 정동둔마가 있어 브론액 의존증이라 진단받았다. 2주째부터 병적 체험에 대한 자각이 생기기 시작함과 동시에 두통, 전신의 권태감 등 금단증상을 호소했으나 1달 만에 퇴원했다(向井 1987).

다이어트 약물으로서의 남용

10대 말의 소녀는 설사약과 함께 브론액W® 1병을 연일 2~3병 마시고 구입비용을 부모에게 받지 못하게 되자 폭언을 뱉게 될 정도가 되어 정신병원이 입원했다. 20대 초의 여성은 식용감퇴 효과를 바라며 수개월에 걸쳐서 브론정®(성분은 브론액W와 같음)을 연일 20~30정 복용했다(妹尾 1992).

파브론, 지키닌의 남용

증례의 수는 브론보다 한참 적지만 같은 메틸에페드린과 디하이드로코데인을 주성분으로 하는 파브론®(다이쇼제약)의 남용도 보고되어 있다(永瀬 2004, 岩瀬 2005).

30대의 남성 약제사는 1982년경 호기심으로 브론액®을 마시기 시작해, 기분이 개운하기에 서서히 양을 늘려 1병 120 mL를 하루에 2~3병(메틸에페드린으로 600~900 mg) 마시게 되어, 쉽게 화를 내고, 시의(猜疑), 망상적 언동을 보이게 되었다. 양은 4~5병으로 늘었고 아내의 목을 조르고, 어머니에게 식칼을 들이대며 때리고, 등유를 뒤집어쓰거나 가게 안에 뿌리거나 했으며, 집의 벽이나 책장을 부수는 등 충동적인 폭력행위가 빈번하게 발생하여, 경찰과 가족과 함께 정신과에 입원했다. 입원 15일째는 섬망상태로부터 완전히 회복했고 거의 이전의 성격으로 돌아왔으며 45일째에는 퇴원하였다(渋谷 1986).

40세의 남성은 성분이 브론과 같은 소아용 감기시럽인 지키닌®을 3년 전부터 기분을 높일 목적으로 매일 200 mL씩 계속해서 사용했다. TV의 화면이 일그러져 보인다(변형시), 벌레가 크게 보인다(대시증), 자신의 크기가 변한다(신체상의 기묘한 장애), 주변이 어딘지 모르게 와 닿지 않는다(이인증), 침대에 앉아 있으면 둥실둥실한다(신체의 부유감) 등의 「이상한 나라의 엘리스 증후군」의 증세를 보였다(高岡 1995).

브론액에는 메틸에페드린이 포함되어 있기 때문에 메틸에페드린과 에페드린을 동일시하여 브론 의존증을 즉 에페드린 정신병으로 간주하는 논문이 많으며, 메틸에페드린과 에페드린을 혼동하면 안 된다는 지적도 있었다(加藤 2002).

5.2 메틸에페드린

메틸에페드린(그림 2)은 660종류의 감기약을 포함한 978종류의 일반약에 들어 있다. 에페드린, 노르에페드린, 슈도에페드린과 함께 마황에 포함되어 있는 에페드린계열 알칼로이드 중 하나로, 공통의 성질로는 혈액뇌관문을 통과하고 중추작용이 있다(Kunsman 1998)고 일컬어진다.

위법드럭으로서 에페드린과 슈도에페드린의 혼합물, Ecstasy SEX, 블랙슈거 등이 있다.

에페드린, 노르에페드린, 슈도에페드린이 메스암페타민 유사 각성제로서 알려져 있는 한편(제2장 [교감신경흥분성 아민]참고), 메틸에페드린에는 사람에서의 작용을 가리키는 구체적인 논문이 적다. 이하의 논문은 메틸에페드린 또한 메스암페타민 유사 각성제인 것을 다시 한 번 보여주고 있다.

환각, 망상

30대 남성은 1979년 10월부터 친구에게 권유받고 각성제의 정맥주사를 시작하여 이듬해 1월에는 매일 1회 이상 주사하게 되어 환각망상이 나타났고 2월에 체포되어 증상은 급속도로 소실되었다. 이듬해 7월 각성제를 재개, 9월에는 환각이 나타났다. 도청된다며 전화선을 끊어버리고, 천장 뒤에 누군가 있다며 겁먹고, 환시도 나타나고, 뱀이 꿈틀꿈틀 움직인다며 이불솜을 뜯어내는 등 현저한 환각망상 상태에 빠져 보건소에 입원했다. 입원 후 신속하게 정서는 안정되었고 환각망상은 사라져 11월에 퇴원했다. 이듬해 1월 책에서 에페드린에 각성제와 같은 작용이 있는 것을 알고, 네오신지®, 중앙플루네틴®, 파크세이피라친® 등의 감기약의 정맥주사를 시작했다. 감기약을 물에 녹인 상청액을 가끔씩은 비타민제를 섞어서 정맥주사하였다. 이 감기약들에는 메틸에페드린이 들어 있었으나 디하이드로코데인은 들어있지 않았다. 정맥주사를 하면 초조감이나 피로가 풀리고 기분이 고양되어 일도 잘 됐으나 진통제나 비타민제에서는 이러한 느낌을 얻을 수 없었다. 10일 정도 지나서 대화형식의 환청이 있고 동물이나 죽은 사람의 영혼이 방안에 들어온다, 관절에서 김이 증발하는 등의 체감환각에 의한 현저한 환각망상 상태를 보였다. 환각을 체험하고 싶어서 감기약을 주사한 적도 이따금 있다. 5월에는 각성제를 주사한 후 뱀이 아이와 아내를 휘감는다, 사람의 영혼이 이불 속에 들어온다며 식칼로 이불을 찌르고, 각성제 소지로 경찰에 체포되었다(加藤 1984).

이 증례는 각성제(메스암페타민)와 구조가 비슷한 메틸페니데이트에 의해 환각망상이 재연한 것으로 둘 사이에 교차반응이 있음을 시사하고 있다. 각성제 정신병의 재연현상은 반드시 약물에 의한 것이라고 단정할 수 없고 비특이적 자극으로 일어나는데 이 증례에서는 진통제나 비타민제의 주사에서는 재연이 보여지지 않았다.

메틸에페드린과 디하이드로코데인을 포함하는 브론액W®을 1일에 3~4개 남용, 신경성 무식욕증의 치료로 입퇴원을 반복한 여성은 브론액에서 메틸에페드린이 빠지고부터는 성분이 브론액W®와 같은 토닌기침약®(사토제약佐藤製薬)으로 바꿨다(妹尾 1992).

세오(妹尾)들이 1996년에 보고한 진해제 남용자 22명 중 브론액W®에서 메틸에페드린이 빠진 후에도 새로운 브론액의 남용을 계속한 자는 6명 있는데 복수의 환자가 「이전의 브론액처럼 머리가 맑아지지는 않는다」, 「왠지 멍하게 되는 정도이나 완전히는 멈출 수 없다」고 말하고 있다. 또한 메틸에페드린이 빠진 후 진해제의 남용을 멈춘 환자가 7명 있는데 이구동성으로 「성분이 바뀌고부터 이전만큼의 고양감을 얻을 수 없었다」고 강조하고 있다(妹尾 1996).

앞에서 적은 세오들의 논문(1984년)으로 브론제제 중의 메틸에페드린이 환각망상의 원인이 되고 있음을 추정할 수 있다. 남용자들은 의외로 정확하게 자신들이 원하는 것을 알고 있었다. 예를 들어 제2차 대전 후 머지않아 암페타민과 메스암페타민의 2종류의 각성제가 국내에 나돌았다. 우리는 둘을 거의 동일시하고 있으나 남용자 사이에서는 암페타민은 부작용이 있다며 그다지 평판이 좋지 않았고 오한이 일어난다며 연용하지 않는 자가 많아 시장에서 모습을 감췄다. 그리고 메스암페타민(히로뽕®)이 각성제의 대명사가 되어 남았다. 암페타민은 메스암페타민에 비해 중추작용이 약하고 교감신경 자극작용이 강하다. 따라서 남용자가 찾는 각성작용이 약한 한편, 남용자는 손발이 차가워지거나 두근거림이 생기거나 하여 교감신경 자극에 의한 부작용을 강하게 느낀 것일 것이다. 몸이 가르치는 남용자만의 선택이었다.

뇌졸중

에페드린, 노르에페드린, 슈도에페드린, 마황에 의한 약년성 뇌졸중은 드물지 않으나(「건강식품·중독백과」 참조) 이하의 보고는 메틸에페드린 또한 약년성 뇌졸중의 원인이 된다는 세계최초의 보고이다.

30대의 남성은 20년 가까이 토닌기침약®(1개 120 mL 중 메틸에페드린 150 mg)의 복용을 계속하여 의존치료를 위해 정신병원에 입원한 적도 있으나 멈추지 못하고 1일에 1~2개의 복용을 계속하고 있었다. 2005년 6월, 1개 복용하고 4시간 후 TV를 보다가 돌연 우하상지에 힘이 들어가지 않아져 몸이 기울었다. 탈력은 몇 분만에 개선했으나 저림이 남아 다음날 병원을 찾아 뇌경색이라 진단되었다. 심방세동 등 뇌경색의 원인으로 분명한 소견이 없어 메틸에페드린에 의한 약년성 경색이라 생각되었다(國枝 2006).

30대의 여성이 반년 전부터 두충차와 조선인삼을 성분으로 하는 보충제를 섭취, 3일 전에 메틸에페드린을 1일량 60 mg 포함하는 감기약을 먹기 시작하고 양측의 소뇌에 급성 뇌경색이 발병했다. 혈관 조영으로 상소뇌 동맥의 폐색과 좌추골 동맥의 협착이 보였다(Imai 2010).

5.2.1 대사와 혈중농도

메틸에페드린은 다른 에페드린계열 알칼로이드와 마찬가지로 대부분이 미변화인 채로 요중 배출된다. 24시간에 33~40%가 미변화체로, 15%가 메틸에페드린 N-옥시드로서, 8%가 에페드린으로 그리고 72시간에 70~72%가 미변화체로서 요중 배출된다(Inoue 1990).

미군감찰의사무소의 법중독 연구실의 약물정기검사에서 2년간 15명의 혈액 혹은 소변에서 메틸에페드린이 검출되었다. 미군은 전 세계에 전개해 있기에 미국 내에서 사용되고 있지 않은 약물이 검출되는 경우가 있으며, 메틸에페드린도 그 중 하나이다. 15명 중 3명은 항공기 사고의 사망자로, 3명은 그 생존자이다. 메틸에페드린 양성자 6명의 혈중농도는 0.12~0.28 mg/L으로 그 중 3명은 사망자이나 메틸에페드린이 사인이라고는 생각되지 않는다. 11명의 요중농도는 평균 64 mg/L였다(Kunsman 1998).

19세의 군 관계자가 방에서 사망해 있는 것이 발견되었다. 혈액을 상기의 중독연구실에서 분석하자 브론의 성분인 메틸에페드린이 5.6 mg/L, 디하이드로코데인이 4.7 mg/L, 클로르페닐라민이 2.6 mg/L 검출되었다. 살리실산 150 mg/L, 베라파밀 6.0 mg/L도 검출되었으므로 사인은 자살목적의 다제약물 복용으로 보인다(Levine 1993).

브론의 남용은 1974~1975년경 요코스카(横須賀)의 미군기지 주변에서 시작되었다고 일컬어지는데 이상 2건의 보고는 브론의 남용이 미군 내에서도 깊게 침투해 있음을 시사하고 있다.

디하이드로코데인의 혈중농도에 대해서는 다음 절을 참조.

5.3 디하이드로코데인

브론 의존증이 즉 에페드린 정신병이라고 간주하고 있었기에, 에스에스제약은 1989년 디하이드로코데인(dihydrocodeine)을 남긴 채 메틸에페드린을 없앤 제품(브론액 에이스®)으로 변경했다. 그러나 디하이드로코데인은 모르핀형의 신체적 의존을 형성하는 마약 계열의 진통·진해제로(Marks 1978, 渡辺 1986, 吉井1990), 당시 이미 마약의 대체품으로 남용자 사이에 알려져 있었다(Swadi 1990, Robertson 1990, Strang 1990).

헤로인 남용자를 의존에서 금단시키는데 메사돈이 사용되는데, 스코틀랜드에서는 1990년대에 들어서 메사돈 대신 작용이 보다 약하고 안전하다고 생각되고 있는 디하이드로코데인이 사용되게 되었다. 그 결과, 메사돈에 의한 사망자가 감소하는 한편, 디하이드로코데인에 의한 사망자가 증가했다(Seymour 2001).

브론에서 메틸에페드린은 빠졌으나 브론의 남용 의존에 의한 환각망상의 발생은 계속되었다(長原 1991, 福田 1998). 이하는 모두 메틸에페드린을 포함하지 않는 브론제제에 의한 것이다.

환각·망상·금단증상

20대 남성은 상사가 마시고 있는 것을 보고 흥미를 가져, 7월부터 브론액에이스®(메틸에페드린을 포함하지 않으며 1개 60 mL 중에 디하이드로코데인 60 mg을 포함함)를 마시기 시작했다. 12월 말부터 환청, 망상, 감정불안정이 나타났고 이듬해 1월 20일 복용을 멈췄으나 환청이나 피해관계 망상 등의 증상이 계속되었다. 2월 10일경부터 주위 모든 사람이 한패가 되어 자신을 함정에 빠뜨리려 한다, 자신이 살해당하는 것은 아닌가 하는 피해망상이 나타나 공포감에 잠들지 못했다. 2월 17일 절망감에 자살충동이 강해져, 드디어 죽임을 당할까봐 두려워졌다. 주차 중인 관광버스에 올라탔으나 엔진 소리를 듣다가 버스가 폭발하는 것은 아닌가 무서워져 운전기사가 차에서 떨어졌을 때 마침내 폭발한다, 살해당한다고 생각하고 차라리 나도 죽어버리자 하고 이 세계가 아닌 곳에서 쉬고 싶다며 버스를 운전해서 발차시켜 돌아온 운전기사와 충돌해 두 다리를 치고 큰도로로 나가 5분간 버스를 달리면서 승용차 등 7대와 차례차례 충돌, 9명에게 중경상을 입혔다(田口 2002).

30대 남성은 20세경 밴드 선배 권유로 연주 전에 기분을 고양시키려고 브론액®을 마시게 되었다. 그 후 베리코데에이스®라는 같은 성분의 정제로 바꾸고 매일 120정(디하이드로코데인으로 300 mg) 정도 먹게 되었다. 33세경부터 브론과립®(메틸에페드린을 포함하지 않으며 1포 1 g 중 디하이드로코데인 10 mg과 클로르페닐라민 10 mg을 포함함)을 매일 18 g 정도 34세에 입원하기까지 복용을 계속하여 그 즈음부터 밴드 동료나 아내를 때리게 되었다. 복용을 중단하려고 하면 신체가 나른해지고 머릿속이 멍해지고 초조하며 폭력을 휘두르고 절도를 하거나 TV에서 정의의 사도가 튀어나와 펀치를 날린다는 환각도 나타났고 모친의 팔을 부러트리는 등 가족에게의 폭력도 심해졌다. 입원 후 3일간은 뼈가 삐걱이는 느낌, 뼈의 통증, 오한, 사지의 떨림, 식은땀, 잠잘 때의 식은땀, 기침 등의 금단증상을 호소했다. 그 후 초조감, 치통, 뼈의 통증, 몸속이 들뜬 느낌, 설사가 계속되었으나 1개월 반 경에는 점차 진정되어 퇴원했다(高木 1994).

경련

30대 간호사가 돌연 전신성의 강직 경련을 일으켜 구급차로 이송되었다. 첫 발작이므로 경과 관찰만으로 퇴원했으나, 13개월 후 다시 전신성 강직성 경련이 나타났다. 이때 처음 환자가 브론과립®을 연일 1회 1상자(18포) 복용하고 있음을 알았다. 약물치환에 의한 금단요법을 행했으나 그 후 3년간 4회의 경련발작을 일으켰고 그때마다 발작 수시간 전에 브론과립

®을 복용했었다. 진정되지 않음, 불면, 야간의 다동이 보여 브론과립® 6상자(디하이드로코데인 1,080 mg, 극량은 1일 180 mg)를 1회로 복용하여 전신성의 강직성 경련을 일으켜 구급차로 이송되었다. 발작은 5분간 지속, 전신에 발한과다가 있고 의식은 청명했으나 흥분상태로 사지체간에 근긴장 양상의 불수운동을 확인했고 정좌불능이었다. 다음날 아침 일찍 요중 디하이드로코데인농도는 147 ㎍/mL, 복용 40시간 후의 혈청 중 농도는 100 ng/mL였다(杉原 1998).

30대의 남성은 브론정®(12정 중에 디하이드로코데인 30 mg, 메틸에페드린 50 mg, 클로르페닐라민 8 mg, 카페인 90 mg을 포함함)을 5년 이상에 걸쳐서 1일 12정 이상 먹고 경련을 일으켰다. 입원 시의 혈청 클로르페닐라민 농도는 0.43 mg/L였다(Murao 2008).

20대의 여성은 자살목적으로 브론과립® 1상자를 복용하고 5시간 반 후에 쓰러져 있는 것이 발견되었다. 이 반송 중 차 내에서 전신성 강직성 경련이 약 30초간 계속됐고 입원 후 의식의 개선과 함께 사지체간의 불수의운동이 지속했다. 내복 6시간 후의 혈중 클로르페닐라민 농도는 1.2 mg/L였다(竹之内 2005).

브론과립®과 브론정®에 공통하는 성분은 디하이드로코데인과 클로르페닐라민인데 경련은 클로르페닐라민에 의한 것일 것이다.

디하이드로코데인 중독으로 사망한 사람의 심장혈의 농도는 디하이드로코데인 2.7 ㎍/mL, 노르디하이드로코데인 0.2 ㎍/mL, 디하이드로모르핀 0.2 ㎍/mL였다(Skopp 1998).

20대의 임산부는 17세부터 임신 5개월까지 MDMA 등 몇 종류의 마약과 각성제를 남용했고 그 후는 브론과립®을 1일 2상자(36포) 복용했다. 임신 36주에 여아를 출산, 아프가 점수는 1분 5점, 5분 7점이었다. 여아는 신경과민으로 울음은 지속되고, 수면장애, 모로반사항진, 떨림, 근긴장항진, 발한, 함몰호흡, 수평안진 등 금단증상이 있어 출생 2시간 후의 신생아 이탈 점수는 16점으로 높게 나타났다(戸津 2008).

에페드린과 코데인의 남용

메틸에페드린은 암페타민계열의 각성제로 디하이드로코데인은 마약계열의 진통·진해제이다. 이 조합의 원형이라 할만한 에페드린과 코데인의 합제인 기침약 시럽 Phensedyl®은 5 mL 중에 에페드린 7.2 mg, 코데인 9 mg을 포함하는 125 mL들이 병으로 1980년대에서 남용이 문제가 되어 왔다(Jelley 1987).

49세의 여성은 천식 기미로 10년 전부터 Phensedyl®을 주에 3, 4개 먹었다. 대량으로 먹고 흥분광조상태로 정신과에 입원, 이상한 말을 하며 환각이 심했으나 5일 후에는 정상화했다(Abed 1987).

35세의 남성은 3년 반 전부터 기침 때문에 Phensedyl®을 마시기 시작했고 최근은 1일 1개로 늘어, 불면, 식욕부진, 의욕의 저하, 초조감으로 괴로워했는데 멈추자 복통, 설사, 불안이 덮쳐왔다. 24세의 남성은 5년 전부터 1일 1, 2개를 먹었고 멈추면 복통, 불면, 콧물, 유루, 설사로 괴로워했다(Borde 1988). 42세의 남성은 과거 3년간 매일 2개를 먹었고 전신통, 설사, 초조, 불면의 금단증상으로 고통받았다(Bedi 1991). 이상 3명은 1일에 에페드린을 180~360 mg(상용량 60 mg까지), 코데인을 225~450 mg(상용량 60 mg까지) 복용했다.

각성제와 마약의 조합은 드럭의 세계에서는 각성제가 마약의 금단증상을 완화시키고 마약이 각성제의 흥분을 억누른다고 일컬어져 코카인과 헤로인의 합제나 메스카티논과 마약의 합제가 남용돼 왔다.

5.4 덱스트로메토르판

1995년 에스에스제약은 디하이드로코데인을 덱스트로메토르판으로 바꾸면서(브론액L®, 1개 120 mL 중 덱스트로메토르판 240 mg) 브론액에서 메틸에페드린과 디하이드로코데인이 없어졌다. 그러나 브론의 남용은 계속되었다(宮武 2002, 朝日 2002, 上田 2004).

5.4.1 물질과 작용

덱스트로메토르판(dextomethorphan)은 레보메토르판(levomethorphan)의 광학이성체로 간장의 효소 CYP2D6로 대사되어 덱스트로판을 만들고 이것이 펜사이클리딘과 마찬가지로 시그마-1 수용체를 자극, NMDA 수용체를 차단하여 환각을 일으킨다(제Ⅴ판 「해리성 마취제」 참조). 의존성이 있으며 진해제의 남용으로 정신병을 일으키고(Fleming 1986, Orrell 1986, Walker 1993) 펜사이클리딘과 닮은 환각·망상·인격의 해리를 발생시킨다(Price 2000).

덱스트로판의 L체는 레보파놀(Dromoran®, Levo-Dromoran®)이라는 진해제이다.

현재 일본에서 덱스트로메토르판, 메틸에페드린, 디하이드로코데인 세 가지는 다양한 조합으로 400종류가 넘는 대부분의 진해거담약에 들어간다.

남용물질

덱스트로메토르판이 인터넷에서 DMX, Dex, Vitamin D, Robo, Tussin 등의 이름으로 유통되어 그 남용을 robo-tripping, tussing 등이라 한다. Tussis는 라틴어로 기침의 의미이다.

도쿄도가 2003년도에 행한 탈법드럭의 매출 조사로 어덜트샵에서 5,500엔에 팔리고 있던 DWNHyper®에서 덱스트로메토르판이 검출되었다.

1980년대 후반 미국에서 10대의 젊은 사람 사이에 기침약시럽 RobitussinDM®(1병에 덱스트로메토르판 720 mg)의 남용이 퍼져(Helfer 1990) 1989년 3월 유타주에서는 학부형이 주정부에 덱스트로메토르판제제의 판매금지를 요구하는 청원을 제출했다.

1988년까지 3년간 주(州)의 중독센터에 밀려든 덱스트로메토르판제제의 중독사고는 265건, 고의적 사고는 59건, 그 중 55건은 RobitussinDM®에 의한 것으로 59건의 내역은 남용 29건, 오용 17건, 자살 5건 등으로 남용자의 평균 연령은 16.3세였다(McElwee 1990).

드럭의 세계에서 "트리플C"라 불리는 기침약 Coricidin HBP Cough&Cold®의 성분은 클로르페닐라민과 덱스트로메토르판인데 덱스트로메토르판의 농도가 낮아 효과를 얻기 위해서는 대량으로 먹어야 한다. 여기서 덱스트로메토르판을 추출하는 간단한 방법이 인터넷상에 소개돼 있어 분말이 싸게 나돌아 미국에서 청소년이 안이하게 남용하고 있다(Schwartz 2005).

덱스트로메토르판을 추출하는 "Agent Lemon법"이란 기침약에 같은 양의 암모니아와 라이터용액(나프타)를 더해 녹이고 레몬주스를 더해서 산성으로 만들어 물과 나프타를 증발시켜서 "Agent Lemon" 혹은 "DXenmon Juice"라는 용액을 얻는 방법이다. 서투르게 조제하면 암모니아와 라이터액을 동시에 섭취하여 중독된다(Roll 2002).

5.4.2 정신증상

4세 여아가 열이 10일간, 환시가 18시간 계속되어 병원을 찾았다. 1주일 전부터 OrnadeDM®(15 mL 중 클로르페닐라민 2 mg, 페닐프로판올아민 15 mg, 덱스트로메토르판 15 mg) 15 mL를 1일 3, 4회 먹고 있었다. 환시가 나타나기 전 주에 흥분하고 진정되지 않아 잠들지 못했다. 진찰 시 여아는 무언가에 겁먹고 몹시 흥분하여 벌레가 기어 다닌다며 옷의 소매를 쥐어뜯었다. 입원하고 약의 복용을 멈추고 요도감염에 항생물질을 투여하자 다음날에는 평상시 체온이 되었다. 그러나 환시는 단속적으로 3일간 계속됐고 벌레를 무서워하며 온몸을 마구 긁어댔으나 6일째에는 증상이 사라져 퇴원했다(Dungal 1984).

대학을 좋은 성적으로 졸업한 23세의 남성은 RobitussinDM®(1병에 덱스트로메토르판 720 mg)에 의존하게 되어 최근 2년간은 1일에 3, 4병을 마시고 환청, 환시, 떨림, 심한 불안으로 고통받았다. 약을 찾아 절도를 하게 됐고 환각흥분상태로 눈이 쌓인 곳에 쓰러져 있어 구급차로 병원에 옮겨졌다(Wolfe 1995).

정신병이나 약물남용의 이력이 없는 54세의 남성이 「악마에 씌였다」 등 망상·환청의 급성 정신병의 증상을 보여 정신과에 긴급 입원했다. 3일 전에 감기약을 상용량의 2배로 먹기 시작하고부터 증상이 나타났다. 할로페리돌을 투여, 감기약을 중지, 2일 후 증상은 사라져 퇴원했다. 감기약에는 덱스트로메토르판과 클로르페닐라민이 포함되어 있었다(Sharma 2005).

쌍극성 장애

29세의 남성은 감정소실, 무기력, 자살충동 등, 울상태가 5개월 계속되고 있었다. 기침약으로 Triaminicol®(덱스트로메토르판, 페닐프로판올아민, 항히스타민약을 포함함)을 30 mL 먹자, 울이 낫고 조상태가 되었다. 그 이후 울상태가 될 때마다 180~480 mL 먹었고 3번째의 조상태 때 입원했다. 페닐프로판올아민에 의한 조 발작, 카페인 등과 함께 복용했을 때 일으키는 경우가 많지만(Lake 1988), 이 환자의 경우, 카페인이나 페닐프로판올아민을 포함하는 다이어트 약물을 먹어도 증상은 나타나지 않았기에 원인은 덱스트로메토르판이라 생각된다. 누나, 조모, 큰어머니가 쌍극성 장애였다(Mendez 1992).

쌍극성 장애 환자는 덱스트로메토르판에 의해 조병이 유발되기도 한다(Bostwick 1996).

43세의 변호사가 반나체로 진창의 웅덩이에서 물을 먹고 밤중에 큰소리로 아우성치고 인질로 잡힌 아내가 집 안에 있다며 총을 휘두르며 근처에 도움을 요청하여 경찰에게 연행되어 진찰받았다. 12주 전 감기약 시럽 Delsym Cough Formula®를 먹자 피로가 달아남을 알고부터 시간에 쫓기는 일을 처리할 때마다 매일 60~90 mL를 먹었고 기운이 나서 수면시간이 적어도 상관없게 되었다. 복용량이 늘어 수면시간은 3시간이 되었고 활력이 차서 고양감이 넘쳐 1주일에 비행기 2대, 벤츠, 요트, 근해의 섬을 구입했다. 입원 1주일 전에는 관념분일, 환청, 망상사고가 있었다. 입원 후 복용을 끊고 할로페리돌의 1회 투여만으로 조상태와 망상사고가 서서히 개선, 4일째에는 수면의 사이클과 정신상태가 정상화했다. 환자는 20년 이상 전 프로폭시페논과 하이드로콘의 복용을 계기로 2번 조병이라 진단받은 적이 있지만, 그 이후로 조울이라 진단받은 적은 없었다. 입원 시의 소변에서 덱스트로메토르판, 노르덱스트로메토르판, 레보파놀, 노르레보파놀이 검출되었다(Polles 1996).

소아의 근긴장이상, 안진

2세 반의 여아는 Delsym®을 90 mL(덱스트로메토르판 38 mg/kg) 먹고 2시간 반 후에 병원을 찾았다. 활울림긴장(강직성 발작)과 응시, 수평안진, 수직안진을 보였다. 디펜히드라민 1.0 mg/kg의 투여로 활울림긴장과 응시는 사라지고 모친과 대화가 가능해졌으며 쌍방향성의 안진과 실조는 수시간 이내로 사라졌다(Warden 1997). 이 여아에서 보인 시스토니(근긴장 이상)는 케타민에서도 보고돼 있으며 안진은 β-하이드록시부티르산에서 잘 보이는 소견이다. 케타민도 β-하이드록시부티르산도 덱스트로메토르판과 마찬가지로 해리성 마취제이다.

3세의 여아는 과량처방에 의해 덱스트로메토르판을 1일 250 mg 복용, 가면양 얼굴, 사지 납관양강직, 전경자세, 양눈 주시방향성 안진, 양측건반사 항진, 통증 자극에 대한 반사의 저하 등 파킨슨증(parkinsonism)과 유사한 증상을 보였다(小林 2006).

2세의 남아가 기침약 시럽 RobitussinCF®(5 mL 중 슈도에페드린 15 mg, 덱스트로메토르판 7.5 mg)를 한 티스푼씩 6시간 간격으로 3회 복용하자 이상한 흥분, 신경과민, 횡설수설, 비틀거림을 보여 입원했다. 마지막 복약으로부터 3시간 반 후의 혈액 중 농도는 슈도에페드린 2.2 ng/mL, 덱스트로메토르판 0.24 ng/mL였다(Roberge 1999).

세로토닌 증후군

18세 남성은 반쯤 재미삼아 트리플C(Coricidin HBP Cough & Cold®)를 16정 먹고 덱스트로메토르판에 의한 것으로 생각되는 세로토닌 증후군이 발병했다(Ganetsky 2007).

30대의 여성은 23세 때 통합실조증이라 진단받았다. 감기약으로 복수의 진찰과에서 처방받은 1일량의 합계 180 mg의 덱스트로메토르판을 복용하고 세로토닌 증후군을 발병했다(足立 2009).

원인이 덱스트로메토르판인지 페닐프로판올아민인지 불명인 예

이하의 예는 원인이 페닐프로판올아민인지 덱스트로메토르판인지 단정할 수 없다.

25세의 여성은 1년 반에 걸쳐서 Vicks Formula 44−D®(5 mL 중 덱스트로메토르판 15 mg, 페닐프로판올아민 12.5 mg, 구아이페네신 100 mg)를 1일 800 mL(최고 10 mL를 1일 4회)까지를 계속해서 마시고 망상으로 인해 지리멸렬한 이야기를 하고 평정을 잃은 상태로 병원을 찾았다. 투약 없이 2일 후에 회복한 환자에 의하면, 13세 때부터 감량목적으로 Gravergol®(에르고타민, 카페인, 디멘히드리네이트 등)을 계속해서 마셔서 14세부터는 2회의 임신 중을 제외하고 디멘히드리네이트 100 mg을 복용했다. 그 후 소염제인 Triaminic−DM®(5 mL 중 덱스트로메토르판 15 mg, 페닐프로판올아민 12.5 mg, 구아이페네신 100 mg 등)을 1일 345 mL(최고 10 mL를 1일 4회까지)로 바꿨고 그 후에는 Vicks Formula 44−D®를 마셨고 1년에 150만 엔을 들였으며 절도까지 하여 입수했으며 환각이 생기게 되었다. 복약 후에 토했을 때는 토사물을 보존하고 나중에 그것을 먹었다. 정신요법을 받고 퇴원했으나 남용을 재개하고 6개월 후 재입원했다(Craig 1992).

알레르기, 아나필락시

브롬화수소산 덱스트로메토르판은 즉시형 알레르기, 아나필락시를 일으키기도 한다(鶴田 2008,前澤 2005, 西田 2005, 長井 2003, Knowles 1998, Robledo 2004).

5.4.3 대사와 혈중농도

덱스트로메토르판을 먹고 사망한 2명의 혈중농도는 덱스트로메토르판이 각각 9.2 μg/mL, 3.3 μg/mL, 덱스트로판이 각각 2.9 μg/mL, 1.5 μg/mL로 덱스트로메토르판이 덱스트로판의 2.20~3.17배였다(Rammer 1988).

덱스트로메토르판의 대사에는 신속형과 지연형이 있고 소실반감기는 전자가 3.4시간임에 반해 후자는 24시간 이상으로 길며 정신병을 발병하기 쉽다. 지연대사형은 백인에서 약 10%(Duché 1993)에 반해 일본인은 4.4%이다(義村 1990).

30 mg을 투여했을 경우 신속대사형에서는 혈장 중에 덱스트로메토르판은 검출되지 않고

대사물질인 덱스트로판과 3-하이드록시모르피난도 대부분이 포합형으로 유리형은 1/100 이하였다. 지연대사형의 경우에는 혈장 중에 덱스트로메토르판이 대부분이어서 그 반감기는 29.5시간으로 길고 대사물의 포합체의 농도는 5~10 분의 1이하였다(Schadel 1995).

5.5 지페프롤

한국에서서는 보다 강한 환각작용을 찾아서 덱스트로메토르판에 지페프롤(zipeprol)을 더한 것을 젊은이가 남용하여 1993년 이후 9명의 사망자가 발생했다(Yoo 1996).

지페프롤은 피페리진 유도체의 중추성 진해제로 진해작용은 코데인보다 약하고 덱스트로메토르판과 같은 정도이다. 오피오이드 수용제인 μ(뮤) 및 κ(카파) 결합부위와 σ(시그마)결합부위에 친화성이 있다. 원숭이에서는 10~18 mg/kg으로 경련을 일으킨다(Acteo 1996). 마약과 비슷하여 경도이기는 하지만 발한, 설사, 근육통, 불면, 불안 등 금단증상이 보인다(Mallaret 1995). 남용하면 경련, 환각, 혼미 등을 일으키고(Moroni 1984, Perraro 1984) 사망하기도 한다.

사망한 2명의 혈중농도는 5.8 ㎍/mL과 10.6 ㎍/mL였다(Crippa 1990).

한국 전체에서 1991년 이후 대도시를 중심으로 69명의 사망자가 발생했다. 그 중 66명은 지페프롤 단독의 사망으로 혈중의 지페프롤 농도는 0.8~38.3 ㎍/mL였다. 덱스트로메토르판과 함께 먹은 경우의 혈중농도는 0.1~35.3 ㎍/mL였다(Chung 1998).

시판의 진해거담제는 위에서 서술했듯이 많은 문제를 갖고 있는데 이를 하나의 물질로 취급하여 각성제 정신병과 비교했을 때의 특징은 다음과 같다.

① 환각망상의 정도는 같으며 모두 방화, 살인까지 이르는 예가 있다.

② 환각망상은 섭취를 중지하면 2주 정도면 나으며, 1개월 정도면 퇴원할 수 있는 경우가 많다.

③ 정신병의 후유증을 남겼다는 보고는 없다.

문헌

Abed RT et al. Acute psychotic episode caused by abuse of phensedyl. Br J Psychiatry 1987 ; 151 : 868

Acteo MDet al. Zipeprol : preclinical assessment of abuse potential. Drug Alcohol Depend 1996 ; 42 : 93-104

足立裕史ほか. デキストロメトルファン(メジコン®)によりセロトニン症候群をきたした一例. 日本集中治療医学会雑誌 2009 ; 16(Suppl) : 306

朝日丈尚ほか. 市販せき止め薬大量服用による急性薬物中毒の一例. 日救急医誌 2002 ; 13 628

Bedi RS. Dependence on a common cough linctus. Indian J Chest Dis Allied Sci 1991；33：227-8

Borde M et al.Dependence on a common cough syrup. Lancet 1988；1(8588)：760-1

Bostwick JM. Dextromethorphan-induced manic symptoms in a bipolar patient on lithium. Psychosomatics 1996；37：571-3

Chung HS, Choi HK, Kim EM, Park MJ, Chung KH, Yoo YC. Demographic characteristics of zipeprol-associated deaths in Korea. Arch Pharm Res 1998；21：286-90.

Craig DF. Psychosis with Vicks Formula 44-D abuse. cmAJ 1992；146：1199-200

Crippa O et al. Lethal poisoning by zipeprol in drug addicts. J Forensic Sci 1990；35：992-9

Duché JC et al. Dextromethorphan O-demethylation and dextrorphan glucuronidation in a French population.Int J Clin Pharmacol Ther Toxicol 1993；31：392-8

Dungal H et al. Visual hallucinations induced by a sympathomimetic drug. Can Med Assoc J 1984；131：1186

Fleming PM. Dependence on dextromethorphan hydrobromide. Br Med J 1986；293：597

福田修治ほか. 鎮咳薬乱用に関する社会精神医学的考察. 日社精医誌 1998；6：159-69

Ganetsky M, Babu KM, Boyer EW. Serotonin syndrome in dextromethorphan ingestion responsive to propofol therapy. Pediatr Emerg Care 2007；23：829-31

Helfer J et al. Psychoactive abuse potential of Robitussin-DM. Am J Psychiatry 1990；147：672-3

Imai N et al. Ischemic stroke associated with cough and cold preparation containing methylephedrine and supplement containing Chinese herbal drugs. Intern Med 2010；49：335-8

Inoue T et al.The metabolism of (+-)-methylephedrine in rat and man. Xenobiotica 1990；20：99-106

岩瀬利郎. 市販の解熱鎮痛薬, 総合感冒薬に対する問題提起. 精神神経学雑誌 2005；特別号: S-182

Jelley TM. Phensedyl abuse. Br J Psychiatry1987；151：418-9.

加藤秀明ほか. エフェドリン含有感冒薬の注射によって幻覚妄想状態が再燃した慢性覚醒剤中毒の1例. 臨床精神医学 1984；13：1375-81

加藤信. Ephedrine 精神病再考. 精神神経学雑誌 2002；104：221-8

Knowles SR, Weber E. Dextromethorphan anaphylaxis. J Allergy Clin Immunol 1998；102：316-7

國枝武伸ほか. 塩酸メチルエフェドリンの長期大量服薬中に発症した若年性脳梗塞の1 例. 臨床神経 2006；46：274-7

小林真之ほか. デキストロメトルファン過量投薬による薬剤性パーキンソニズムが疑われた3 歳女児例. 日本小児科学会雑誌 2006；110：785-8

Kunsman GW et al.Methylephedrine concentrations in blood and urine specimens. J Anal Toxicol 1998 ; 22 : 310-3

Lake CR et al. Psychiatric side effects attributed to phenylpropanolamine. Pharmacopsychiat 1988 ; 21 : 171-81

Levine B, An intoxication involving BRON and verapamil. J Anal Toxicol 1993 ; 17 : 381-3

前澤明子ほか. 市販総合感冒薬の成分である, 臭化水素酸デキストロメトルファンによる即時型アレルギーの1 例. 皮膚の科学 2005 ; 4 : 410

Mallaret MP et al. Zipeprol : primary dependence in an unaddicted patient. Ann Pharmacother 1995 ; 29 : 540

Marks P et al. Drug dependence caused by dihydrocodeine. Br Med J 1978 ; 1 : 1594

McElwee NE et al. Intentional abuse of dextromethorphan(DM) products : 1985 to 1988 statewide data. Vet Hum Toxicol 1990 ; 32 : 355

Mendez MF. Mania self-induced with cough syrup. J Clin Psychiatry 1992 ; 53 : 173-4

宮武良輔ほか. ブロン液L 乱用の臨床的研究. Jpn J Alcohol & Drug Dependence 2002 ; 37 : 67-74

Moroni C et al. Overdosage of zipeprol, a non-opiod antitussive agent. Lancet. 1984 ; 1(8367) : 45

向井泰二郎ほか. Ephedrine を主成分とする鎮咳去たん剤による精神障害の同胞例. 精神医学 1987 ; 29 : 1099-102

Murao S et al. Intoxication with over-the-counter antitussive medication containing dihydrocodeine and chlorpheniramine causes generalized convulsion and mixed acidosis. Intern Med 2008 ; 47 : 1013-5

長井泰樹ほか. 市販感冒薬による即時型アレルギーの2 例. 日本皮膚アレルギー学会雑誌 2003 ; 11 : 34-8

長原寿恵ほか. 市販鎮咳去痰剤「ブロンカリュー」依存を呈した1 症例. 逓信医学 1991 ; 43 : 20-1

永瀬龍也. 感冒薬(パブロン)によって離脱症状がみられた1 例. 岐阜大医紀 2004 ; 52 : 22-3

西田陽子ほか. メジコン®(臭化水素酸デキストロメトルファン)によるアナフィラキシーの1 例. 日本小児皮膚科学会雑誌 2005 ; 24 : 179

Orrell MW et al. Dependence on dextromethorphan hydrobromide. Br Med J 1986 ; 293 : 1242-3

Perraro F et al. Convulsions and cerebral oedema associated with zipeprol abuse. Lancet 1984 ; 1(8367) : 45-6

Polles A et al. Dextromethorphan-induced mania. Psychosomatics 1996 ; 37 : 71-4

Price LH et al. Dextromethorphan-induced psychosis. Am J Psychiatry 2000 ; 157 : 304

Rammer L et al. Fatal intoxication by dextromethorphan : a report on two cases. Forensic Sci Int 1988 ; 37 : 233-6

Roberge RJ et al. Dextromethorphan–and pseudoephedrine–induced agitated psychosis and ataxia：case report.J Emerg Med 1999；17：285–8

Robertson et al. Misuse of dihydrocodeine tartrate(DF 118)among opiate addicts. BMJ 1990；301：119

Robledo T et al. Adverse reaction to dextromethorphan. Allergy 2004；59：890

Roll D et al. "Agent lemon": A newtw ist on dextromethorphan toxicity. J Toxicol Clin Toxicol 2002；40：655

Schadel M et al. Pharmacokinetics of dextromethorphan and metabolites in humans：influence of the CYP2D6 phenotype and quinidine inhibition. J Clin Psychopharmacol 1995；15：263–9

Schwartz RH. Adolescent abuse of dextromethorphan.Clin Pediatr(Phila) 2005；44：565–8

妹尾栄一ほか. 痩せ薬として市販鎮咳薬を乱用する女性摂食障害の症例. 精神科治療学 1992；7：287–90

妹尾栄一ほか. 市販鎮咳剤の乱用に関する社会精神医学的研究. 精神神経学雑誌 1996；98：127–50

千頭孝史ほか. 市販鎮咳去痰剤「ブロン液W」依存により幻覚妄想状態を呈した1 症例. 臨床精神医学 1986；15：1803–10

Seymour A et al. The role of dihydrocodeine in causing death among drug users in the west of Scotland.Scott Med J 2001；46：143–6

Sharma A et al. Acute psychosis with Coricidin cold medicine. Ann Pharmacother 2005；39：1577–8

渋谷恵子ほか. 入院後せん妄状態を呈したパブロン依存の1 例. 臨床精神医学 1986；15：537–9

Skopp G et al.Postmortem distribution of dihydrocodeine and metabolites in a fatal case of dihydrocodeine intoxication. Forensic Sci Int 1998；95：99–107

Strang J et al. Misuse of dihydrocodeine tartrate(DF 118)among opiate addicts. BMJ 1990；301：119

杉原里恵ほか. ブロン顆粒®依存により全身性痙攣, 発汗過多, 多動を繰り返した1 例. 神経内科 1998；48：463–5

Sw adi H et al.Misuse of dihydrocodeine tartrate (DF 118) among opiate addicts. BMJ 1990；300：1313

田川不知夫ほか. エフェドリンを含有する市販喘息薬の濫用により分裂病様症状を呈した1 例. 臨床精神医学 1983；12：227–32

田口寿子ほか. メチルエフェドリンを含まない市販液状鎮咳剤乱用による精神障害. 臨床精神医学 2002；31：1107–17

高木千浩ほか. エフェドリンを含まずコデインを主成分とする市販鎮咳剤依存の1 症例. 臨床精神医学 1994；23：1483–9

高岡健ほか.「不思議の国のアリス」症候群と小人幻覚を呈した1 症例. 精神科治療学 1995；10：1152−6

竹之内信ほか. 全身性強直性痙攣と持続するミオクローヌスを伴った市販鎮咳薬による急性薬物中毒の1 例. 日救急医会誌 2005；16：633−8

戸津五月ほか. 妊娠中の一般用医薬品乱用により離脱症候群をきたした新生児例. 日本周産期·新生児医学会雑誌 2008；44：135−8

鶴田京子ほか. エスエスブロン液®に含まれている臭化水素酸デキストロメトルファンによる蕁麻疹型薬疹. 日本皮膚科学会雑誌 2008；118：82

上田千秋ほか. 市販鎮咳去痰薬による依存症の1 例. 中毒研究 2004；17：453

Walker J et al. Benylin (dextromethorphan)abuse and mania. Br Med J 1993；306：896

Warden CR et al. Dystonic reaction associated with dextromethorphan ingestion in a toddler. Pediatr Emerg Care 1997；13：214−5

渡辺穣ほか. 市販鎮咳去痰薬エスエスブロン液W の耐性および依存に関する研究. Jpn J Alcohol & Drug Dependence 1986；21：205−15

Wolfe TR et al. Massive dextromethorphan ingestion and abuse. Am J Emerg Med 1995；13：174−6

吉井利郎ほか. D ihydrocodeine の身体依存形成および鎮咳作用に対する市販鎮咳去痰薬中の各種配合成分の影響. Jpn J Alcohol & Drug Dependence 1990；25：419−28

義村尚美ほか. デキストロメトルファンの体内動態および日本人における代謝率の分布. 臨床薬理 1990；21：19−20

Yoo Y et al. Fatal zipeprol and dextromethorphan poisoning in Korea. J Anal Toxicol 1996；20：155−8

Ⅱ 대마

개설

전쟁 전/전쟁 후

태평양전쟁이 시작된 1941년, 나는 도쿄의 서쪽 교외에 있는 다마강 인근의 도쿄시 히가시쵸후 제 2 진죠초등학교(1943년 7월 도쿄도 히가시쵸후 제2국민학교로 교명변경, 1948년 4월 도쿄도 오타구립 전원쵸후소학교로 교명변경)의 3학년이었다. 그 시절 학생들은 학교로부터 마(대마)의 종자를 받아 정원에 뿌려서 성장을 관찰·기록했고 여름에는 그것을 뿌리부터 잘라 삭힌 뒤 섬유를 뽑아 제출했다.

나는 정원에 씨를 뿌리고 높이가 2 m 정도 되었을 때 10가닥 정도를 뿌리부터 거두었고 연못물에 발효시킨 섬유를 학교에 가져갔다. 중일전쟁(支那事変)이 시작되고 이미 수년이 지나 있었고 이때 마의 섬유는 군용로프나 즈크화(마포로 만든 운동화의 일종)의 재료로서 필수품이었기에 성장을 관찰·기록하는 이과의 공부는 표면상의 이유로 초등학교를 통해서 섬유를 모으는 것이 정부의 의도였을 것이다.

당시 초등학생이었던 나는 1925년 체결된 제네바국제아편조약으로 마약과 더불어 대마의 생산, 제조, 유통, 소지가 금지되었다는 사실을 알 길이 없었다.

초등학교 교명에 있는 「조후」(調布)는 율령제 아래 조세품이었던 마포(麻布)를 가리켰고, 다마강을 기준으로 건너편인 가와사키시에는 「마생구」(麻生区)가 있었으며 다마강도 만엽집(万葉集: 고대 일본 가집)에서 「다마강에 천을 내걸다」(多摩川に布をさらす)로 등장한다.

초등학교 저학년 때 오봉(일본의 명절)에는 마의 줄기 껍질을 벗기고 건조시킨 "오가라"(겨릅대, 麻幹, 苧殼)를 사와서 20~30 cm 길이로 잘라 집 앞의 도로에 우물 정(井)자로 쌓아 올려 마중불(迎え火, 손님이나 신령을 마중하기 위해 때는 불)로서 불을 붙였다. 2개의 "오가라"는 젓가락으로 오봉의 제물로 바쳐졌다. 연필 굵기 정도의 "오가라"는 구운 뼈처럼 가볍고 어딘가 기분 나쁜 하얀색이었다.

전후(戰後)

태평양전쟁이 끝나고 대마의 흡연은 미군기지 주변에서 시작되었다. 대마의 입수처도 미국인 내지는 기타 외국인이 많았다. 1960년부터 1975년에 걸친 베트남전쟁의 영향도 컸다. 병사의 27~40%는 대마의 상습자였으며 경험자를 포함하면 70%에 달했다고 한다. 1968년경 「대마단속법」에 의한 검거자 4명 중 3명은 외국인이었다.

검거자는 1966년 38명에서 1970년에는 400명을 넘었고 1976년에는 1,000명이 넘었으며 2009년에는 2,931명에 달했다. 건조대마와 대마담배의 압수량은 1970년 29.8 kg, 2009년

195.1 kg이었으며 대마수지가 1970년 4.45 kg에서 2009년 17.2 kg으로 증가했다.

검거자의 특징

2009년 검거자의 연령은 20대가 54.1%, 30대가 27.5%, 20세 미만이 7.9%로 20세 이상이 8할이었다. 이에 반해 유기용제는 남용을 시작한 연령이 전부 20세 미만이며 평균 14.7세, 검거자의 약 90%는 20세 이하로 대마는 유기용제와 대조적으로 연령층이 높은 것이 특징이다.

해외여행 경험자가 4할로 보호된 사람은 중간 이상의 비교적 풍요로운 가정의 사람이 많았고 직업으로는 관리직이나 사업가가 다수 포함돼 있었다(川原 1990).

검거자 중 폭력단 관계자는 각성제의 경우 30%에 달하지만 대마의 경우 5.3%로 낮은 비율을 점하는 것도 특징이다.

1973년 3월 가나가와현에서 경주동호회의 리더 각 3명이 주간지의 특집기사에서 힌트를 얻고 대마초를 재배지에서 훔쳤다. 수제 마리화나 담배를 만들어서 멤버들과 나눠서 흡연한 53명의 소년이 환각증상으로 난폭운전을 하고 대마 파티와 난교파티를 열었다.

1983년 11월, 17세의 전문학교 학생이 하와이유학 중 잠시 귀국했을 때 대량의 건조대마를 일본으로 반입하여 도쿄도 시나가와의 사립고교생에게 밀매해 대마단속법(大麻取締法) 위반으로 체포되어 4명이 보호되있다.

1993년 가나가와현의 고등학교 3학년 25명(남자17명, 여자 8명)은 5월 이후 15회에 걸쳐서 도쿄도 내의 공원에서 이란인에게서 대마를 구입했고 여름방학 동안 캠핑장과 별장에서 대마파티를 여는 등 그 외에도 자택에서 대마를 흡연해 9월에 5명이 체포되어 20명이 보호되었다.

1996년 3월부터 7월에 걸쳐서 가나가와현에서 고등학생 11명을 포함한 소년그룹의 16명은 리더인 고등학교 3학년생이 폭력단원에게서 구입한 대마를 그룹 내에서 매매하거나 학교 또는 역(駅)의 화장실에서 피웠다.

최근의 특징

대학생들 사이에서 남용이 퍼지고 있다. 2007년 11월 관동학원대학 럭비부원이 대마의 재배와 관련되었다는 이유로 2명이 체포 및 기소되고 흡연하고 있던 12명에게 서류송치된 것을 시작으로 여자대학을 포함한 전국 각지의 대학에서 학생을 대상으로 한 체포 및 기소가 잇따르고 있다. 애초에 대마의 남용은 고졸 이상의 학력을 가진 자가 전체의 4할로 각성제나 유기용제 등의 다른 남용물질에서는 1할인 것에 비해 학력이 높은 것이 특징이다.

최근의 또 하나의 특징은 인터넷으로 구입한 종자를 자택에서 재배한다는 것이다. 2009

년 불법재배 검거는 312건으로 전년도와 비교했을 때 13.9% 증가했고 압수된 대마초는 전년도의 2.7배로 10,419개였다. 종자는 밀수입된 것이었다.

20대의 남성이 2001년 5월 구역질과 구토증상이 있고 복통이 악화하여 나하시의 병원에서 진찰받았다. 복부단순 X선 사진에서 왼쪽 복부에 직경 4 cm의 타원형의 종류음영(腫瘤陰影)이 있었고 내부에 다수의 입자형 음영이 보여 소화관 내 이물질에 의한 장폐색으로 진단받고 입원했다. 자세히 내막을 들어보니 한 달 전 여행 중 태국에서 밀수목적으로 대마의 종자를 콘돔에 싸서 통째로 삼켰다고 한다. 수술로 종류(腫瘤)는 회장말단에서 입 쪽으로 2 m 부근에 감돈해 있었다. 빼낸 이물질은 랩으로 싸인 다수의 대마의 종자와 대마 수지로, 포장된 랩은 다시 콘돔에 들어 있었다. 포장은 온전했으며 종자와 대마 수지는 건조상태였다(新垣 2003). 포장이 만일 찢어져도 코카인이나 각성제의 경우 치명적인 중독을 일으키나 대마의 경우 종자만이라면 중독이 일어나지 않는다.

세관에서 적발 및 압수된 대마의 주된 원산지는 캐나다, 네덜란드, 남아메리카였다.

2007년 유엔마약범죄사무소의 보고서에 의하면, 15~24세의 인구 중 대마를 흡연한 적이 있는 자는 전 인구의 3.9%, 많은 지역으로는 뉴질랜드 13.3%, 미국 12.3%, 호주 10.6%로 유럽지역에서는 영국 7.4%, 프랑스 8.6%였으며 일본은 1% 이하였다. 일본에서 「지금까지 쓴 적이 있다」에 해당하는 생애 대마 경험자 수는 280만 명(和田 2010)이다. 생애 경험자의 20~30%가 1주일에 1회는 흡연한다고 이야기되고 있으니(Hall 2003) 이 계산을 따랐을 경우 일본의 대마 인구는 대략 70만 명으로 주 1회는 술을 마신다는 음주인구 6,267만 명(1993년)의 1/90이다. 한편 각성제 상용자는 2007년을 기준으로 60만 명이라고 추정되고 있다.

1. 성분, 종류

마(麻, *Cannabis sativa L*)는 삼과의 1년초로 한 속에 한 개의 종만 있는 자웅이주(雌雄異株)이다. 참깨(胡麻), 황마[黃麻, 참피나무과의 섬유식물, 다른 이름으로는 강마(綱麻)], 모시풀(苧麻, 쐐기풀과의 섬유작물), 아마(亜麻, 아마과의 공예작물, 리넨), 마닐라삼(파초과의 섬유식물) 등등 구별을 위해서 대마(大麻)라고 불리게 되었다.

활성성분

대마에는 활성성분인 Δ-9-테트라하이드로칸나비놀(Δ-9-THC)과 Δ-8-THC(그림 1)을 포함한 대마 특유의 물질인 칸나비노이드(cannabinoids)가 66종류 포함되어 있다. 주요한 활성성분은 Δ-9-THC이므로 THC라고 하면 특별한 언급이 없을 경우 Δ-9-THC를 가리킨다.

생리활성 작용이 있는 THC를 많이 포함하는 약물종과 THC의 함유량이 적으며 정신활성작용이 없는 칸나비디놀(그림 1)을 많이 포함하는 섬유종이 있으나 이 둘의 차이는 명확하지 않다.

섬유작물로 재배되어 온 마는 예로부터 일본에 있던 것을 포함해서 섬유종이라 생각된다(山本 1990). 또 같은 종류여도 기후, 비료, 광선 등 키우는 조건에서 농도는 변한다.

대마의 생육에 적합한 토지와 기후조건은 적도를 기준으로 위도로 남북 35° 정도까지로 간주되며 이보다 고위도에서 재배된 섬유작물로서 마는 THC 농도 1% 이하로 낮다.

홋카이도의 야생대마를 건조시킨 것은 암포기조차 0.2~1.6% 정도로 수포기의 농도는 암포기의 절반이다(山本 2009). 1% 정도의 농도로는 플라시보 효과밖에 없다고 알려져 있다.

THC는 암수의 잎 모두에 포함되어 있지만 고농도로 포함되어 있는 것은 암꽃이며 종자, 줄기, 뿌리에는 거의 포함되어 있지 않다.

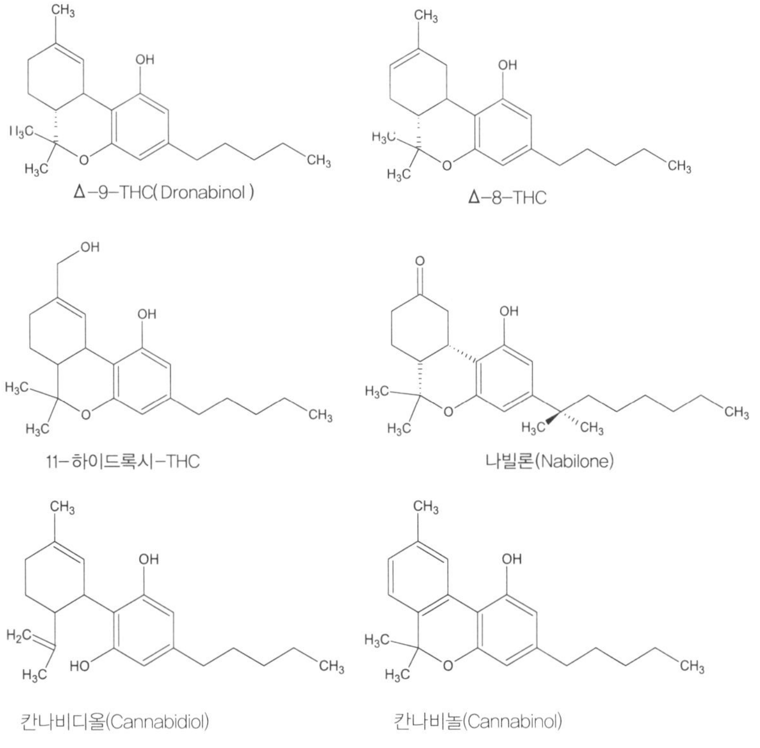

Δ-9-THC와 Δ-8-THC는 대마의 정신활성성분. 11-하이드록시-THC는 Δ-9-THC의 대사산물. Dronabinol(Marinol®)은 Δ-9-THC를 의약품으로서 합성한 것. Nabilone(Cesamet®)은 합성한 유도체.

그림 1 천연칸나비노이드와 칸나비노이드계열의 의약품

용도

섬유종의 종자[오노미 암마(苧実)의 열매], 아사미[마실(麻実)]는 가열처리를 하여 발아를 방지해서 새의 먹이나 시치미(일본의 향신료)의 향료 중 하나로 쓰인다. 단백질이 풍부해 모든 필수 아미노산을 포함해 영양가가 높으며 지금도 식용으로 재배하고 있는 지역이 있다. 폴란드 등과 같은 곳에서는 크리스마스 이브 날에 포리지(오트밀 등의 곡류를 물이나 우유에 끓인 죽)로 요리해서 먹는 관습이 있다(Earleywine 2005). 그러나 흡연자에게 있어서는 타면서 자극성 연기를 내뿜으며 익어서 터지는 종자는 THC를 포함하지도 않는 방해물일 뿐이다.

일본에서 시판되고 있는 새 모이용 열매의 대부분이 수입품으로 100 g에 포함되는 THC의 양 1~2 mg(松永 1998)은 마리화나 담배 한 개비의 1/5~1/10에 해당한다.

마의 섬유는 돛의 천이나 캔버스(canvas)에도 사용되는데 Canvas는 cannabis(대마)를 덴마크어로 발음한 것이다. 19세기 후반까지 전 세계 종이의 대부분이 마의 섬유로 만들어졌으며 특히 지폐는 강도와 내구성을 위해 마의 섬유가 사용되었다.

섬유채취용으로 개량된 품종을 헴프(hemp)라고 하며 헴프로부터 얻은 펄프로 만드는 마지(麻紙)는 목재를 사용하지 않은 종이로 재조명 받고 있다. 일본에서는 수년 전까지 마의 섬유를 뽑거나 직물을 짤 때 나오는 찌꺼기를 해외로부터 수입하여 펄프로 만들어 적은 양이지만 인쇄용지를 만들기도 했다.

일본에서도 마는 오래전부터 실이나 의복용으로 재배되어 만엽집에 「마의(麻衣)를 입으면 그리운 나라의 누이(背山に) 산에 마는 삼베」라는 후지와라 노후사사키(681~737)의 노래가 있으며 대마, 마생, 당마 등은 지명과 인명이 되어 전국에 남아 있다.

신궁대마, 우지가미(氏神)대마의 대마는 신궁, 신사가 배포하는 신찰, 부적의 일종으로 현재는 종이나 판이지만 옛날에는 대마초였다고 한다.

종류

마리화나(marijuana)는 야생 대마의 잎이나 꽃차례(꽃대가 달린 꽃의 모양)를 건조시켜 가공한 것으로 THC 농도는 4~6%이다. 잘게 썰어서 담배 모양으로 만들어 흡연한다. 중량을 늘리기 위해 직경 100 ㎛ 정도의 유리구슬을 불어서 붙인 것도 있다.

하시슈「하시시(hashish), 핫싯시(hasheesh), 대마수지」는 상부의 잎이나 암포기의 포엽(포)을 덮는 얇은 털에서 분비되는 수지모양의 미립자를 굳힌 것이다. 보존이 편리하며 THC 농도는 10~15%로 높지만, 항간에 나돌고 있는 것 중에는 혼합물이 많다. 한때는 알몸의 노예나 맨살을 드러낸 처녀에게 마밭을 뛰어다니게 하여 피부에 붙은 수지를 긁어 모았다고 하는 전설이 있다.

꽃은 원하지만 과실은 필요 없어서, 수분하지 않은 암꽃만을 원하는 요구를 만족시키기 위해 한때는 꽃이 피기 전에 수포기만을 골라 땄으나 지금은 씨 없는 포도처럼 열매가 맺히지 않는 암포기의 종을 사용하여 암포기만을 실내에서 재배한다.

간자(ganja)는 이 암꽃에서 채취한 수지로 THC 농도는 10~20%다.

센시밀라(sensimilla, sensemilla)는 암포기의 꽃차례만을 모아 건조시킨 것으로 THC 농도는 9~12%다.

칸나비스 기름은 대마수지를 알코올로 추출한 것으로 THC 농도는 20~60%다.

대마란 넓은 의미로는 대마초 외에 앞서 말한 마리화나부터 센시밀라까지를 가리키며 유효성분의 농도에 큰 격차가 있다. 특히 최근 대마에는 고농도의 THC를 포함하는 것이 있다.

2. 섭취방법

흡연

환각제로의 효과를 얻기 위해서는 혈중농도가 급격하게 상승하는 것이 바람직하다. 그 방법으로는 흡연이나 정맥주사가 있지만 THC는 수용성이 아니므로 정맥주사는 적절하지 않고 남용의 방법으로는 흡연이 유일한 섭취방법이다.

대마의 경우 흡연, 흡인, 흡음이라는 어휘가 사용되지만 연기를 마시는 것이기 때문에 아편이나 코카인의 유리(遊離)염기와 같이 「흡연」이다.

태평양전쟁 중 일본에서 담배가 바닥나서 흡연가는 담배꽁초를 모아 그것을 풀어서 얻은 잎을 종이로 말은 담배를 만들었다. 그것을 위한 손바닥 사이즈의 기구가 있었으며 손재주가 좋은 사람은 그냥 손으로 말았다. 당시 영어는 적국의 언어 사용이 금지되어 있었기 때문에 소형 영일사전을 분해해서 얻은 얇은 종이가 딱 맞는 담배용지로 사용되었다.

마리화나(앞서 말한)의 줄기나 열매를 제거하여 전쟁 중 일본 흡연자의 요령으로 얇은 종이에 말아 흡연한다. 불이 도중에 꺼지지 않도록 담뱃잎을 섞기도 한다. 속칭 그라스, 합빠, 조인트, 쿠사 등으로 불렸다. 1개비에 약 1 g으로 10~20 mg의 THC를 포함하며 연기가 되어 흡수되는 것은 다시 그것의 10~20%, THC로는 1~4 mg 정도의 양이며 그 중 뇌에 분포하는 것은 혈류의 양으로 계산했을 때 20~80 μg이다. 이 정도의 미량으로 효과를 나타낸 것으로 보아 뇌에 THC와 특이적으로 연결되어 작용을 나타내는 수용체가 있을 것이 당연히 예상됐으며 이것이 칸나비노이드 수용체와 내인성 칸나비노이드의 발견으로 이어졌다.

또 마리화나용의 파이프에 담아서 흡연하기도 했으며 평범한 종이말이 담배에 칸나비스 기름을 몇 방울 흘려서 흡연하기도 했다. Bong이라는 마리화나용의 물파이프도 있다.

담배의 주류 연기에서 니코틴과 N-니트로소놀니코틴을 제외하고, THC와 칸나비놀, 칸나비디올(그림 1)을 더한 것이 마리화나의 연기라고 생각해도 되지만, 발암물질인 벤즈안트라센과 벤조피렌은 마리화나 쪽에 많이 포함되어 있다. 연기에 포함된 타르의 발암성은 마리화나의 쪽이 강하다. 따라서 THC에 발암성은 없지만 마리화나의 연기에는 발암성이 있으며 만성기관지염의 원인이 될 수 있다.

이러한 위험을 피하기 위해 마리화나를 태우지 않고 THC가 기화할 때까지 가열하여 증기만을 마실 수 있게 한 기화흡인기(베이퍼라이저)는 가스나 미분자로 이루어진 연기를 마시지 않아도 돼서 의료용으로 적합하다.

THC의 끓는점은 200°C이므로 연기의 온도가 내려가면 응집한다. 마리화나를 피울 때 짧아짐에 따라 연기가 지나는 길의 피우다만 부분에 THC가 농축되어 있기 때문에 마지막에는 핀셋 같은 것에 끼워 피울 수 있는 한계까지 아슬아슬하게 피운다. 그래도 꽁초에는 고농도의 THC가 남기에 무리지어 흡연할 때엔 꽁초는 공평히 나누는 것이 매너라고 한다.

흡연하면 THC는 폐포에서 흡수되어 정맥혈에 희석되는 일 없이 심장을 경유하여 직접 뇌에 도달하기 때문에 효과가 나타나기까지의 소요시간은 10초 이내로 빠르며 자각적 효과는 1~2시간 계속된다. 혈중농도의 정점는 약 8분 뒤로 100 ㎍/㎖ 내외이다(Perez-Reyes 1981, Huestis 1992). 1개비를 다 피울 즈음에는 혈중농도의 정점이 지나 있다.

경구섭취

인도에서는 흡연하는 관습은 없고 마리화나를 뭉친 방(bhang)이라 불리는 것을 먹는다. 지용성이므로 우유에 녹거나 아이스크림에 넣기도 한다.

경구섭취로는 혈중농도의 상승이 완만하기 때문에 흡연했을 때와 같은 행복감이나 환각증상을 경험할 수는 없다. 이것은 코카잎·기와 코카인 흡연과의 관계와 같아서 흡연의 위험성을 경구섭취의 위험성과 같은 예로 논할 수는 없다.

경구섭취의 경우 THC는 간에서 대사되기 때문에 혈액으로 가는 THC는 10% 정도로 농도상승은 서서히 일어나 1~4시간 후에 정점에 이르게 된다. 대사산물 11-하이드록시-THC(그림 1)는 THC와 같은 정도의 정신활성 작용이 있으며 농도도 THC와 같은 정도까지 상승한다. 흡연의 경우는 간에서 대사를 하기 어렵기 때문에 11-하이드록시-THC의 농도는 THC의 1/3 이하이다.

미국에서 THC는 마약단속법 제1종 지정물질이지만 합성 THC의 의료용 경구제 dronabinol(그림 1)는 점성이 있는 수지로 효과가 나타나기까지 30~60분이 소요되며 절정에 달하는 데에는 2~4시간 후로 흡수가 서서히 일어나기 때문에 남용 및 의존의 위험은 낮아서(WHO Expert Committee on Drug Dependence 2003) 제3종 지정물질로 규제는 느슨한 편이다. 의료용 nabilone(그림 1)도 경구제이지만 결정이기 때문에 흡수가 빠르며 남용과 의존의 위험이 크다. 그러나 합법적인 의료용의 사용이 인정되는 제2종 지정물질이다.

THC의 지용성과 반감기의 길이

THC의 높은 지용성이 특별한데 옥타놀·수분배계수는 6,000으로 간주되며 이 값은 클로로포름의 60배, 톨루엔의 약 12배로, THC의 생리작용의 이유로 이 높은 지용성을 제외하고는 생각할 수 없다.

지용성이 높은 물질은 벤조디아제핀계열의 진정약 디아제팜이나, 초단시간 작용성의 정맥마취약이 그렇듯이, 우선 혈류가 많은 뇌에 급속도로 들어가서 작용을 나타내지만, 혈류량이 많기에 씻겨져 뇌내 농도는 급속히 저하하여 증상이 없어진다. 그러나 지용성이 높기 때문에 지방조직에 재분배된다. 지방조직은 혈류량이 적기 때문에 그곳에 축적되고 작용의 지속시간은 LSD나 실로시빈보다도 길다.

반감기가 짧은 벤조디아제핀계열 진정약의 경우에는 갑작스러운 복용중지에 의해 발한, 이명, 불안, 소화기증상, 혼미함, 불면, 빈맥, 발열, 혈압상승과 같은 금단증상이 나타난다. 반감기가 긴 것일수록 효과가 서서히 사라지기 때문에 금단증상은 나타나기 어렵다(『중독백과』 참조). 지용성이 높은 대마도 마찬가지로 중지 후에 아편에서 보이는 현저한 금단증상이 나타난다.

아편처럼 심한 금단증상이 나타나는 것은 그 증상의 고통에서 벗어나기 위해서, 혹은 그것을 두려워해서 무심코 아편에 손을 대고 결국 아편을 끊지 못한다. 따라서 아편처럼 심한 금단증상을 나타내는 물질은 의존성이 높고 남용물질로서는 위험성이 높다.

한편 대마는 위에서 말한 이유로 금단증상이 나타나기 어려우므로 아편 등에 비해 해가 적다고 받아들여지기 쉽다. 그러나 금단증상이 없는 것은 THC의 지용성이 높기 때문이며, 금단증상이 없는 대신에 THC는 지방에 축적되어간다.

또 복용을 중지하고 나서 금단증상이 나타나기까지의 기간은 반감기가 짧은 것일수록 짧고 긴 것일수록 길다. 같은 벤조디아제핀계열 진정약에서도 디아제팜처럼 반감기가 긴 것은 복용중지 후 3~8일이 지나고 금단증상이 나타나지만, 반감기가 짧은 트리아졸람의 경우 밤에 복용하면 다음날 나타난다(『중독백과』 참조). 반감기가 긴 대마의 경우 금단증상이 나타난다고 해도 늦게 나타나기에 증상의 재연과의 감별이 어렵다.

THC의 대사산물은 생리활성 작용을 갖는 것이 많지만 THC와 활성 대사산물 모두 단백질 결합률이 높고, 분포용량이 커 1회 복용으로 혈액 속에 몇 주일 동안 남아 있는 경우가 있으며(Agurell 1986), 상용자(常用者)에서는 마지막 흡연 후 1개월 정도 검출된다.

대사산물의 일종인 11-카르복시-THC는 2주일 가까이 소변에서 검출된다(Huestis 1998).

11-카르복시-THC의 THC에 대한 비율은 섭취 후 시간이 지남에 따라 증가하기 때문에 둘의 비율을 조사하면 며칠 전에 복용했는지를 추정할 수 있다. 수시간 이내의 섭취라면 타액에서 THC가 검출된다.

3. 급성중독

히라도번주(平戸番中)·마쓰라 시즈야마(松浦静山)의 수필 『갑자야화』(甲子夜話, 1821~1841, 분세4~덴포12)에는 「갓난 마의 싹을 먹으면 발광한다」라고 나와 있다.

『고금요람』(古今要覧, 1821~1842)에는, 「마의 생 잎사귀에는 독이 있는 것이 있고, 잎을 따서 끓는 물에 살짝 데쳐 된장에 버무려 먹었더니 당장 의식이 없어진다고 들었다. 꽃에는 의외로 독이 있다」라고 한다.

에도시대의 가인·국학자, 무라타 하루미(村田春海, 1746~1811, 엔쿄3~분카8)의 『니시고리노야수필』(錦織舎随筆)에는 「마의 잎에 독이 있어 마잎에 취에 미쳤다 마잎을 많이 먹으면 사람의 마음을 어지럽힌다」고 나와 있다.

일본에는 "마우치"(마치기, 麻打ち)라고 부르는 섬유를 채취하는 작업을 할 때 취한 듯한 기분이 드는 "마요이"(마취, 麻酔い)라는 현상이 알려져 있다.

다음은 학술잡지에 실려 있는 것으로서는 어쩌면 일본 최초의 대마의 급성중독의 증례이다.

1889년 6월 15일, 건강하고 병을 앓은 적 없는 43세의 여성이 마의 열매와 잎을 조리하여 남편과 같이 먹었더니, 식후 20분 전신에 열감, 두통, 이명을 호소했으며, 현기증은 배 위에서 광란노도의 상태에 있는 듯하고, 흉부에 고통이 심하고, 구역질과 복통이 있었다. 얼굴에는 홍조, 사지의 떨림, 광조상태로 실내를 돌아다녔고 가족들이 붙잡아 제압하지 않을 수 없었다. 헛소리와 망언을 뱉고 금방이라도 죽을 것 같으니 친족을 부르라고 했으며 집의 고용인에게 「왜 여기에 왔냐, 빨리 돌아가서 네 일을 해라」며 울었고 비애한 망상에 사로잡힌 듯했다. 식후 2시간 반이 지나자 정신증상은 조금씩 좋아졌다. 헛소리와 망언은 기억하지 못했지만 「금방이라도 죽을 것 같다」고 말한 것은 희미하게 기억하고 있었다. 남편도 같은 것을 먹었으나 토하고 토사물에 마의 잎이 있었다. 아내와 같은 증상을 보이고 전신의 떨림은 심해서 일어나기도 어려웠으나, 정신증상과 광조증상은 없었다. 두 사람 모두 5~6일이 지나고 건강을 회복했다(스즈키1890).

이 저자의 생리학자 친구에 의하면 먹은 것은 *Cannabis sativa*로 보통 독성은 없지만 인도 대마 *Cannavis indica*(주: 마의 아종)가 마 가운데 섞여 있었을 가능성도 있다.

덧붙여서 이 논문에 나오는 마의 학명 *Cannabis sativa L*에는, 칸나비스·사티우아라고 루비를 붙였지만 1948년 널리 알려진 대마단속법에는 사테이바, 최근에 읽히는 것에는 사치바라고 돼 있다. 학명은 라틴어이며 라틴어의 v는 virus를 우이루스(바이러스의 일본식 발음)처럼, '바'나 '부'가 아니라 '우'로 발음하기 때문에 발음을 붙힌다면 사티우아로, 메이지 시대 사람의 것이 올바르다.

미국인 남성이 방에서 사망해 있는 것이 발견되어 부검하게 됐으나 감염, 기질성 질환, 외상 등이 없어 사인이 불명확하여 장기를 분석했다. 통상적인 분석에서 독성물질은 검출되지 않으나 Δ-9-THC가 장기 100 g당 간 3.75 mg, 신장 4.2 mg, 비장 1.2 mg, 위 0.8 mg, 장 0.1 mg으로 위장에서도 검출되었기 때문에 경구중독이라 생각되었다(Tewari 1980).

4. 건강한 사람에 대한 투여실험

다음은 1946년에 니이가타의과대학에서 머크사의 인도대마의 수지를 의사, 의학생, 약제사 등 건강한 사람 6명 및 조현병, 조울증, 간질 등의 정신병 환자 8명에게 투여한 인체실험에 관한 보고이다. 정신병 환자의 경우 환각 및 망상 등 질병 고유의 증상이 강조되는 경향이 있을 뿐 건강한 사람만큼 현저한 변화는 보이지 않았다(松井 1948).

이 실험은 정신병 환자에게 대마를 투여하여 그 영향을 조사한 보기 드문 보고이나, 그것은 차치하고 전문직에 종사하는 건강한 사람에게 투여하여 자각증상을 기록한 연구는 적기 때문에 아래에서 자세히 소개한다. 섭취량은 첫 번째 예의 1.0 g 이외엔 모두 수지 0.5 g으로 전부 경구섭취이다. 수지 0.5 g은 수지 속 THC 농도를 15%라고 했을 때 75 mg의 THC에 해당한다.

29세 의사는 1.0 g을 복용, 오후 5시 41분, 고무 매트 위를 걷고 있는 듯한 위치·평형감각의 이상을 느꼈고, 6시 5분, 갈증이 나고, 머리를 움직일 때 불안정감을 느끼며, 두개골 내에 물이 차 있어 머리의 움직임에 따라 내부에서 서로 부딪히는 광경이 눈에 보인다. 반찬과 젓가락과의 거리가 일치하지 않고 유동적으로 늘어났다가 줄어들었다가 한다. 밥을 한입 입에 넣으면 뿔뿔이 흩어져 매우 천천히 식도를 통해서 위로 가는 것이 눈에 보인다. 눈을 감으면 눈 부시게 빛나는 색채가 떠오른다. 비교적 명확한 선이며 짙은 감색 또는 검은색 배경에 황금색 구름으로 된 둥지를 둘러쳐 그 중심에 감청색의 불규칙한 고리에 싸인 붉은 구슬이 빛나고 있으며 고리 주변이 네온사인처럼 점멸한다. 혀 끝의 저림은 식도의 이상한 감각이 되어 하강해서 위부에 달했고 항문엔 작열감과 압박감이 있었다. 몸 전체가 탄력 있는 천에 말려져 있는 듯해서 견디기 힘들다. 선명한 환시는 점점 더 선명해지고 색채는 다양해지면서 난색을 더해 중심부의 광채를 높였으며 모자이크 형상의 스테인드글라스 너머로 명멸하는 촛불 빛을 보고 있는 듯하다. 구역질이 나서 토했지만, 눈을 감으면 토사물이 거대한 원기둥을 형태가 되어 떠올라서는 베어 넘긴 굵은 나무줄기가 되어 건축물로 발전한다. 시각은 6시 12분이었다. 시작하고부터 1시간 이상 지났다고 생각했지만 그리 시간이 경과하지 않았다. 흔들리는 실루엣이 매혹적으로 느껴졌으며 색채는 한층 더 화려하게 적색과 황색을 중심으로 한 밝은 빛이 검은색으로 가선을 두른 형상과 함께 떠오른다. 무늬화된 작은 동물이나 인형이 서로 겹쳐져 움직이기 시작하고 가속이 붙어 제 몸을 움직이기 시작한다. 7시를 알리는 시계소리가 귀에 들어오자 점토재질의 덩어리가 뭉게뭉게 나타나 거대한 수레바퀴가 되어 회전한다. 몸도 그에 따라 움직였고 가속이 붙어 튕겨 나온다.

31세 의과대학생은 10월 16일 9시 50분에 복용, 11시 머리의 왼쪽이 무겁게 느껴지고 뒤이어 후두부의 뇌실 전체가 유화, 액화되어 공기가 들어간 것 같으며 머리를 움직이면 물 베개를 진동시키는 것 같은 느낌이 들었다. 12시, 하반신에서부터 일어나는 전신 피로감, 졸음이 심하다. 12시 30분, 과음으로 인한 숙취 같은 것을 느끼고 목마름이 있었지만 물이 써서 잘 마실 수 없다. 12시 40분, 하반신에 한랭감이 있으며 복부내장 속에서 발효해 부글부글 소리를 내고 있다. 12시 55분, 내 몸에 맞춤으로 만들어진 듯한 튜브에 길게 눕자 튜브는 공중에 떠올라 그대로 창 밖으로 날아가서 거대한 포물선을 그리며 날다가 교외의 집 처마 끝에 내려왔다. 다시 튜브에 누운 채로 난다. 야채시장이 보이고 덧 문짝에 과일을 늘어놓고 중년의 여자가 팔고 있다. 소나무 숲 근처에 호수가 외롭게 있다. 산 속 오두막에 왔다. 연기가 보이지만 아무도 나오지 않는다. 실험실의 문을 닫자 머리맡에서 모터소리가 울리고 문을 열자 방 안 가득히 울린다. 에테르의 냄새가 나고 수간호사의 날카로운 목소리가 들린다. 오후 1시 10분, 간호사의 발소리가 들린다. 두 개의 발이 움직이며 온다. 흰 양말과 흰 샌들이 걸어간다. 오후 1시 20분, 기분이 상쾌하고 사지는 음주 시처럼 불필요하게 크게 움직이고 비틀거리며 걷는다. 2시 30분 귀가했으나 식욕은 없다.

27세 남성 의사는 11월 23일 10시 45분에 복용, 11시 10분, 갈증, 안면 홍조, 11시20분, 전신 무력감이 있으며 얼떨떨하다. 11시 40분 무력감이 현저하며 두통이 있음. 11시 50분, 심계항진, 가슴이 괴로움. 12시 식사, 12시 10분 졸음이 옴. 주위가 어두워지고 사방이 어두운 유리에 뒤덮인 것처럼 보인다. 고독감이 심하다. 12시 20분, 점점 더 졸려지고 머리가 무겁고 구역질이 난다. 12시 45분, 오한이 든다. 오후 1시 10분, 부드러운 매트 위에 누워 있는 것 같고 몸은 녹을 것 같다. 왼쪽에선 터키 풍 가옥이, 오른쪽에선 야자나무가 있는 해안이 보이고 서로 교차하듯 움직이고 있다. 야자나무가 진한 녹색, 하늘은 깨끗한 물빛, 해안의 모래는 하얗고 모두 빛나는 색채이다. 물에 햇빛이 비쳐 밝게 빛나고 파도가 해안으로 들이치지만 소리는 들리지 않는다. 대형 선박을 타고 남쪽 바다를 항해하고 있으며 엔진 소리가 기분 좋게 몸으로 전해져 온다. 1시 30분, 경치는 흐릿해졌다. 졸리고 심하게 나른하다. 2시 15분, 춥고 졸리다.

35세 의사는 10월 22일 20시 15분에 복용, 11시 15분, 두근거림, 현기증이 있으며 머릿속에 박하라도 스민 것처럼 화한 느낌이고 눈 앞이 희미해서 안개가 낀 것 같다. 고독감이 심하며 쓸쓸하다. 자신의 말소리가 징징 울린다. 자신이 둘로 분열한 듯한 느낌이며 시간의 흐름이 굼뜨다. 목이 마르고 시야가 좁은 것 같은 느낌이 든다. 12시 10분, 격심한 졸음이 덮쳐

온다. 온몸이 얼음이 된 듯한 느낌이 듦. 몇 시간이나 흐른 듯한 느낌이 들지만 실제로는 시계의 긴 바늘이 세 칸도 움직이지 않았다. 자신과 사물의 거리가 멀어졌다. 몸이 공중에 뜬 느낌이다. 시야가 온통 노랗게 보이고 때때로 빛나는 커다란 구슬이 보인다. 밖에 나오니 발이 공중에 뜬 듯한 느낌이 듦.

27세 약사는 10월 15일 9시 45분에 복용, 10시 45분 시야가 몽롱해졌다. 11시 10분, 머리가 멍하고 발밑이 위태로워졌다. 배를 먹었지만 전혀 맛이 안 난다. 11시 30분, 손이 저리고 혀가 꼬부라진다. 시야가 좁아지고 점점 더 몽롱해지며 두통, 갈증, 주위가 울퉁불퉁해 보여서 평평한 곳에서 고꾸라지기도 하며 잘 걸을 수 없다. 복부는 물이 끓는 듯한 소리를 내고 있다. 이대로 죽는 건 아닌가 하는 생각이 든다. 과거의 체험이 차례차례 떠오르며 물속에서 다이빙을 하고 있는 수십 명의 무리, 트럼프 카드의 킹, 퀸, 잭이 차를 타고 속속히 다가온다. 좋아하던 레뷔의 무대가 명멸한다. 처음에는 회색 단색이었으며 다음으로 보라색, 녹색, 황색의 색채가 이어지고 환시는 처음엔 선명하지 않았지만 색채가 난색이 됨에 따라 분명해졌다. 꿈과 현실의 구별이 가지 않는다. 원근감을 알 수 없다.

21세 남성은 12월 17일 1시 20분에 복용, 2시 10분, 가벼운 현기증과 어두운 구멍 속으로 끝도 없이 떨어지는 듯한 불안감, 심한 권태감을 느낀다. 3시, 전신 무력감이 있으며, 손가락의 악력이 없어졌다. 복부에서 오한이 일어나고 손발 끝이 얼음에 닿고 있는 듯한 냉감이 있다. 시각에 변화가 일어나 사물이 부옇게 보인다. 머리가 맑아지고 청각이 예민해진다. 원인불명의 불안감이 있으며 툭하면 화가 난다. 흉부에 압박감과 전격을 맞은 듯 전율이 흐르며 극도의 피로를 느낀다.

건강한 사람 6명의 중독증상 정리

이상 6예를 정리하면 75 mg을 경구섭취했을 때 증상의 발현은 25~90분 후이며 지속시간은 4~5시간이다.

먼저 두통, 두중감, 두근거림, 심계항진, 가슴의 괴로움, 현기증, 손발의 저림 등의 신체증상이 나타난다. 갈증은 매우 심하지만「물을 마시지만 쓰고 맛이 없다」,「배를 먹었지만 전혀 맛이 안 난다」등 통상적인 갈증과는 성질이 다르다.

냉감증 「하반신에 한랭감」,「오한이 든다」,「온몸이 얼음이 된 듯한 느낌」,「복부에서 오한이 일어나고 손발 끝이 얼음에 닿아 있는 듯한 냉감」. 이 냉감은 사지 말초의 차가움이 아닌 중심성의 것이다.

위의 신체증상은 환각이라고 할 수는 없지만 아래의 여러 증상은 LSD 등과도 공통되는 환각이다.

장기의 이상감각 두개골 안의「물이 들어 있어 머리의 움직임에 따라 내부에서 서로 부딪히는 광경이 눈에 보인다」,「후두부의 뇌실 전체가 유화, 액화되어 공기가 들어간 것 같다」,

「머릿속에 박하라도 스민 것처럼 화한 느낌」.

복강장기에서의「혀 끝의 저림은 식도의 이상한 감각이 되어 하강해서 위부에 다달았고 항문엔 작열감과 압박감」,「밥을 한입 입에 넣으면 뿔뿔이 흩어져 매우 천천히 식도를 통해서 위로 가는 것이 눈에 보인다」,「복부내장 속에서 발효해 부글부글 소리를 내고 있음」,「복부는 물이 끓는 듯한 소리를 내고 있다」.

시간감각의 이상 「시작하고부터 1시간 이상 지났다고 생각했지만 그리 시간이 경과하지 않았다」,「시간의 흐름이 굼뜨다」,「몇 시간이나 흐른 듯한 느낌이 들지만 실제로는 시계의 긴 바늘이 세 칸도 움직이지 않았다」 등 시간의 경과가 길게 느껴지는 것은 시간의 경과를 빠르게 느끼는 알코올의 경우와 대조적이며 체내시계가 흐르는 속도에 차이가 있는 것으로 생각된다.

위치감각의 이상 「발밑이 위태로워졌다」,「고무 매트 위를 걷고 있는 듯한 위치/평형감각의 이상」,「주위가 울퉁불퉁해 보여서 평평한 곳에서 고꾸라지기도 하며 잘 걸을 수 없다」.

부유감 「몸이 공중에 뜬 느낌」,「밖에 나오니 발이 공중에 뜬 듯한 느낌」.

거리감의 이상 「자신과 사물과의 거리가 멀어졌다」,「반찬과 젓가락과의 거리가 일치하지 않고 유동적으로 늘어났다가 줄어들었다가 한다」,「원근감을 알 수 없다」.

고독감, 불안감 「현기증과 어두운 구멍 속으로 끝도 없이 떨어지는 듯한 불안감」,「고독감이 심하다」,「원인불명의 불안감이 있으며 무턱대고 화가 난다」,「전격을 맞은 듯 전율이 흐르며」,「고독감이 심하며 쓸쓸하다」,「이대로 죽는 건 아닌가 하는 생각이 든다」.

환상 기하학적인 무늬가 나타나고 점점 더 밝게 빛난다.「눈 부시게 빛나는 색채가 떠오른다. 비교적 명확한 선이며 짙은 감색 또는 검은색 배경에 황금색의 구름으로 된 둥지를 둘러쳐 그 중심에 감청색의 불규칙한 고리에 싸인 붉은 구슬이 빛나고 있으며 고리 주변이 네온사인처럼 점멸한다」,「시야가 온통 노란색으로 보이고 때때로 빛나는 커다란 구슬이 보인다」,「시야가 온통 노랗게 보이고 때때로 빛나는 커다란 구슬이 보인다」,「흔들리는 실루엣이 매혹적으로 느껴졌으며 색채는 한층 더 화려하게 적색과 황색을 중심으로 한 밝은 빛이 검은색으로 가선을 두른 형상과 함께 떠오른다」,「선명한 환시는 점점 더 선명해지고 색채는 다양해지면서 난색을 더해 중심부의 광채를 높였으며 모자이크 형상의 스테인드글라스 너머로 명멸하는 촛불 빛을 보고 있는 듯하다」.

기하학적인 무늬는 점차 구체적인 형상으로 변해 움직인다.「무늬화 된 작은 동물이나 인형이 서로 겹쳐져 움직여 시작하고 가속이 붙어 제 몸을 움직이기 시작한다」,「점토제질의 덩어리가 뭉게뭉게 나타나 거대한 수레바퀴가 되어 회전한다」,「토사물이 거대한 원기둥을 형태가 되어 떠올라서는 베어 넘긴 굵은 나무줄기가 되어 건축물로 발전한다」.

화려한 색채의 기하학적인 모양의 환시는 눈의 신경계 혹은 시각피질의 전기적 흥분에 의한 것이라고 생각된다. 그것들은 점차 그 사람이 과거에 경험한 구체적인 정경으로 바뀌지만 (Siegel 1977) 그럴 경우에도 생채는 수수한 색에서 밝은 색으로 변화한다. 다음은 그 예이다.

「야채시장이 있고 덧 문짝에 과일을 늘어놓고 중년의 여자가 팔고 있다. 소나무 숲 근처에 호수가 외롭게 있다. 산 속 오두막에 왔다. 연기가 보이지만 아무도 나오지 않는다」「왼쪽에선 터키풍 가옥이, 오른쪽에선 야자나무가 있는 해안이 보이고 서로 교차하듯 움직이고 있다. 야자나무가 진한 녹색, 하늘은 깨끗한 물빛, 해안의 모래는 하얗고 모두 빛나는 색채이다. 물에 햇빛이 비쳐 밝게 빛나고 파도가 해안으로 들이치지만 소리는 들리지 않는다. 대형 선박을 타고 남쪽 바다를 항해하고 있으며 엔진 소리가 기분 좋게 몸으로 전해져 온다」「물속에서 다이빙을 하고 있는 수십 명의 무리, 트럼프 카드의 킹, 퀸, 잭이 차를 타고 속속히 다가온다. 좋아하던 레뷔의 무대가 명멸한다. 처음에는 회색 단색이었으며 다음으로 보라색, 녹색, 황색의 색채가 이어지고 환시는 처음엔 선명하지 않았지만 색채가 난색이 됨에 따라 분명해졌다」.

청각과민 소리가 높고 날카롭게 들린다. 「청각이 예민해진다」, 「자신의 말소리가 쩌렁쩌렁 울린다」

어떤 소리를 들으면 동시에 색이 보인다. 다시 말해서 청각과 시각의 공감각이 나타난다. 「시계소리가 귀에 들어오자 점토제의 덩어리가 뭉게뭉게 나타나 거대한 수레바퀴가 되어 회전한다」.

위에서 이야기한 경구급성중독과 건강한 사람에 대한 투여실험의 관찰로부터 대마는 LSD와 닮은 환각제임을 알 수 있다. 대마는 국제아편조약 등에서 마약과 함께 취급되는 탓인지 간혹 「대마는 마약이 아니다」라고 강조되고 「그러므로 무해하다」고 해석되기도 하는데 분명 대마는 마약이 아니다. 환각제이다.

「마」가 붙으니까 「마약」과 관련이 있을 듯하지만 환각, 불안, 광조(狂騷), 패닉발작 등 중추신경자극증상이 보이는 한편, 중추신경억제작용은 나타나지 않으므로 마취약으로는 쓸 수 없다.

5. 안전성

대마는 같은 남용물질이라도, 각성제처럼 살인, 방화 등의 흉악한 사건을 일으킨 끝에 흥분해서 격하게 날뛰다 사망하는 등의 일은 없고, 코카인처럼 고열을 내서 뇌출혈로 사망하거나 코카인 베이비라고 불리는 선천기형아가 태어나는 일도 없으며, 시너와 같은 뇌의 위축에서 중추신경의 붕괴를 일으키는 일도 없고, 부탄가스처럼 부정맥으로 돌연사하는 일도 없으며, 아편이나 헤로인처럼 얼빠진 눈으로 허공을 노려보고, 아우성치고, 날뛰고, 미치고, 침을 흘리고, 실금하고, 머리나 몸을 마루에 부딪혀 피를 흘리고, 몸부림치는 등 처참하고 가혹해서 직시하기 힘든 금단증상을 보이지도 않는다.

유기용제에 의한 비행으로 도쿄소년감별소에 수용된 35명의 비행은 공갈, 절도, 강도, 강간, 강제추행, 방화, 유괴, 폭력, 불법 감금 등 총 25건에 달한다. 한편 대마단속법 위반으로 수용된 소년 13명의 비행은 절도 1건(오다 1971)뿐으로 유기용제에 비해 비행은 양과 질 모든 면에서 현격히 적고 낮다.

영국에서의 2000~2004년 의존남용물질에 의한 사망자는 헤로인 등의 마약이 1,000명, 알코올이 10,000명, 담배가 10,000명 이상인 데 비해 대마는 0명이다

남용물질에 비해 안전성이 높다고 생각되는 의약품의 경우에도 미국에서는 아스피린 등 비스테로이드계열 항염증제에 의한 소화기관 출혈로 연간 7,600명이 사망(Fries 1992), 진통제의 아세트아미노펜에 의한 간기능장애로 수백 명이 사망하고 있다. 이에 비해 대마는 0명이다.

원숭이의 THC 치사량은 체중 1 kg당 125 mg으로 생각되기 때문에(Nahas 1986), 체중이 60 kg인 사람일 때 7,500 mg, 마리화나 담배 1개비에서 최대 4 mg이 흡수된다고 했을 때, 1,875개비에 상당하며, 경구섭취로는 더욱이 많은 양을 필요로 한다. 대마로 죽는 것은 사실상 불가능하다.

120일에 걸친 동물실험에서도 이렇다 할 독작용은 보이지 않았고, 장기기능장애는 없다. 2년에 걸친 동물실험에서도 발암성은 없고, 면역독성도 없고, 태아독성도 없고, 안정성이 지극히 높음을 알 수 있다.

이러한 안정성을 배경으로 미국이나 캐나다에서는 대마추출물이나 합성 THC가 의약품으로서 승인돼 있다.

6. 대마 정신병

그러나 대마에는 동물실험으로는 검출되지 않고 통계에 나오지 않는 생각치 못한 유해작용이 있었다. 대마 최대의 문제는 대마 정신병이라 불리는 중독성 정신병이다.

대마를 사용하면 정신병이 생길 위험이 높아지는 것은 역학조사로 2005년에 확실한 결론이 나와 있다(Arseneault 2004, Semple 2005, Henquet 2005). 그러나 발병의 위험이 40% 증가한다(Moore 2007)고 해도, 그것이 무엇을 의미하는지 좀처럼 실감나지 않는다. 또 대마 정신병이라고 한마디로 정리해도 그 실태는 일본에서는 물론 외국에서도 일반적으로는 알려져 있지 않다.

그래서 아래에 일본에서 보고된 대마 정신병의 예를 소개한다.

대마 정신병은 마리화나 정신병, 칸나비스 정신병으로도 불리며 모두 같은 증상이지만 미국정신의학회의 「Quick Reference to the Diagnostic Criteria from DSM-Ⅳ-TR(2000)」의

일본어 번역본「정신질환의 진단·통계 매뉴얼 제4판」이 "대마"를 채용했기 때문에 이 장에서는 원칙적으로「대마 정신병」을 사용한다.

또한「분열병」 등의 용어는 원칙으로 원문헌을 따랐다. 또「마리화나」와「대마」의 구분도 원칙으로 하여 원래 문헌을 따랐으나 오해가 없는 한 엄밀히 사용구분은 하지 않는다.

6.1 일반적인 대마 정신병

다음은 환각, 망상, 불안, 공황, 무기력, 의존우울증, 착란 등이 혼재하는 일반적인 대마 정신병의 예이다.

20대의 남성은 19세 때 친구에게 권유받아 마리화나의 흡연을 시작했다. 처음에는 하루에 1~2개비였지만 1년 후에는 5~10 g으로 늘었고 반년간 중단한 뒤 흡연을 재개했을 때에는 그때까지 경험한 적 없는 불안, 공황, 혼란 등의 공포체험을 하게 되었고, 공포심에 경찰로 출두하여 정신병원에 입원했다.「나의 생각이 타인에게 전달되어 버린다. 다른 사람의 생각이 갑자기 머릿속에 나타난다. 여러 사람의 목소리가 들린다. 신이 시야에 나타난다. 주위 사람들의 의사로 자신의 행동이 마음대로 되지 않는다」 등 환청, 환시, 과대망상, 작위체험, 집중에 어려움을 겪는 등의 증상을 중심으로 공포체험이 6주간 계속됐으나 약물치료에 의해 소실되었다. 경도의 무기력, 자발성의 저하 등 의욕감퇴상태도 점점 호선되어 퇴원했다 (津村 1985).

20대의 밴드리더는 19살 때 1회, 22살 때 1회 마리화나를 흡연했고 29세의 1월부터 연일 1~4개비를 흡연하고 넋을 놓고 있거나 감정의 동요가 격해지는 등의 변화를 주변인들이 눈치챘다. 3월 녹음 중「방송국으로부터 텔레파시가 온다. 나는 황후(皇后)다」 등의 이상한 말을 하고는 방송국을 뛰쳐나갔다. 급하게 달려온 아버지에게「나는 전능한 신이다. 신의 아버지는 신이다. 같이 죽어줘. 죽으면 5천 년 계속된다」며 과대적이며 엉뚱한 말을 쏟아내며 아버지의 목을 조르려고 했다. 그 후에도 환각, 망상을 기반으로 하는 착란상태가 계속되어 입원했다. 이상체험에는 유명인이 다수 등장, 자신에게 말을 걸어오거나, 자신에게 붙었다와 같은 빙의체험, 누군가 지켜보고 있다는 주찰염려가 있고, 환각증상이 없어진 후에도 과대망상에 대한 확신은 강했다. 망상체험이나 그것에 관한 비판적 생각이 나올 때까지 3주일의 시간을 필요로 했으나 급성의 정신병 상태는 쇠퇴했고 퇴원 후 금방 음악활동을 재개했으며 의욕감퇴증상은 없었다. 그 다음 해 마리화나를 사용한 일이 있었지만 단기간의 약물치료로 증상은 없어졌다(横山 1991).

이상의 두 증례는 예후가 비교적 좋은 예이다.

남성이 미국으로 건너가 알고 지내던 음악가를 통해 대마남용을 시작, 3일에 한 번꼴로 연속해서 사용했다. 귀국 후에는 주에 2회, 총 100회 정도 사용했고 그 중 몇 번은 하시슈를 사용했다. 2년 정도 지나고 추적망상, 주찰염려망상, 전파체험 등 정신이상을 호소해 3개월간 요양하고 증상은 진정되었다. 그 후 흡연을 재개했고 갑자기 의식혼탁을 일으켜 구급병원에 입원했는데 누군가의 계략에 빠져 있는 듯한 공포와 불안을 느끼곤 도망쳤다. 다음날 명령조의 목소리에 홀려 외출하지만 미행당하고 있다는 공포감에 정신을 잃고 가사상태로 쓰러져 구급병원에 수용되었다. 살해당하지는 않을까 하는 불안과 공포감 때문에 날뛰어서 분열병을 진단받아 정신병원에 입원하고 대마중독이라고 진단받았다. 며칠 만에 상태는 안정되었지만 다음 달 다시 의식상실발작을 일으켰고 괴성을 지르거나 알몸이 되기도 하고 밤중에는 불온, 배회, 의미불명의 언사를 두서없이 이야기하는 등 다변, 착란상태에 있었다(德井 1989).

20대의 남성은 5년 이상 마리화나를 사용한 후, 피해관계망상을 주로 한 불안, 공황상태를 보이고, 세계 변용감을 동반한 망상 발전이 확인되었다. 퇴원 후 자발성의 결여, 의욕의 저하가 확인되어 성격변화를 남겼다. 내인성 정신병이 마리화나로 유발됐을 가능성도 부정할 수 없지만 증상이 나타나기 전에 마리화나의 사용량이 증가한 점, 수동적·내향적인 성격변화, 대인접촉이 원활했던 점, 지적능력을 계속 유지했던 점, 착란상태가 일시적이었던 점으로 보아 분열증은 아니었다고 생각할 수 있다(早崎 1989).

20대의 여성은 중학교 3학년 때 대마를 흡연하고, 그 후로 연인이나 친구와 주 3~4회 간헐적으로 흡연했고, 11월 중순부터 주 2회 정도 잠이 오지 않는 밤에 피웠다. 12월에 고열을 내고 그 후 「행동 모든 것이 신의 지시를 받고 있다. 모르는 사람이 쫓아 온다」 등 망상의 말을 뱉었다. 「친구밖에 신에게 연락할 수 없다」며 울부짖는 등 혼란해 했으며 심한 불안을 대마흡연으로 달래곤 했으나 정신과에 입원했다. 약물치료에 의해 유치한 말투는 없어지고 망상적 발언에 개선이 보여 퇴원했지만 항정신병약의 투여를 멈추자 정신증상은 재발했다. 입원 2일차부터 약 20일에 걸쳐 뇌파상으로 전두부 간헐·율동 델타활동이 확인되었다(野本 2005).

6.2 폭력행위와 공격성 항진

이 뒤에 서술했듯이 대마 정신병은 급성정신병의 시기를 벗어난 후, 동인상실증후군이라고 불리는 의욕상실상태를 남기는 것이 특징이며, 각성제 같은 것과는 대조적으로, 일반적으로 스스로 적극적으로 악행을 저지르거나, 혹은 공격적 태도를 보이거나, 폭력을 휘두르기에 이른 예는 드물다고 이야기되고 있다.

실험쥐에게 THC를 투여하면 자극에 대한 정동반응이 현저하게 변화하고 비자극성이 항진해 쥐에게 내민 봉에 달려들어 물거나 마우스(개량 생쥐)를 물어죽이기도 한다. 물어죽일 뿐만 아니라 죽은 후에도 계속해서 씹어서 끝내 마우스의 두부나 내장까지 먹어버린다. 실험쥐 케이지에 넣은 작은 쥐를 연속해서 30마리 이상 죽인 쥐도 있었다. 그 중에는 나무조각, 면봉, 초크, 분뇨까지 먹어버리는 쥐도 있다. 이 공격성이나 "마우스 죽이기(muricide)" 현상은 실험쥐의 집단사육에서는 THC 투여 후 17일째에 나타났다. 그러나 단독 사육했을 때 THC 투여 첫날부터 이러한 현상이 나타나고 투여를 중지해도 단독 사육을 계속하는 한 장기간 변함없이 계속된다. THC를 투여하지 않고 단독사육을 장기간 계속한 실험쥐는 마우스를 죽이는 일은 있어도 먹지는 않았다. "마우스 죽이기"는 THC 특유의 현상이다(Ueki 1972, 植木 1977).

그렇지만 사람의 경우에서도 쥐와 비슷한 공격성의 항진, 폭력행위 등 반사회적 행동은 드물지 않다. 망상형 대마 정신병이라고 불리는 것으로 사고비약증이 현저하다(Thacore 1976).

20대의 남성은 중학교 졸업 후 여러 직장을 전전하고 있었는데 해외여행 중 대마수지를 구입했고, 많을 때는 1주에 10 g 흡연하고 있었다. 대마를 가지고 귀국, 대마 사용 후에 교통량이 많은 도로의 그린 벨트에서 수상한 언행을 해서 경찰에 신고되었다. 경찰의 질의에 「내 몸에 손대지 마, 이대로 1시간 정도 내버려둔다면 모든 게 끝나」라 말하고 차도에 엎드리거나 나무에 메달리거나 큰소리로 「5분간 기다려, 1시간 기다려」라는 말을 반복해 경찰에게 보호되어 대마불법소지로 체포되었다. 6일째부터 구치소의 독실에서 불온, 불면, 다변, 다동, 식욕항진, 흥분, 기물파손행위, 지리멸렬한 언동이 있었다. 또한 가죽수갑의 꿰멘 곳이나 자신의 바지나 이불을 물어뜯어 계속해서 무는 등 난폭행위가 보여 행동이 너무나도 이상했기에 정신과에 입원했으나 입원 후에도 개인실에서 이러한 행동이 계속되었다. 총실로 이동해서 집단생활을 하고 있을 때에는 증상이 가라앉아 정신증상도 개선되으나 개인실로 돌아가면 다시 난폭행위가 나타나 총실로 옮기면 다시 평온해졌다. 정서불안증으로 다변, 식욕항진, 불면경향은 그다지 변하지 않았지만 1개월 후 퇴원해서 구치소로 돌아갔다(宮崎 1978).

20대 남성은 고등학교 2학년 때 밴드 멤버에게 권유받아 대마 흡입을 시작했다. 많을 때는 하루 5~10개비를 피웠고 피우면 뭐든지 웃겨서 호탕하게 웃었다. 음악이 아름답게 느껴지고 지각과민해져 시간이 길게 느껴졌다. 잠깐 중지했을 때 명령조의 환청, 관계주찰망상 등을 체험했다. 이때쯤부터 성격이 어두워지고 은둔하게 되고, 화내기 쉽고 폭발적이게 되었다. 신문배달 중 여자 고등학생을 구타하거나 알바처의 고용주를 구타하는 일이 있어 입원, 대마 정신병으로 진단되었다. 퇴원 후에도 대마는 멈추지 않았고 대마의 채집에 나가서 체포되어 징역 1년 10개월형을 받아 미결 중에도 같은 방의 사람이나 직원을 구타하는 등 폭력행위를 보였다. 형무소에 수감되고 환청은 소실했으나 격렬함이 계속되어 의료형무소로 이송되었다. 표정은 딱딱하고 고립적이며, 인간적인 감정의 결여로부터 공격성이 항진하고 매우 살기 띤 인상을 보였다(滝口1989).

20대의 남성 회사원은 21세와 23세 때 마리화나를 1회 흡연하고 처음에는 좋은 기분이 되어 꽤 웃기도 했다. 상용하게 되고는 24세의 봄부터였으며 매일 0.3 g을 흡연, 양은 점차 늘어 하루 1.5 g에 달했고 피워도 유쾌하지 않고 짜증이 나고 화를 잘 내며, 주위가 섬뜩하게 변화한 것처럼 생각되는 피해망상을 경험하게 되었다. 25세쯤부터 「이 집이 저주받았다」 등 망상적인 말을 뱉게 됐고 술을 마시고 경찰관에게 시비를 걸거나 처음보는 행인에게 친근하게 말을 걸고 알바처의 고용주와 싸우는 등 지금까지의 환자에서는 상상할 수 없는 행동이 눈에 띄게 되었다. 다음 해 공갈사건을 일으켜 피해적인 환청으로부터 행인과 싸웠으나 상대가 복서여서 안면골절을 일으켜 입원했다. 그 후 정신과에 입원, 분열병 긴장형이라고 진단되었다. 퇴원 후에는 회사에 취직해서 잘 일하고 있었는데 다음 해 8월 네팔여행 중 하시슈의 흡연을 하루 종일 계속해서 귀국 후에도 가지고 돌아온 대량의 하시슈의 흡연을 계속했다. 9월 하순부터 다시 화를 잘 내는 것이 눈에 띄어 주변을 신경쓰지 않고 싸움을 하고 다니게 되어, 경찰관을 때리려고 달려들어서 체포되어 정신과에 입원했다. 입원 후에도 사소한 일로 다른 환자에게 달려드는 등 공격성이 현저해서 2회의 전격요법으로 흥분상태는 겨우 쇠퇴했다. 「입원하기 전에는 주위의 사람에게 야유당하고 있다. 노려지고 있다」고 계속해서 느끼고 있었다는 본인의 이야기로부터 폭력행위는 피해망상이 배경이었다는 것을 알 수 있었다. 전격요법 후에는 가끔 화를 잘 내기도 하지만, 폭력행위에까지 이르는 일은 없었고 회사원으로 일하고 있다. 대마에 의한 분열증의 유발이라기보다는 대마 정신병의 가능성을 떠올리게 한다(横山1991).

20대 남성은 고등학교 2학년 때 친구의 권유로 대마를 흡연, 그 후 거의 매일을 많을 때는 하루 5~10개비를 9년간 사용했다. 대마는 각지의 산지에 스스로 씨를 뿌려 재배하거나 자생해 있는 것을 사용했다. 그 무렵부터 「누군가에게 감시당하고 있다」, 「일상생활에 있어서 여러 지시와 간섭을 해온다」 등의 환청이 출현했고 여러 가지 일에 대한 흥미가 옅어지고 의욕이 저하, 생각이 정리되지 않고 때로는 생각을 멈춘 채로 있기도 했으며, 몸이 움직이지 않게 되는 등의 상태를 경험했다. 활발하지 않고 대화가 줄었으며 사고는 놀랄 정도로 미숙해져서 복잡한 대화를 이해할 수 없게 됐고 성격이 어두워진 것을 부모가 눈치챘다. 아무 이유없이 갑작스럽게 다른 사람을 때리려고 덤벼드는 등의 행동이 몇 번인가 있었고 알바하는 목장의 주인에게 덤벼들고 목장을 뛰쳐나가 떠돌아다니다가 보호되어 입원했다. 병적 체험은 1주일 만에 사라졌으나 생각의 깊이는 얕았으며 자발성과 의욕의 감퇴, 흥미 및 관심의 저하 등이 눈에 띄었다. 2주일째부터 진찰에 대해서도 공격적인 태도가 보였으며 본인의 강한 요구로 퇴원했다(徳井 1989).

10대의 남성은 고등학교 2학년 때 중퇴해서 미국의 고등학교에 입학, 친구의 권유로 마리화나를 피우기 시작했다. 8월 즈음부터 청각과 색채감각이 예민해지고 사고가 물 흐르듯이 느껴졌으며 한 주에 1~2번꼴로 피웠다. 11월 중순, 고등학교를 중퇴하고 귀국, 다음 해 3월 다시 한 번 미국으로 넘어갔으며 마리화나를 피우는 횟수는 서서히 증가했다. 4월경부터 TV를 보고 있으면 누군가가 자신을 부르고 있다고 느끼거나 어떤 조직에게 쫓기고 있다고 생각했고 고속도로를 홀로 걷고 있다가 순찰차에 의해 보호되었다. 귀국 후에도 정리되지 않은 말과 행동을 했으며 의욕부진과 불면이 이어졌다. 「이웃사람이 내 집을 엿보고 있다」, 「밖에 나가도 다들 나를 보고 있다」, 「도청기가 설치되어 있다」 등의 이야기를 하며 진정하지 못해 정신과에서 진찰을 받았다. 이야기의 내용으로 보아 피해·관계·주찰·추적망상이 주된 증상이었고 약물치료에 의해 며칠 후부터 병적인 체험은 소실되어 아르바이트를 시작했다. 그 후 TV를 보다가 「아버지가 살해당한다」며 흥분해서 밖으로 뛰쳐나가거나, 부친에게 공격적인 태도를 보이기 쉬워지거나, 주의를 주면 지붕에서 뛰어내리거나, 근처에 사는 개가 자신을 노려보았다며 개를 걷어차거나, 손에 담배를 짓누르는 등의 이상행동이 약 3달 동안 세 번에 걸쳐서 재현했다. 그러나 이후 이상행동은 전혀 없었으며 사회로 돌아가기까지 2년이 걸렸고 문제없이 지내고 있다(人見 1983).

20대 남성은 고등학교 시절부터 그룹에 들어가 대마흡연의 습관이 들었고 대학교 졸업 후에는 매일 흡연했다. 흡연을 시작하고 7년 후 환청이 나타났고 충동적인 폭력행위가 현저해서 입원했다. 약물치료에 의해 4개월 만에 퇴원해서 사회로 돌아갔다. 망상은 일시적인 것으로 시종 소통이 유지되어 자폐적이지 않았으며 인격장애를 남기지 않아 대마 정신병이 의심되었다(小川1989).

6.3 무동기 증후군

대마 정신병은 급성 정신병의 상태에서 벗어난 후 무동기 증후군(amotivational syndrome)이라 불리는 의욕상실, 무관심, 감성의 평판화, 적극성의 결여 등을 남기는 경우가 많다.

20대 남성은 23살경부터 친구들과 한 달에 2~3회 대마를 피우기 시작해서 양, 빈도가 점차 증가했으며 1월에 업무상 트러블 이후 매일 5~10개비를 피우게 되었다. 4월경부터 「누군가에게 감시당하고 있다」는 주찰망상, 「누군가에게 잡힌다. 함정이 설치돼 있다. 도청기가 설치돼 있다」는 피해망상, 「싫은 일을 명령당한다」, 「아내가 바람을 피우고 있다」는 질투망상 등, 환각 및 망상이 출현했고 6월에 정신과에서 진료를 받았다. 약물치료로 환각 및 망상은 사라졌으나 사람과 만날 때 긴장하고 불안해했으며 정서는 불안정했고, 「아무 일도 하고 싶지 않다. 흥미가 없다」 등의 의욕감퇴 상태가 이어졌다(福田 994).

10대 여성은 18세경부터 친구들과 대마를 한 주에 한 번 정도 피우기 시작했고 다음 해에 걸쳐서 빈도가 증가했다. 업무상의 불안으로 잠들지 못하게 되고 「TV나 마을 사람이 자신에 대한 나쁜 소문을 퍼뜨리고 있다」는 등 피해적인 환각 및 망상이 출현했다. 경찰 주변을 배회하며 「자신은 죽는 편이 낫다」고 말하고 손목을 그어 불온상태가 되어 입원했다. 사고착란, 정서불안으로 곤혹함을 보였고 착란상태에 있었다. 약물치료로 이상체험은 3주일 만에 소실했으나 「뭔지 모르지만 매우 무섭다」, 「자신이 무엇인지 어디에 있어야 하는지 모르겠다」 등, 경도의 불안, 우울감, 의욕감퇴, 무관심이 계속되었다(福田 1994).

20대 남성은 대학교 2학년 때 선배의 권유로 대마초(Ganja)를 흡연, 이후 월 1회 정도 친구들과 흡연, 하와이에서 1개월 체재했을 때에는 매일 흡연했다. 인도, 스리랑카에서 대마, 헤로인을 짙게 남용했고 누군가에게 보이고 있는 것은 아닌가 하는 주찰망상이 있으며 과묵상태가 되어 현지의 정신병원에 입원했다. 「어딘가로 끌려간다. 자신은 나쁜 일을 해서 스리랑카 사람 전부를 죽이고 말았다. 그러니 밥을 먹는다니 말도 안 된다」 등 피해·관계·주찰·죄업망상이 현저했다. 귀국 후에도 「TV에서 방영하고 있는 것이 자신과 관련해 있다. 도청기가 숨겨져 있다」는 등의 이야기를 해서 입원했다. 1개월 만에 퇴원한 후 반년을 자택에서 무위하게 지냈다. 그 후 대마를 다시 흡연, 식사도 하지 않고 술을 마시거나 하시슈를 흡연하다가 죄책감이 나타났고 거식과 과묵으로 정신과 통원치료를 받았다. 머지않아 대마를 간헐적으로 사용하고 피해관계망상, 자발성 감퇴가 나타났고 친구의 결혼식 당일 하시슈를 흡연하고 주찰감, 불안을 느껴 비디오 담당을 포기하고 귀가했으며 그 후 자살충동 등이 지속되어 재입원했다. 약물치료로 거식증상은 사라졌지만 회복과정에서 두 번 주찰감을 느꼈다. 자발성의 개선은 늦어져 언동에 활기가 없고 수동적이었으며 사고도 단조로워 현실적인 계획성이 부족한 상태에 있었다. 퇴원 후에도 활발하지 않아서 외래 통원도 계속되지 못했다(徳井 1989).

20대 남성은 미국으로 건너간 직후부터 마리화나 흡연을 시작해 6개월간 체류하면서 매일 1~2개비를 피웠다. 일단 귀국하고 다음 해 다시 미국으로 건너가 매일 마리화나를 흡연했다. 그 후 귀국해서 중단했을 때에는 정신이나 신체에 이상은 확인되지 않았다. 그 다음 해, 미국대학에서 공부하고 싶다고 뉴욕으로 향했다. 그러나 직후부터 흡연을 재개, 아파트에 틀어박혀 무의미한 나날을 보냈지만, 동료와의 마리화나 흡연은 일과로서 빼놓지 않았다. 2개월 후 야간에 알몸으로 밖으로 뛰쳐나가서 여권을 찢어버리고 컴퓨터를 길 위에 던져버리는 등의 이상행동이 있어 친구가 귀국시켰다. 자택에서도 계속해서 코를 풀거나, 손을 씻거나, 다리를 떠는 등 불안해하고 밤낮이 바뀐 생활을 했다. 또 토할 만큼 많은 양의 식사를 하거나 맥주를 하루에 5~10캔 마시고 담배를 20개비 이상 피우며 가족이 말을 걸어도 「몰라, 몰라」하며 곤혹스러워 하고, 유쾌하다며 크게 웃기도 했기에 가족이 정신과에 입원시켰다. 3일째부터 사고 착란, 인식·사고 장애를 기반으로 하는 곤혹상태에서 벗어났으나 적극성의 결여나 무관심, 감정의 평판화, 언어능력의 저하 등이 눈에 띄게 되었다. 종일 병실에서 뒹굴거리고 주변에 대한 관심은 없어지고 감정적 공감은 옅어져 희로애락 등의 감정표현은 없으며 이야기의 내용은 단조롭고 깊이가 없었고 틀여박혀 있는 일이 많아 무동기 증후군의 증상의 회복이 지체되는 경향이 있었다. 원활한 대인 접촉은 비교적 잘 유지됐지만 장래에 대한 희망을 묻자 마리화나를 피우는 것 이외엔 없다고 이야기했다(渡辺 1984).

20대 남성은 미국에 건너가 조리사로 일하고 있었다. 친구의 권유와 호기심에 하루 3개비의 마리화나 흡연을 시작했고, 1년 4개월 계속했을 즈음부터 주간(日中)에도 우울감, 경도의 사고력과 의욕저하를 자각하게 되어 마리화나를 끊었으나, 일처리가 나쁘다고 지적받게 되었다. 여행을 갔는데 「주위 사람들이 자신의 이야기를 하고 있는 소리가 들리고 관찰당하고 있다」, 「주위사람들이 자신을 업신여기고 비웃고 있다」는 환청, 망상이 있고 취로곤란(就労困難)해져 귀국했다. 비행기 안에서도 환청이 있었고 집에 돌아가도 피해감, 의욕저하, 우울감이 있어 정신과에서 진찰을 받았다. 피해관계망상은 경감했으나 의욕저하, 판단력 저하, 흥미저하, 우울감을 중심으로 한 상태가 계속되었다. 노동도 3일을 넘도록 계속하지 못하고 가정내의 일과도 해내지 못하고 무위하게 지내는 상태가 계속되므로 입원했다. 대인교류는 극도로 부족해 거의 자기 방에서 지내는 상태였으나 약물치료를 계속해 서서히 개선되어 2개월 반 후에 퇴원했고 대인관계의 어려움을 자각했고 복약을 계속해서 증상의 눈에 띄는 재연은 없었다(宮里1985).

20대 남성은 20살경부터 프로드러머가 되어 22살에 미군에게 권유받고 대마를 흡연했다. 이윽고 야생의 대마를 채취해 와서 자가제 대마담배를 피우게 됐고 「전철 안에서도 옆 방에서도 마약수사사무관이 잠복해 있다」는 등 피해·추적·주찰망상, 「길을 가는 사람이 악담을 하고 빈정거린다. 명령해 온다」는 등 피해관계적 내용의 환청이 출현했고 TV를 보면서 중얼중얼 떠드는 등 정신변조에 눈치챘다. 드러머의 기량저하를 밴드 마스터에게 지적받자 폭력을 휘두르고 일터를 뛰쳐나갔다. 술을 마시자 「나는 유치장에 들어간다. 그렇게 하면 살해당하지 않아」 등의 이야기를 마구 지껄이며 착란상태에 빠져 입원했다. 환청이 활발해서 혼잣말, 헛웃음, 기묘한 행동이 확인되었다. 환청은 2개월 만에 사라지고 1개월 후에 다시 나타났다가 사라졌으나 자발성의 감퇴, 흥미·관심의 협소화가 눈에 띄었다. 퇴원 후 다시 환청, 기이한 행동이 출현해 정신병원에 재입원했고 입원 후 1년 반 동안 무기력하고 신변이 야무지지 못하고 깊게 잠들지 못하며 갑자기 식당에서 연설을 시작하기도 했다(徳井1989).

6.4 적은 횟수의 흡연으로 발병

대부분의 대마 정신병은 장기간 내지는 대량섭취 후에 발병하지만 적은 횟수의 흡연으로 발병하기도 한다.

20대의 대학생은 친구 집에서 처음 마리화나 담배를 4모금 빨고 음주를 한 듯 즐거운 기분으로 음악에 맞춰서 춤추고 있었다. 15~30분 후 즐거워지거나 슬퍼지거나 하며 감정이 불안정해졌고 갑자기 공포를 느끼고 그 자리에서 도망치고 싶다는 충동에 사로잡혔고 귀가를 위해 차를 운전했다. 반대 차선 차량의 운전자가 자신을 보고 있는 듯한 주찰망상, 주위의 차량이 느릿느릿 움직이는 듯한 시간감각의 변화 엄마에게 부엌칼로 찔릴 것 같은 피해관계 망상이 있으며 그날 밤에는 잠들지 못했다. 다음날부터 「주변 사람들이 보고 있다」는 주찰망상, 「동료가 되라, 그렇지 않으면 죽어라」 등과 같은 환청이 생기고 불안, 공포감은 강화됐고, 몸을 떨며 「괴로워, 도와줘」하고 가족에게 매달리다가 맨발로 집을 뛰쳐나갔다. 경찰서 앞에서 알몸으로 날뛰다가 보호되어 정신과에 입원, 진정제를 투여했으나 각성할 때면 격하게 흥분했고 거듭 진정제를 필요로 했다. 몽롱한 상태에서 흥분해 큰소리를 내며 날뛰기에 전기쇼크 요법을 4회 행하고 거의 진정화했다. TV나 신문을 볼 때면 작은 오류까지 확인해야지만 마음이 놓였고 항상 불안을 안고 있는 상태가 됐으나 증상이 서서히 경감해 퇴원했다. 확인하는 버릇은 9월에 나타나 10월에는 사라졌으나 장래에 대한 불안, 불면, 패기가 없다고 호소하게 되었다. 다음 해 3월엔 거의 정상으로 돌아왔고 통원을 계속하고 있다(橋本 1989). 이는 1회의 흡연으로 발병한 예이다.

20대 남성은 고등학교 졸업 후 유기용제를 흡입한 적이 있으며 23살 때 대마를 1회, 그로부터 3개월 후 다시 1회 흡입한 적이 있다. 24살 때 어느 날 연일 밤새워 마작을 한 뒤 밤에 친구들과 함께 대마를 피우고 다음날 오후 2시경 차에 돌을 던지거나 춤을 추거나 하며 기묘한 행동을 보여 경찰에게 보호되었다. 유치장에서는 말을 걸어도 거의 반응이 없고 이따금 큰소리로 단어를 말하고, 손가락으로 사람을 가리키거나, 아혼미(신체적으로는 문제가 없으나 정신이 혼미한 상태), 정신운동성 흥분을 보였다. 입원 후 정동과민상태에 있었으나 병을 자각하고 있었으며 향정신약의 치료로 다음날에는 의식이 맑아지고 진정됐으나 기억은 단편적이었으며 특히 경찰에게 보호된 당일 기억의 결손이 현저했다. 그 다음날 일상생활을 제대로 해냈고 기이한 점은 없어 본인의 희망으로 퇴원했다. 퇴원 후 경과관찰에서도 이상은 확인되지 않아 사회로 돌아갔다. 본인의 말에 의하면 「이전에 피웠을 때에는 아무렇지도 않았다. 이번에는 연속으로 5~10개비 피우고 기분 좋게 음악을 듣고 있었는데 과장된 웃음이 나오고 멈출 수가 없었다. 머지않아 기분이 좋아지기도 나빠지기도 했다. 차를 운전했는데 그 전후의 일은 잘 기억이 나지 않는다. 다양한 생각이 머릿속에 차례차례 떠올랐다. 차에서 나온 것도 내 의지가 아니다. 꿈이라도 꾸고 있는 듯해서 분명하게 떠올릴 수 없다. 차에 돌을 던진 것은 기억하고 있다. 몸이 멋대로 움직여 던지고 있다. 신에게 조종당해 행하는 대로 움직이고 만다. 병원에서도 몸이 멋대로 움직여 똑같은 일을 몇 번이고 반복했다」. 급성기 의식장애를 동반하는 병상의 특징과 양호한 접촉성, 인격의 붕괴가 없는 점, 정신병을 앓은 적이 없다는 점 등에서 정신분열병의 소견은 부적절하다고 보며, 대마의 사용과 발병의 시간적 관계를 보아 대마에 의한 급성 정신병이라 생각된다(上平 1994).

6.5 환각제에 의한 유발과 급성악화

N-아세틸 LSD에 의한 유발

20대의 영문학을 전공하는 남자 대학생은 미국으로 건너가 마리화나 흡연을 시작했고 귀국까지 1년 6개월간 거의 매일, 많은 날에는 5~6개비 흡연했다. 귀국 도중 하와이에서 orange sunshine(*N*-아세틸 LSD) 1정을 복용했고, 약의 영향이 다음날까지 남아 몹시 쓸쓸하고 막연한 공포감에 휩싸였다. 하네다로 향하는 기내에서 「승객은 자신과 전혀 마음이 통할 수 없는 사람뿐이다」는 기분을 시작으로 「왠지 모르게 다른 사람에게 감시당하는 듯한 기분이 들었다」. 귀국 후에도 이러한 주찰 및 추적 염려는 사라지지 않고, 자택으로 돌아가서도 「세상 사람들이 서로 연락을 취하며 자신을 감시하고 다른 사람에게 자신의 기분을 읽히고 있는 듯한 기분이 든다」. 그 후에도 환청이 계속되어 마음이 편안할 틈이 없어 매우 지쳤다. 정신과에 입원 시 불안, 곤혹상태, 산란성 사고로 시간 및 장소에 관한 짐작이 현저하게 장애를 입고 있었다. 쫓기고 있다는 망상을 이유로 모든 검사를 거부했다. 경도의 섬망상태는 서서히 진정됐고 의식장애는 사라졌다. 2개월 후부터 입원한 채로 통학을 시작했고 무기력, 집중력 결여, 사고·감정의 평판화, 적극성 결여 등 감정과 의지의 약화, 무욕, 무력상태를 계속해서 호소했으나 그 후 증상은 사라지기 시작했다. 미국을 떠나고 나서 마리화나를 피우고 싶다고 느낀 적은 있어도 참을 수 없을 만큼 원한 적은 없었으나 만일 수중에 들어온다면 사용하고 말거라고 했다(加藤 1975). 이 증례는 *N*-아세틸 LSD라는 LSD와 유사한 환각제 1정으로 대마 정신병이 유발되어 무동기 증후군(6.3절 참조)이 나타난 예이다.

매직 머쉬룸에 의한 급성악화

20대 남성은 19살 때 친구의 영향으로 마리화나 흡연을 시작했고 연일 1~2개비를 피워왔다. 약 3년 후 멍하니 무기력해져 생각에 빠지는 등 대인 관계가 어려워져 정신과에서 가벼운 울상태 진단을 받았다. 자메이카 여행 중에도 마리화나 흡연은 계속했는데 매직 머쉬룸으로 만든 오믈렛을 2회 먹은 것을 계기로 신비로운 체험, 행복한 기분이 계속되게 되었다. 자택으로 돌아가자 「자신은 세계최강의 남자다. 부처님을 만나고 왔다」 등 과대하고 종교적인 관념이 차례차례 떠올랐고, 「노려지고 있다. 살해당한다」 등의 피해적 언행도 보였다. 점차 흥분해서 조상태가 증가하고 착란상태가 되어 입원했다. 마리화나는 전날까지 흡연했다. 며칠간 큰 소리를 내며 혼잣말을 하면서 바닥에 뒹굴뒹굴 구르며 의식장애를 동반한 착란상태로 「주위의 모든 것이 적으로 보인다」 등 피해적 내용을 입에 담았다. 환각이나 피해망상에 대한 공포감, 죄악감은 없었고 억제가 결여된 조상태는 3주간 계속됐으나 서서히 진정화하여 퇴원했다. 접촉성이 양호하고 인격의 파괴는 없어 분열증은 아니다(横山 1991).

30대 남성은 27살 때 친구의 권유로 대마 흡연을 시작했고 1년 후에는 하루 2~3개비를 피웠고 이를 30살에 대마단속법 위반으로 체포되기까지 3년간 계속되었다. 체포된 후 대마는 중지, 환각 및 망상은 없었으나 기분의 고양, 행복감과 같은 가벼운 조상태가 계속되고 있었다. 발리에 가서 매직 머쉬룸을 먹고 섬광이 보였고 통행인의 등뒤에 아우라나 영혼이 보였으며 이러한 상태가 15~16일간 계속되었다. 귀국 후, 아무 일도 하고 싶지 않고 염세적이고 울상태에 빠졌다. 그 후 환시와 환청을 기반으로 한 행동이 보여 호텔 종업원에게 기묘한 행동을 보이고 수상히 여겨져 호텔을 뛰쳐나갔다. 거리에 세워져 있던 운전자가 자리를 비운 택시를 훔쳐 도망치려고 했으나 경찰차에 쫓겨 도주를 포기하고 체포되었다. 징역 8개월 판결로 복역했으나 환각이 계속되어 의료형무소로 옮겨져 3개월 만에 증상은 사라졌다(滝口 1989).

23세 남성은 밴드 보컬을 하며 3년 전부터 대마와 매직 머쉬룸을 사용하고 있었다. 혼자서 웃거나 괴성을 내는 등 기이한 행동이 보였고 모친에게 폭력을 휘둘렀고 「요괴가 보인다」, 「무섭다」고 호소해 입원했다. 환각 및 망상상태는 조기에 눈에 띄지 않게 됐으나 입원 1개월 이상 지나고부터 병상의 재연현상이 2번 있었다. 퇴원 후 알바를 하게 됐고 10월부터 향정신약을 중지하고 치료를 종료했다. 다음 해 기이한 행동, 이인증(depersonalization), 기괴한 환시가 다시 출현했다. 향정신약의 내복을 개시했으나 기이한 체험, 다른 이에게 조작당하고 있는 듯한 체험, 피해관계망상이 있었고 모친에게 폭력을 휘둘러 재입원했다. 환시체험, 재연현상(flashback), 양호한 접촉성 등에서 대마, 매직 머쉬룸에 의한 정신병이 의심됐으나 재발사건으로 보아 통합실조증의 발병, 악화의 가능성도 있다(丸野 2004).

6.6 패닉 발작

대마 흡연으로 패닉 발작을 일으킬 수 있다. 패닉 발작에는 두근거림, 떨림, 흉통, 현기증, 질식감, '죽는 것이 두렵다' 등의 증상이 갑자기 나타난다.

20대 남성은 19살 때 각성제를 6개월 사용했으나 기분이 나빠져 중지했다. 「음악적 감성을 높이기 위해」 대마 흡연을 시작했고 1년간 약 300일, 하루 10~20회 눈을 뜨고 있는 동안은 반복해서 사용했다. 23살 때 대마를 피운 뒤 호흡곤란, 환각, 가슴의 괴로움, 두근거림, 현기증, 초조함을 경험했다. 25살 때에도 2회 흡연 직후에 같은 패닉 발작을 경험했다. 패닉 발작 다음날 대마를 피우자마자 혈액의 흐름이 멈춘 듯해 서 있을 수 없는 상태가 되어 「잘못하다가 죽겠다」고 생각해 대마를 멈추었다. 그러나 그 후, 담배 흡연에서도 대마 흡연 시와 같은 패닉 발작이 일어나게 되었다. 발작은 사지에 진전을 동반하는 점에서 대마에 의한 패닉 발작과는 달랐다. 입원 후 뇌파를 기록하면서 담배 2개비를 10분 동안 흡연시키자 흡연 종료 직후에 발작이 나타났다. 발작은 이전과 거의 같았는데 다리보다 두 팔에 더 강한 진전이 보였다(門矢 1998). 이 예는 대마에 의한 패닉 발작이 담배 흡연으로 유발된 예이다.

20대 여성은 철학과를 졸업한 후 출판사에 취직했는데 일을 하다 알게 된 미국인의 권유로 대마를 피우기 시작했다. 그 후 2~3개월 동안 간격을 두고 7~8회 흡연했다. 한 번은 조금 피웠을 때 파트너가 도깨비처럼 보여 무서워져 도중에 끊었던 적이 있다. 남편 친구집에 놀러가서 권유받는대로 대마를 피웠는데 1개비를 다 피우기 전에 이상한 감각이 덮쳐와 불안감에 휩싸여 무서워져 정지(静止)를 뿌리치고 밖으로 뛰쳐나갔다. 마중 나오는 지인을 기다리는 사이에 자신은 광기에 사로잡힌 것은 아닌가 하는 불안이 강해져 파출소에 달려가 정신병원에 입원했다. 안면창백에 조금씩 떨면서 「이건 살인사건에 관계한 일이니까」라며 의사에게 문단속을 하게 했고 「남편의 친구에게 살해당하니 병원에서 보호해줬으면 한다」고 호소했다. 소통성이 좋고, 소재식에 장애는 없었다. 대마에 의한 패닉반응이라 판단하고 환자에게 그 뜻을 알렸다. 환자의 불안과 망상 관념은 점차 사라졌고 2시간 후에 귀가했으나 다음날 입원을 희망하여 내원해 입원했다. 약간의 다변, 우원(迂遠), 장황하고 추상적이며 관념적인 이야기를 일방적으로 계속했으나, 가벼운 불면을 제외하고는 특별한 정신증상은 확인되지 않았다. 5일째에 퇴원했고 저널리스트로서 지장없이 활약하고 있다(加藤 1978).

6.7 통합실조증의 유발

대마를 사용하면 앞으로 통합실조증을 발병할 가능성이 높아진다(Andréasson 1987, Andréasson 1989). 스웨덴에서 징병검사를 받은 18세부터 20세까지의 청년 45,570명은 15년 이상에 걸쳐서 추적조사한 결과, 대마를 1회 이상 사용한 자가 통합실조증를 발병할 상대위험도는 2.4배, 50회 이상 사용한 경우에는 6배로 올라갔다. 아래에 구체적인 사례를 소개한다.

홋카이도 거주의 남성은 30살 때 주간지에서 대마를 소개하는 기사를 읽고 호기심에 친구와 둘이서 도회지 근처 마을에서 대마초를 찾아 흡연하게 됐고, 이후 2번에 걸친 13개월간의 중단을 제외하고 총 6년 5개월간 날마다 흡연했고 흡연 시작으로부터 2년 2개월 후 분열증상을 발병, 중지 후에도 증상이 지속적으로 발전했고 대마에 의한 망상형 분열증이 표면화한 것으로 생각된다(西願寺 1981).

20대 남성은 업무상 고민을 하고 있을 때 동료에게 마리화나를 배워서 일주일에 1~2개비를 피우고 있었는데, 흡연과 함께 의욕의 저하, 감정의 평판화가 나타나 일을 멈출 수밖에 없었다. 흡연을 시작하고 2년째 됐을 때 「집 주변에서 누군가가 감시하고 있다」, 「나에 대한 것이 TV에서 방영되고 있다」, 「다른 사람이 악담을 하거나 소문을 퍼뜨리고 있다」며 하루 종일 집에만 틀어박혀 있게 되었다. 그 무렵 마리화나 흡연을 가족들에게 들켜 진통약이나 브론® 을 상용하게 되었다. 마리화나를 끊은 후에도 위에서 기술한 증상은 사라지지 않고 「밤에 누군가가 집에 들어온다. 집 근처에서 누군가가 감시하고 있다」며 겁먹고 외출하지 않게 됐고 이러한 상태가 6개월 계속되자 진찰을 받고 입원했다. 치료 개시부터 7개월 만에 피해관계망상과 환각은 사라졌으나 의욕적인 장애는 계속되었다. 통원을 계속하면서 일했지만 작업능률은 낮았고 직장에서의 대인교류는 적었으며「동료가 내 악담을 하거나 소문을 이야기하고 있다」고 말하게 되었다. 가정에서는 기분의 변동이 심해 가족과 전혀 이야기를 하지 않았으며 이전에 비해 조금 미숙하고 아이같은 면이 있었다. 대인접촉성, 증상 완화 시의 인격의 변화, 정신의학적 부정적 요인, 심리검사소견 더욱이 망상 출현 시의 생활 환경 및 주위의 상황 등으로부터 분열증이 마리화나 흡연에 의해 유발된 것으로 추정된다(植木1990).

10대의 전문학교 학생은 고등학교 입학 후 음악동료와 1주일에 1~2개비 정도의 대마 흡연을 시작했고 음악에 대한 감각이 날카로워진 것 같아 하루 5~6개비를 피우게 되었다. 그러나 흡연의 양과 빈도를 줄인 시점부터「뒤에서 귓가에 속삭이는 듯한 느낌이 든다」,「유령같은 사람이 앉아 있는 것이 보인다」,「나를 부르는 목소리가 들린다」,「누군가가 보고 있는 듯한, 뒤를 밟고 있는 듯한 느낌이 든다」등 환시, 환청, 주찰망상, 추적망상이 나타나게 되었다. 심신이 모두 지치기 쉽고 우울과 같은 상태로부터의 도피행동으로 마리화나를 흡연하면서 음악활동을 계속해 정신과에서 진료받았다. 약물치료에 의한 환시는 사라졌으나 환청이나 망상은 조금 나아졌을 뿐 그 후에도 계속되었다. 진찰 후 마리화나 흡연은 중지했지만 금단증상은 확인되지 않고 경과하여 그럭저럭 학생생활을 보내고 있다. 쉽게 피로해지거나 의욕감퇴 등은 무동기 증후군이라 생각되며 대마가 유발한 분열증의 가능성이 높다(福田1994).

20대 여성은 임신하고 있었는데 교제 중이던 남성이 일 하지 않고 대마를 끊지 않아 중절했다. 1개월간 발리섬을 여행하고 민족음악 캠프에 참가해 대마를 피웠다. 캠프에서 돌아오자 우울 기분과 슬픔에 휩싸였고 그 기분에서 벗어나 편해지기 위해 대마를 날마다 흡연하게 되었다. 올해 채취한 질 좋은 암꽃을 입수해 흡연하고 그 다음날 조부가 밤에 가보니 베개를 찢어 베갯속을 끌어내는 등 실내의 상태가 평소와 달랐다. 저녁 무렵 몸에 걸치고 있는 것을 어지럽게 하여 도로를 걷다가 친구에게 발견되어 자택으로 돌아갔다. 그러나 유리를 깨거나 그림을 찢거나 물거나 의미를 알 수 없는 말을 하고 알몸이 되어 흥분했기에 6명이 달려들어 모포로 감싸 조부모가 동행해서 진찰을 받았다. 말을 걸어도 히죽히죽 웃을 뿐 대화는 이뤄지지 않았고 긴장병 상태로 판단되어 입원했다. 병실에서도 불온하게 정신운동 흥분상태가 계속되고 알몸이 되어 환자복도 거부했고 통합실조증을 의심하게 했다. 다음해 1월 퇴원, 항정신병약을 중단하고 경과를 보고 있었는데「내 얼굴이 우주인으로 보이기도 하고 정보가 점점 돌아버려서 이상하다」며 호소했고 표정은 차갑고 딱딱해졌다. 항정신병약을 재개해서 급속히 증상은 개선됐으나, 중지하자 급성악화를 보여 다시 항정신병약을 재개해 안정을 찾았다. 대마 흡연이 없어도 항정신병약을 중지하면 급성악화를 초래해 대마 급성중독에 의하여 전구(前驅)상태에 있던 통합실조증이 표면화한 것으로 생각된다(小宮山 2009).

대마의 대량 사용 후에 카그라스 증상을 보이는 환각·망상 상태에 빠져 감정의 평판화가 근로상태의 개선 후에도 계속되어 대마에 의한 무동기 증후군이 아닌 정신분열증의 음성증상이라 생각되는 증례가 있다. 급성기의 증상은 카그라스 증상이지만 환자와 가족과의 관계에서는 가족을 부인하는 심리적 이유는 없으며 이해불능의 분열증적 망상이었다. 발병 전부터 분열증양 인격장애, 대인접촉불능, 스스로 증상에 대한 자각의 결여, 심각성의 인지 결여, 대마의 사용없이 양성증상의 재연이 있어 정신분열병이라 진단되었다(梶 2002).

6.8 재연현상

대마 정신병 환자는 환각·망상과 같은 증상이 사라지고 무증상기가 잠시 이어진 뒤 소량의 재사용 혹은 어떤 요인이 계기가 되어 증상이 재연하기도 하며 이를 flashback(재연현상)이라 부른다. 대마의 경우 니코틴, 스트레스, 대마에 의한 재연이 보고돼 있다.

니코틴에 의한 재연

20대 중국인 유학생은 19살에 일본으로 건너와 21살에 대학 입학, 5월 하순 같은 아파트에 사는 호주인에게서 대마를 나눠 받고 흡연하기 시작했다. 8월경 흡연 직후에「세계는 끝이다. 이젠 틀렸다」고 말하면서 난폭한 행동을 보였다. 그 후 1~2주에 한 번꼴로 주말에 집단 흡연을 했다. 다음 해 빈도가 주 2회로 늘어 흡연할 때마다 혼란한 상태가 되어「뭐가 어떻게 된 건지 알 수 없는 심한 상태, 기분이 나쁘다」고도 했다. 다음 해 4월 하순에 잠시 귀국했는데 귀국 전날을 마지막으로 대마를 중지했다. 중국 체제 중에는 부모에게 담배 흡연도 금지당했다. 5월 말 다시 일본으로 건너가 다음날 여자 유학생의 방에 침입하고 밤에는 기숙사의 현관 앞에 주차돼 있던 다른 사람의 차에 타서 멋대로 몰고 돌아다니가 민가에 침입했다. 주민에게 발견되어 경고를 받자 갑자기 흥분해서 난폭한 행동을 하여 경찰관에게 보호되었다. 소변에서는 대마 외의 약물은 검출되지 않았다. 다음날 정신과에서 진찰받을 때 말에 정돈됨이 없고 환각·망상이 있었다. 입원 후에는 비교적으로 평온하게 지냈는데 입원 9일째가 되던 날 갑자기「아무도 신용할 수 없다. 배신당한다. 많은 사람과 섹스하고 싶다」고 말하고 식사 중에 갑자기 일어나서 큰 소리를 내며「일본은 내가 만들었다」고 말하는 등 기이한 행동이 출현했다. 진정하지 못하고 벽을 두드리거나 차는 등 흥분상태에 있었다. 입원 15일째 이후 비교적 평온하게 지내게 됐으나 생활태도는 종일 활기가 없고 툭하면 자리에 누웠고 신변정리도 야무지게 하지 않았으며 무동기 증후군 상태에 가까웠다. 입원 46일째에 퇴원해서 귀국, 2개월여를 자택에서 살다가 다시 일본으로 건너가 학업에 복귀해 착란상태 등 급성정신증상의 재연 없이 졸업해서 귀국했다.

급성증상 재연의 계기로는 귀국 중에 흡연 상태였기 때문에 니코틴에 의한 감수성 항진이 있으며 다시 일본으로 돌아왔을 때 담배 흡연을 재개한 것이 관계해 있을 가능성이 있다. 신경종말에서 칸나비스와 니코틴의 수용체가 상호 간에 기능을 수식하고 있다고 생각된다(武田 2001).

스트레스에 의한 재연

20대 남성은 18살 때부터 마리화나를 연 1~2회 흡연하게 되어, 흡연 시에는 지각과민, 지각변용, 추적염려 등 쾌락보다 오히려 혐오감이 많았다. 4년 후인 9월 다시 흡연하고 10월에 피해관계망상, 추적망상 등이 출현했다. 더욱이 다음 해 2월에 흡연하고 6월에는 스트레스를 계기로 긴장병 양 흥분상태가 출현했다(小島 1999).

브론에 의한 재연

20대 남성은 23살 때 미국으로 건너가 마리화나를 알고 외톨이 상태에서 사고산란, 인식·사고장애를 기반으로 한 곤혹상태나 이상행동이 있었으며 귀국 후에는 무동기 증후군이 지체된 상태에 있었다. 안정요양을 거쳐 취직해 규칙적인 생활을 보내고 있었으나 복통으로 쉰 뒤부터 출근하지 않게 되어 종일 누워있기만 했다. 다음 해 감기로 기침이 있어 신에스에스브론액®을 음용했더니 기분이 나아져 3일 동안 한 병 이상을 계속해서 마셨다. 3월 초 갑자기 「귀가 더럽혔으니까」라며 자기 방에 있는 모든 것을 쓰레기장에 내놓는 등의 이상행동이 있어 정신과에 입원했다. 입원 후에는 은둔형 외톨이가 심하여 감정 표현이 전혀 없고 이야기의 내용이 단조로우며 깊이가 결여해 있었다. 약물치료로 개선되어 퇴원했다. 대마에 의한 사고산란, 인시·사고장애를 기반으로 한 곤혹상태나 이상행동이 신에스에스브론액®에 의해 재연한 것으로 생각된다(渡辺 1985).

대마에 의한 재연

40대 남성은 26살 때 분열증 발병 초기에 피해망상 등이 있었는데 3~4개월 후 대마를 흡연했을 때 환각체험에 압도당해 공포심에 마을을 뛰며 도망 다녔고 착란상태인 채로 맨발로 울면서 걷고 있는 것을 경찰관에게 보호되는 등 공포체험을 경험했다. 그 후 15년간에 걸쳐 분열병의 급성악화기에 대마에 의한 공포체험이 13회 재연되었다(武田 1993).

1년이라는 비교적 단기간 동안 마리화나를 흡연했고 환각·망상, 불안·공황상태의 급성 정신병상태를 일으켜 그 후 10년간 의욕저하, 권태감, 작업능력 저하를 자각, 그 후 3회 처음과 같은 병적체험의 플래시백이 출현한 증례가 있다(浜崎 1986).

재연을 반복하는 예는 드물지 않다(杉山 1991).

6.9 다중약물남용

20대 여자대학생은 고등학교 졸업 후 1년간 미국에서 유학하고 돌아와 유학생 남자친구와 주 1~2회 대마를 피우게 되고 LSD도 5회 사용했다. 다음 해 호주에서 현지의 병원에 입원, 창문으로 뛰쳐나가려 하는 등 위험한 행동이 계속됐으나 약물치료로 조금 호전되어 일주일만에 퇴원했다. 귀국 후 점차 증상은 악화되어 불면, 다변, 기이한 행동이 출현해 입원했다. 기이한 행동이 눈에 띄어 환청이나 환시가 계속돼 감성도 불안정했고 발언은 지리멸렬했으며 격한 정신운동흥분상태를 보이게 되었다. 항정신병약의 대량투여로 입원 후 40일이 지나서야 평온한 태도로 지낼 수 있게 되었다. 첫 외박을 계기로 플래시백 양상의 증상악화를 일으켰으나 10일 정도 만에 안정화했고 증상은 거의 사라져 퇴원할 수 있었다. 뇌파의 정상화에는 15개월을 필요로 했다(小石川 1997).

20대 남성은 중학교 3학년 때부터 약 2년간 유기용제를 남용, 음주를 시작했다. 흡입 시에는 흥분해서 화가 나기 쉬워지고 피암시성이 항진했다. 17살경 2~3개월간 나론®(주: 진정약)을 남용했다. 23세부터 마리화나 흡연을 시작해 흡연 중에는 행복감을 느끼고 무엇을 보아도 재밌다고 느끼고 음악이 선명하게 들렸으며 환시, 환청이 출현했다. 다음 해에는 날마다 3~4개비를 피웠고 행복한 기분에서 기분이 변하기 쉬워졌고 다동해졌다. 「나는 TV에 나왔다. 모두가 나를 주목하고 있다」 등 과대관념, 대량음주 후 망상을 기반으로 한 행동, 다행, 조증상이 있어 마리화나를 중지했다. 중지 후에도 붉은 트렁크팬티에 코트를 걸치고 파리에 갈 테니 나리타에 가라며 택시에 타는 등의 행동이 있었다. 다행, 과대관념, 기분역변상태가 있었으며 입원 후 간헐적으로 기묘한 상동운동, 다행, 과대관념이 계속됐고 조상태는 마리화나 중지 후 약 1개월 계속되었다. 자발성 감퇴, 감정 평판화가 있었다(久場川 1984).

30대 남성은 17살경부터 음주, 많을 때에는 한 되 가량을 마셨다. 18살경 반년간 유기용제를 남용, 19살부터 2년간 하이미날(주: 수면약)을 사용, 마리화나는 28살부터 3년간 흡연했다. 흡연 시 1~2분 만에 부유감, 행복한 기분, 착청이 나타났으며 행복한 기분을 지속시키기 위해 흡연 후 술을 마셨다. 마리화나는 날마다 4~5개비 피웠고 다행 기분은 과대관념이 상승(相乗)해 「세상을 내가 정리해 보자」와 같은 생각을 하기도 했다. 마리화나가 바닥하고 흡연을 중지했으나 다음해 1월부터 손가락의 떨림, 발한, 환시, 과대적인 환청, 관계염려가 나타나 입원했다. 환시, 이명, 환청, 과대관념과 가벼운 조상태가 있었으며 가벼운 조상태는 입원 후 1개월간, 마리화나 중지 후 2개월간 계속되었다. 점차 자발성이 감퇴, 감정의 평판화가 계속되고 있다(久場川 1984).

이 장에서 소개한 대마 정신병 43예 중 대마, 담배, 알코올 이외의 남용물질은 대마 남용 개시 이전에 사용한 적이 있는 것이 10예이다. 물질로는 시너 7예, LSD 1예, 코카인 1예,

LSD와 코카인 1예로 더욱이 1회 이상 사용한 적이 있는 것은 7예로, 남용물질로는 시너 5예, 코카인 1예, 코카인과 LSD 1예이다.

또한 이상 43예 중 대마의 남용에서 다른 남용물질로 이행한 예는 없다. 즉 이 예들을 보는 한 대마의 흡연이 다른 물질남용의 입문이 되지는 않았다.

7. 칸나비노이드 수용체와 내인성 칸나비노이드

20~80 μg이라는 미량으로 효과가 나타나는 이상 뇌에 THC와 특이적으로 이어지는 수용체가 있다는 것은 쉽게 예상되어 수용체 발견을 위한 연구가 시작되었다. 당초에는 방사성 동위원소로 표식한 THC를 사용하고 있었지만 THC는 지용성이 높기 때문에 수용체에만 특이적으로 결합하지 않으므로 수용체를 특정하지 못했고 지용성이 낮고 강력한 작용을 갖는 합성 칸나비노이드 CP55,940(그림 3)을 사용해서 칸나비노이드 수용체(CB-1 수용체) 발견에 성공했다(Devane 1988, Bidaut-Russell 1990, Matsuda 1990).

CB-1 수용체

생체 내에서 CB-1 수용체가 고밀도로 존재하는 부위는 대뇌피질이며, 특히 전두엽, 해마, 시상하부, 소뇌, 기저핵, 편도체, 뇌간, 척수로(Nicoll 2004) 그 속에서도 특히 신경의 축색돌기와 축색돌기의 종말에 존재한다. 대마의 다방면에 걸친 작용은 수용체의 종류가 많기 때문이 아닌 그것이 광범위하게 존재하는 것이 이유 중 하나이다. 즉 대뇌피질은 고도의 지식기능이나 지각정보의 총합, 해마는 기억, 학습, 소뇌는 협조운동, 기저핵은 운동조절, 척수는 통증, 뇌간은 구역질, 시상하부는 식욕, 편도체는 불안, 공포, 감정의 제어에 각각 관여하고 있다.

또 이것은 어떠한 목적으로 합성 칸나비노이드를 투여하면 신경증상과 운동실조와 불안감과 같은 부작용을 필연적으로 수반함을 의미한다. 호흡·순환의 중추인 뇌간부에 있어서의 CB-1 수용체의 밀도는 낮다.

CB-2 수용체

그 후에 발견된 CB-2 수용체는, 백혈구, 비장 등에 존재하는 면역기능에 관계하고, 또 중추와 말초의 신경교세포(글리아 세포)에 있으며 이것이 자극받으면 신경섬유에의 염증신호가 약해져서 신경인성 동통이 완화된다.

내인성 칸나비노이드의 발견

사람이 발생의 초기부터 대마를 위한 수용체를 이미 갖고 태어난다고는 생각하기 어려우며, 칸나비노이드 수용체가 있다는 것은 생체 내에 이것을 결합하는 대마양 물질, 즉 내인성 칸나비노이드가 있음을 시사한다.

1992년 아라키돈산 유도체인 내인성 칸나비노이드, *N*-아라키드노일에탄올아민(*N*-arachidonoylethanolamine, 아난다마이드, AEA)가 발견되어(Devane 1992a) 뒤따라서 아라키돈산 유도체인 2-아라키드노일글리세롤(2-AG)(Mechoulam 1995, Sugiura 1995), *O*-아라키드노일에탄올아민(비로드하민, virodhamine)(Porter 2002), *N*-아라키드노일도파민(*N*-arachidonoyldonpamine, NADA), 2-아라키드노일글리세릴에트르(2-AGE, 놀라딘 에테르, noladin ether)가 발견되었다.

아난다마이드의 CB-1 수용체와의 선택성은 CB-2 수용체에 비해서 높지만 친화성은 THC의 25~50% 정도로 낮고 뇌내 농도도 낮은 약한 부분자극 약이다.

이에 반해서 2-AG는 아난다마이드의 170배나 뇌에 존재하며(Stella 1997) CB-1과 CB-2 수용체 쌍방에 작용하는 본래의 생리적 리간드(결합자)라고 생각된다(Sugiura 1999, Sigiura 2000). 비로드하민은 CB-2에의 선택성이 높다.

내인성 칸나비노이드의 생합성과 불활성화

생합성과 불활성화

통상적인 신경전달물질은 수용성으로, 시냅스전 신경섬유의 말단의 소포에 저장되어 있어 자극에 따라서 시냅스간극에 방출되는데, 내인성 칸나비노이드는 지질로 프로스타글란딘이나 류코트리엔과 비슷하게 자극에 따라서 세포막 위의 불포화지방산, 아라키돈산에서 그 자리에서 합성시킨다(Di Marzo 2005). 내인성 칸나비노이드의 경우 자극은 흥분성 아민산의 글루타민산 수용체의 활성화나 신경세포 내의 칼슘농도의 급격한 상승이다.

아난다마이드는 효소 포스포리피아제 D에 의해 2-AG는 디아실글리세롤에 의해 생합성되어 지방산아마이드 수산화효소(fatty acid amide hydrolase: FAAH)나 모노아실글리세롤(MAGL)에 의해 신속하게 불활성화된다. 이 효소는 CB-1 수용체의 밀도가 높은 부위에 고농도로 존재한다.

따라서 내인성 칸나비노이드의 수명은 극히 짧은 것이 특징으로 자극전달의 조절에 적합하다. 이에 반해 THC와 같이 외부에서 투여된 칸나비노이드는 작용시간이 길어 조절성이 떨어진다.

또한 내인성 칸나비노이드는 각각의 생합성과 불활성화에 복수의 효소가 관여해 있기 때문에 그 효소활성의 차이에 의해 효과나 작용에 큰 차이가 생길 가능성이 있으며 이것이 대마의 다방면에 걸친 작용 이유 중 하나이며 동시에 대마의 특징 중 하나이다.

또한 FAAH나 MAGL 등의 분해효소를 저해하면 내인성 칸나비노이드의 효과를 특이적으로 높일 수 있다.

유기인제의 영향

유기인제는 일반적으로 아세틸콜린에스테라아제의 활성을 저해함으로써 독작용을 나타내지만, 활성이 저해되는 것은 아세틸콜린에스테라아제에 한하지 않는다. 화학병기용의 유기인제인 사린(sarin)은 FAAH나 MAGL 등의 효소를 저해해 CB-1 수용체가 자극당하는 작용을 보인다(Nomura 2008).

신경자극전달방식

칸나비노이드 수용체와 내인성 칸나비노인드에는 기존의 신경자극전달방식과 다른 큰 특징이 있다.

통상적인 신경전달물질은 시냅스전 신경의 축삭종말에서 방출되어 시냅스후 신경에 있는 수용체에 결합해 탈분극을 일으켜 작용을 나타낸다. 그러나 내인성 칸나비노이드는 시냅스후 신경의 세포막 위에서 생합성되어 역행성으로 시냅스전 신경의 축삭종말에 있는 칸나비노이드 수용체에 결합해서 탈분극을 일으킨다. 그리고 GABA 작동성 신경의 경우는 억제성 신경전달물질 GABA의 방출을, 글루타민산 작동성 신경의 경우는 흥분성 신경전달물질 글루타민산의 방출을 정지시킨다. 억제성 신경의 경우 탈분극에 의한 억제의 저해(depolarization-induced suppression of inhibition: DSI)라 하며, 흥분성 신경의 경우 탈분극에 의한 흥분의 저해(depolarization-induced suppression of excitation: DSE)라 한다.

다른 수용체와의 친화성

내인성 칸나비노이드의 제3의 특징은 결합하는 수용체가 칸나비노이드 수용체에 한하지 않는다는 것으로 이것도 대마의 다양한 작용의 이유 중 하나이다.

예를 들어 아난다마이드나 NADA는 칸나비노이드 수용체뿐만 아니라 transient receptor potential cation channel(TRPV 1) 수용체와도 친화성을 가진다. 또 peroxisome proliferator receptor-γ(PPARγ) 수용체에 대한 자극작용도 있다.

TRPV1(바닐로이드 수용체1, 캡사이신 수용체)은 척수배근이나 삼차신경핵 외에도 근육, 관절, 방광, 신장에 존재한다. 바닐로이드(vanilliod)는 vanillyl 핵을 가진 화합물을 가리키며 바닐인산, 캡사이신 등이 있다.

8. 의약품과 합성 칸나비노이드

8.1 의약품

THC는 의학·약학의 영역에서 많은 관심을 모았고 새로운 의약품 개발을 목적으로 수백 종류의 THC 유도체가 합성되었다. 그러나 신경작용이 강한 것은 의약품으로는 사용할 수 없어 현재 미국, 영국, 이스라엘, 캐나다 등에서 의약품으로 승인돼 있는 것은 이하 3종이다.

Δ-9-THC의 합성품 Dronabinol(Marinol®, 그림 1),

Δ-9-THC의 유도체 Nabilone(Cesamet®, 그림 1),

Nabiximols(Sativex®)

Dronabinol, Nabilone 모두 다른 제토제가 무효한 항암제에 의한 구역감과 HIV 감염증 환자의 식욕증진제로 승인되었다. 효과도 부작용도 CB-1 수용체를 통한다.

부작용은 구갈, 진정, 기립성 저혈압, 운동실조, 부유감을 동반하는 현기증으로 불안, 빈맥, 격양, 착란도 고령자에게서 특히 잘 나타난다. 이 부작용들은 건강한 사람에게 대마수지를 투여했을 때의 증상과 매우 유사하다.

Dronabinol은 점조성 수지로 물에 녹지 않기 때문에 참기름에 현탁(懸濁)해서 캡슐상태로 복용한다. 완전히 흡수되는데 간에서 분해되기 때문에 혈액 속에 들어가는 것은 복용량의 10~20%이다. 30~60분으로 효과가 나타나 2~4시간으로 정점에 달하고 4~6시간 지속된다(Grotenhermen 2003, McGilveray 2005). 무작위 이중맹검 위약대조교차 임상시험에서 다발성 경화증의 중추신경인성 동통에 효과가 있었다(Svendsen 2004).

Nabilone은 결정으로 1~2 mg을 하루 2회 복용한다. 이중맹검 위약대조교차 임상시험에서 1 mg/일 복용으로 상위운동뉴론 증후군의 강직성 동통에 효과가 있었다(Wissel 2006).

Sativex®는 합성 칸나비노이드가 아닌 복제기술로 키운 각각의 고농도의 THC와 칸나비디올(그림 1)을 함유하는 2종류의 대마추출물의 1:1 혼합물로, 혀 밑이나 볼 안쪽 점막에 분무하여 사용한다. 1회에 THC 2.7 mg과 칸나비디올 2.5 mg이 분사된다. 사용 횟수와 사용량은 환자가 스스로 조절하고 통상적으로 하루 8~12회 사용한다(Barne 2006). 2005년 캐나다에서 다발성 경화증의 중추성 신경인성 동통에 대한 처방의약품으로 승인되었다.

칸나비디올은 신경활성 작용은 없으나 항염증작용과 면역조절작용이 있어 만성동통에 효과가 있다(Costa 2007).

Sativex®는 아래의 모든 무작위 이중맹검 비교대조 임상시험에서 24명의 다발성 경화증과 척수손상 등 난치성 동통에(Wade 2003), 28명의 완신경총의 인발손상에 의한 만성신경인성 동통에(Berman 2004), 630명의 다발성 경화증에 의한 강직에(Zajicek 2003, Zajicek 2005), 다발성 경화증의 신경인성 동통에(Rog 2005), 58명의 류마티스 관절염의 동통에(Blake 2006), 125명의 신경인성 동통의 이통증에(Nurmikko 2007), 50명의 HIV 감염증의 지각신경장애에 의한 신경인성 동통에(Abrams 2007), 각각 한정적이기는 했으나 유효했다.

8.2 합성 칸나비노이드

비스테로이드성 항염증제의 개발을 진행하고 있는 John W. Huffman 등이 합성한 WIN-

55, 212-2(그림 2)는 구조 속에 인돌핵이 있으며 강한 진통작용이 있다. 아스피린이 듣지 않는 통증에 효과가 있으며 게다가 아스피린에 보이는 위점막 자극작용이나 프로스타 글란딘 합성억제작용이 없는 등 새로운 통증기전 발견으로 이어지리라 기대받았다(Meng 1998). 그러나 CB-1 수용체에 대한 자극작용이 있어 THC보다 강한 친화성을 갖는 것이 알려지고 합성 칸나비노이드의 일종으로 판명되었다.

WIN-55, 212-2의 유도체로 동일하게 인돌핵이 있고 John W. Huffman의 이니셜을 딴 JWH-015(그림 2), JWH-018(그림 3), JWH-073(그림 3), JWH-200(WIN-55, 225, 그림 2), JWH-250(그림 3)에는 모두 강한 진통작용이 있다.

CB-2 수용체에 대한 선택성이 높은 물질은 정신증상 등의 부작용이 없거나 적을 것이라 생각된다.

JWH-015(그림 2)는 CB-2 수용체에 대한 선택성이 CB-1 수용체의 28배로 강하고 염증의 억제, 면역억제(Lombard 2007), 척수 수준의 동통제어에 효과가 있으며(Ehrhart 2005, Romero-Sandoval 2007), 진동제로 개발 중에 있다.

JWH-133(그림 2), HU-210(그림 2), WIN-55, 212-2(그림 2)는 모두 미세아교세포 위의 CB-2 수용체에 작용해서 염증반응을 억제하고 알츠하이머병의 아밀로이드 베타 단백질의 염증억제 효과가 있다(Ramírez 2005).

JWH-133의 CB-2 수용체에 대한 선택성은 CB-1 수용체의 200배로 CB-1 수용체를 통한 정신증상은 무시할 수 있을 정도로 약하다.

Hebrew University(HU)가 합성한 HU-308(그림 2)은 CB-2 수용체에의 친화성이 CB-1 수용체의 5,000배로 CB-2 수용체에의 선택성이 높고 CB-1 수용체에의 영향이 낮으며(Hanus 1999), 진통작용이 있다(LaBuda 2005).

HU-239(ajulemic acid, AB-Ⅲ-56, IP-751, 그림 2)는 THC의 활성대사산물 11-카르복시-THC의 유도체로 21명을 대상으로 한 무작위 위약대조 이중맹검 임상시험에서 만성 신경인성 동통에 효과를 보였다(Karst 2003).

HU-320(그림 2)는 실험쥐(개량 생쥐)에서 강한 항염증작용과 면역억제작용을 보이고 신경작용을 동반하지 않는다(Sumariwalla 2004).

아라키도닐-2-클로로에틸아마이드(ACEA), 아라도닐시클로프로필아마이드(ACPA)는 CB-1 수용체에의 선택성이 높다.

CB-1 수용체 길항제로는 리모나반트(rimonabant, SR-141716A), AM-251, AM-281이 있으며, CB-2 수용체 길항제로는 SR-144528, AM-630이 있다.

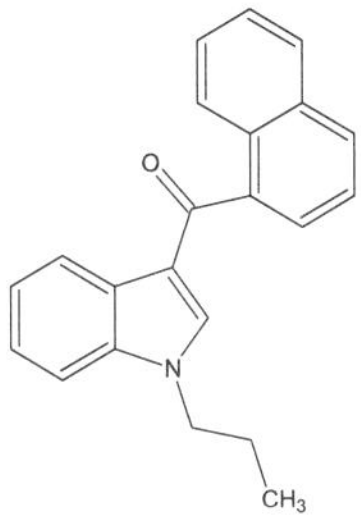

JWH-015

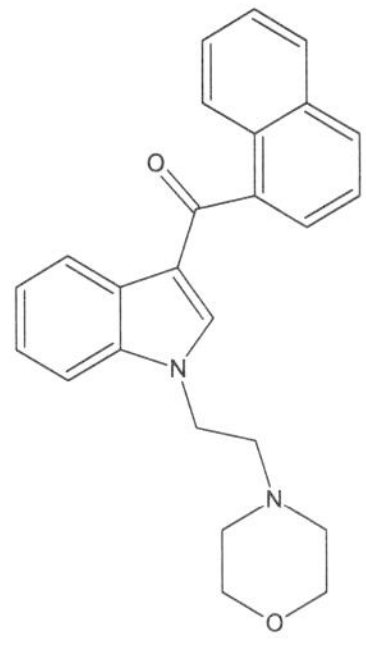

JWH-200
(WIN55,225)

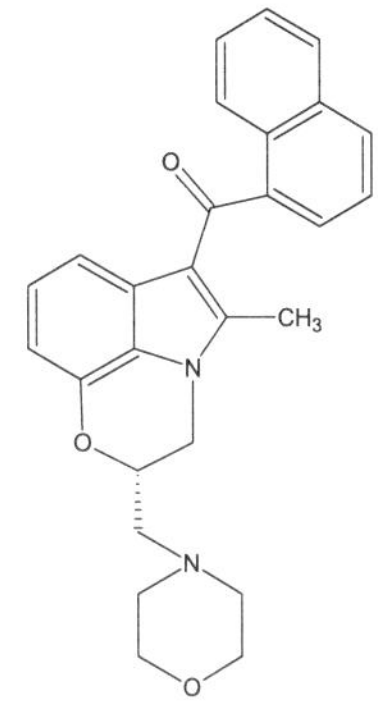

WIN-55,212-2

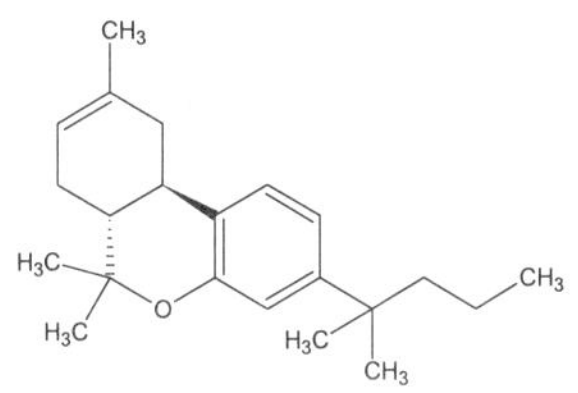

JWH-133

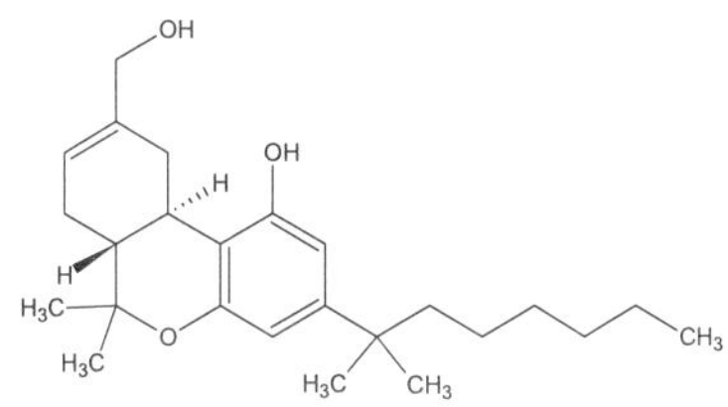

HU-210

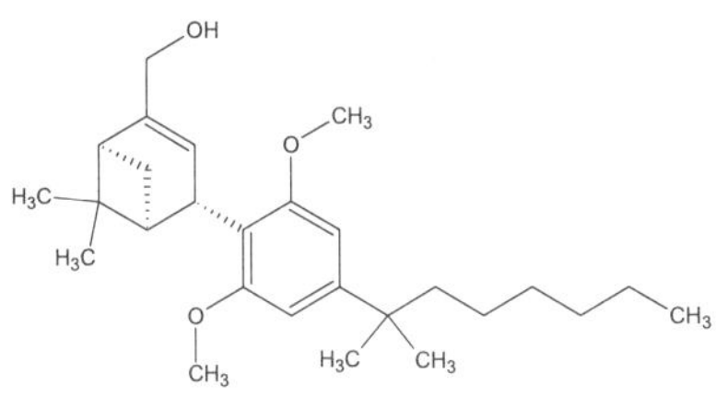

HU-308

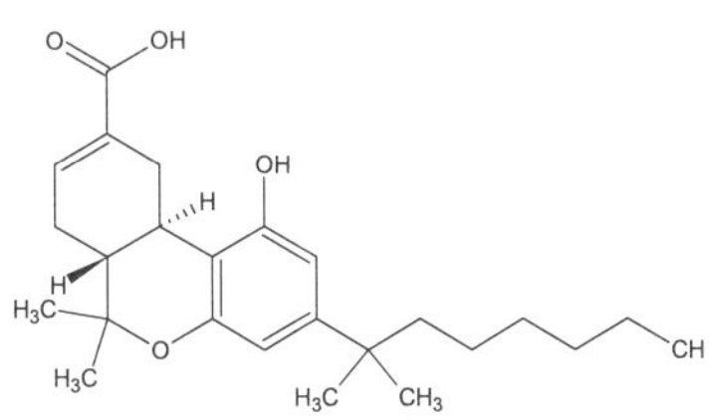

Ajulemic acid(HU-239)

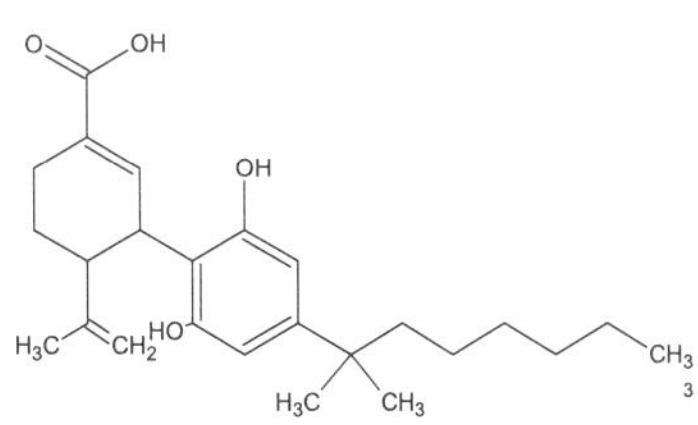

HU-320

의약품으로 개발이 검토되고 있는 것. 일부는 그림 3과 중복한다.

그림 2 합성 칸나비노이드

8.3 디자이너 드럭

부작용 때문에 의약품으로 햇빛을 보지 못했던 수백 종류의 합성 칸나비노이드의 일부는 대마계열 디자이너 드럭으로 남용의 대상이 되었다. 디자이너 드럭은 약사법의 규제를 피하기 위해 기존의 의약품의 화학구조를 변형시켜 새로운 화학물질을 합성해 약리학적·독성학적 데이터도 없는 채 암시장에서 유통되고 있는 남용물질을 가리킨다.

THC-*O*-acetate는 THC의 초산에스테르로 아편 속의 모르핀에서 아세트산무수물을 사용해 헤로인을 만드는 것과 같은 요령으로 대마에서 합성한 것으로, 화학병기의 무능력화제로 실험에 제공되기도 했다. 1995년 영국이나 뉴질랜드에서 암시장에 나타나 「마약단속법」의 제1종으로 지정되었다.

JWH-018(그림 3)은 2002년 이후 세계각지에서 팔리고 있는 "Incense"에서 검출되었다. Incense란 「향」을 말하지만 용어로는 마리화나를 가리킨다. CB-1과 CB-2 수용체 양방에 대한 제어작용이 있어 CB-1 수용체에 대한 친화성은 THC의 4배, CB-2 수용체에 대한 친화성은 THC의 10배이다(Huffman 2005, Aung 2000).

독일의 드레스덴에서 20세 남성이 "Spice Gold"의 흡연을 시작했는데 급속도로 내성이 생겨 8개월 만에 하루 1 g에서 3 g으로 늘어 입원했다. 입원 4~7일째에 불온, 악몽, 격렬한 발한, 구역질, 떨림, 두통, 혈압상승, 빈맥 등 금단증상을 보였다. 남성은 수주일 전에도 Spice Gold를 구할 수 없었을 때도 비슷한 금단증상을 경험했으나 흡연의 재개로 증상은 즉시 사라졌다. 스파이스에 포함돼 있던 JWH-018과 CP47,497(그림 3)이 원인이라 생각된다(Zimmermann 2009).

2008년 독일의 프라이부르크에서 "Yucatan Fire", "Smoke", "Skunk"라는 이름의 Spice에서 JWH-018과 CP47,497이 검출되었다(Auwärtar 2009).

"스파이스(Spice)"란 각종 생약을 혼합한 대마담배 같은 것으로 대부분은 마리화나처럼 흡연한다. 표시대로의 생약이 포함되어 있지 않고 THC 유도체가 검출되어 세계각국에서 문제가 됐었다.

JWH-073(그림 3)은 금지물질로 지정된 JWH-018을 대신해 2009년 3월 독일에서 처음으로 시중에 등장했다(Lindigkeit 2009).

JWH-250(그림 3)은 다른 JWH 계열과 같이 인돌핵을 갖고 있으나 나프탈렌 고리가 결여해 있어 CB-1, CB-2 수용체 쌍방에 작용한다. 2009년 5월 독일에서 JWH-018과 CP47,297을 대신하는 새로운 "허브 담배(herbal smoking blend)'로 등장했다.

CP47,497(그림 3)은 생리활성이 없는 칸나비디올과 같이 2환식 THC 유도체로 곁사슬에 1,1-디메틸헵틸기를 갖고 CB-1 수용체 자극작용을 가지며, 작용은 THC의 2배이다. 곁사슬에 1,1-디메틸옥틸기를 갖는 (C8)-CP47,497은 6.5배의 작용을 갖는다(Compton 1992). 그 외에도 1,1-디메틸헥실기를 갖는 (6)-CP47,497 등 모두 진통작용이 강한 대마계열 디자이너 드럭으로 2009년 이후 항간에 나타났다(Uchiyama 2009).

CP55,940(그림 3)은 같은 2환식 THC 유도체로 작용이 THC의 45배이며 이는 모르핀에 필적하는 진통작용이 있으나 신경작용이 강하여 의약품으로는 보류되었다.

HU-210은 의약품인 nabline과 구조가 비슷하나, 11-OH-Δ 8-THC의 1,1-디메틸헵틸 유도체로 THC의 약 100~800배의 작용이 있어 진통작용이 강하다. CB-1과 CB-2 수용체 모두에 친화성이 강하고 지속시간이 길다(Devane 1992b). 2009년 영국과 미국에서 "Spice Gold"에서 검출되어 미국에서는 마약단속법 제1종으로 지정되었다.

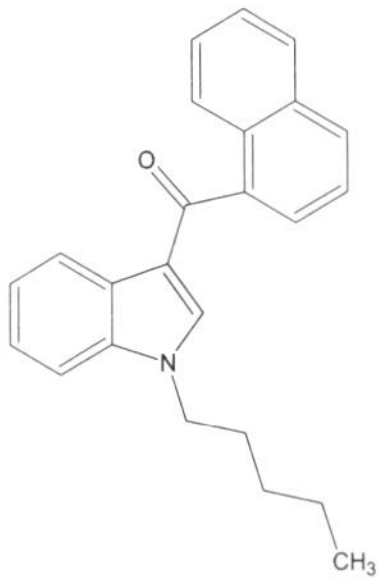

JWH-018

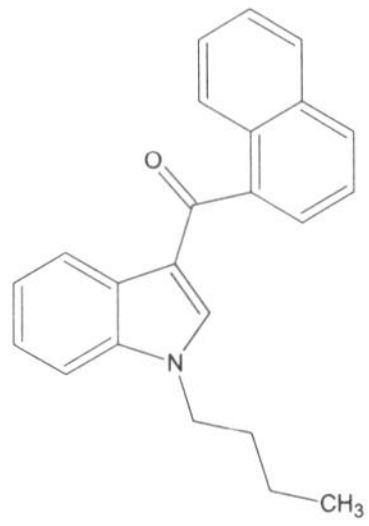

JWH-073

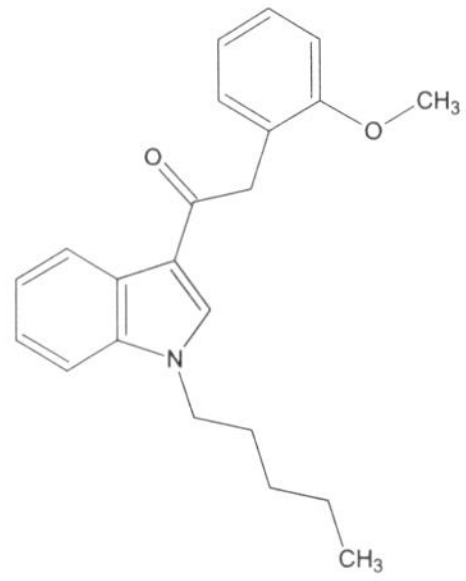

JWH-250

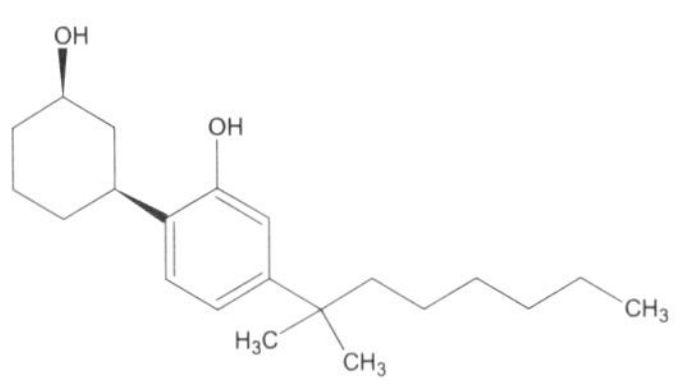

CP 47,497

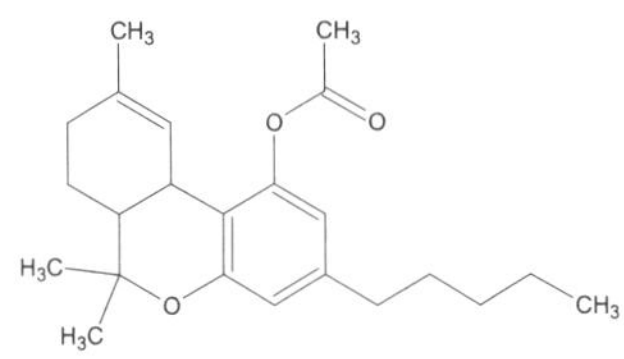

THC-O-acetate

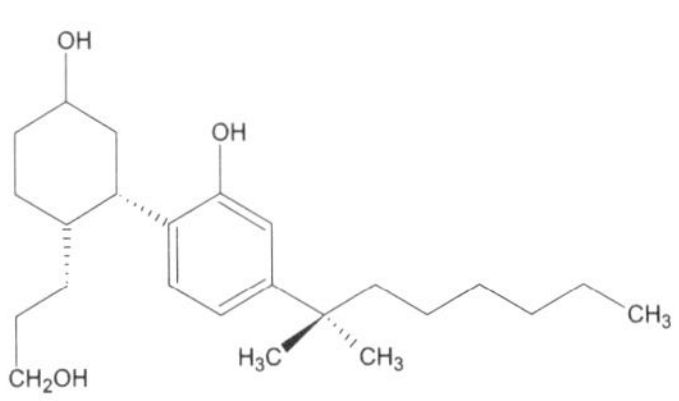

CP-55,940

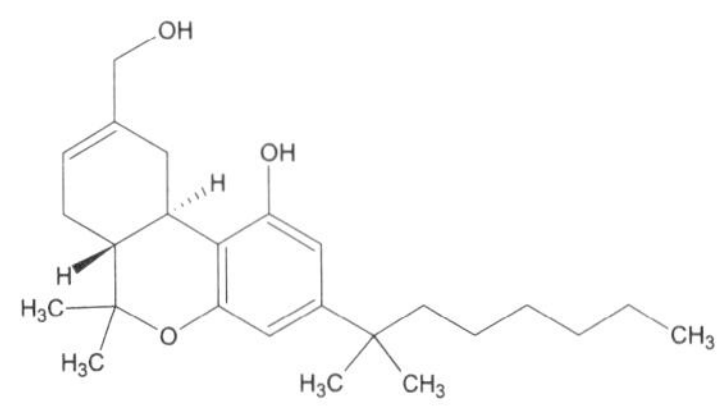

HU-210

수백 종류 합성된 칸나비노이드 중 부작용 때문에 의약품으로 양지에 나오지 못한 것들의 일부는 디자이너 드럭으로 항간에 나타나고 있다.

그림 3 대마계열 디자이너 드럭

문헌

Abrams DI et al. Cannabis in painful HIV–associated sensoryneuropathy: a randomized placebo–controlled trial. Neurology2007 ; 68 : 515–21

Agurell S et al. Pharmacokinetics and metabolism of delta 1–tetrahydrocannabinol and other cannabinoids with emphasis on man. Pharmacol Rev 1986 ; 38 : 21–43

Andréasson S et al. Cannabis and schizophrenia. A longitudinal studyof Swedish conscripts. Lancet 1987 ; 2(8574) : 1483–6

Andréasson S et al. Schizophrenia in users and nonusers of cannabis. A longitudinal studyin Stockholm County. Acta Psychiatr Scand 1989 ; 79 : 505–10

新垣淳也ほか. 大麻の種子による閉塞性イレウスの1 例. 日本腹部救急医学会雑誌 2003 ; 23 : 977–80

Arseneault L et al. Causal association between cannabis and psychosis : examination of the evidence. Br J Psychiatry 2004 ; 184 : 110–7

AungMMet al. Influence of the N–1 alkyl chain length of cannabimimetic indoles upon CB(1) and CB(2) receptor binding. Drug Alcohol Depend 2000 ; 60 : 133–40

Auwärter V. 'Spice' and other herbal blends : harmless incense or cannabinoid designer drugs? J Mass Spectrom 2009 ; 44 : 832–7

Barnes MP. Sativex : clinical efficacyand tolerabilityin the treatment of symptoms of multiple sclerosis and neuropathic pain. Expert Opin Pharmacother 2006 ; 7 : 607–15

Berman JS et al. Efficacyof two cannabis based medicinal extracts for relief of central neuropathic pain from brachial plexus avulsion : results of a randomised controlled trial. Pain 2004 ; 112 : 299–306

Bidaut–Russell M et al. Cannabinoid receptors and modulation of cyclic AMP accumulation in the rat brain. J Neurochem 1990 ; 55 : 21–6

Blake DR et al. Preliminaryassessment of the efficacy, tolerabilityand safetyof a cannabis–based medicine (Sativex) in the treatment of pain caused byrheumatoid arthritis. Rheumatology (Oxford)2006 ; 45 : 50–2

Compton DR et al. Pharmacological profile of a series of bicyclic cannabinoid analogs : classification as cannabimimetic agents. J Pharmacol Exp Ther 1992 ; 260 : 201–9

Costa B et al. The non–psychoactive cannabis constituent cannabidiol is an orally effective therapeutic agent in rat chronic inflammatoryand neuropathic pain. Eur J Pharmacol 2007 ; 556 : 75–83

Devane WA et al. Determination and characterization of a cannabinoid receptor in rat brain. Mol Pharmacol 1988 ; 34 : 605–13

Devane WA et al. Isolation and structure of a brain constituent that binds to the cannabinoid receptor. Science 1992a ; 258 : 1946–9

Devane WA et al. A novel probe for the cannabinoid receptor. J Med Chem 1992b；35：2065-9

Di Marzo V et al. The biosynthesis, fate and pharmacological properties of endocannabinoids. Handb Exp Pharmacol 2005；(168)：147-85

Earleywine M. Understanding Marijuana — A new look at the scientific evidence. Oxford University Press, 2005

Ehrhart J et al. Stimulation of cannabinoid receptor 2 (CB2) suppresses microglial activation. J Neuroinflammation 2005 12；2：29

Fries JF. Assessing and understanding patient risk. Scand J Rheumatol Suppl 1992；92：21-4

福田修治ほか. 大麻精神病の4 例. 臨床精神医学 1994；23：1467-74

Grotenhermen F. Pharmacokinetics and pharmacodynamics of cannabinoids. Clin Pharmacokinet 2003；42：327-60

Hall WD et al. Cannabis use and dependence：public health and public policy. Cambridge University Press, 2003

浜崎豊ほか. マリファナ精神病の1 臨床例. 精神経誌 1986；88：492

Hanus L et al. HU-308：a specific agonist for CB(2), a peripheral cannabinoid receptor. Proc Natl Acad Sci U S A. 1999；96：14228-33

橋本俊明ほか. 単回吸引により惹起されたマリファナ精神病の1 例. 精神医学 1989；31：1031-6

早崎重雄ほか. 急性精神病状態を呈したマリファナ使用者の一症例. 九州神経精神医学 1989；35：70

Henquet C et al. Prospective cohort studyof cannabis use, predisposition for psychosis, and psychotic symptoms in young people. BMJ 2005；330(7481)：1-5

人見一彦ほか. カンナビス中毒の1 例. 近大医誌1983；8：337-42

Huestis MA et al. Blood cannabinoids. I. Absorption of THC and formation of 11-OH-THC and THCCOOH during and after smoking marijuana. J Anal Toxicol 1992；16：276-82

Huestis MA et al. Urinaryexcretion half-life of 11-nor-9-carboxy-delta9-tetrahydrocannabinol in humans. Ther Drug Monit 1998；20：570-6

Huffman JW et al. Structure-activityrelationships for 1-alkyl-3-(1-naphthoyl)indoles at the cannabinoid CB(1) and CB(2) receptors：steric and electronic effects of naphthoyl substituents. New highly selective CB(2) receptor agonists. Bioorg Med Chem 2005；13：89-112

梶達彦ほか. マリファナ使用によりカプグラ症候群を呈した精神分裂病の1 症例. 東京精神医学会誌 2002；20：47

Karst M et al. Analgesic effect of the synthetic cannabinoid CT-3 on chronic neuropathic pain：a randomized controlled trial. JAMA 2003；290：1757-62

加藤伸勝ほか. マリファナ精神病の1 臨床例. 精神医学 1975；17：261-9

加藤信. マリウァナ喫煙によって恐慌不安反応を呈した1 例. Japan J Stud Alcohol 1978；13：44−9

川原一昭. 最近の薬物非行の動向について—大麻濫用少年を中心に—. 刑政1990；101(12)：34−42

小石川比良来ほか. 脳波異常が遷延した, 大麻などの多剤乱用による中毒性精神病の一例. 精神神経学雑誌 1997；99：1257

小島照正ほか. マリファナ精神病−ストレスによってフラッシュバックを認めた一症例−. 精神神経学雑誌 1999；101：455

小宮山徳太郎. 緊張病症状を呈したマリファナ急性中毒の一例. 日本アルコール·薬物医学会雑誌 2009；44：324−7

久場川哲二ほか. 大麻依存の2 例について−無動機症状をめぐって. アルコール研究と薬物依存 1984；19(4 付録)：S282−3

LaBuda CJ et al. Cannabinoid CB2 receptor agonist activityin the hindpaw incision model of postoperative pain. Eur J Pharmacol 2005；527：172−4

Lindigkeit R et al. Spice：a never ending story? Forensic Sci Int 2009；191：58−63

Lombard C et al. CB2 cannabinoid receptor agonist, JWH−015, triggers apoptosis in immune cells：potential role for CB2−selective ligands as immunosuppressive agents. Clin Immunol 2007；122：259−70

丸野大輔ほか. 大麻·マジックマッシュルーム使用による精神病状態を呈した1 症例. 九州神経精神医学 2004；50：65

Matsuda LA et al. Structure of a cannabinoid receptor and functional expression of the cloned cDNA. Nature 1990；346：561−4

松井好夫. ハシッシュの精神作用に及ぼす影響. 新潟醫學會雑誌 1948；62：72−83

松永民秀ほか. 市販の大麻種子中のカンナビノイドの定量とその薬毒理作用. 薬学雑誌 1998；118：408−14

McGilverayIJ . Pharmacokinetics of cannabinoids. Pain Res Manag 2005；10(A)：15A−22A

Mechoulam R et al. Identification of an endogenous 2−monoglyceride, present in canine gut, that binds to cannabinoid receptors. Biochem Pharmacol 1995；50：83−90

Meng ID et al. An analgesia circuit activated bycannabinoids . Nature 1998；395：381−3

宮里勝政ほか. 長期marihuana 使用後に遷延性分裂病様状態を呈した1 例. 精神医学 1985；27：417−24

宮崎宰臣ほか. Muricide 様行動を呈し大麻中毒の1 例. 脳研究会会誌 1978；4：68−9

門矢規久子ほか. 大麻と紙巻タバコの喫煙によって誘発されたパニック発作の1 例. Jpn J Gen Hosp Psychiatry 1998；10：48−53

Moore TH et al. Cannabis use and risk of psychotic or affective mental health outcomes：a systematic review. Lancet 2007；370(9584)：319−28

武者盛宏ほか. 分裂病シューブ時に大麻性フラッシュバックが長年にわたり再現された1 例. 精神医学

1993；35：289-97

Nahas GG. Cannabis：toxicological properties and epidemiological aspects. Med J Aust 1986；145：82-7

Nicoll RA et al. The brain's own marijuana. Sci Am 2004；291：68-75

野本宗孝ほか. 発熱後に妄想状態を呈し，前頭部間欠·律動デルタ活動が認められた大麻使用者の1例. 神精会誌 2005；55：53-7

Nomura DK et al. Activation of the endocannabinoid system by organophosphorus nerve agents. Nat Chem Biol 2008；4：373-8

Nurmikko TJ et al. Sativex successfullytreats neuropathic pain characterised byallody nia：a randomised, double-blind, placebo-controlled clinical trial. Pain 2007；133：210-20

小田晋. 大麻取締法違反事件非行少年の精神医学的研究. 精神医学 1971；13：1083-90

小川祐路ほか. カンナビス精神病を疑われる1 症例. 四国医学雑誌 1989；45：372

Perez-Rey es M et al. The clinical pharmacologyand dynamics of marihuana cigarette smoking. J Clin Pharmacol 1981；21(8-9 Suppl)：201S-207S

Porter AC et al. Characterization of a novel endocannabinoid, virodhamine, with antagonist activityat the CB1 receptor. J Pharmacol Exp Ther 2002；301：1020-4

Ramírez BG et al. Prevention of Alzheimer' s disease pathologybycannabinoids：neuroprotection mediated byblockade of microglial activation. J Neurosci 2005；25：1904-13

Rog DJ et al. Randomized, controlled trial of cannabis-based medicine in central pain in multiple sclerosis. Neurology2005；65：812-9

Romero-Sandoval A et al. Spinal cannabinoid receptor type 2 activation reduces hypersensitivity and spinal cord glial activation after paw incision. Anesthesiology2007；106：787-94

西願寺弘通. 慢性妄想状態をきたした大麻精神病の一例. 臨床精神病理1981；2：83-99

Semple DM et al. Cannabis as a risk factor for psychosis：systematic review. J Psychopharmacol 2005；19：187-94

Siegel RK. Hallucinations. Sci Am 1977；237(4)：132-40.

Stella N et al. A second endogenous cannabinoid that modulates long-term potentiation. Nature 1997；388：773-8

Sugiura T et al. 2-Arachidonoylglycerol：a possible endogenous cannabinoid receptor ligand in brain. Biochem Biophys Res Commun 1995；215：89-97

Sugiura T et al. Evidence that the cannabinoid CB1 receptor is a 2-arachidonoylglycerol receptor.

Structure-activityrelationship of 2-arachidonoylglycerol, ether-linked analogues, and related compounds. J Biol Chem 1999；274：2794-801

Sugiura T et al. Evidence that 2−arachidonoylglycerol but not N−palmitoylethanolamine or anandamide is the physiological ligand for the cannabinoid CB2 receptor. Comparison of the agonistic activities of various cannabinoid receptor ligands in HL−60 cells. J Biol Chem 2000；275：605−12

杉山直也ほか. 2 例の大麻精神病にみられた症状再燃現象について. 東京精神医学会第29 回学術集会 1991；9：59

Sumariwalla PF et al. A novel synthetic, nonpsychoactive cannabinoid acid (HU−320) with antiinflammatoryproperties in murine collagen−induced arthritis. Arthritis Rheum. 2004；50：985−98

鈴木肝一郎. 痲の中毒實験. 順天堂醫事研究會報告1890；(82)：21−5

Svendsen KB. Does the cannabinoid dronabinol reduce central pain in multiple sclerosis? Randomised double blind placebo controlled crossover trial. BMJ 2004；329：253−7

武田龍一郎ほか. 中国人留学生における大麻性フラッシュバックの1 例. 精神医学2001；43：1331−7

滝口直彦ほか. カンナビス精神病と犯罪. 精神医学 1989；31：477−85

Tewari SN et al. Detection of delta−9−tetrahydrocannabinol in the organs of a suspected case of cannabis poisoning. Toxicol Lett 1980；5：279−81

Thacore VR et al. Cannabis psychosis and paranoid schizophrenia. Arch Gen Psychiatry 1976；33：383−6

徳井達司ほか. 大麻精神病の6 例. 精神医学 1989；31：919−29

Tramèr MR et al. Cannabinoids for control of chemotherapyinduced nausea and vomiting：quantitative systematic review. BMJ 2001；323：16−21

津村哲彦ほか. マリファナ精神病の1 臨床例. 精神医学 1985；27：1143−52

Uchiyama N et al. Identification of a cannabinoid analog as a new type of designer drug in a herbal product. Chem Pharm Bull (Tokyo) 2009；57：439−41

上平忠一. 血清CPK が以上高値を示した大麻精神病の検討. 上田女子短期大学紀要1994；17：51−6

Ueki S et al. Mouse−killing behavior (muricide) induced bydelta 9−tetrahydrocannabinol in the rat. Physiol Behav 1972；9：585−7

植木昭和ほか. 大麻によるラットの異常行動. 科学1977；47：530−6

植木啓文ほか. マリファナ喫煙により誘発された分裂病の1 例. 精神医学1990；32：71−9

和田清. 薬物乱用·依存. ファルマシア2010；46：876−80

Wade DT et al. A preliminarycontrolled studyto determine whether whole−plant cannabis extracts can improve intractable neurogenic symptoms. Clin Rehabil 2003；17：21−9

渡辺登ほか. 無動機症候群(amotivational syndrome)を呈した長期マリファナ重症使用患者の1 症例. 精神医学 1984；26：291−6

渡辺登. フラッシュバック現象を呈したマリファナ使用者の1 症例. 精神医学 1985；27：583−5

WHO Expert Committee on Drug Dependence. WHO Expert Committee on Drug Dependence. World Health Organ Tech Rep Ser. 2003 ; 915 : i–v, 1–26

Wissel J et al. Low dose treatment with the synthetic cannabinoid Nabilone significantly reduces spasticity–related pain : a double–blind placebo–controlled cross–over trial. J Neurol 2006 ; 253 : 1337–41

山本郁男. 大麻文化科学考. 北陸大学紀要 1990 ; (14) : 1–16

山本郁男ほか. 大麻はなぜ怖いのか?–含有成分の構造とその作用. 化学 2009 ; 64(5) : 31–7

横山尚洋ほか. マリファナ精神病の3 例. 精神医学 1991 ; 33 : 235–42

Zajicek J et al. Cannabinoids for treatment of spasticityand other symptoms related to multiple sclerosis(CAMS study) : multicentre randomised placebo–controlled trial. Lancet 2003 ; 362 : 1517–26

Zajicek JP et al. Cannabinoids in multiple sclerosis (CAMS) study: safetyand efficacydata for 12 months follow up. J Neurol Neurosurg Psychiatry 2005 ; 76 : 1664–9

Zimmermann USet al. Withdrawal phenomena and dependence syndrome after the consumption of "spice gold". Dtsch Arztebl Int 2009 ; 106 : 464–7

Ⅲ 환각제

환각제가 각성제나 흥분제와 다른 점은 1회의 섭취로 환각증상이 나온다는 것이다. 반대로 말하면 1회의 섭취로 환각증상이 나오는 물질이 환각제이다. 각성제도 장기남용에 의한 각성제 정신병이라 불리는 상태에 이르면 환각·망상은 매우 흔한 증상이지만 1회의 사용으로 환각이 나오는 일은 없다. 만약 나왔다면 전쟁 중 해상 장거리비행 전투기조종사나 병기공장의 작업원의 졸음방지에 사용할 수는 없었다.

환각은 각성제의 경우에는 후유증이지만, 환각제에서는 주작용이고 흥분제에서는 부작용이다.

화학구조적 측면에서 봤을 때는 암페타민 혹은 페닐에틸아민의 벤젠고리에 메톡시기(−OCH_3−), 메틸기(−CH_3−)가 붙는 것이고, 트립타민의 유도체로의 작용기전적 측면에서 봤을 때는 세로토닌의 5−HT_{2A}, 5−HT_{2C} 수용체의 자극작용이다.

5−HT_{2A} 수용체는 환각에 관계하고 항정신병약, 항우울제, 항불안제의 작용과도 관계한다. 5−HT_{2C} 수용체는 불안, 비만, 감정장애와 관계한다.

환각제는 구조상, 작용기전적 측면에서 봤을 때 아래의 3종류로 나눌 수 있다.

- 암페타민계열
- 페닐에틸아민계열
- 트립타민계열

본론에 들어가기에 앞서 "환각(hallucinogenic)"과 "사이키델릭(psychedelic)"의 차이를 설명해 둔다. 둘 다 본래는 같은 것이다. 그러나 메스칼린과 LSD의 연구를 하고 있던 정신분석의사 오스몬드(Humphry F. Osmond, 1917~2004)나 작가 헉슬리(Aldous L. Huxley, 1894~1963)는 "환각"이 정신병리적 현상임에 반해 메스칼린 등의 환각제에 의해 인식되는 것은 정신을 풍부하게 하여 시야를 넓히는(enriching the mind and enlarging the vision) 것으로 병적인 것과는 다르다고 생각했으며, 1957년 오스몬드가 "psychedelic"이라는 말을 제창했다(Osmond 1957). 그리스어로 psukhē는 mind(정신), dēlos는 clear(분명한)의 의미이다. 그러나 환각제에 의해 초래된 "환각"이 병적인 것이 아닌 숨겨져 있던 본래 정상적인 것이 인식된 것인지 아닌지는 판단하기 어렵다. 오스몬드도 후에는 psychedelic과 hallucinogenic을 같은 의미로 사용하고 있다.

환각은 시각, 청각, 후각, 미각, 지각에 관하는 모든 것을 포함하지만, 일본어에서 사이키델릭이란 "원색적이며 자극이 강한 색채나 소리" 등으로 설명되고 있다. 이 책에서는 그 중에서도 특히 추상적인 것을 가리키며 "과거에 경험한 구체적인 정경"까지는 포함하지 않는 것으로 한다.

1 암페타민계열 환각제

암페타민계열 환각제(그림 1, 그림 2)는 다음에 서술하는 페닐에틸아민계열에 비해서 5-HT_{2A} 수용체에 대한 작용이 강하며, 실험쥐의 두부경련반응(head twitch response)의 빈도도 훨씬 높다(Moya 2007).

환각이라는 자각증상을 실험동물로 검출하는 것은 어렵지만 5-HT 자극제에 의한 이 두부경련반응은 5-HT_{2A} 수용체의 특이성 길항제에 의해 막히고, 게다가 그 효과는 5-HT_{2A} 수용체에 대한 친화성과 깊은 상관관계를 보인다.

5-HT_{2C}에 대한 작용은 암페타민계열과 페닐에틸아민계열 사이에 차이는 없다(Acu?a-Castillo 2002).

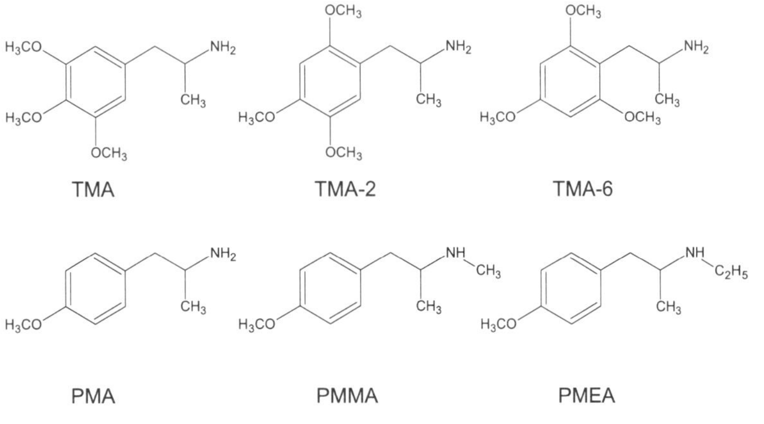

전부 디자이너 드럭. 암페타민의 벤젠고리는 메톡시기(-OCH_3) 한 개가 붙는 것만으로도(PMA) 강한 환각작용이 나타난다. PM은 파라메톡시, TM은 트리메톡시의 약어.
PMA, PMMA, PMEA로 곁사슬 말단이 -NH_2, -NH-CH_3, -NH-C_2H_5로 커짐에 따라 작용은 약해진다.

그림 1 암페타민계열 환각제-트리메톡시계열, 파라메톡시계열

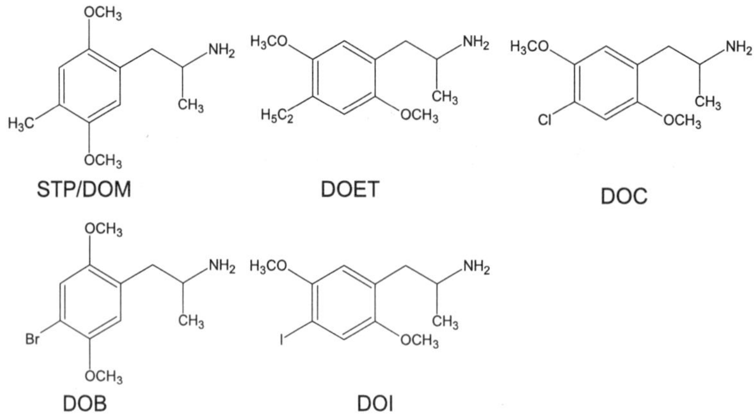

전부 디자이너 드럭. DO-는 벤젠고리에 메톡시기가 2개 붙음(디메톡시)을 나타내며 그 뒤의 B는 B(brom), C는 C(Chlor), I는 I(Iod) 아이오딘, T는 S(thio), ET는 에틸기를 나타낸다. 디메톡시계열의 작용은 파라메톡시계열, 트리메톡시계열보다 10~100배 정도 강하다.

그림 2 암페타민계열 환각제-디메톡시계열

1.1 종류, 환각작용

주된 암페타민계열 환각제(라세미체)의 환각량과 효과의 지속시간은 아래와 같다(Shulgin 2007). 모두 디자이너 드럭이다.

DOB(4-브로모-2,5-디메톡시암페타민)	1.0~3.0(mg)	18~30(시간)
DOC(4-클로로-2,5-디메톡시암페타민)	1.5~3.0	12~24
DOET(4-에틸-2,5디메톡시암페타민)	2.0~6.0	14~20
DOI(4-요오드-2,5-디메톡시암페타민)	1.5~3.0	16~30
DOM(4-메틸-2,5-디메톡시암페타민, STP)	3.0~10.0	14~20
DOT(2,5-디메톡시-4-메틸티오암페타민), 속칭 Aleph	5.0~10	6~8
TMA(3,4,5-트리메톡시암페타민)	100~250	6~8
TMA-2(2,4,5-트리메톡시암페타민) 속칭 ZIP Hyper	20~40	8~12
TMA-6(2,4,6-트리메톡시암페타민)	25~50	12~16
PMA(p-메톡시암페타민, 4-MA)	50~80	단시간
PMMA(p-메톡시-N-메틸암페타민, Methyl-MA)	100 이상	단시간
PMEA(p-메톡시-N-에틸암페타민, Ethyl-MA)		

실험쥐에서는 PMA 및 그 곁사슬인 *N*-에 메틸기(基)가 붙은 PMMA, 에틸기가 붙은

PMEA는 강한 진통작용을 나타내며, 조건회피반응을 장애하는 한편 운동활성은 상승하지 않는다(Bustamante 2004). 그 정도는 PMA, PMMA, PMEA 순으로 약해진다.

환각작용도 PMA의 곁사슬 *N*−에 알킬기가 붙으면 5−HT_{2A} 수용체에 대한 친화성이 저하해 약해진다(Glennon 1994). 이 관계는 MDA가 MDMA가 되면 환각작용이 약해지는 것과 같다. PMA는 PMMA의 주된 대사물질이다.

1.2 사례

PMA, PMEA, 4-MTA

환각작용이 없는 암페타민의 벤젠고리에 1개의 메톡시기가 붙는 것만으로 환각제로 변한다. 그것이 바로 PMA로 그 효력은 메스칼린의 3배 정도인데 강한 모노아민 산화효소 저해작용을 가지며 세로토닌 분해를 억제하기 때문인지 환각량과 중독량 사이의 차이가 작고 독작용이 강하다. 증상 발현 후 경과가 급격하여 환각제라고는 하지만 환각의 구체적인 기재를 거의 찾을 수 없는 것이 PMA이다.

드럭 파티에서 MDA나 MDMA라 생각하고 음용하고 사망해, 부검에서 PMA가 검출되었다는 예가 많은데(Dams 2003, Kraner 2001) 효과를 높이기 위해 혼합해 사용한 듯하다.

1973년 3월부터 8월에 캐나다의 온타리오주에서 발생한 9명의 사망 예에서는 사망 후 발견이 1명, 병원 도착 시 사망이 5명, 입원 후 4.5시간 이내 사망이 3명으로, 증상 발현 후 경과가 급격하다. 체온에 대한 기재가 있는 3명은 모두 42°C 이상으로 그 외의 증상은 발한, 경련, 빈맥 등이 있다(Cimbura 1974).

1998년에 호주의 애들레이드에서 발생한 사망 6명 중 여성은 3명으로 사망 후 발견이 3명, 입원 직후 사망이 2명이다. 체온은 46.1°C, 42.5°C, 41.2°C로 높고 바닥에서 괴로움에 몸부림쳐서 카펫에 쓸려 찰과열상을 입었다. 뇌의 기저핵에 이르는 우전두엽의 뇌출혈 1예 외에도 횡문근융해 3명, 현저한 사후경직이 1명에게서 보였다(Felgate 1998).

"활울림긴장", "입벌림장애(아관긴급)가 있어 인공호흡이 불가능", "사후경직으로 전신이 널빤지 같이 뻣뻣함" 등의 기재를 여기저기서 볼 수 있다. 경련을 일으켜 바닥에서 뒹굴기 때문에 전신에 타박과 찰과상을 입는다. 입벌림장애(아관긴급)와 이갈이는 흥분제에서도 잘 보이는 증상이다.

통증에 둔감하고 움직임이 둔하며 회피반응이 둔한 상태에서 경련이 일어나므로 전신에 타박상과 찰과상을 입는 것은 당연해 보인다.

27세 남성은 작은 병에 든 액체 약 20 mL를 마시고 30분 후에 속이 안 좋아져 토했다. 그 후 경련을 일으켜 날뛰어 할시온®을 먹이자 머지않아 심폐가 정지했다. 사후 3시간 후의 체온은 39°C, 사지에서 타박과 찰과상이 보였다. 부검에서 폐수종과 장기의 울혈이 현저한 것 이외에 이상은 확인되지 않았다. 혈액에서 PMEA가 12.2 mg/L, 소변에서는 PMEA가 94.7 mg/L로 주된 대사물질인 *p*–하이드록시에틸암페타민이 93.8 mg/L 검출되었다(黒木 2006, Zaitsu 2008).

PMA의 벤젠고리에 붙는 $-OCH_3$가 $-SCH_3$으로 바뀐 것이 4–MTA(*p*–메틸티오암페타민, PMTA, MTA, 속칭 Flatliner, Golden Eagle)이며 중독증상은 PMA와 비슷하다.

뉴질랜드에서 구급대가 주택으로 들어가 27세의 드럭 판매원이 사망해 있는 것을 발견했다. 함께 있던 15~22세의 남성 6명은 비틀거리는 상태였다. 부검에서 늑골골절과 찰과상과 타박상이 보였으며 혈액과 소변에서 4–MTA가 각각 8.38 mg/L, 100 mg/L 검출되었다. 그 판매원은 알약을 2정 먹은 후 2시간 간격으로 1정씩 총합 6정 먹고 밤새 이리저리 돌아다니다 오전 8시경 발한이 심하고 바닥에서 뒹굴며 기묘한 행동과 함께 맹렬한 떨림이 시작되어 1시간 후 눈치챘을 때는 이미 맥이 잡히지 않았다. 함께 있던 여자친구의 말에 의하면 그는 하룻밤에 6정 먹고도 떨림은 대개 몇 분이면 멈췄지만 이번에는 멈추지 않았다고 한다(De Letter 2001).

DOM, DOB(그림 2)

PMA를 뒤따라 항간에 나타난 것이 DOM으로, 밀조소 중 한 곳은 "STP"라는 이름으로 팔았다. STP는 「평안, 고요함, 평온」을 의미하는 「Serenity, Tranquillity, Peace」의 약어인데 환각증상은 둘째치고 구역질·발한·떨림 등 부작용이 8시간 이상 계속됐기에 항간에서 모습을 감춰갔다.

DOB(다른 이름으로는 bromo–DMA, Psychodrine)는 DOI처럼 LSD와 닮은 환각작용을 얻을 수 있다고 하여 LSD로서 팔리고 있다. 대량섭취를 막기 위해 우표시트 모양을 한 두꺼운 압지에 액체상태의 DOB를 스미게 해 이음새를 끊어서 판다. 끊어낸 것을 "티켓"이라 한다. 대량섭취는 피할 수 있으나 액체의 스밈이 균일하지 않으며 시트 가장자리는 고농도여서 생각치 못한 중독을 일으킨다.

DOB는 환각작용이 메스칼린의 100배로 효과가 강한 특징이 두 가지 있다. 첫째는 중독증상이 나타나기까지의 시간이 보통 3~4시간, 사라지기까지가 24~36시간으로 긴 것, 둘째는 경련, 혈관연축이라는 환각제로서는 비교적 드문 그러나 LSD 등 맥각알칼로이드와 공통된 중독증상(『중독백과』 참조)이 보이는 것이다. LSD라는 환각성 맥각알칼로이드(다음 항 참조)와 암페타민계열 환각제의 접점이 여기에 있다. 30~35 mg에서 사망한 예가 보고된 바 있다.

미국의 샌디에이고에서 39세 남성이 진행되는 사지의 저림, 냉감, 오른손의 격통을 이유로 진찰을 받았다. 증상이 나타나기 24시간 전에 "멕시코산 LSD–25"라 칭하는 작은 병 속갈색액체를 핥았다. 환각은 없었다. 사지는 차갑고 오른손의 요골동맥과 상완동맥의 박동은 느껴지지 않았고 대퇴동맥의 박동은 약하고 족배동맥과 후경골동맥의 박동은 느껴지지 않았다. 혈관조영술로 우상완동맥부터 말초동맥까지 연축에 의한 협착이 보였다. 톨라졸린을 우상완동맥, 뒤이어서 대퇴동맥에 주입하고 니트로프루시드 점적주사로 24시간 후 사지의 혈관 박동은 정상으로 돌아와 4일 후 퇴원했다. 작은 병의 내용물은 순도 높은 DOB였다(Bowen 1983). 위의 증상과 경과는 맥각알칼로이드에 의한 사지의 괴사(성 안토니오의 불)를 떠올리게 한다(『중독백과』 참조).

75 mg으로 괴사에서 절단에 이른 예가 있다.

미국 펜실베이나주에서 차 안에서 22세 남성이 경련상태로, 21세 여성은 사망한 채로 발견되었다. 부검에서 DOB가 위 내에서 총량 9.3 mg/, 혈액에서 0.91 mg/L, 뇌에서 0.25 mg/kg 검출되었다(Winek 1981).

체코의 프라하에서 2명의 남성이 LSD와 비슷한 새로운 환각제라는 확진 캡슐 분말을 마시고 강한 환각이 있은 후 토하고 혼수상태로 입원했다. 29세 남자는 심혼수 상태로 경련을 반복했고 pH 6.6이라는 대사성 아시도시스로 6일 후에 사망, 28세 남자는 경련을 반복한 후 흥분상태가 계속됐으나 목숨은 건졌다. 혈액에서 DOB가 전자는 19 ㎍/L, 후자는 13 ㎍/L 검출되었다(Balíková 2005).

Bromo-Dragonfly(ABDF, 브로모-벤조디퓨란일-이소프로필아민, 속칭 Placid)는 환각량이 200~800 ㎍으로 LSD의 뒤를 잇는 강한 환각작용을 갖는 물질로, 효과의 발현이 6시간, 지속이 2~3일로 길다는 특징을 가진다. 중국에서 수입되고 있다.

암페타민의 벤젠고리를 잠자리(dragonfly)의 몸통에 빗대고 곁사슬이 꼬리, 벤젠고리의 파라 위치에 붙은 brom(취소)이 눈알, 몸통(벤젠고리)의 양겨드랑이에 붙은 퓨란기를 날개로 전체의 구조가 날개를 펼친 잠자리와 닮아 있다는 점에서 그 이름이 생겨났다. 곁사슬이 아미노프로판, 즉 탄소가 3개이기에 "2C"라 표시하는 다음 항의 페닐에틸아민계열을 따라 3C-브로모-드래곤플라이 혹은 BDFLY라고도 부른다. 유사물질로는 3C-브로모-플라이(BFLY)가 있다.

18세 남성은 Bromo-Dragonfly를 마시고 환각이 나타나 음용 8시간 후 불안광조, 환각이 악화하고 경련과 무호흡발작이 있었다. 입원 시 맥박 124, 혈압 182/94로 1분간 지속하는 경련이 있었다. 혈청에서 Bromo-Dragonfly, 케타민, 칸나비스가 검출되었다(Wood 2009).

덴마크에서 18세 여성과 남자친구가 성적 쾌락을 목적으로 LSD와 비슷한 액체를 밤 10~11시 사이에 1 mL 정도씩 마시고 12시경 환각증상이 있었으며 2명 다 잠들었는데 다음 날 아침 5시에 눈을 떴을 때 여성은 사망해 있었다. Bromo-Dragonfly가 혈액에서 0.0047 mg/kg, 소변에서 0.033 mg/kg, 유리체액에서 0.0005 mg/kg 검출됐고, 에탄올 및 다른 약물이 검출되지 않았던 점 등을 미루어 보아 Bromo-Dragonfly에 의한 중독사로 진단되었다(Andreasen 2009). 이 증례가 계기가 되어 덴마크에서는 2007년 12월 규제약물로 지정되었다.

TMA는 코드명 EA-1319로 미군이 환각성 화학병기로서 정신병 환자를 대상으로 연구한 적이 있다.

2 페닐에틸아민계열 환각제(그림 3)

페닐에틸아민의 벤젠고리에 3개의 메톡시기(−OCH_3−)가 붙은 것이 메스칼린이며, 메스칼린에서 출발해 수많은 환각제가 합성된다. 메스칼린은 150~300 mg으로 환각작용을 일으키고 이 값을 기준으로 환각제의 강도를 나타내는 경우가 많다.

실로신(그림 4)이 5−HT_2와 5−HT_1 수용체를 자극하는 데 반해 메스칼린은 5−HT_2 수용체를 보다 특이적으로 자극한다.

메스칼린은 멕시코부터 미국 남서부의 사막지대에 걸쳐서 서식하는 가시가 없는 선인장, 페요테 *Lophophora williamsii*(peyote)의 혹 모양 선단부에 포함되어 있는 알칼로이드로, 멕시코 원주민이 종교의식에 쓰고 있던 것이 미국 원주민에게 도입되어 1995년 이후 그 교회 내의 성찬식에 한해서 법률상 사용이 인정되었다.

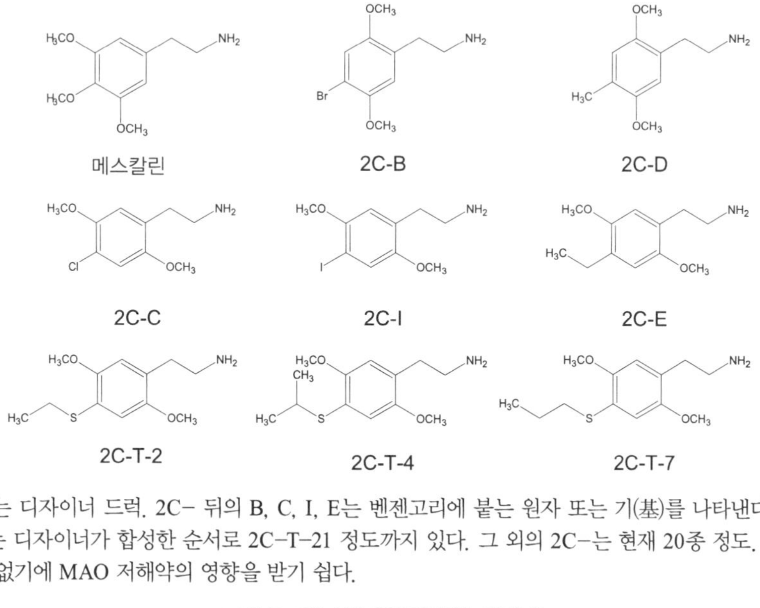

메스칼린 이외는 디자이너 드럭. 2C− 뒤의 B, C, I, E는 벤젠고리에 붙는 원자 또는 기(基)를 나타낸다(그림 2 참조). T− 뒤의 숫자는 디자이너가 합성한 순서로 2C−T−21 정도까지 있다. 그 외의 2C−는 현재 20종 정도. 곁사슬 α의 위치에 치환기가 없기에 MAO 저해약의 영향을 받기 쉽다.

그림 3 페닐에틸아민계열 환각제

덧붙여서 종교의식에 사용되는 천연유래 환각제를 entheogen이라 부른다.

제2차 세계대전 중 다하우(Dachau)의 강제수용소에서 나치의 의사들은 수용자에게 정신 조작을 시도하며 30명에게 메스칼린을 투여했다. 목적을 달성하지는 못했으나 나치 친위대원은 심문방법에 따라서는 극비정보를 얻기도 했다.

전후, 이 계획을 안 미국해군은 1947년 자백유도제 개발을 위해 Project CHATTER(수다쟁이 계획)를 세우고 메릴랜드주 베서스다의 해군의학연구소에서 C. Savage의 지휘로 메스칼린을 사람에게 투여했으나 시도는 실패로 끝났고 해군은 1953년 이 계획을 철수했다.

2.1 종류, 환각작용

페닐에틸아민계열은 페닐에틸아민의 곁사슬이 아미노에탄, 다시 말해 탄소원자가 2개이기 때문에 "2C"로 표시한다. 메스칼린의 벤젠고리에 2개의 메톡시기가 붙어 4의 위치에 치환기가 붙으면 효과가 증가하며 대사되기 어렵고 지속시간은 길어진다(그림 3).

치환기가 Br이며 2C−B, Cl이면 2C−C, I면 2C−I, F(플루오린)면 2C−F, S(thio)면 2C−T로 그 뒤에 이어지는 숫자는 A. Shulgin이 합성한 순서를 나타낸다. 그는 다음에 말하는 트립타민계열과 합친 수백 종류의 환각제를 합성해 스스로에게 시험하고 환각량을 기록한 것만 234종류에 달해 "환각제의 연금술사"라 불리게 되었다.

대표적인 물질로는 2C−B(4−브로모−2,5−디메톡시페닐에틸아민, 속칭 Toonies, Venus, Bromo, Erox, XTC, Nexus)로 작용은 DOB, DOM과 비슷하다. 5 mg으로 다행감, 감각의 예민화, 10 mg으로 각성작용이 있으며 20~40 mg으로 LSD 양상의 환각이 나타난다. 20~30분 정도로 효과가 나타나고 6~8시간 지속된다. 분말 흡인 방법으로 쓰이기도 한다.

2C−B−Fly는 2C−B의 2개의 메톡시가 각각 고리 모양이 된 것으로 작용은 Bromo−Dragonfly와 비슷하다. 환각량은 1~10 mg, 지속시간은 6~8시간.

2C−B−DragonFly는 Bromo−Dragonfly의 꼬리(곁사슬)가 아미노프로판에서 아미노에탄으로 대체된 것.

2C−I(속칭 서드아이, Blue mystic powder, Space joy, Vivid, Black Label)는 환각량 14~22 mg, 지속은 6~8시간.

2C−T−7(속칭 Blue mystic, Beautiful, Belladonna, Tweetybird Mescaline 등)은 효과가 최고에 달하기까지 3시간, 지속이 8~15시간, 흡인하면 효과는 5~30분 정도로 나타나 4~8시간 정도면 사라진다.

2.2 사례

남자대학생이 인터넷에서 구입한 2C-I 분말 25~30 mg을 복용, 4시간 후부터 기분이 나빠지고, 구역질이 났으며, 5시간 후 누군가에게 도움을 청하기 위해 밖으로 나갔을 때 근처에 있던 사람에게 발견되어 복용 8시간 후 진찰받았다. 고혈압(168/70 mmHg), 빈맥(132/분) 외에도 무서워서 혼자 있을 수 없는 등의 불안, 초조함이 눈에 띄었다. 복용 10시간 후 소리가 신경쓰이는 등의 청각과민, 보이는 것이 모두 평면으로 보이고 입체감이 없으며 형광등의 빛이 번개처럼 자신에게 다가오는 등의 시각변용, 둥둥 뜨는 듯 중력이 없는 것 같은 상태의 부유감, 기분은 좋지만 금방이라도 날뛸 것 같아서 무섭다는 등 다행감과 이흥분성을 호소했다. 3일째에는 천장의 얼룩을 보고 벌레가 있다는 등 착시를 보였다. 복용 21시간 후부터 39°C의 발열과 발한과다, 크레아틴 키나아제 상승이 보여 횡문근융해증 진단을 받았다. 6일째에는 신체소견과 정신의학적 소견은 사라졌다(山本 2006).

이 증례는 각성제, 흥분제를 포함한 여러 교감신경흥분성 아민에 공통하는 고열과 횡문근융해가 페닐에틸아민계열 환각제에서도 볼 수 있음을 나타내고 있다. 단, 환각제인 만큼 고열, 횡문근융해의 중증도에 비해 정신증상이 훨씬 현저하다.

"정신증상이 훨씬 현저"한 정도로 끝나면 다행이지만 환각제는 지속성 지각장애, 기명력장애, 의욕저하 등 장기간에 걸친 심각한 후유증을 남긴다. 아래는 환각제에 의한 지속성 정신장애로 진단된 일례이다.

대학시절은 활동적이었으며 대기업에 취직하고 해외출장 등을 정력적으로 수행하고 있던 남성이 연인과의 이별을 계기로 우울한 상태가 되어 인터넷에서 2C-1을 구입, 주 1회 정도 사용하게 되었다. 사용 중 고양감 외에도 사물이 일그러져 보임, 길가의 간판이 입체적으로 보임, 도로의 하얀 선이 떠올라 보임 등의 이상지각을 체험했다. 고양감이 옅어짐을 느끼고 연일 사용, 인터넷에서 구입한 아질산 부틸(RUSH®)이나 4-AcO-DIPT를 2C-1에 더해 사용하게 되었다. 불안감, 두근거림, 치통, 의식이 멀어지는 감각, 오른팔이 안정되지 않는 느낌을 자각, 머릿속에서 뽁뽁소리가 울리는 감각도 나타났다. 회의 중에 커피를 마시거나 방을 어둡게 하면 두근거림이나 불안감이 악화하기 때문에 스스로 모든 약물을 중지했다. 그러나 지각의 변화, 불안감, 의식 변용감이 계속되어 가까운 의원에서 로라제팜을 처방받아 두근거림은 경감했으나 사물이 일그러져 보이는 증상은 계속되었다. 수면부족이나 피로가 있으면 치통이나 두근거림이 악화했고 다음 해부터 자신이 자신이 아닌 느낌, 자신 안에 다른 인격이 있는 것처럼 느끼고 죽으라며 머릿속에서 이야기를 걸고 있는 등 이인증상, 환청, 지각의 변화, 청각과민, 강한 불안감이 나타났다. 입원 시의 두부혈액검사에서 양측 전두엽에 혈류저하가 보였다. 기능적 MRI에서는 복잡한 과제를 받았을 때의 전부대상회의 본래의 활성화가 보이지 않았다. 입원 4일차에 체감환각, 시력장애, 눈부심을 호소해 불온해지고 9일차에는 코나 머리에 위화감이 있으며 누군가가 보고 있다, 다른 자신이 있다는 등 지각과민, 이인증상이 확인되었다. 10일차엔 꿈 속에 있는 것 같다며 몽환적인 체험을 호소해 자기 방의 바닥에 드러누웠다. 2개월이 지났을 때부터 의욕저하가 악화, 피해망상, 피주찰감을 호소하며 불안, 우울상태에 빠졌다. 각종 약물요법과 사회복귀훈련으로 일상생활 활동은 개선되어 6개월 반 후 퇴원해서 자택에서 요양하게 되었다. 의욕저하나 집중곤란, 불안초조감이 계속됐으나 점차 개선되어 직업지원센터에 다니게 되었다(中野 2007).

이 환자가 섭취하고 있던 합성 트립타민계열 환각제인 4-AcO-DIPT는 4-OH-DIPT의 아세테이트로 생체 중에서 4-OH-DIPT로 대사되어 작용을 나타낸다고 생각된다.

4-OH-DIPT의 환각량은 10~20 mg로 효과의 지속시간은 2~3시간으로 짧다. 환자는 2C-I, 4-AcO-DIPT, 아질산부틸을 섭취하고 있었으나 주된 남용물질은 섭취의 기간, 양, 효과의 지속시간의 측면에서 봤을 때 2C-I로 봐도 무방하다.

정신질환의 기왕이 없는 40세 남성이 "Vanilla aroma"를 마시고 6시간 후부터 자신은 살인범이고 대통령이다, 한 번 자신이 눈을 감으면 세계가 사라진다 등 망상상태와 격렬한 공포심에 휩싸여 정신과에서 진찰받았다. 항정신병약의 투여로 정신증상은 쇠퇴했다. 소변에서 2C-T-4가 검출되었다(Miyajima 2008).

20세 남성은 파티에서 35 mg의 2C-T-7을 흡인하고 20분 후 심하게 흥분하고 겁먹어 60분 후부터 토하고 90분 후부터 경련, 격하게 토하고, 코피가 나서 동료와 함께 병원을 향하는 도중 사망했다. 부검에서 급성폐수종이 있었고 전신에 경련에 의한 것으로 생각되는 타박, 찰과상이 보였다. GC-NPD(질소인 선택검출기가 달린 가스 크로마토그래피)와 GC-MSD(가스 크로마토그래피/화학이온화질량분석법)로 정량한 2C-T-7의 농도(ng/ mL)는 심장혈 57, 대퇴동맥혈 100, 소변 1,120, 간 854였다(Curtis 2003).

페닐에틸아민계열은 교차활성이 극도로 낮기 때문에 효소항체법(ELISA)으로는 소변에서의 정확한 검출이 어려우며 질량분석법과 핵자기공명분석 스펙트럼의 조합으로 가능하다. 정량에는 포토다이오드어레이 검출법을 사용한 고속액체 크로마토그래피 혹은 모세전기영동이 필요하다(Giroud 1998).

3 트립타민계열 환각제

트립타민계열 환각제는 5–하이드록시트립타민(5–HT, 세로토닌)의 유도체로 5–HT는 척추, 연체, 피낭, 근족, 강장의 각동물의 외에도 과실, 견과 등의 식물, 사독(蛇毒), 봉독(蜂毒) 등 동식물에 널리 포함되어 있기 때문에 여기에 열거한 환각제도 많은 것이 동식물에서 기원한다.

5–HT는 사람의 중추신경에서 신경전달물질로서 다양한 역할을 수행하고 있으며, 대사산물인 5–하이드록시–*N*, *N*–디메틸트립타민(5–OH–DMT, 부포테닌)과 *N,N*–디메틸트립타민(DMT)은 내인성의 환각물질이다.

암페타민계열, 페닐에틸아민계열과 달리 인돌아민을 구조 중에 갖는 것이 특징으로 인돌아민계열 환각제라고도 불린다.

LSD도 인돌을 골격에 갖지만 인돌보다 큰 골격인 에르골린의 유도체(에르골린계열)로 작용에도 차이가 있기에 따로 다룬다(다음 장 LSD 참조).

5–HT의 하이드록시기가 메톡시기(–OCH_3)로 치환된 것, 곁사슬 말단의 –NH_2의 H가 메틸기, 에틸기, 프로필기로 치환된 것 중에는 환각작용을 갖는 것이 많다.

5–HT_{2A}에 대한 친화성은 암페타민계열, 페닐에틸아민계열, 에르골린 유도체(LSD 등)와 비교해도 낮은 반면, 5–HT 이외의 수용체와 친화성이 있다.

3.1 동식물 유래의 트립타민계열 환각제(그림 4)

중남미에서 성육하는 콩과 아나데난데라속의 나무 *Anadenanthera(Piptadenia) peregrina*와 *A. colubrina*, *Prestonia amazonica*에는 DMT, 5–메톡시–디메틸트립타민(5–MeO–DMT), 5–OH–DMT가 포함되어 있어서 그 종자나 잎으로 만든 코담배(파리카, 코호바)를 원주민은 환각제로서 흡연하고 있었다.

남북아메리카의 열대지역에 생육하는 육두구과(너트맥과) 비롤라 *Virola*속의 나무껍질 중의 수지에는 DMT와 5–MeO–DMT가 포함되어 원주민은 환각제로서 코담배, 흡연으로 사

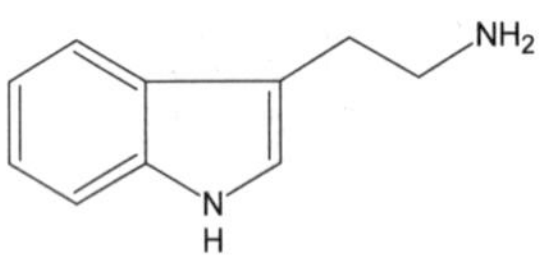

트립타민

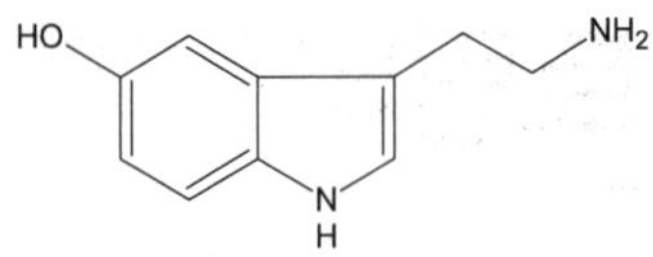

세로토닌(5-HT)

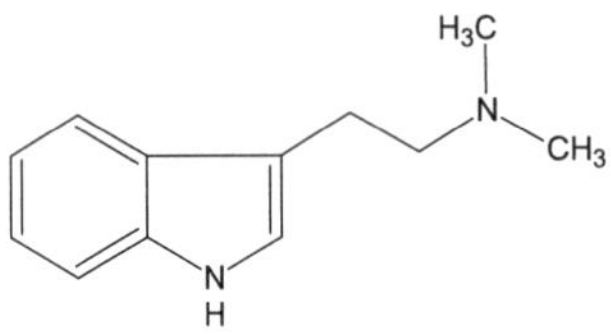

지메트로트립타민
(DMT)

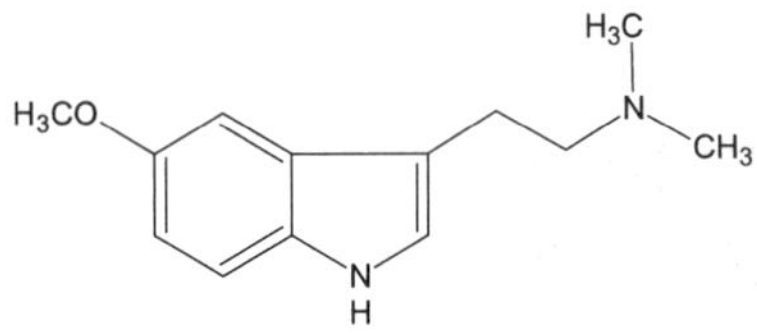

5-MeO-DMT

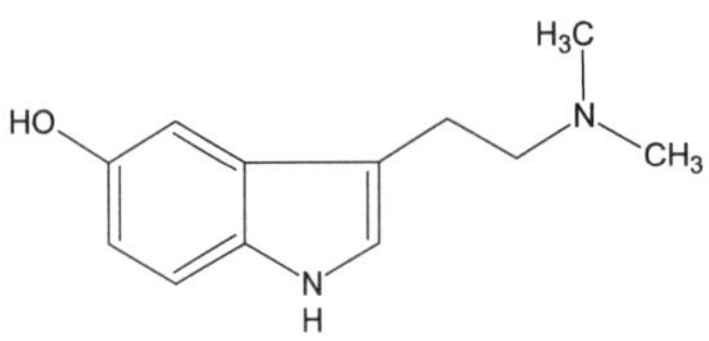

부포테닉
(5-OH-DMT)

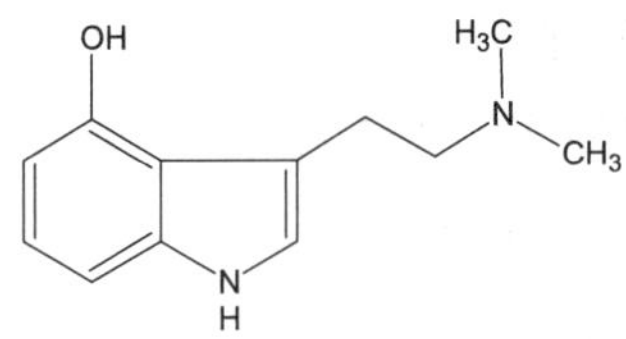

실로신
(4-OH-DMT)

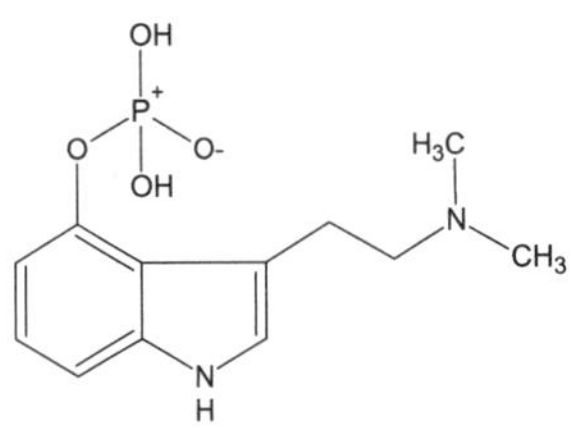

실로시빈

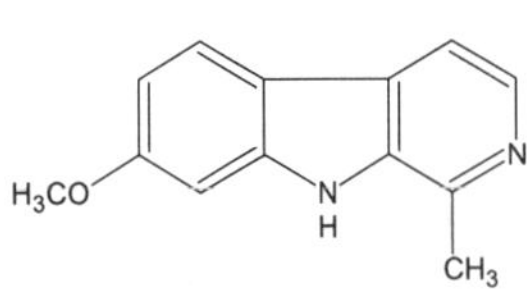

하르민

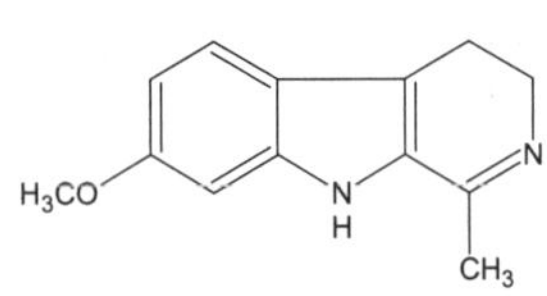

하르말린

세로토닌은 인체에서는 신경전달물질. 트립타민은 트립타민계열 환각제의 기본골격이다. 이것 이외의 동식물에서 유래한 환각제는 남용의 대상이 된다. 인돌핵에 있어서 5의 위치에 메톡시기가 붙을 때(5−MeO−) 작용이 5~10배 강해지는 것은 DMT의 경우나 합성 트립타민(그림 5)의 경우나 같다.

그림 4 동식물에서 유래한 트립타민계열 환각제

용했다.

5-MeO-DMT는 멕시코 북서부부터 미국의 애리조나주, 텍사스주에 걸쳐서 생식하는 콜로라도 리버 토드(소노라 사막 두꺼비) *Bufo alvarius*의 이후선이나 다리의 피부선에서의 분비액에 포함되어 있다(Weil 1994). 이것을 건조시켜서 흡연하면 환각, 환청이 나타난다. 분비액에는 부파이디에놀리드도 포함되어 있다.

남미 콜롬비아의 원주민은 두꺼비를 죽통에 넣어 불에 쬐여 분비하는 황색의 액체를 도자기 그릇에 모으고 있었다.

오스트레일리아나 미국 서부에서는 목초에 섞인 벼과 갈풀속의 하딩 그래스 *Phalaris tuberosa*(=*aquatica*)를 먹고 양이 중독사하는 사고가 일어났다(Gallagher 1967, East 1988). 급성사에서는 심실성의 부정맥, 빈맥에서 심실세동을 일으킨다. 이 풀에는 DMT, 5-MeO-DMT, 5-OH-DMT, 그라민, 호데닌 등이 포함되어 있어 양에게 주사하자 170~270/분의 빈맥성 부정맥에서 다원성의 심실기외 수축을 일으킨다. 소량의 경우, 흥분, 사지의 신전성 강직, 보행실조 등 중추신경장애가 보였고 그 정도는 5-MeO-DMT가 가장 심했고, 이어서 DMT, 5-OH-DMT였다(Gallagher 1964).

3.1.1 디메틸트립타민(DMT)

사람의 분변 중에서 대량으로 검출되며(Kärkkäinen 2005) 망상성 인격장애를 가진 흉악범은 단순한 흉악범에 비해 소변으로 배출되는 양이 많다(Kärkkäinen 1995, Räisänen 1984).

이러한 것으로부터 중추신경기능 해명을 위해서, 그리고 통합실조증의 증태 해명과 그 치료를 위해서 중남미 혹은 중앙 아시아부터 인도에 걸쳐서 오래전부터 사용되어 온 동식물 유래의 환각제에 근대과학의 눈길이 쏠리고, 많은 5-HT 유도체가 합성되어 사람에게 시도되어 왔다.

1950년대 헝가리의 화학자이며 정신과의인 Stephen Szára는 LSD에 관심을 가져 스위스에 있는 샌드사에 LSD의 제공을 신청했으나 샌드사는 LSD가 공산권 측으로 건너가는 것을 우려해 신청을 거절했다. 냉전시대는 LSD도 DMT도 전략물자로 간주되었다. 거절당한 Szára는 DMT의 연구에 종사, 그 후 DMT를 가지고 헝가리에서 도망쳤다. 그 후 일단은 LSD의 연구에 종사했으나 스스로 시험하기에는 효과의 지속시간이 너무 길어 취향에 맞지 않았고 미국에 이주하고부터는 국립위생연구소에서 생애에 걸쳐서 DMT의 연구에 종사했다.

미국의 중앙정보국(CIA)은 마인드 컨트롤(정신조작)에 도움이 되는 것은 아닌가 하고 DMT에 관심을 갖고 마약단속법 위반자를 수용하고 있는 켄터키주 렉싱턴의 병원에서 재소자에게 투여실험을 행한 적이 있다(Rosenberg 1963).

DMT는 꼭두서니과 싸이코트리아 *Psychotria*속의 잎이나 콩과 무쿠나속의 벨벳빈(八升豆) *Stizolobium hassjoo*에도 포함되어 있다.

DMT는 경구섭취로 환각을 얻기 힘들며 350 mg 이상으로 환각을 경험하지만 심혈관계의 부작용이 현저하다. 흡연에서는 60~100 mg, 몇 초 만에 효과를 얻을 수 있고 몇 분 만에 정점에 달하고 20분으로 쇠퇴하여 바쁜 "비즈니스맨용 한 모금"이라 이야기되고 있다. 30 mg의 정맥주사로도 환각을 얻을 수 있으나 부작용이 현저하다.

3.1.2 5-하이드록시디메틸트립타민(5-OH-DMT)

5-OH-DMT은 구조상 실로시빈과 비슷하며(그림 4), 5-HT_{2A}, 5-HT_{2C} 수용체에 대한 친화성은 LSD와 같은 정도이나, 지방에의 용해도가 낮으며 혈액분배계수가 낮기 때문에 혈액뇌간문을 통과하기 어렵고 환각작용은 약하다(McBride 2000). 환각량은 정맥주사로 8~16 mg, 효과는 1~2시간이다.

소량의 5-OH-DMT는 애광대버섯 *Amanita critrine*, 암회색광대버섯 *A. porphyria*에도 들어 있다.

두꺼비과의 아시아두꺼비 *Bufo bufo gragarizans* 및 흑광섬서 *B. melanosticus*의 이후선(耳後腺), 피부선(皮膚腺)에서의 분비액(두꺼비 기름)에 포함되어 있으며 이를 건조시킨 것이 부폭토신으로 구심(救心), 육신환(六神丸) 등 100에 가까운 민간 한방약에 배합되어 있다. 부폭토신의 주성분은 부파이디에놀리드라는 강심스테로이드로 디기탈리스 중독과 아주 비슷한 증상을 보인다.

1980년대 중반부터 1990년대 초반에 걸쳐서 남북아메리카, 오스트레일리아 등에서 "세계는 내 것이 된다"며 두꺼비를 핥는 것이 유행했다. 분비물을 뽑아내어 크래커에 올려서 먹는 등의 행동도 행해졌다. 종교상 혹은 신화·전설에 기반해서 두꺼비를 핥는 풍습은 중남미, 북아메리카 남부의 원주민에게 있으며 이는 고대로마까지 거슬러 올라간다. 그러나 경구섭취로는 효과는 나오기 힘들 것이다.

미국에서는 "부폭토신"이 "Black stone", "Rock Hard", "Chinese Love Stone" 등의 이름의 최음제로 돌아다녔다.

1995년 1월 1일 뉴욕시에서 23세 남성이 "Love Stone"을 먹고 30분 후부터 토하기 시작해 설사를 동반해 밤새 토했고 다음날 구급외래로 병원을 찾았다. 맥박은 20/분으로 서맥, 진찰받고 3시간 후 심실세동에서 심정지에 이르러 사망했다. 심정지 직전 혈액 속의 디곡신 양상의 물질은 0.9 ng/mL이었다(Brubacher 1996). 혈액에서 5-OH-DMT와 함께 레지부포게닌, 부팔린, 시노부파긴 등의 부파이디에놀리드가 검출되었다. "Love Stone"은 단단한 흑갈색, 부정형의 덩어리로 시내의 수입업자에게서 얻은 시판의 "부폭토신"과 비교하자 둘의 성분은 일치했다(Barry 1996).

뉴욕시에서 26세 남성이 "Rock Hard" 1개를 먹고 머지않아 구토, 복통이 시작되어 다음날 입원했다. 심방세동에서 서맥이 되어 페이스메이커를 장착했으나 심실세동으로 이행, 음용 후 20시간이 됐을 때 사망했다. 혈중 디곡신 양상 물질은 2.79 ng/mL였다(Brubacher 1996).

일본에서는 2007년 10월 인터넷에서 위법으로 판매되고 있는 식물말 "챠크라팡가"에서 5-OH-DMT가 검출되었다.

3.1.3 5-메톡시디메틸트립타민(5-MeO-DMT)

5-MeO-DMT도 DMT와 마찬가지로 경구섭취로는 효과를 얻기 힘들기 때문에 환각을 얻기 위해서 흡연으로 사용한다. 환각량은 흡연에서 6~20 mg, 정맥주사에서 2~3 mg으로 효과의 지속은 1~2시간이며, 효과는 5-MeO-DMT가 DMT의 10배 이상이지만 구역질 등의 부작용이 많다. 환시는 적다.

3.1.4 하르말린, 하르민

β-카르볼린 유도체이다. 지중해 연안부터 중앙아시아, 몽골에 이르는 건조지대에 서식하는 관목 남가새과의 하르말린 *Peganum harmala*의 종자(Syrian rue, 시리안 루)나 남미열대에서 자라는 덩굴식물 말피기과의 아야와스카 *Banisteriopsis caapi*는 3% 정도의 하르말린이나 하르민을 함유하며 종자의 연기나 침출액이 환각제로 사용되어 왔다. 하르말린이나 하르민의 환각작용은 DMT보다 약하며 대량이 아니면 환각을 일으키지 않으나 강력한 모노아민 산화효소(MAO) 저해 작용이 24시간 정도 지속한다. 하르말린의 환각량은 150~300 mg(경구), 효과의 지속은 5~8시간.

남미에는 전술했듯이 환각성 트립타민류를 함유한 식물이 있으며 원주민들은 이 식물들에 아야와스카(Ayahuasca, 원식물과 그것으로 만든 음료의 이름, 다른 이름으로 hoasca 등)를 더해 환각제로 사용했다. 환각성 트립타민은 모노아민 산화효소로 분해 해독되지만 아야와스카는 하르말린, 하르민이라는 강력한 모노아민 산화효소 저해 물질을 함유하고 있기에 이것을 더함으로 인해 환각성 트립타민의 작용은 증가하고 경구섭취로도 효과를 얻을 수 있게 된다.

현재도 DMT와 아야와스카는 종교적 의식에 사용되고 있으나 달인 즙에 포함되는 양은 치사량의 1/20 이하로 효과는 수시간이면 사라지며, 의존성이나 정신장애의 위험은 적다고 보인다(Gable 2007).

일본에서는 *P. harmala*의 종자가 "하르마라"라는 이름으로 수입 잡화점, 성인샵, 인터넷에서 판매되고 있다. 2003년부터 2005년에 걸쳐서 도쿄도 내에서 구입한 하르마라로부터 하르말린이 평균 67.6 mg/g, 하르민이 평균 45.0 mg/g 검출되었다. 하르마라의 무게는 20알에 약 65 mg이었다(荒金 2008).

2007년경, 향으로서 불법적으로 판매되고 있던 "세븐스 헬"에서 하르민, 하르말린, 5-OH-DMT가 검출되어 불법약물 "7th HEAVEN"에서 하르민, 5-OH-DMT가 검출되었다.

미국 매사추세츠주에서 17세의 대학교 1학년이 기숙사 자기 방 바닥에 쓰러져 있는 것이 발견되어 구급대원이 도착했을 때에는 맹렬하게 날뛰어 손을 쓸 수가 없었다. 발한이 현저했고 입원 시의 체온 40.7°C, 맥박 186/분으로 횡문근융해증을 발병했다. 증상이 안정되고부터 알게 된 것은 다음과 같다. DMT를 쓰고 있었는데 점차 강한 것을 찾아 5-MeO-DMT를 흡연, 그 강함에는 만족했으나 효과가 금방 떨어지는 것에 부족함을 느꼈다. 인터넷에서 Syrian rue를 병용하면 효과가 증가한다는 사실을 알고 종자를 구입했다. 설명에 따라 하르말린을 추출해서 그것을 마신 후 5-OH-DMT를 흡연했다. 소변에서는 하르말린과 하르민이 검출되었다(Brush 2004). 이 학생의 병태와 증상은 전형적인 세로토닌 증후군이다.

미국 메릴랜드주에서 25세의 남성이 가족, 친구와 캠프에 가서 남미산 음료 "ooasca"(ayahuasca ?)를 마시고 4시간 후에 환각성 트립타민을 마시고 잤고 다음날 아침 사망해 있는 것이 발견되었다. 혈액에서 DMT, 5-MeO-DMT, 하르말린, 하르민이 검출되었다(Sklerov 2005).

3.1.5 실로신, 실로시빈

실로시빈(psilocybin)은 청환각버섯 *Psilocybe argentipes, P. subcaerulipes*(국명 미정), 검은띠말똥버섯 *Panaeolus subbalteatus*, 말똥버섯 *P. papilionaceus*, 흰계란말똥버섯 *P. antillarum*, 좀말똥버섯 *P. sphinctrinus* 등에 포함되는 환각제에 식물기원의 환각제로 메스칼린과 함께 유명하다. 작용은 LSD와 거의 같으며 사이키델릭한 환각을 경험하지만 LSD에 비해 작용이 훨씬 약하며 지속시간도 짧다.

환각작용을 포함한 독작용이 있는 버섯을 총칭해서 영어로 toadstool이라 부른다. stool에는 의자라는 뜻 외에도 똥이라는 의미도 있기에 "두꺼비의 의자" 또는 "두꺼비의 똥"이 된다. 또한 분비물도 일종의 배설물로 생각한다면 "두꺼비의 기름"이라는 의미도 된다.

실로시빈(그림 4)은 DMT의 인산에스테르로 대사되어 작용이 강한 실로신(psilocin, 4-OH-DMT)으로 변화하지만 실로신은 대사가 빠르기 때문에 둘 다 효과는 같은 정도라 봐도 된다.

실로신(그림 4)은 DMT의 벤젠고리의 H 1개가 OH로 변했을 뿐인 것으로 “경구섭취로 효과를 얻을 수 있는 DMT”로 간주할 수도 있다.

실로신의 환각량은 10~12 mg(경구)로 5−MeO−DMT의 6~20 mg(흡연)과 함께 가장 강한 천연유래의 환각제이다.

*Psilocybe baeocystis*에 포함되는 베오시스틴, 노르베오시스틴은 실로시빈의 $-NCH_3CH_3$가 각각 $-NCH_3H$, $-NH_2$로 치환된 것이다.

외부에서의 다양한 자극을 한 번에 느껴 긴장이 높아지고 이것을 해제하기 위해 소리를 지르거나 소리 높여 웃기도 한다. 의식은 선명하지만 과한 자극의 억제가 불가능해진다. 물건이 작게 보이거나(소시증), 크게 보이거나(대시증), 종종 극채색으로 표현되는 등 다양한 환시가 나타난다. 환청은 드물다.

작은 일이나 의미 없는 일도 과대하게 느낀다. 주위의 것이 아름답게 보이지만 경계를 알 수 없게 되어 버린다. 자타의 구별도 하지 못하게 됨과 동시에 자신의 몸의 일부를 자신과 떼어내어 쳐다보거나 느끼게 된다. 감정이 고양하거나 갑자기 풀이 죽기도 한다.

신체적인 증상으로는 산동, 빈맥, 고혈압, 발열 등 교감신경 자극증상이 보인다. 특히 소아에서는 경련이 보이기도 한다.

이상의 증상은 먹고서 30~60분, 길면 3시간 이내에 나타나 1~2시간 정도로 원래대로 돌아온다. 그러나 정신증상은 때로는 수일 계속되는 일도 있다. 2주일에서 4개월 후 정도 사이에 정신증상이 다시 나타나는 플래시백이라는 재연현상이 나타날 수 있다.

재연현상은 LSD나 각성제에서 잘 알려져 있는데 버섯에서도 볼 수 있다. 심로나 피로, 어두운 곳에 들어갔을 때 등 또는 페노치아진계열 약물에 의해 유발되는 경우가 많다.

내성이 생기기 쉬우나 금단증상은 나오지 않는다. LSD나 메스칼린 사이에 교차내성이 있다.

10명의 건강한 사람에게 실로신 15, 20 mg을 투여하고 뇌의 포도당 대사를 PET(양정자 방사단층촬영)로 측정함과 동시에 정신증상과의 관련성을 관찰하자 전두연합피질, 전부 대상회, 측두엽 내측피질, 조가비핵에서 포도당 대사율의 항진이 보여 $5-HT_2$ 수용체의 과잉자극에 따라 통합실조증의 급성기에 보이는 증상이 나타났다(Vollenweider 1997). 환각제와 통합실조증과의 접점이 사람에게서 관찰됐기 때문이다.

영국에서는 1970년대 후반부터 젊은이가 환각작용을 찾아 자라나 있는 *Psilocybe*속의 버섯을 먹는 것이 유행했다. 증상은 통합실조증과 비슷하나, 교감신경 자극증상이 지속되고 혹은 급성 망상성 정신병의 증상을 보였다(Hyde 1978).

3.1.6 매직 머쉬룸

일본에서는 실로시빈을 함유하는 환각성 버섯이 중남미, 하와이, 발리섬 등에서 유입되었는데 인터넷에서 매직 머쉬룸이라는 이름으로 입수할 수 있게 되어 1997년 이후 젊은이를 중심으로 남용에 의한 사고가 증가하고 있다.

40대 남성이 살고 있던 아파트 아래의 노상에서 속옷 한 장 차림으로 피투성이가 되어 쓰러져 있었다. 늑골이 4개 골절, 체온 39.3ºC, 자발적 언어가 없고 종일 의미없는 웃음을 보이고 있었다. 의식은 점차 회복, 3시간 후에 이야기한 바에 의하면 당일 오전 9시경 인터넷에서 구입한 매직 머쉬룸을 달여서 마셨다. 1개월 전에는 1 g으로 그리 효과가 없었기에 당일은 3 g 사용했다. 10분쯤에 꿈을 꾸는 듯한 기분이 되어 주위가 매우 아름다웠기 때문에 하늘을 날 수 있을 것 같은 느낌이 들어 2층에서 뛰어내렸다. 통증은 전혀 없었다(三村 1999).

남자 고교생이 자택 현관에 쭈그리고 앉아 있는 것을 할머니가 발견, 말을 걸자 2층의 자기방으로 올라갔다. 부친이 말을 걸자 뒤를 돌아봤으나 서서히 응답이 둔해져서 구급차로 입원했다. 평소 직접 재배한 버섯을 먹고 있었다. 의식이 개선되어 억제가 해방되자 말이 많아졌고, 입수방법, 조리방법을 설명했다. 그에 따르면 인터넷으로 매직 머쉬룸을 입수, 성장한 것을 먹기 쉽게 치킨라면®에 넣어서 먹고 있었는데 이번에는 10 g으로 지나치게 많이 먹었다(内田 1999). 매직 머쉬룸 자체는 맛있지 않기에 라면에 넣거나 오믈렛에 넣어 먹는다.

인터넷에서 구입한 재배키트로 매직 머쉬룸을 재배하고 있던 남성이 침실에서 행방불명이 되어 다음날 옆 건물 안에서 전라인 상태로 동사해 있는 것이 발견되었다. 계절은 1월이었다. 남성의 방은 날뛴 듯이 난잡해서 버섯의 재배장치가 부서져 있었다. 남은 재배키트에는 최근 버섯이 채취된 흔적이 있었다. 혈액에서 실로시빈이, 소변에서 실로신이 검출되었다(権守 2002).

동남아시아 국적의 10대 여성이 재미삼아 오전 3시경 매직 머쉬룸을 1봉지를 차에 타서 마셨다. 당초의 행복감이 점차 불안감으로 변해, 바지를 보자 천의 실까지 보인다는 선명시, 온갖 것이 붉게 보인다는 색채시, 사물이 떠 있는 듯 보인다는 사이키델릭한 지각변용체험뿐만 아니라 무엇을 봐도 웃는 강박웃음으로 극기에는 격한 정신운동흥분을 동반한 착란이 있었다. 「죽는다」며 아우성치고 자신이나 친구의 손을 세게 물고 의복을 벗어 던지고 테이블 위에 올라가 휴대전화를 던지며 난동을 부리는 등 흥분상태가 1시간 정도 계속되어 구급차로 입원했다(北村 2001).

20대 여성이 매직 머쉬룸을 대량 섭취하고 약 7시간 후 전신의 강직성 경련이 출현, 약 5분 지속, 의식소실을 일으켜 구급차로 입원했다. 2일째에 호흡상태가 악화, 크레아틴 키나아제가 상승, 간효소, 췌효소 상승이 보여 악성 증후군이 의심되었다. 의식상태는 서서히 개선되었으나 40일 후에도 높은 수준 내용의 회화는 불가능했다(近藤 2001).

20대 여성이 인터넷으로 구입한 매직 머쉬룸 약 3 g을 오믈렛에 섞어 먹고 2시간 후에 뛰어다니고, 머리를 쥐어뜯는 등의 기이한 행동을 하고 부엌칼을 들고 날뛰는 등의 증상이 나타나 섭취 3시간 40분 후에 입원했다. 환각, 흥분, 과호흡, 혼잣말 등이 확인되었다. 섭취 4시간 40분 후부터 의식은 개선되어 다음날 퇴원했다(保 2001).

대마를 사용했을 때는 몹시 취하는 느낌이었는데 환각망상은 없었던 20대의 남성이 발리섬의 매직 머쉬룸을 제공하는 레스토랑에서 오믈렛에 섞은 매직 머쉬룸을 1회 먹을 것만으로 1년 이상에 걸쳐서 환시, 환각, 과대망상을 동반하는 조상태를 보였다(松本 1999).

각성제나 대마에서의 금단 후에 매직 머쉬룸을 1회 섭취하고 정신병 증상을 보인 예는 그 밖에도 보고가 있다(滝口 1989, 工藤 2002).

3.2 합성 트립타민계열 환각제(그림 5)

동식물 유래의 환각성 트립타민류 외 합성되어 남용되고 있는 환각성 트립타민에는 이하의 종류가 있다. 모두 디자이너 드럭이다.

트립타민의 인돌핵 합성은 디자이너들에게 어려우므로 합성된 수는 페닐에틸아미계열의 1/3에 그친다.

3.2.1 종류, 환각작용

아래에 표시한 환각량은 원칙적으로 라세미체의 수치로 환각량의 역수와 세로토닌 수용체에의 친화성은 비례한다(Glennon 1982).

α-MT(AMT, α-메틸트립타민, 속칭 데이트리퍼). 트립타민 아민기의 α 위에 메틸기가 붙으며 MAO(모노아민산화효소)에 의한 분해를 받기 어려워진다. 환각량은 경구에서 15~30 mg, 흡연에서는 5~20 mg으로 작용이 강해진다. 효과의 지속은 12~16시간.

α-ET(AET, α-에틸트립타민, 에트립타민, 속칭 ET). 환각량은 경구에서 100~150 mg, 효과의 지속은 6~8시간. MAO 저해작용이 있으며 1960년대 초, 항우울제로서 시판된 적이 있다.

DMT는 경구섭취에서는 효과를 얻기 어려우나 그 곁사슬인 *N*-에 붙는 기가 디에틸, 디프로필, 디아이소프로필로 커지면 지용성이 늘어 경구섭취로 효과가 나온다.

DET(디에틸트립타민). 환각량은 경구에서 50~100 mg, 효과의 지속은 2~4시간. 흡연, 정맥주사, 근육주사로 사용된다.

MIPT(*N*-아이소프로필-*N*-메틸트립타민). 환각량은 경구에서 10~20 mg.

DPT(디프로필트립타민). 환각량은 경구에서 100~250 mg. 효과의 지속은 2~4시간.

DIPT(디아이소프로필트립타민). 환각량은 경구에서 25~100 mg, 효과의 지속은 6~8시간으로 환청이 주체.

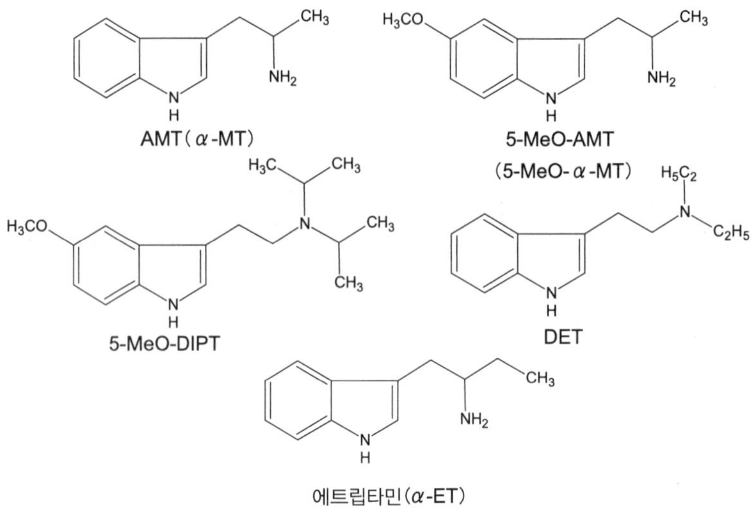

인돌아민을 구조 중에 가지고 있어 합성이 어렵고 암페타민계열, 페닐에틸아민계열에 비해 종류는 적으며, 현재로서는 60종 정도. 인돌핵의 5의 위치에 메톡시기가 붙으면(5-MeO-) 원래의 물질에 비해 작용은 5~10배 강해진다.

그림 5 합성 트립타민계열 환각제

이상의 트립타민인 벤젠고리의 5위에 메톡시기가 붙으면(5-MeO-) 혈액뇌관문을 통과하기 쉬워져 독성은 5~10배 정도 높아진다.

5-MeO-α-MT(5-MeO-AMT, α, O-DMS, 5-메톡시-α-메틸트립타민, 속칭 Alpha-O). 혈액뇌관문을 경과하기 쉬우며 MAO에 의해 분해되기 어렵기 때문에 경구의 환각량이 2.5~4.5 mg으로 트립타민계열 환각제로서는 독성이 가장 높고 효과의 지속은 12~18시간. LSD로서 팔리지만 LSD에 비해 암페타민 양상의 교감신경자극에 의한 부작용이 강하다. PMA(*p*-메톡시암페타민)만큼은 아니지만 사망자가 많으며 외국에서는 우표 시트 모양으로 만들어서 두꺼운 압지에 스미게 해 1cm² 정도로 잘라내어 대량섭취가 일어나기 어렵게 해서 팔리고 있다. 흡인, 흡연으로도 사용된다.

30대 남성이 인터넷으로 입수한 5-MeO-α-MT의 100 mg의 1/3을 복용한 직후 쓰러져 구급차로 이송됐으나 병원에서 사망이 확인되었다. 혈청에서 5-MeO-α-MT가 검출되었다(山内 2006).

5-MeO-DPT(5-메톡시-*N,N*-디프로필트립타민). 환각량 6~10 mg, 효과는 1시간이면 나타나서 4~6시간 지속한다. Ecstasy Liquid 2의 성분 중 하나.

5-MeO-DIPT(5-메톡시-*N,N*-디아이소프로필트립타민). 이하의 사례 참조.

5-MeO-DALT(5-메톡시-*N,N*-디아릴트립타민). 환각작용이 매우 약하다.

5-MeO-MIPT(5-MeO-IPT, 5-메톡시-*N*-아이소프로필트립타민). 환각량은 경구로 4~6

mg, 효과의 지속시간은 4~6시간, 흡연으로는 12~20 mg으로 효과는 즉시 나타나 2시간 이어진다. 속칭 미프티(ミプティ), Gun angel, X crystal, Magic flower, 갱샷(ギャングショット), 섹스밤(セックスボム), 솟플래시(ショットフラッシュ), 락왕(楽王) 등.

4-AcO-MIPT. 4-OH-MIPT인 아세트산에스터, 체내에서 분해되어 4-OH-MIPT가 된다. 환각량은 경구로 12~25 mg, 효과의 지속은 4~6시간.

3.2.2 사례

5-MeO-DIPT는 경구의 환각량이 6~12 mg으로 효과의 지속은 4~8시간. 흡인, 흡연으로도 사용된다. 속칭 Foxy, methoxy foxy, 5-MeO, 폭시, 고메오(ゴメオ), COME, X-feel, SEX Hyper, Love Boll 등.

2C-B와 나란히 최음작용이 강하며 합성이 쉬워 입수하기도 쉽고 효과가 나타나는 것이 빠르기에 남성 동성애자나 남성 양성애자가 선호하는 약물로서는 아질산아밀의 다음으로 많다. 그들 사이에서는 HIV 감염자가 있으므로 감염 확대가 우려되어 이하와 같은 방법으로 사용된다.

HIV 감염이라 진단되어 치료 중인 남성 동성애자가 역 앞에서 알게 된 남자에게 항문에 삽입당하고, 또 27세의 여성이 남편이 인터넷에서 구입한 것을 마시고, 22세의 남성이 게이들이 모이는 가게에서 항문에 삽입당하고(清田 2004), 24세 여성이 인터넷으로 구입해 미약으로서 경구섭취(黒木 2004), 33세의 남성 동성애자가 인터넷에서 알게 된 남성과 음주 후 복용(本間 2004), 30세의 남성이 인터넷으로 구입한 것을 29세의 여성과 함께 복용(熊谷 2005), 70세의 남성이 성적인 목적으로 물에 녹여 항문에 주입되어(中本 2005), 31세의 남성이 인터넷으로 구입한 최음제를 과잉 복용, 35세의 여성이 최음 목적으로 사용(植山 2005), 19세의 남성이 인터넷으로 구입해 직장에 투여(飯田 2005)하는 식이다.

증상은 구역감, 구토, 흥분, 두근거림, 두통, 현기증, 진전, 발한, 명정(酩酊)상태, 과환기, 동공산대 등이다. 일과성의 환각증상으로는 「몸의 감각이 평소와 다르다」는 지각변용감, 「자신이 자신이 아닌 듯한」 느낌의 이인양증상, 「손발의 감각이 없다. 무언가에 지배되고 있는 감각」과 같은 신체 위화감, 「무엇을 생각하고 있는지 스스로도 모르겠다」는 사고의 혼란이 보인다(熊谷 2005).

10대 후반의 여성이 5-MeO-DIPT를 약 15 mL를 물에 녹여서 직장 내에 주입한 후 입욕해 30분 후부터 환각, 흥분상태가 되어 의식소실을 일으켜서 이송되었다. 혈압 180/120 mmHg, 맥박 160/분, 체온 39.7°C로 내원 직후에 전신성의 강직성 경련을 일으켰다. 디아제팜을 투여했으나 경련은 빈발하여 치아미랄의 지속투여로 진정되었다. 횡문근융해증이 나타났으나 장기장애를 병발하지 않고 5일째에 퇴원했다(?棒 2005).

2004년 7월 18일 이바라키현 산와마치의 호텔에서 오후 9시경, 20대의 남성이 30대의 남자에게 인터넷으로 구입한 5-MeO-DIPT를 통상적인 양의 약 10배(100 mg) 스포이드로 항문에 주입되었다. 남성은 괴로워하기 시작하고 3시간 반 후에 병원에서 사망했다. 혈액과 소변에서 5-MeO-DIPT가 각각 0.412 ㎍/mL, 1.67 ㎍/mL, 대사산물인 5-MeO-IPT와 5-OH-DIPT가 혈청에서 각각 0.020 ㎍/mL, 0.32 ㎍/mL, 소변에서 각각 0.327 ㎍/mL, 27.0 ㎍/mL 검출되었다(田中 2005). 30대의 남자는 「고의로 적정량을 크게 넘어서 사용했다」는 이유로 상해치사죄를 추궁당했다.

20대의 남성이 아침, 자택에서 갑자기 날뛰기 시작해 정신착란상태가 되어 구급병원으로 이송되었으나 오후가 지나서 사망했다. 입원 시의 소변에서 5-MeO-DIPT가 검출되었다(山内 2006).

HIV 감염으로 치료 중인 28세의 남성 동성애자가 5-MeO-DIPT, MDMA, 아질산아밀을 사용해서 다음날 아침 혼수와 경련으로 입원했다. 치료에도 불구하고 경련이 지속해 후유증으로 남았다. 마찬가지로 28세의 남성 동성애자는 5-MeO-DIPT를 직장에 주입해 15시간 후 40℃ 이상의 고열과 중증의 횡문근융해가 발병, 2개월 후에 퇴원했으나 기억, 언어, 손가락의 움직임 등에 신경학적 후유증이 남았다(Kuwahara 2008).

5-MeO-DIPT도 MDMA 등 메스암페타민류와 마찬가지로 간장의 효소 CYP2D6으로 대사된다(Narimatsu 2006). 에이즈 치료약(HIV 단백질분해효소 저해약)인 리토나비르 등도 CYP3A4 외 CYP2D6, CYP2C9로 대사되는데, 특히 CYP2D6과의 친화성이 강하므로 이 에이즈 치료약들을 복용하는 환자가 5-MeO-DIPT를 섭취하면 그 분해가 억제되어 혈중농도가 상승해 중증화한다.

재연

5-MeO-DIPT에 의한 "플래시백"이 보고되어 있다.

30대의 남성은 동성과의 성관계 시에 5-MeO-DIPT를 직장 내에 투여하면 24시간 후에는 두통, 전신권태감, 설사 등의 금단증상이 나타나므로 당분간은 쓰기 싫어지지만 2주일 정도 지나면 다시 사용하고 싶어지는 등의 정신의존이 있었다. 마지막으로 썼을 때 매우 불쾌하여 그 후 사용하지 않았으나, 1개월 후 특별한 이유없이 불안, 공포, 두근거림, 강한 초조감에 더해 청각과민, 시각변용이 지속적으로 출현했다. 디아제팜과 리스페리돈의 투여로 5일째에는 시각, 지각의 변용에는 개선이 보였다. 10일째부터 기명장애, 시간평가의 장애가 나타났으나 1주일 만에 개선되었다(川井 2004).

5-MeO-DIPT의 최종섭취로부터 2개월 이상 지나고 불안감, 이인감, 시각변용이나 청각과민과 같은 정신증상을 보인 증례도 있다(田村 2004).

플래시백은 각성제나 환각제뿐만 아니라 흥분제에서도 볼 수 있다. 자세하게는「재연현상」 참조.

각성제 정신병이 5-MeO-DIPT의 사용으로 급성 재연한 예가 보고되어 있다.

20대의 여성이 인터넷에서 구입한 5-MeO-IPT의 분말을 귀이개로 5스푼 정도의 양을 복용했다. 30분 후 정도 지나자 구역질이 나타났고, 그 후 풍경이 만화경처럼 보이면서「마름모형의 반짝반짝 빛나는 모양이 보인다」는 기하학적인 환시나 시각과민, 청각과민이 나타났다. 복용 1시간 후에는 불안, 대량의 발한, 의식장애가 나타났으나 개선이 보이지 않아 3시간 반 후에 구명구급센터로 이송되었다. 복용 6시간 후 회화가 불능, 환시, 지각장애, 사고과정이나 사고내용의 장애, 자아의 장애가 있었으며 갑자기 침대 위에서 뛰어오르는 등 기이한 행동도 보였으나 13시간 후에는 의식청명해져 대화도 가능해졌고 환시, 지각과민은 소실되고 다음날 정신의학적 이상을 확인하지 못하고 퇴원했다(安藤 2005).

23세의 여성이 "Ecstasy Liquid 2 Natural Type"를 마시고 1시간 후 "Love Boll" 반 알을 먹고 다시 그로부터 한 시간 후, 말하는 것을 멈출 수 없게 되고 같은 행동을 반복하고 흥분해 무질서한 행동을 했다. 소리치면서 초조하게 돌아다니고 손에 잡히는대로 물건을 던졌으며, 마시고 6시간 반 후에 응급외래로 병원을 찾았다. 질문에 답하지 못하고 정리되지 않은 말을 뱉었으며 히죽히죽 웃고 침착하지 못하게 주위를 둘러보고 무의미한 말을 반복했다. 마시고 8시간 후부터 지남력이 조금 회복해 일부의 질문에 답할 수 있게 되었다. 사고에 혼란, 지리멸렬이 보여 전향성 건망이 있었다. 환각은 없었다고 한다. 마시고 8시간 후의 소변에서 가스 크로마토그래피 질량분석법으로 5-MeO-MIPT와 5-MeO-DIPT와 상세 불명의 트립타민이 검출되었다(Itokawa 2007).

20대 남성이 인터넷으로 산 4-AcO-MIPT를 1캡슐(20 mg), 자택의 2층에서 오후 11시에 복용했는데 효과를 얻지 못해, 30분 후에 다시 2캡슐 더해 총합 60 mg을 복용했다. 30분 후「마루나 벽이 흐늘흐늘해서 파도치는 듯이 보인다」,「벽에 물방울이 잔뜩 묻어 있다」와 같은 지각변용, 환시가 나타났고 구역감, 발한과다도 나타나 베란다에서 쉬고 있는데, 의식장애가 나타나고 4시간 반경에 전락, 구급차로 이송되어 입원했다. 복용 15시간 후 의식은 청명해졌다. 이 환자에게 있어서 지각변용이나 환시는 불안, 공포, 불쾌를 동반하는 첫 이상체험이었다. 우울기분 등의 정신증상은 없었고 17일째에 퇴원했다(安藤 2007).

3.2.3 대사와 혈중농도

5-MeO-DIPT가 50 mg 든 캡슐을 항문에 삽입, 30분 후 현저한 발한, 착란상태에 응급외래로 병원을 찾은 24세 남성의 섭취 후 11시간의 요중농도(㎍/mL)는 5-OH-DIPT가 32,

6-OH-5-MeO-DIPT가 2.6, 5-MeO-DIPT가 1.8, 5-MeO-NIPT가 1.7이었다(Kamata 2006).

5-MeO-MIPT 섭취 후 15시간의 요중농도(μg/mL)는 5-OH-MIPT가 7.7, 6-OH-5-MeO-MIPT가 16, 5-MeO-MIPT가 0.06, 5-MeO-NIPT가 0.24였다(Kamata 2010).

5-MeO-MIPT도 5-MeO-DIPT도 사람의 경우 5-OH, 6-OH-5-MeO-형의 대사산물이 많다. 5-MeO-DIPT가 35시간 후까지 요중에서 검출되는 것에 반해 6-OH-5-MeO-DIPT는 60시간 후까지, 5-OH-DIPT는 80시간 후까지 검출된다(Kamata 2010).

4 LSD

4.1 탄생

스위스, 바젤에 있는 샌드사의 호프만[Albert Hofmann(1906~2008)]이 1938년 맥각 알칼로이드의 추출, 합성을 하다가 25번째로 합성한 리세르그산 아미드의 유도체가 LSD-25(이하 LSD)이다(그림 6). 그 자신이 250 ㎍을 복용하고 강렬한 환각을 경험한 것이 1943년 4월, W. Stoll 등에 의해 환각작용이 발표된 것이 1947년이다. LSD는 d-lyser-gic acid diethylamide의 독일어명 LyserSäure Diäthylamid의 약어.

리세르그산 아미드의 유도체에는 후술하듯 다양한 종류가 있는데 리세르그산 디에틸 아미드(LSD)의 환각량은 경구에서 0.06~0.2 mg으로 메스칼린의 1/2,500, 피하주사의 최소 유효량은 모르핀의 1/100, 코카인의 1/1,000로 극히 미량으로도 효과를 나타낸다. 환각작용이 있는 것은 *d*-체인데 이성화하기 쉽다.

1950년대에 들어 통합실조증 등 정신질환의 치료에 적극적으로 시도되었고(Sandison 1954, Eisner 1958), 또 그 병태해명을 위한 실험적 투여도 행해져 사이키델릭 문화가 개막되었다. 화가, 음악가, 문학가 중 LSD에 흥미를 보이는 자도 많았으며 LSD의 영향 하에 만들어진 작품도 적지 않다.

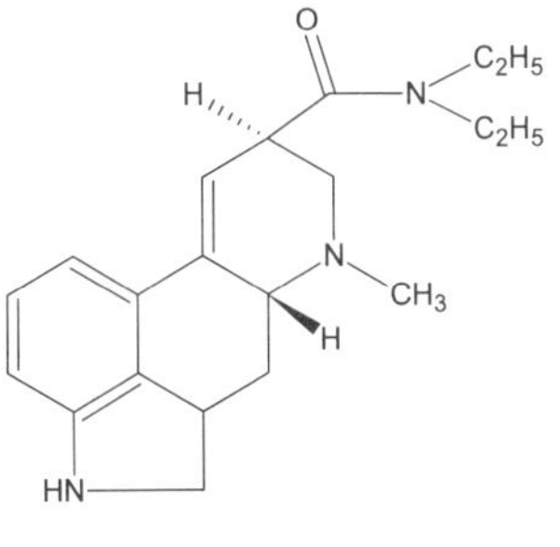

그림 6 리세르그산 에틸아미드(LSD)

그렇지만 LSD의 연구는 그 후 엉뚱한 방향을 지향해 더욱 남용물질의 상징으로 변해 정신구조나 정신병의 기전에 다가설 수 있는 획기적인 약물로서 의학생리학 관련 20세기 최대의 발견 중 하나이며 호프만 자신이 "Mein Sorgenking(나의 문제아)"이라 한탄하는 운명을 밟아간다(Hofmann 1979).

1955년 LSD에 대한 경고가 Lancet지에 발표되었다(Elkes 1955).

- 급성기에 자타에의 상해를 초래할 위험이 있다.
- 1회의 섭취로 수일간에 걸친 무거운 병세의 장애를 일으키기도 한다.
- 기존의 정신장애가 악화하기도 한다.

는 내용으로 일부의 정신과 의사들이 앞다투어 사용하기 시작한 바로 그때 현재의 시점에서 봐도 실로 정곡을 찌르는 경고였다.

기분의 변조, 시간공간 인식의 이상, 환각, 불면, 충동적 행동 등에 동반하는 구체적인 위험성도 지적되었다(Cooper 1955).

4.2 남용

영국에서는 1950~1970년 사이 정신과 의사 William W. Sargant(1907~1988)가 런던의 세인트토머스 병원과 서레이주의 벨몬트병원에서 중증울병, 통합실조증, 산욕기 우울증 등의 환자를 대상으로 치료라 칭하는 LSD의 인체실험을 행했다. 환자의 동의없이 행해진 이 실험은 캐나다의 맥길대학, 앨런기념연구소의 Cameron의 인체실험에도 영향을 미쳤다.

모르모트 대용으로 쓰인 환자 43명이 부당한 치료를 받았다며 배상을 요구한 소송에 대해 2002년 영국정부는 총액 195,000파운드를 지불하고 화해했다(Dyer 2002).

1959년에 LSD는 남용물질로서 항간에 등장, lysergic acid이기에 속칭 "acid(애시드)"라 불렸다. 정제나 캡슐이 보편적이었으나 DOB처럼 압지(blotter)를 우표 시트지처럼 만들어서 스며들게 해 떼어내서 팔린 것은 "blotter acid"라 불린다. 경구섭취가 주된 방법이고 흡인도 하지만 흡연은 하지 않는다.

하버드대학 의대 정신과의 심리학자 리어리[Timothy F. Leary(1920~1996)]는 LSD를 사용하여 학교 내외로 학생과 수형자를 대상으로 무모한 실험을 했다고 해서 1963년 대학에서 쫓겨나 그 후 사이키델릭 사회의 교조적 존재가 되었다.

그가 대학에서 쫓겨났을 즈음, 도쿄대학 의학부 부속병원에서는 정신이상을 일으키는 양(1 μg/kg)의 배량 이상을 투여받은 학생이 돌연 공포심에 휩싸여 병동의 복도를 질주하여 철문에 정면으로 격돌해 안면에서 피를 흘리는 사건도 일어나고 있다(栗原 2004).

1966년 4월 미국에서 남자가 자신용으로 손에 넣은 LSD가 스민 각설탕을 5세의 조카딸

이 먹고 경련을 일으켜 병원으로 옮겨졌고, 또 의학부 중퇴를 한 30세의 남자가 LSD를 마시고 3일간 환각망상상태로 무의식 중에 의모(義母)를 살해하는 사건이 발생했다. 샌드사는 판매를 중지, 연구용을 포함해 모든 LSD의 회수를 단행하여 10월 LSD는 규제물질로 지정되었다. 21세기 들어 남용건수는 감소 경향에 있다.

1967년 6월 캘리포니아주 몬터레이의 팝 페스티벌에 이어서 같은 해 여름, 체제와 권위로부터의 해방을 주장하는 10만 명의 히피들이 샌프란시스코의 골든게이드 공원에 인접한 하이트−애쉬베리 지구에 모였다. "Summer of Love"라 불리는 비틀즈의 활약과 함께 반전·반체제 운동이 세계에 퍼지는 계기가 된 큰 사건이다. 권위로부터의 해방에는 자유연애, 프리섹스, 여성해방 등과 함께 "약물에 의한 새로운 세계의 발견"도 포함되어 있었다. 존 레논이 LSD를 사용하기 시작한 것도 이때쯤이다(Lee&Shlain 1992).

이러한 체제와 권위로부터의 해방을 주장하는 운동가의 "정신의 해방"을 목적으로 한 적극적인 사용에 대해서, 흥미본위, 안이한 호기심에서의 약물 사용을 "recreational use"라 부르고 "흥미본위의 사용"이나 "반쯤 장난으로 사용", "기분전환"으로 해석되고 있다.

하이트−애쉬베리 지구는 폭주족, 부랑자, 갱들의 소굴이 되어 각성제, 마리화나, LSD로 넘치게 된다. 각성제의 사용에 의한 식욕감퇴에서 오는 영상실조, 주사기의 돌림 사용으로 인한 감염, 프리섹스에 의한 성병 등의 감염증이 증가하여 무료진료소 Haight−Ashbury Free Clinics가 개설되었다. 이 진료소에서는 1973년 이후 50편이 넘는 남용물질 관련 논문이 발표되었다.

이 지역에서 원래 사용되고 있던 각성제, 마리화나, LSD에 더해 새로이 등장한 약물 중 하나가 DOM(STP)으로, 다른 하나가 소노마 카운디의 밀조소, 스컬리와 샌드 두 사람이 만든 그 이름도 캘리포니아다운 "Orange Sunshine"이라는 이름의 ALD−52(N−아세틸 LSD)였다. ALD−52는 원래는 호프만이 합성한 LSD의 유도체의 일종으로 LSD는 전년도의 10월에 규제물질이 되어 있었기에 경찰은 두 사람을 체포했다. 두 사람은 ALD−52는 LSD와 다른 물질이기에 위법이 아니라고 주장했으나 ALD−52는 가수분해해서 쉽게 LSD로 변화하며 무엇보다 원료는 LSD이기에 비합법이라는 검찰의 주장이 통해 스컬리는 기소되어 복역했다.

LSD 계열의 디자이너 드럭으로는 ETH−LAD, AL−LAD, PRO−LAD 등이 있다.

4.3 증상

4.3.1 급성기

50~100 ㎍이라는 미량으로, 목적인 환각효과를 얻을 수 있으므로 대량섭취에 의한 중독

은 드물며 그에 의한 사망은 더욱 드물다.

1972년 샌프란시스코의 파티에서 19~39세의 남녀 8명이 빨대를 써서 소량의 코카인을 흡인, 그 후 거듭 코카인이라 생각되는 백색분말을 흡인했다. 백색분말은 1줄 3×4×30 mm의 "라인"으로 흡인한 것은 각자 2줄이었다. 5분 후 전원이 불안흥분, 근육에 이상을 호소하며 토하고 쓰러져 10분 후에 응급외래로 이송되었다. 5명은 혼수상태, 3명은 호흡중지, 4명은 38.2~41.7°C의 발열, 그 외 설사, 근긴장의 이상 항진, 환각 등이 있었다. 전원에게서 빈맥, 산동, 구토, 고혈압, 피부의 홍조, 응고장애, 출혈이 보였으나 12시간 이내로 회복되었다. 혈액에서 코카인은 검출되지 않았고 LSD가 4명에게서 2.1~26.0 ng/mL, 두 사람의 소변에서 코카인이 1.3 ㎍/mL와 10.0 ㎍/mL, 4명의 위 내에서 LSD가 1.2~7.0 mg/mL 검출되었다(Klock 1975).

흡인한 백색분말은 LSD의 알약을 미립자로 만든 것으로, 코카인의 예에서는 라인 1줄은 약 50 mg이므로 이 남녀는 1인 약 100 mg으로 환각량의 1,000배 이상을 섭취한 것이 된다. 그러나 사망한 자는 없었다. LSD에 의한 사람의 치사량은 알려져 있지 않다.

34세 남성이 기괴한 행동을 하며 남의 집에 침입을 시도했으나 쫓기게 되어 도망치고 1개월 후에 빈 창고에서 사망해 있는 것이 발견되었다. 부검에서 이렇다 할 사인은 없고 간에서 스펙트럼분절형 광측정법과 박층 크로마토그래피로 3.12 mg/L이라는 고농도의 LSD가 검출되었다. 다른 약물은 검출되지 않아 LSD에 의한 급성중독사로 진단되었다(Griggs 1977).

25세의 남성은 입원 16시간 후에 사망, 사망 전후의 혈청에서 방사면역측정법, 고속액체 크로마토그래피, 모세관 가스 크로마토그래피/질량분석법으로 LSD가 각각 14 ㎍/L와 5 ㎍/L 검출되어 LSD에 의한 사망이라 진단되었다(Fysh 1985).

급성증상

LSD는 인돌아민을 골격으로 갖는다는 점으로 보면 트립타민계열의 환각제이나, 에르골린의 유도체이기에 맥각 알칼로이드 중독과 비슷한 증상을 보인다.

맥각 알칼로이드는 혈관 연축 등의 부작용 외에 분열성 반응, 망상(편집)성 반응, 우울, 조상태 등의 정신증상을 보이기도 하며 맥각 알칼로이드의 일종인 브로모크립틴은 환각, 관념분일, 과대망상, 종교망상을 일으키기도 한다(Harris 1984, Vlissides 1978). 산욕기에 유즙분비를 막기 위해 투여하면 혼미, 실(失)지남력, 환각 등 이외에 손목의 과신전, 강직간대경련 등 이상운동이 보인다(Iffy 1989). 예로부터 맥각중독, 특히 경련형의 중독에서는 이상운동 외에 환각, 섬망, 혼미, 조상태 등 정신증상을 보였고 특히 집단히스테리 상태가 보이기도 한다(『중독백과』 참조).

경련이 LSD에서도(Fisher 1967), LSA(리세르그산 아미드, 후술)에서도 보고되었다.

5-MeO-DMT에서 세로토닌 증후군이 일어나는데 LSD에서도 정도는 가벼우나 이와 닮

은 악성 증후군이 발병한다(Behan 1991).

증상은 실로시빈과 매우 비슷하다. 빈맥, 혈압상승, 동공 산대, 반사의 항진, 발열 등 교감신경자극증상이 보인다. 이어서 지각변용이 일어나고 불안, 우울상태에서 외상을 야기하기도 한다. 환각이 일어나는데 환시가 많고 환청은 드물다. 망상도 드물다. 시간경과에 대한 감각이 혼란하다. 감정의 변화를 경험하고 효과는 6~8시간 계속된다. 신체의존이나 금단증상은 없기에 강박적 사용도 일어나지 않는다.

실로시빈, 메스칼린과 마찬가지로 내성이 급속으로 생긴다. 주 1, 2회, 50 ㎍이 빠르면 수주일 이내에 400~800 ㎍으로 증가한다(Madden 1994). 실로시빈, 메스칼린 사이에 교차내성이 있다.

감정과 정동의 제어력이 저하되고 흥분상태에서 충동적 행동을 동반하는 경우는 자타에의 상해를 일으킬 위험이 있으므로 즉시 대응할 필요가 있다. 어두운 방에 조용히 눕혀서 말을 걸며 안심감을 주는 "talk down(이야기 걸기)"법이 LSD, 실로시빈, 메스칼린의 경우 약물보다도 효과적이다. 보호자를 동반시키는 것이 필수이며, 설령 일순간이라도 보호자에게서 떨어지면 영원히 버려지는 듯한 느낌을 주어 패닉에 빠질 위험이 있다. 「약의 효과이니 금방 편해진다」고 반복해서 이야기한다. 질문, 설명, 의논, 해설, 판단, 제3자적 태도는 피한다. 불필요한 움직임이나 대화는 의혹과 피해망상을 조장한다.

약물치료로서는 디아제팜을 경구투여한다. LSD 정신병의 증상은 통합실조증보다도 조울병과 비슷하므로 페노티아신은 역효과를 보이기도 한다(Schwarz 1968).

일본의 사례

헉슬리나 긴즈버그[Irwin Allen Ginsberg(1926~1997)] 등 LSD를 사용하여 창작상의 영감을 얻으려고 한 작가나 시인은 적지 않은데 이하의 가수인 바바 아키코, 민족독물학자인 이시카와 모토스케에 의한 체험담의 대략을 소개한다.

바바 아키코는 단가결사「카린」을 주재, 아사히 가단의 선자(選者)를 오래 맡았으며 수많은 상을 수상한 가수이다. 1959년 봄, 30세 즈음 호기심에 사로잡혀 의사 동반으로 LSD-25를 복용(섭취량은 불명), 그 체험담을 1960년의「단가(短歌)」지에「이상한 나라의 앨리스」라는 제목으로 4페이지에 걸쳐서 발표, 그 후 1976년에「현대(現代)」지의 12월 호에 에세이로서 정리했다. 그것에 의하면,

초록 안개가 솟아오르는 산 위에서 하계를 내려다보는 거인이 되거나, 작은 가스레인지의 불빛이 극장의 무대처럼 생생한 것을 보고 신이 나거나, 백은 벽면에 차례차례 나타나는 판타스틱한 형상에 넋을 잃고, 내려 쌓이는 시간을 꽃잎처럼 환각하거나, 암흑의 지옥에의 엘리베이터가 뒤틀리며 날아오는 것을 두려워하거나, 신기한 감각의 죄악감에 눈물 짓기도 했다. 건축물이나 일상의 풍경 모든 것이 파괴되어 값싸게 변질하는 것을 보면서 돌연 깔깔 웃

었다. 밤이 깊어 의사가 귀가하라 해서 돌아가면서, 이 세상이라고는 믿을 수 없는 광채로 빛나는 과일가게에 눈이 휘둥그래지고, 전철을 타고 차내의 좌석을 넘겨보다가 우스꽝스럽고 기묘하게 꽉찬 만화적 면모로「만화다 만화다」를 연발했다. 풍윤한 하룻밤이기는 했으나 그에 이어지는 일주일이 피로감과 권태감으로 마치 정신나간 사람 마냥 무기력했다.

샌드사는 LSD-25를 Delysid®(0.1 mg/ mL)라는 상품명으로 발매한 적이 있어 이시카와 모토스케는 그 앰플 1통을 마신 체험담을 남겼다(石川 1965).

다방에서 마시고 30분 정도 지나자 얼굴이 달아오르고 가벼운 두통이 있어 기분이 완전히 쾌활해져 웃음을 억누르지 못하는데 주위의 시선은 신경쓰이지 않았다. 1시간이 지나고 문득 천장을 올려다보니 평소 눈에 익은 천장에 색이 배어 있다. 색은 갈색이 되거나 노란색이 되거나 핑크색이 되거나 무대의 스포트라이트처럼 흘려 때로는 예쁜 줄무늬를 그린다. 그런가 했더니 구면경에 반사되듯이 벽이나 천장이 곡선을 그린다. 가게 안에 흐르고 있던 음악은 색채와 선과 빛의 삼중주를 구성해 주위를 빠르게 느리게, 빙글빙글 회전한다. 리듬에 끌려 엉겁결에 일어나 스탭을 밟았는데, 바로 자리로 돌아가 몽환의 경지에 있었다. 커피스푼이 거대한 유충으로 보였다. 창쪽에서는 핑크색 원숭이가 당장에라도 덤벼들려 하고 있다. 벽에는 색모자이크가 나타나 빙글빙글 돈다. 이쪽을 보고 있던 남자의 얼굴이 기분 나쁘게 물들어 두 눈이 떨어져 외 눈이 되었다. 코가 쭉 늘어나 높은 코로 변한다. 그 옆의 아가씨는 입술만 있고 얼굴이 없다. 음악에 맞춰 소녀가 나타나 하얗게 물결치는 옷을 두른 무녀는 마법사인 노파가 되어 창문으로 사라졌다. 자신의 한 쪽 팔이 없어져 있다. 그런 말도 안 되는 일이라고 생각하면서 확인할 방도가 없다. 다리가 쭉쭉 늘어나 굵어져 전봇대처럼 되어서 잘려 나갔다. 손님 폐점 시간입니다. 하고 흔들려 일어났다. 8시간이 지나 있었다.

보통이라면 외계에서의 입력자극을 필터에 걸러 상위의 통합중추로 보내는 뇌간부의 망상활성계에 문제가 생겨 뇌의 정보처리에 파탄이 일어난 듯하다.

일본에서는 1957년부터 1961년에 걸쳐서 학회발표나 논문발표가 잇따랐다. 대표적인 논문의 개요를 소개한다. 24~34세의 의사와 간호사 22명에게 LSD를 1 μg/kg, 증상에 따라 100 μg을 투여한 결과의 정리이다(中久喜 1959).

시각장애는 22명 전례에서 보여주었다. 검은 글자가 빨갛게 보이는 등의 색채감각의 이상, 직선이나 평면이 만곡해 보이는 직선·평면감각의 이상, 사물이 크게 보임, 작아 보임, 멀리 있듯이 보이는 입체감각의 이상, 착시, 환시 등이다.

청각과민, 청각둔마 등의 청각장애는 12예. 환청은 없었다.

피부감각의 이상이 15예, 맛·후각장애가 12예.

시간체험의 이상이 17예. 시간경과의식의 이상, 시간경과의 추상의 이상, 시간간격의 상실

등.

표상, 추상의 이상이 17예. 자아의식의 장애가 15예, 외계에 대한 현실감소실, 외계와의 현실감소실의 장애, 자기의 신체에 대한 현실감소실, 외계와의 융합감, 강박체험 등.

신체의식의 장애가 6예. 사고장애가 16예, 사고의 집중통일 곤란, 사고내용의 빈곤·억제, 상징화 등

망상양체험은 8예, 주시염려, 관계염려, 피해염려 등.

감정, 기분의 변화는 모든 예에서 보였고 상쾌하고 조금 과대적, 다행으로, 억제감에서 해소되는 기분, 황홀한 기분, 불안·긴장 기분 등.

의사·행위의 이상이 모든 예에서 보였고 의욕감퇴, 충동적 다동, 의사무력, 의지실조 등.

신체증상에서는 혈압 맥박의 증가가 19예, 타액분비항진, 구갈, 발한, 유루, 설사, 안면의 홍조 또는 창백, 구역감, 한기, 열감, 두중감 등이었다.

백질뇌증의 상을 보이기도 한다.

39세의 남성이 LSA(리세르그산 아미드, LA-111, ergine)를 남용 후, 구급차로 병원을 향하는 도중에 경련을 일으켰다. 입원 시 경련은 해결되어 있었으나 착란, 반사의 항진, 동공 산대, 발한과다가 보였다. 체온 38.4°C, 혈압 185/130, 맥박 120/분으로 강직간대경련이 10분간 계속되어 MRI의 소견 등으로 Posterior reversible encephalopathy syndrome(PRES)이라 진단되었다(Legriel 2008).

PRES는 Hinchey 등이 1996년에 발표한 질환으로(Hinchey 1996), 그 특징은 MRI의 소견으로 두정후두엽의 피질하의 백질에 양측대조성으로 부종상이 보이는 백질뇌증의 상을 보이고 두통, 의식장애, 경련, 시각결손, 구토, 혈압상승을 동반한다. 면역억제제, 자간, 신장질환에 동반하는 고혈압뇌증 등이 원인으로, 모세혈관의 투과성이 높아져 부종을 일으킨다고 생각된다. 환각성 매각 알칼로이드의 경우에도 혈압상승, 경련이 원인이라 생각된다.

4.3.2 정신장애

LSD 정신병이라 불리는 후유증을 남기기도 한다(Rosenthal 1964). 격조성 울병, 불안초조, 죄업감, 자책감이 보이는데 1회의 섭취로 8개월 계속된 예도 있다.

LSD에 의한 유해 사례 225명 중 142명은 피해망상, 환각, 불안 등 만성의 정신장애를 보였다(Smart 1967).

치료에 LSD를 사용한 경우

65명 중 3명에서 기분·감정·사고의 변조 등의 정신증상이 3개월에 걸쳐서 계속되고 기분

이 불안정한 환자에서는 강한 자살충동이 보였다. LSD의 위험은 통합실조증양 상태를 야기하는 것에 있지 않고 감정과 정동의 억제력이 저하해 지속적인 의식의 변용을 일으키는 것에 있다(Fink 1966).

정신병양의 인격장애와 알코올 의존증의 23세의 여성이 LSD에 의한 치료를 받기 위해 입원했다. 1주일 주기로 50 ㎍씩 4회의 치료를 받고 5회째 치료의 3일 후에 망상에서 전 남자친구를 찔러 죽였다(Knudsen 1964).

자해행위

18세의 남성이 도려낸 한 쪽 눈을 손에 들고 알몸으로 거리를 배회하고 있어 경찰에게 보호받았다. 정신병의 기왕은 없으며 입원력도 없고 약물남용력도 없다. 고등학교의 졸업 직전에 중퇴하고 4일 전부터 매일 LSD를 먹고 있었고 그 사이에 강제적인 동성애관계에 말려들어 있었다. 그 후 악마가 영혼을 다스리고 있어 당장이라도 죽을 것 같다고 느껴 신을 거역했기에 성서의 마태복음 5장 29절 「만일 네 오른눈이 너로 실족케 하거든 빼어내버리라」를 따르면 구원받는다고 생각했다. 자신의 영혼은 LSD 때문에 약해져 있어 악마가 들어와 있기에 악마를 쫓아내기 위해서 오른눈을 도려냈다고 한다.

23세의 여성은 불안이 심해지면서 집에 틀어박히고, 망상사고, 신비명상, 단식이 6개월 계속되어 1개월 전부터 입원했다. 간호사 중 한 명이 악마의 사자라는 망상으로 세계를 구하기 위해서라며 오른눈을 도려냈다. 그녀는 분열기질로 2년 반으로 대학을 중퇴, 히피 공동체에 들어가 LSD를 먹고 강간으로 임신해 중절했다. 그 후 히피 사회로 돌아가 대마와 LSD를 재개, "악몽"도 수회 경험해 신비주의를 신봉하게 되었다.

위의 두 사람에서 공통되는 것은 성적인 피해를 받은 뒤 LSD에 의해 초래된 정신적인 문제가 오른쪽 눈을 적출함으로 인해 「악마에게서 도망쳐 구원받았다」 혹은 「세계를 구할 수 있다」 등의 망상을 품고 있었던 것이다(Rosen 1972).

20세의 남학생이 정신병으로 입원했다. 사회적으로도, 대인관계적으로도, 학교의 성적도 좋았으나 3년 전부터 LSD 등의 남용을 시작해 경찰에게 잡힌 적이 있다. 남용 중 종교사고로 기울어 관계 관념 등 정신증상이 진행되었다. 입원 수개월 전부터 특이한 문화집단과 관계해 교조적 이론의 혼란을 입에 담게 되어 성적인 것에 관심이 집중되게 되었다. 그리고 그 죄악감을 성서의 마태복음 5장 29절과 30절 「만일 네 오른눈이 너로 실족케 하거든 빼어 내버리라」, 「만일 네 오른손이 너로 실족케 하거든 찍어 내버리라」와 결부시켜서 생각하게 되었다. 수주일의 입원 중에 증상은 조금 호전되어 퇴원했으나 2주일 후 자택에서 한 쪽 눈을 적출, 부모가 도움을 구하러 간 사이에 집에서 뛰쳐나와 남은 눈을 적출해 재입원 후에도 오른손을 잘라내는 것에 집착했다(Thomas 1972).

충동적 범행

22세의 남학생은 20세경부터 대마에 이어서 LSD에 손을 대게 되어 이따금 "악몽"을 경험했다. 길을 가다 만난 젊은 여성에게 받은 LSD를 먹은 후 그녀가 그의 영혼을 파괴하기 위해서 다른 우주에서 왔다고 생각하고 패닉상태에서 비행기를 갈아타고 미국에서 이스라엘로 왔다. 환청으로 근처에 있던 병사를 나치라고 생각하고 배와 가슴을 찔러 상해, 다른 두 사람에게도 상처를 입혀 경찰관에게 총을 맞았다. 미국의 정신보건센터에 4개월 입원하고 상처가 나음과 동시에 정신증상도 완전히 원래대로 돌아왔다. 퇴원 후에도, 그리고 범행 이전에도 망상성 인격장애 이외에 정신병은 확인되지 않았고 범행은 LSD에 의한 정신장애라 진단되어 재판에서 범행 시의 책임능력이 없었다고 판단되어 무죄가 되었다(Reich 1972).

22세의 남학생은 마리화나를 피우고 LSD를 2정 먹은 뒤 기숙사에 여자친구를 찾아가 갑자기 나이프를 꺼내들고 찌르려 덤벼들고 죽인다며 협박하고는 구내에 숨어 있다가 체포되어 경찰에서 정신과로 옮겨졌다. 입원 시 사건에 대해 전혀 기억이 없고 죽일 생각도 없었다고 이야기했다. 그는 100회 이상 LSD를 사용했으나 "악몽"을 경험한 적은 없었다. 진찰에서 조금 우울한 경향이 있었으나 이야기는 조리 있었고 지능은 평균 이상으로 마리화나의 흡연 이외에 기질성 정신병도, 통합실조양의 증상도 없었다. 퇴원 시의 진단은 약물 의존증과 특정불능의 인격장애였다. 퇴원 3일째, 다른 여자친구를 사살해서 체포되었다. 범행 시 책임능력이 없었다고 판단되어 정신장애자 시설에 수용되었다. 자백에 의하면 사살의 2일 전 다량의 대마를 피우고 LSD를 먹었다고 한다(Klepfisz 1973).

4.3.3 재연

LSD의 섭취를 멈추고 수주일에서 수개월 후에 갑자기 증상이 재연하는 일이 있어 플래시백, 환각제 지속성 지각장애(post-hallucinogen perceptual disorder: PHPD)로 알려져 있다. 일본에서 잘 알려져 있는 것은 각성제의 경우인데, 원래는 메스칼린에서 관찰되어 LSD의 사용자가 늘어남과 함께 "acid flashback"으로 널리 알려지게 되었다.

LSD를 6년간 사용, 중지 후 20년이 지나고 재연해 뇌파에 이상이 보이는 경우도 있다(Gaillard 2003). 알코올, 복약, 마취 등이 발단이 되는 것은 각성제와 완전히 같다(「재연현상」 참조).

LSD의 남용자 65명 중 50명은 플래시백을 경험하고 그 중 38%는 중증이었다. 치료개시부터 1년 반에서 4년이 지나도 여전히 35명은 플래시백으로 고통받았다. 플래시백을 경험한 자는 그렇지 않은 사람에 비해 치료의 예후가 나빴다(Holsten 1976).

LSD에서 보이는 플래시백은 각성제 정신병에서 보이는 플래시백과 큰 차이가 있다. LSD의 경우 많은 것은 기하학적 환시, 시야주변부의 인식장애, 색채의 반짝임, 강렬한 색채, 움직이는 물체의 영상 궤적이나 잔상, 거시증, 미시증 등(Abraham 1983)으로 시각에 관한 것이지만, 각성제의 경우 환각에 망상이 더해지는 것으로 그렇게 단순한 것이 아니다. 예를 들어 「죽으라고 말하는 목소리를 듣고 방에 등유를 뿌리고 혀를 깨물고 방화」, 「아내의 옆구리를 찌르고 2층에서 뛰어내렸다」, 「뱀이 아이와 아내에 휘감는다며 부엌칼로 이불을 몇 번이나 찌르고」, 「개에게 습격당한다며 지붕 위에서 도망다니다 지붕에서 떨어졌다」 등의 예는 드물지 않다.

플래시백이라는 현상이 국제적으로 인지되어 정의된 것은 1987년의 "정신질환 분류진단기준 제3판(DSM-Ⅲ-TR)" 이후인데 그것에 의하면 플래시백은 위에서 기술한 시각에 관한 증상이 「사회적·직업적인 장애를 일으키고 있는 것」이 기준 중 하나이다. 이것을 적용시키면 LSD에 의한 플래시백의 빈도는 아마 매우 적어진다. 각성제와 달리 망상에 원인하는 폭력적·파괴적 행동(사회적·직업적 장애)은 드물기 때문이다.

한편, 위에서 기술한 정신질환 분류진단기준에 의하면 플래시백이란 환각제에 의해 야기된 것이다. 그러나 전술한 바와 같이, 각성제는 환각제가 아니므로 각성제 정신병의 증상 재연은 플래시백이라 부를 수 없다.

LSD와 플래시백과의 관계에 대해서 조사한 연구는 주된 것만으로도 20건이 넘지만 위에서 기술한 진단기준을 적용시킨 조사연구는 한정되어 있어 유인, 빈도, 치료법, 예후 등을 비교검사하는 것은 어려우며, 각성제와 LSD의 플래시백을 비교하는 것은 더 어렵다.

4.4 메꽃과(科) 식물

메꽃과 아르귀레이아속 *Argyreia*에는 환각성 맥각 알칼로이드를 포함하는 종이 많다.

아르지레이아 네르보다(baby Hawaiian wood rose, silver morning glory) *A. nervosa*의 종자에는 아이소리세르그산아미드, 리세르그산-*a*-하이드록시에틸아미드, 아이소리세르그산-*a*-하이드록시에틸아미드 등의 맥각 알칼로이드가 종자에 1 g당 3 mg, 에르긴(d-리세르그산아미드)은 0.76 mg 포함되어 있다(Hylin 1965).

1965년 4월의 Science지에 발표된 1페이지가 다 차지 않는 논문은 환각성 맥각 알칼로이드가 가까이 있음을 시사한 것으로 드럭의 세계에 반향을 초래했다.

아르지레이아 네르보다가 역사상 종교적 의식이나 민간의료에 사용되었다는 기록은 없으며 식물성 환각제로서는 드문 예이다.

마찬가지로 메꽃과의 미국나팔꽃속 나팔꽃의 일종으로 일년생 나팔꽃(morning glory vine) *Ipomoea violacea*(*L. tricolor*)의 종자에는 리세르그산아미드가 포함되어 있어 150~300알 정도로 LSD와 비슷한 환각작용을 나타낸다. 멕시코 원주민이나 미국 멕시코주의 사포텍족이 종교적 의식에 사용했었다.

일본에서는 아르지레이아 네르보다, 일년생 나팔꽃의 종자가 "하와이안 우드로즈", "모닝 글로리"라는 이름으로 식물성 드럭으로서 돌아다니고 있다.

아르지레이아 네르보다의 종자는 1알 약 100 mg, 4~8알로 LSD와 비슷한 환각작용이 나온다. 증상은 환각 외에 정신운동성 흥분, 불안, 실(失)지남력 등으로(Göpel 2003), LSD에 의한 것과는 상당히 다르며 진정작용이나 자율신경증상이 강하며 스코폴라민중독과 유사하다(Borsutzky 2002).

18세의 남자고등학생은 하와이의 호놀룰루에서 아르지레이아 네르보다의 종자 15알을 먹고 6시간 후 환시, 우울, 자살충동, 타살충동 등 급성 정신병의 증상을 보였고 고혈압(179/114)을 동반해 입원, 6일째에 퇴원했다(Gertsch 2003).

18세의 남자는 미국의 미시간주에서 아르지레이아 네르보다의 종자 12종을 먹고 구토, 현기증, 환청, 시야의 깜빡임, 발한을 호소해 응급외래로 병원을 찾았고 고혈압(170/90), 빈맥(110/분), 안진, 동공산대가 보였다. 1개월 후에도 담배를 피울 때마다 환청을 주로 하는 플래시백을 경험했다(Al–Assmar 1999).

나팔꽃 *I. nil*의 종자에는 0.5% 정도의 맥각 알칼로이드가 포함되어 있는데 리세르그산 아미드는 포함되어 있지 않다.

둥근잎나팔꽃 *I. purpurea*는 일년생 나팔꽃과 혼동되는데 포함되는 맥각 알칼로이드의 양은 0.4~0.8/g으로 적다. 우드로즈(Ceylon morning glory) *I. tuberosa*는 아르지레이아 네르보다와 혼동되는데 맥각 알칼로이드는 포함되어 있지 않다.

갯나팔꽃 *I. pes-caprae*에는 맥각 알칼로이드가 포함되어 있다.

4.5 국가에 의한 LSD의 남용

1952년 LSD에 의해 통합실조증과 닮은 상태를 만들어내는 것이 가능하다는 논문이 발표되었다(Rinkel 1952, DeShon 1952).

미군은 LSD를 "피를 보지 않는, 사망자를 내지 않는 병기"로 간주하고 항공기에서 살포하는 환각성 화학병기 "미치광이 가스"의 후보로서 검토하고 있었다. 암페타민계열 환각제나 메스칼린도 연구대상이 된 적이 있으나 환각성 화학병기로서는 환각작용의 강도에 비해 치사성의 낮을수록 바람직하기에 그 점에서 환각량의 1000배를 마셔도 사망하지 않는 LSD보다 좋은 것은 없다.

1947년 설립 이후 마인드 컨트롤, 다시 말해 정신조작, 세뇌, 자백유도, 심리적 고문용 약물을 찾고 있던 미국중앙정보국(CIA)은 LSD에 달려들었다.

초기의 보고 중에는 중요한 군사기밀을 누설하지 않도록 명령받은 국원에게 LSD를 마시게 하고 심문했을 때 국원은 그 기밀을 모두 불고 심지어 LSD의 효과가 떨어진 후 그 일을 기억하지 못했다는 CIA가 기뻐할 만한 보고도 있어 국원들은 LSD가 첩보활동에 혁명을 초래할 것이라는 환상을 갖고 있었다.

적측의 스파이나 포로의 자백, 전향에 도움이 될 뿐만 아니라 아군의 요원이 적의 손에 떨어졌을 때 스스로 마셔서 착란상태에 빠져 정상적인 정보가 적의 손에 넘어가지 않게 하는 것이나 도시의 상공에서 살포하거나 도시의 수원이나 공군기지의 수도, 군함의 음료수에 투입하는 등, CIA는 모든 가능성을 모색했다(Lee&Shlain 1992).

4.5.1 CIA에 의한 인체실험 1-블루버드, 아티초크

일부의 정신과 의사들은 CIA에서 영수증이 필요 없는 윤택한 연구비를 받고 "LSD에 의한 정신조작"을 테마로 하는 CIA의 꼭두각시 연구원이 되었다. 연구비는 방패막이가 되는 재단 등을 통해서 지급되어 관계하는 연구소·병원은 적어도 80곳에 달했다.

CIA의 이 계획은 "블루버드"라는 암호명으로 불려 1951년부터 "아티초크" 계획으로 이름을 바꾸고 나아가 1953년에는 후술의 Project MK-ULTRA(MK 울트라계획)으로 발전, 그 아래에는 149개의 프로젝트가 있었다.

테러의 공포 앞에서는 인권은 뒷전으로 미루는 9.11사건 후의 미국과 비슷하여 냉전시대의 미국에서는「공산주의의 위협」이라는 구실만 있으면 모든 일이 허용되었다.

후에 상원의 공청회의 증인으로 출석한 MK 울트라계획의 책임자 코틀리브나 당시의 CIA 국원이, 비인도적인 인체실험을 위원장인 로버트 케네디 상원의원에게 지시받았고 이구동성으로 말한 구실은「공산주의의 위협에 대항하기 위해」였다.

캐머런의 인체실험

캐나다, 미국, 세계 각각의 정신과학회의 회장을 맡은 캐나다, 몬트리올의 맥길대학, 앨런 기념연구소의 캐머런[Donald Ewen Cameron(1901~1967)]은 1957~1964년까지 CIA에서의 자금으로 치료라 칭하고 통합실조증의 환자에게 실험을 행했다. 환자는 우선 "수면치료"로 수면약으로 수개월에 걸쳐서 의식도 몽롱한 상태에 처해진 후 "사고의 초기화"를 위해 빈회의 전기쇼크와 대량의 LSD 투여에 의해 과거의 사고양식을 소거당하고 이어서 "새로운 조건 붙이기"를 위해 수면실에 갇혀서 다시 한번 수면약에 절여진 배게 밑의 스피커에서 녹음테이프를 환자에 따라 25만 회 반복해서 들려줬다.

통합실조증의 환자뿐만 아니라 불안 정신증이나 산욕기 우울증에 의한 경증 환자, 지적장애나 인격장애를 가진 소아를 포함해 수천 명의 "환자"가 이렇게 "치료"를 받았다.

실험은 무위로 끝나고 기억상실, 실어증, 실금 등 후유증으로 고통받는 환자의 일부는 후에 미국정부를 상대로 1명당 100만 달러의 손해배상청구의 소송을 제기하였다. 환자의 동의 없이 실험이 행해졌던 것이다. CIA는 동의 없는 인체실험에 연구비를 제공하고 있었던 것으로, "뉘른베르크 강령"에 대한 명백한 위반이었다.

"뉘른베르크 강령"이란 제2차 세계대전 중에 나치가 행한 비인도적인 인체실험을 재판하기 위해 1947년 독일의 뉘른베르크에서 열린 재판에서 채택된 것으로 「피험자의 자발적인 동의」, 「과학적·의학적 근거」등 10항목으로 이루어진 인체실험의 기본원칙이다. 캐머론도 뉘른베르크 재판의 판사를 맡고 있었다.

샌드사는 연구 데이터의 제출을 조건으로 세계의 연구자에게 무료로 LSD를 제공하고 있었는데 1953년경 Delysid®라는 의약품으로 발매했다. 이후 미국에서는 FDA(식품의약품국)가 배포를 단속해 결과적으로는 뉘른베르크 강령에 위배되는 CIA의 비인도적 비밀세뇌제계획을 지원했다.

1974년 12월의 뉴욕타임즈지의 기사를 계기로 설치된 상원의 입법 위원회와 대통령직속의 삼극위원회의 활동으로 MK 울트라계획이 드러났다. 그러나 전년에 CIA장관 Richard Helms가 자료의 파기를 명한 후여서 명백해진 것은 파기를 면한 단편적인 자료와 관계자의 증언에 의한 전모의 일단뿐이었다. 캐머론의 사후 유가족은 자료를 파기했다.

1984년 캐나다 국영방송의 뉴스에서 새로운 사실이 드러났다. 그것에 의하면 캐나다 정부는 인체실험임을 알고 캐머론의 자금을 원조했을 뿐만 아니라 실험의 단속을 위해 50만 달러의 추가 지원까지 했었다. 캐나다 정부는 후유증으로 괴로워하는 127명에게 1명당 10만 달러를 지불하고 화해했다.

이즈벨의 인체실험

CIA는 전미 15곳의 형무소나 정신병원에 극비리에 세뇌제의 개발을 위촉해 나치의 다하우 수용소와 마찬가지로 복역자, 정신병환자, 외국인, 나을 가망이 없는 환자, 성적도착자, 소수민족이 모르모트 대용이 되었다.

그 중 하나인 캔터키주 렉싱턴에 있는 연방정부 공중위생국 소속의 마약상용자 치료센터의 책임자, 약리학자인 이즈벨(Harris Isbell)에게 CIA는 10년 이상에 걸쳐서 연구비를 제공했다. 연구비는 국립정신 위생연구소를 통해서 지급되었는데 국립정신 위생연구소도 국립위생연구소도, 이사들은 CIA의 의도를 충분히 알고서 강제적인 연구자 이즈벨을 지원했다.

시설의 실태는 마약상습범의 형무소였으나 표면상으로는 치료센터로 수형자는 환자라 불렸다. 수형자에게 보수로 금전이 지불된 적은 없고 이즈벨의 독선적인 연구에 지원하면 보수로서 모르핀이나 헤로인을 받을 수 있기에 남용자 동료 사이에서는 「약이 떨어지면 렉싱턴에 가라」고 공공연히 이야기되어 퇴원 후의 재입원율은 90%에 달했다.

CIA는 LSD 등의 환각제를 포함해 800종류가 넘는 약물을 모르모트 대용의 "환자"를 갖는 이즈벨에게 보내 마리화나, 코카인, 헤로인, PCP, 아질산아밀, 환각성 버섯, 소기(아산화

질소), 바르비투르산, 메스암페타민 등 자백제, 세뇌제의 연구를 지원했다. 이즈벨은 흑인 수형자에게 75일간에 걸친 장기간 LSD 대량 투여실험도 했었다.

파이퍼의 인체실험

프린스턴의 뇌연구센터의 소장, 에모리대학의 약리학교실 주임 교수로 통합실조증의 연구로 유명한 파이퍼[Carl C. Pfeiffer(1908~1988)]는 CIA의 연구비로 1955~1964년에 걸쳐서 애틀랜타의 연방형무소와 뉴저지주의 보든타운 소년원의 복역자에게 LSD의 투여실험을 행했다. 완벽한 동의서를 받은 실험이었다고 후에 말하는 그의 말을 믿는 자는 없다.

4.5.2 CIA에 의한 인체실험 2–MK 울트라계획

1953년 4월, CIA는 신임인 앨런 덜레스 장관[Allen W. Dulles(1893~1969)] 아래 군의 화학자 고틀리브[Sidney Gottlieb(1918~1999)]를 책임자로 총액 1,000만 달러가 넘는 극비·MK 울트라계획을 발족시켰다.

CIA 직원

고틀리브는 LSD의 효과가 지속적이지 않는 것으로 심문용의 무기로서가 아닌 일시적인 착란제로서 사용하는 것을 생각했다. 적방의 수뇌나 정부고관에게 몰래 마시게 하면 공적인 상황이나 중요한 회합에서 기묘한 행동이나 우스운 행동을 함에 틀림없고 그 효과는 절대적이라고 생각했다. 그러나 정신병 환자, 마약상용자, 나을 가망이 없는 환자를 실험대로 한 것으로는 효과의 판정이 어려워 정상인을 대상으로 실상에 입각한 방법으로 사용할 필요가 있었다. 우선은 MK 울트라계획의 팀회원이 스스로 마시고 서로의 행동을 관찰, 기록하고 다음으로 동료의 음료에 몰래 넣고 슬며시 관찰했다. 휴식 시간(커피 브레이크) 중에 그것이라고는 모르고 마신 남자는 돌연 사라졌고 워싱턴의 거리의 몽유병자처럼 돌아다니고 있었다. 매우 당황해서 찾아다닌 동료들은 무기로서의 LSD의 효과에 새삼 놀람과 동시에 흥미를 불러일으켰다.

1953년 11월, 그 결과가 돌아왔다. CIA의 국원과 군의 기술자들이 3일간의 연수를 위해 메릴랜드주 오지의 사냥집에 모였다. 2일째 디너 후 고틀리브는 칵테일에 LSD를 넣어서 대접하다 엄청난 소란이 일어났다. 육군의 생물병기의 연구자 올슨[Frank Olson(1910~1953)]은 환각과 망상으로 심각한 공포에 사로잡혀 정신에 이상을 일으켜 LSD가 원인이라 진단받고 메릴랜드주 록빌에 있는 요양소로 옮기기로 결정되었다. 이곳은 겉으로는 CIA의 군영이 아니나 정신에 변조를 일으킨 CIA 관계자의 입소처였다. 마시고 2주일 후 록빌로 옮겨지기 마지막 밤 뉴욕의 호텔에 감시역인 CIA 요원 동반으로 체크인한 올슨은 새벽 10층의 방에서 창문을 깨고 뛰어내렸다. 중요 인물의 사인은 엄중히 은닉되어 미망인은 정부로부터 연금을 받아 일체를 쉬쉬했다.

20년 후 삼극위원회의 조사로 MK 울트라계획의 일부가 드러났다. 1975년 정부는 올슨이 LSD를 마신 것을 인정하고 가족에게 75만 달러를 지불하고 화해했다. 1994년 아들인 에릭이 묘에서 발굴, 법의학자 J. E. Starrs 사체를 감정했다. 그 결과 사체의 측두부와 전두부에 둔기로 맞은 흔적이 있어 뛰어내릴 때 유리창을 깨면서 생긴 듯한 열상을 보이지 않았다. 1996년 맨해튼지구 검사가 타살용의로 조사에 착수했으나 증거불충분으로 입건까지는 되지 않았다.

일반시민

고틀리브가 다음으로 밟은 단계는 실험대상을 CIA 관계자에서 평범하게 생활하는 일반인으로 넓혀 몰래 LSD를 투여하고 언행을 관찰하는 것이었다. 적임자로서 선택받은 것이 화이트(George Hunter White)이다. 그는 연방정부마약국 소속의 거친 남자로 제2차 세계대전 중에는 스파이 학교를 경영한 옛날부터의 마약단속관이었다.

화이트는 바로 뉴욕시의 그리니치 빌리지에 아파트를 빌려 CIA의 비용으로 매직미러 등 감시장치를 갖춘 아지트로 개조했다. 사진으로 보는 한 한껏 뽐내서 건방져 보이는 화이트이지만 예술가라는 사전 선전으로 면식이 없는 사람을 아지트에 꾀어 들여서는 몰래 LSD를 마시게 해서 행동을 관찰, 기록했다.

1955년 그는 샌프란시스코로 전근, 하이트-애쉬베리에 아지트를 2개 만들고 "Operation Midnight Climax(심야의 절정작전)"를 전개했다.

드럭을 상용하는 창녀를 하룻밤 100달러로 고용해 일하는 중에 체포되면 경찰과 교섭하겠다고 보증하고 가까운 바에서 낚은 비즈니스맨을 CIA 직영의 아지트로 데리고와 음료에 LSD를 넣어 매직미러 너머로 칵테일을 마시면서 마약상용의 창녀와 환각남이 나체로 뒤엉키는 것을 관찰, 사진으로 찍어 기록했다. 낮에는 마약의 단속을 하고 밤에는 초심자에게 LSD를 마시게 하는 "실험"은 1963년까지 계속되었다.

1966년 퇴직 후 그가 상사인 고틀리브에게 보낸 편지에는 「보잘것없는 일이었습니다만 너무나도 유쾌해서 정신없이 일했습니다. 여하튼 그곳 말고 어디에서 혈기 왕성한 미국놈이 최고간부의 보증과 축복이라는 특권 아래에 거짓말을 하고, 죽이고, 훔치고, 강간할 수가 있었겠습니까?」라고 되어 있었다.

문헌

Abraham HD. Visual phenomenologyof the LSD flashback. Arch Gen Psychiatry 1983 ; 40 : 884–9

Acuña–Castillo C et al. Differences in potencyand efficacyof a series of phenylisopropylamine/phenylethylamine pairs at 5–HT(2A) and 5–HT(2C) receptors. Br J Pharmacol 2002 ; 136 : 510–9

Al–Assmar SE. The seeds of the Hawaiian babywoodrose are a powerful hallucinogen. Arch Intern Med 1999 ; 159 : 2090

安藤英祐ほか. 5–methoxy–N–methyl–N–isopropyl–tryptamine(5–MeO–IPT)摂取により視覚過敏, 聴覚過敏を呈した1 症例。精神医学 2005 ; 47 : 1255–7

安藤英祐ほか. 4–acetoxy–N–methyl–N–isopropyltryptamine(4–AcO–MIPT)過量服薬により知覚変容, 幻視, 意識障害, 脱抑制を呈して高所からの飛び降りに至った1 症例. 精神医学 2007 : 49 : 189–92

Andreasen MF et al. A fatal poisoning involving Bromo–Dragonfly. Forensic Sci Int 2009 ; 183 : 91–6

荒金眞佐子ほか. 乱用薬物ハルマラの鑑定とPeganum harmala 中のharmaline 及びharmine 含量. 生薬学雑誌 2008 ; 62 : 35–42

BalíkováM. Nonfatal and fatal DOB (2, 5–dimethoxy–4–bromoamphetamine) overdose. Forensic Sci Int 2005 ; 153 : 85–91

BarryTL et al. GC/MS comparison of the West Indian aphrodisiac Love Stone® to the Chinese medicationChan Su® : Bufotenine and related bufadienolides. J Forensic Sci 1996 ; 41 : 1068–73

BehanWMet al. The muscle findings in the neuroleptic malignant syndrome associated with lysergic acid diethylamide. J Neurol Neurosurg Psychiatry 1991 ; 54 : 741–3

BorsutzkyM et al. Hawaiianische Holzrose : (Psycho–)Pharmakologische Wirkungen der Samen der Argyreia nervosa Eine fallbezogene Darstellung Nervenarzt 2002 ; 73 : 892–6

Bowen JS et al. Diffuse vascular spasm associated with 4–bromo–2, 5–dimethoxyamphetamine ingestion. JAMA 1983 ; 249 : 1477–9

Brubacher JR et al. Treatment of toad venom poisoning with digoxin–specific Fab fragments. Chest 1996 ; 110 : 1282–8

Brush DE et al. Monoamine oxidase inhibitor poisoning resulting from internet misinformation on illicit substances. J Toxicol Clin Toxicol 2004 ; 42 : 191–5

Bustamante D et al. Analgesic and behavioral effects of amphetamine enantiomers, p–methoxyamphetamine and n–alkyl–p–methoxyamphetamine derivatives. Pharmacol Biochem Behav 2004 ; 79 : 199–212

Cimbura G. PMA deaths in Ontario. Can Med Assoc J 1974 ; 110 : 1263–7

Cooper HA. Hallucinogenic drugs. Lancet 1955 ; 1 : 1079

Curtis B et al. Postmortem identification and quantitation of 2, 5-dimethoxy-4-n-propylthiophenethylamine using GC-MSD and GC-NPD. J Anal Toxicol 2003 ; 27 : 493-8

Dams R et al. Fatalitydue to combined use of the designer drugs MDMA and PMA : a distribution study. J Anal Toxicol 2003 ; 27 : 318-22

De Letter EA et al. One fatal and seven non-fatal cases of 4-methylthioamphetamine (4-MTA) intoxication : clinicopathological findings. Int J Legal Med 2001 : 114 : 352-6

DeShon HJ, Rinkel M, Solomon HC. Mental changes experimentallyproduced byd -lysergic acid diethylamide tartrate. Psychiatr Q 1952 ; 26 : 33-53

Dyer C. NHS settles claim of patients treated with LSD. BMJ 2002 ; 324 : 501

East NE et al. Canarygrass (Phalaris sp)toxicosis in sheep in California. J Am Vet Med Assoc 1988 ; 192 : 667-9

Eisner BG et al. Psychotherapy with lysergic acid diethylamide. J Nerv Ment Dis 1958 ; 127 : 528-39

Elkes C et al. Hallucinogenic drugs. Lancet 1955 ; 1 : 719

Felgate HE et al. Recent paramethoxyamphetamine deaths. J Anal Toxicol 1998 ; 22 : 169-72

Fink M et al. Prolonged adverse reactions to LSD in psychotic subjects. Arch Gen Psychiatry 1966 ; 15 : 450-4

Fisher DD et al. Grand mal seizures following ingestion of LSD. Calif Med 1967 ; 106 : 210-1

Fysh RR et al. A fatal poisoning with LSD. Forensic Sci Int 1985 ; 28 : 109-13

Gable RS. Risk assessment of ritual use of oral dimethyltryptamine (DMT) and harmala alkaloids. Addiction 2007 ; 102 : 24-34

Gaillard MC et al. Persisting visual hallucinations and illusions in previouslydrug -addicted patients. Klin Monatsbl Augenheilkd 2003 ; 220 : 176-8

Gallagher CH et al. Toxicityof Phalaris tuberosa for sheep. Nature 1964 ; 204 : 542-5

Gallagher CH et al. Deaths of ruminants grazing Phalaris tuberosa in Australia. Aust Vet J 1967 ; 43 : 495-500

Gertsch JH et al. Case report : an ingestion of Hawaiian BabyWoodrose seeds associated with acute psychosis. Hawaii Med J 2003 ; 62 : 127, 129

Giroud C et al. 2C-B : a new psychoactive phenylethylamine recently discovered in Ecstasy tablets sold on the Swiss black market. J Anal Toxicol 1998 ; 22 : 345-54

Glennon RA et al. Indolealkylamine and phenalkylamine hallucinogens : a brief overview. Neurosci Biobehav Rev 1982 ; 6 : 489-97

Glennon RA et al. Influence of amine substituents on 5-HT2A versus 5-HT2C binding of phenylalkyl- and indolylalkylamines. J Med Chem 1994 ; 37 : 1929-35

権守邦夫ほか. マジックマッシュルーム摂取後に死亡した一例. 日法医誌 2002；56：92

Göpel C et al. Hawaiian baby rose wood：case report of an argyreia nervosa induced toxic psychosis. Psychiatr Prax 2003；30：223–4

Griggs EA et al. LSD toxicity: a suspected cause of death. J KyMed Assoc 1977；75：172–3

Harris PL. Bromocriptine and hallucinations. Ann Intern Med 1984；101：149

HincheyJ et al. A reversible posterior leukoencephalopathysy ndrome. N Engl J Med 1996；334：494–500

Hofmann A. LSD–Mein Sorgenkind. Klett–Cotta, 1979

Holsten F. Flashbacks：a personal follow–up. Arch Psychiatr Nervenkr 1976；222：293–304

本間康浩ほか. 脱法ドラッグによる急性中毒の1 症例. 日救急医会関東誌 2004；25：192–3

Hy de C et al. Abuse of indigenous psilocybin mushrooms：a new fashion and some psychiatric complications. Br J Psychiatry 1978；132：602–4

Hylin JW et al. Ergoline Alkaloids in Tropical Wood Roses. Science 1965；148：499–500

IffyL et al. Ergotism：A possible etiologyfor puerperal psychosis. Obstet Gynecol 1989；73：475–7

飯田薫. 5–メトキシ–N–ジイソプロピルトリプタミン(5–MeO–DIPT). 調剤と情報2005；11：1206–7

石川元助. 毒薬. 毎日新聞社, 1965年, p208–14

Itokawa M et al. Acute confusional state after designer tryptamine abuse. Psychiatry Clin Neurosci 2007；61：196–9

Kamata T et al. Metabolism of the psychotomimetic tryptamine derivative 5–methoxy–N, N–diisopropyltryptamine in humans：identification and quantification of its urinary metabolites. Drug Metab Dispos 2006；34：281–7

Kamata T et al. Metabolism and toxicological analyses of hallucinogenic tryptamine analogues being abused in Japan. Forensic Toxicol 2010；28：1–8

Kärkkäinen J et al. Urinaryexcretion of bufotenin (N, N–dimethyl–5–hydroxytryptamine) is increased in suspicious violent offenders：A confirmatorystudy . Psychiatry Res 1995；58：145–52

Kärkkäinen J et al. Potentiallyhallucinogenic 5–hydroxytryptamine receptor ligands bufotenine and dimethyltryptamine in blood and tissues. Scand J Clin Invest 2005；65：189–99

川井祥子ほか. いわゆる合法ドラッグ(5–Meo)によって誘発された精神症状を呈した1 例. 杏林医会誌 2004；35：122

北村登ほか. マジックマッシュルームにより急性知覚変容□錯乱状態を呈した1 症例. 臨床精神医学 2001；30：1523–7

清田和也ほか. 脱法ドラッグ5–MeO–DIPT中毒の3 症例. 中毒研究 2004；17：215–6

Klepfisz A et al. Homicide and LSD. JAMA 1973；223：429–30

Klock JC et al. Coma, hyperthermia, and bleeding associated with massive LSD overdose, a

report of eight cases. Clin Toxicol 1975；8：191−203
Knudsen K. Homicide after treatment with lysergic acid diethylamide. Acta Psychiatr Scand 1964；40 Suppl 180：389−95
近藤慎太郎ほか. マジックマッシュルーム摂取により肝機能膵機能障害および重篤な意識障害を生じた一例. 日赤医学 2001；53：159
Kraner JC et al. Fatalities caused bythe MDMA−related drug paramethoxyamphetamine (PMA). J Anal Toxicol 2001；25：645−8
工藤謙太郎ほか. マジックマッシュルーム単回使用により多彩な精神症状が長期間持続した1 例. 神精会誌 2002；52：57−8
熊谷亮ほか.「脱法ドラッグ」5−methoxy−N, N−diisopropyltryptamine(5−MeO−DIPT)の摂取によって一過性の精神症状を呈した2 症例. 精神医学 2005；47：213−5
栗原雅直. 千一夜物語Ⅲ⑧。最新精神医学 2004；9：179−82
黒木尚長ほか. 脱法ドラッグ(パラメトキシエチルアンフェタミン)による急死の1 例. 中毒研究 2006；19：334−5
黒木由美子. 脱法ドラッグによる中毒. 薬事 2004；46：2436−42
Kuwahara T et al. Problems in three Japanese drug users with Human ImmunodeficiencyVirus infection. J Med Invest 2008；55：156−60
Lee MA, Shlain B. Acid Dream. Crove Press, 1992, p180
Lee MA, Shlain B. Acid Dream. Crove Press, 1992, p3Æ43
Legriel S et al. Lysergic acid amide−induced posterior reversible encephalopathysy ndrome with status epilepticus. Neurocrit Care 2008；9：247−52
Madden JS. LSD and post−hallucinogen perceptual disorder. Addiction 1994；89：762−3
松本俊彦ほか. 精神症状出現にマジックマッシュルーム摂取が関与したと考えられる2 症例. 精神医学 1999；41：1097−9
McBride MC. Bufotenine：toward an understanding of possible psychoactive mechanisms. J Psychoactive Drugs 2000；32：321−31
三村琢也ほか. 幻覚性キノコによる急性中毒の1 例. 日救急医会関東誌 1999；20：224−5
Miyajima M et al. 2C−T−4 intoxication：acute psychosis caused by a designer drug. Psychiatry Clin Neurosci 2008；62：243
Moy a PR et al. Functional selectivity of hallucinogenic phenethylamine and phenylisopropylamine derivatives at human 5−hydroxytryptamine (5−HT)2A and 5−HT2C receptors. J Pharmacol Exp Ther 2007；321：1054−61
椋棒英世ほか. 脱法ドラッグFOXYによる急性中毒の一重症例. 大阪救急 2005；71：22−5
中久喜雅文. LSD による精神障害について. 精神医学 1959；1：149−64
中本晃弘ほか. 5−MeO−DiPT(5−Methoxy−N, N−diisopropyltryptamine)中毒が疑われた一鑑定例. 法中毒2005；23：132−3

中野祥行ほか. 複数の違法ドラッグ乱用により持続性知覚障害や記銘力障害を呈した1 臨床例. 精神医学 2007；49：719−25

Narimatsu S et al. Oxidative metabolism of 5−methoxy−N, N−diisopropyltryptamine (Foxy) byhuman liver microsomes and recombinant cytochrome P450 enzymes. Biochem Pharmacol 2006；71：1377−85

Osmond H. A review of the clinical effects of psychotomimetic agents. Ann N Y Acad Sci 1957；66：418−34

Räisänen MJ et al. Increased urinaryexcretion of bufotenin byviolent offenders with paranoid symptoms and familyviolence . Lancet 1984；2(8404)：700−1

Reich P, Hepps RB. Homicide during a psychosis induced by LSD. JAMA 1972；219：869−71

Rinkel M, DeShon HJ, Hyde RW, Solomon HC. Experimental schizophrenia−like symptoms. Am J Psychiatry 1952；108：572−8

Rosen DH, Hoffman AM. Focal suicide：self−enucleation by two young psychotic individuals. Am J Psychiatry 1972；128：1009−12

Rosenberg DE et al. Comparison of a placebo, N−dimethyltriyptamine, and 6−hydroxy−N−dimethyltryptamine in man. Psychopharmacologia 1963；4：39−42

Rosenthal SH. Persistent hallucinosis following repeated administration of hallucinogenic drugs. Am J Psychiatry 1964；121：238−44

Sandison RA et al. The therapeutic value of lysergic acid diethylamide in mental illness. J Ment Sci 1954；100：491−507

Schwarz CJ. The complications of LSD：a review of the literature. J Nerv Ment Dis 1968；146：174−86

Shulgin A et al. Pihkal, Transform Press, 2007 Sklerov J et al. A fatal intoxication following the ingestion of 5−methoxy−N, N−dimethyltryptamine in an ayahuasca preparation. J Anal Toxicol 2005；29：838−41

Smart RG et al. Unfavourable reactions to LSD：a review and analysis of the available case reports. Can Med Assoc J 1967；97：1214−21

滝口直彦ほか. カンナビス精神病と犯罪. 精神医学 1989；31：477−85

保清和ほか. マジックマッシュルームにより精神症状を来した1 症例. JJAAM 2001；12：648

田村貴代志ほか. いわゆる脱法ドラッグ5−MeO−DIPT による精神症状を呈した1 例. 精神経誌 2004；106：1330

田中栄之介ほか. 5−メトキシ−N, N−ジイソプロピルトリプタミンによる1 死亡例. 中毒研究 2005；18：423

Thomas RB, Fuller DH. Self−inflicted ocular injuryassociated with drug use. J S C Med Assoc 1972；68：202−3

内田博ほか. インターネット入手のマジック·マッシュルーム中毒例. 鳥取医誌 1999；27：172−4

植山徹ほか. 5MeO−DIPT中毒の2 例. 日臨救医誌 2005；8：160

Vlissides DN et al. Bromocriptineinduced mania? Br Med J 1978；1：510

Vollenweider FX et al. Positron emission tomographyand fluorodeoxyglucose studies of metabolic hyperfrontality and psychopathology in the psilocybin model of psychosis. Neuropsychopharmacology1997；16：357−72

Weil AT et al. Bufo alvarius：a potent hallucinogen of animal origin. J Ethnopharmacol 1994；41：1−8

Winek CL et al. A death due to 4−bromo−2, 5−dimethoxyamphetamine. Clin Toxicol 1981；18：267−71

Wood DM et al. Delayed onset of seizures and toxicity associated with recreational use of Bromo−dragonFLY. Med Toxicol 2009；5：226−9

山本理絵ほか. 2, 5−dimethoxy−4−iodophenethylamine(2C−I)摂取により, 知覚変容, 聴覚過敏, 錯視, 横紋筋融解症を呈した1 例. 精神医学 2006；48：1225−7

山内春夫ほか. 新規麻薬及び脱法ドラッグによる急死. 日法医誌 2006；60：77

Zaitsu K at al. Determination of a newlyencountered designer drug® p−methoxyethylamphetamine® and its metabolites in human urine and blood. Forensic Sci Int 2008；177：77−84

Ⅳ 해리성 마취제

해리성 마취제[dissociative anesthetics(drugs)]라 불리는 일군의 약물이 있다.

- ·펜사이클리딘
- ·사이클로헥실아민
- ·케타민
- ·틸레타민
- ·γ-하이드록시낙산, γ-부틸로락톤, 1,4-부탄디올
- ·덱스트로메토르판
- ·그 외 해리성 마취제

덱스트로메토르판 이외는 이전에 전신마취약으로서 사용됐으나 케타민을 제외한 나머지는 현재 사용되고 있지 않다. 틸레타민은 동물용 마취약이다.

펜사이클리딘, 사이클로헥실아민, 케타민, 틸레타민은 아릴사이클로헥실아민(arylcyclohexylamine)이라 총칭되는 물질로(그림 1) 그 유도체가 다수 합성되어 그 중 많은 경우가 디자이너 드럭으로서 남용의 대상이 되고 있다. 한편 진통작용이 있기에 만성동통의 치료에 사용되는 것이 많다.

덱스트로메토르판은 메틸에페드린, 디하이드로코데인과 함께 다양한 조합으로 400종류 이상 대부분의 진해거담제(기침약)에 배합되어 있으므로 「제1편 5장 기침약」에서 다룬다.

펜사이클리딘을 원형으로 하는 아릴사이클로헥실아민계열 물질의 작용은 다음과 같다.

① 비길항성의 NMDA(*N*-methyl-D-aspartate) 수용체 차단에 의한 마취작용, 항경련작용, 해리증상.

② 도파민 재흡수 억제에 의한 중추신경자극, 다행감, 정신증상.

③ 오피오이드 μ 수용체 자극에 의한 진통, 다행감.

이 물질들에는 내성, 의존성이 있어 펜사이클리딘, γ-하이드록시낙산은 이전에 전신마취약으로서 사용되었다고는 해도 현재는 남용물질 그 자체이며, 케타민도 덱스트로메토르판도 남용물질로서 문제가 되고 있다.

통상의 전신마취약은 뇌간부위까지 포함하는 뇌전체의 강한 억제, 즉 의식소실, 혈압저하, 호흡억제라는 대가에 의해 진통작용을 얻었다. 이에 반해 해리성 마취제는 의식이 있는 상태이면서 통증에는 반응하지 않는 상태를 만들 수 있다는 특별한 장점이 있다.

1960년대부터 1980년대에 걸쳐 마취과학의 세계 표준이었던 Dripps 등의 명저 "Introduction to Anesthesia"에 의하면 "중추신경의 특정부위에만 작용하는 전신마취약이 오랫동안 요구되었으나, 케타민은 현재 그것에 가장 가까운 성공 예이다"고 기록되어 있다(Dripps 1988).

충분한 진통효과가 있음에도 불구하고 잠은 매우 얕으며 잠이라고 하기보다 주위에 무관심(disconnected)한 상태이다(Domino 1965, Bjarnesen 1967).

해리성 마취제(dissociative anesthetic)라는 말은 후술하듯이 Rovenstine 등이 사이클로헥실아민의 마취로 환자의 의식이 주위에서 dissociated(해리된) 상태로 외부에서의 자극과 대뇌피질의 인식 사이에 dissociation(해리)가 보인다(Collins 1960)고 기재한 것에서 Domino 등이 제창한 것이다(Domino 1965).

해리성 마취제라는 어휘의 유래로는 "뇌파상 신피질에서 억제를 가리키는 서파(徐波)가 확인되고, 대뇌 변연계에 부활(賦活)을 가리키는 각성파도 확인되며, 두 개의 계가 기능적으로 해리하기 때문"이라는 설명이 있는데 이것은 나중에 붙은 해석이며, 모든 것을 설명할 수 있는 것도 아니며 원래의 의미도 아니다.

"의식이 주위에서 해리한 상태"는 이 마취약들 특유의 작용이기도 하며, 가장 큰 문제이기도 하다. 이 상태는 환각의 일종으로 부작용이므로, 이 마취약들은 "환각제"가 아닌 "해리성 마취제"라는 독립적인 물질군을 구성한다.

1983년, 펜사이클리딘(PCP)과 케타민의 주된 작용부위가 척수의 NMDA 수용체에 있음을 알게 되었고(Anis 1983), 작용부위가 뇌 이외에도 있다는 것이 생리학적으로 밝혀졌다. 결합부위는 NMDA 수용체 복합체 속의 PCP/시그마 수용체라 일컬어지고 있었으나, 1987년에 둘은 독립적인 수용체로 확인되었다.

메스암페타민 등 각성제는 의존이 진행되면 각성제 정신병이라 불리는 통합실조증과 비슷한 증상을 보이는데, 통합실조증에서 보이는 감정운동의 평판화, 사고의 빈곤, 의욕의 결여 등의 음성 증상은 없다. 이에 반해 펜사이클리딘 정신병은 양성 증상뿐만 아니라 음성 증상이나 인지기능장애까지 보다 통합실조증과 비슷한 증상을 나타내므로 통합실조증에 가장 가까운 질환 모델이 된다. 후술하는 케타민이나 지조시루핀과 함께 통합실조증의 병인 해명이나 치료약의 개발에 도움이 되리라 기대되고 있다(Stone 2008, Bubeníková–Valesová2008).

남용되는 각성제나 환각제의 종류는 무수히 많으나 중독학적으로 봤을 때 공통되는 것은 섭취량과 증상의 관계가 명확하지 않다는 것이다. 그러나 해리성 마취제의 경우 남용물질로서 문제가 되고 있으나, 모두 예전에는 마취약으로서 사용되고 있었던 만큼 섭취량과 효과·증상의 관계를 정확하게 알고 있는 드문 예이다.

1 펜사이클리딘, 사이클로헥실아민, 케타민, 틸레타민

1.1 펜사이클리딘(PCP)

1.1.1 개요

정맥마취약

펜사이클리딘[1-(1-페닐사이클로헥실)피페리딘, CI-395, 그림 1]은 파크 데이비스사가 개발한 정맥마취약으로 상품명은 Sernyl®이다. 2 mg/kg의 투여로 고양이는 눈이 움직일 뿐 24

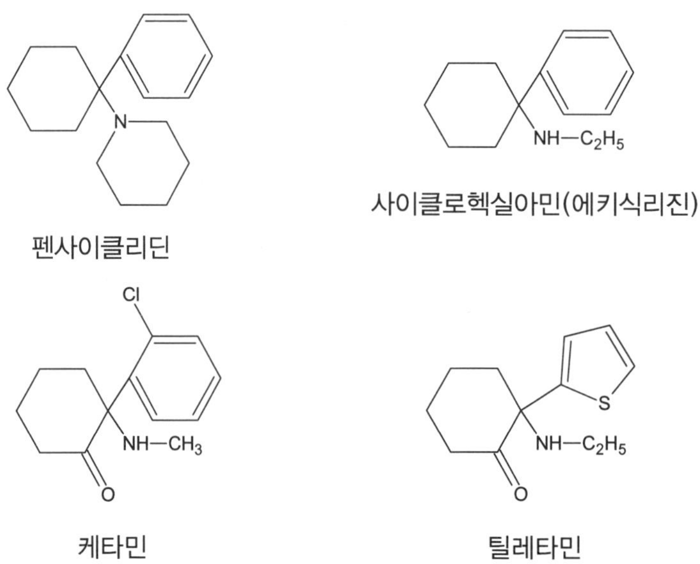

그림 1 아릴사이클로헥실아민계열 해리성 마취제

시간 같은 자세를 유지하고, 야생의 히말라야원숭이는 눈을 뜬 채 입에 넣은 사람의 손가락을 물고 평온한 상태를 유지했다(Domino 1980).

Sernyl®이라는 상품명과 동물용 마취약의 상품명 Sernylan® 모두 "평온"을 의미하는 serenity에서 유래했다.

1958년, 미국의 웨인주립대학교에서 처음으로 자궁내막 소파수술을 포함하는 64예의 마취에 사용되었다. 통상적으로는 10 mg(0.25 mg/kg)을 사용했고 일부의 환자에게서 감정의 고양이나 정신의 산란이 보였다. 바늘 자극을 자극으로는 느끼지만 통증으로는 느끼지 않는다. 각성 시의 흥분은 때때로 제어가 어려우며 0.5 mg/kg 이상의 정맥주사로 감정이 격해지고 1 mg/kg로 전신경직이나 긴장병성 부동이 이어져 경련을 일으킨다(Greifenstein 1958). 이 논문의 저자 중 한 명인 요시타케 준이치는 훗날 규슈대학 마취과학교실의 초대 교수로, 아마 펜사이클리딘 마취를 행한 유일한 일본인이다.

67명의 마취, 50명의 수술 후 동통, 42명의 마취 전 투약에 사용한 결과, 피부, 피하조직, 근육, 골관절, 회음부의 수술에는 특히 효과적이나, 가장 큰 문제는 중독성 정신병과 비슷한 환각망상을 동반하는 흥분이다(Johnstone 1959).

12명의 건강한 사람에게 0.75 mg/kg을 투여하면 메스칼린이나 LSD와 달리 환각은 없으나 신체감각의 이상, 이인감, 체감 시간의 이상, 사고의 집중곤란, 추상의 이상 등이 보였다(Davies 1960).

1960년 뉴욕대학의 Rovenstine 교수들은 펜사이클리딘에 대해서 시·공간 지남력 장애가 있고 회복기의 흥분과 환각이 현저하며 임상 사용에 맞지 않다고 결론지었고(Collins 1960) 1965년 파크 데이비스사는 발매를 중지하여 일본에서 마취약으로 쓰일 기회는 없었다.

통합실조증

건강한 사람과 통합실조증 환자에게 PCP를 투여하자 통합실조증과 비슷한 증상이 메스칼린이나 LSD보다도 현저하게 나타났으나 환각은 나타나지 않았다. 만성 통합실조증 환자는 메스칼린이나 LSD에는 저항성이 강하고 이것들의 효과와 병 자체의 증상을 분명하게 구별할 수 있었다. 한편, PCP는 통합실조증의 증상을 악화시키고 때때로 감정의 이탈과 통합실조증의 초기 혹은 급성기와 비슷한 감정의 변화가 보였다. 신체감각의 이상과 「죽는 것은 아닌가」 하는 공포감이 특징으로 젊은 남성에게서 많이 보였다(Ban 1961, Luby 1959).

환각성 화학병기

1950년대 후반, 미국 육군은 PCP를 사용해서 에지우드(Edgewood)의 병기공장에서 병사를 대상으로 환각성 화학병기로 인체실험을 하고 있었고, CIA는 약리학자 이즈벨(Isabel)에게 켄터키주의 마약상용자 치료센터에서의 인체실험을 맡겼다.

청각과민

환각제에 비해 환시는 훨씬 적고, 신체의식의 장애에 기반하는 착시에 의한 것이 많다. 그러나 환청은 많고 청각과민의 상태에 빠져 주위의 소리가 귀에 들어오지 않게 된다.

환각제에 의한 중독성 정신병으로 흥분상태에 있는 환자를 보호자가 동반한 상태로 어둡고 조용한 방에 눕혀 말을 걸며 안심시키는 "talk down"법은 소량, 경증의 경우에는 효과적이지만(Jacob 1981), 마리화나나 LSD와 달리 PCP에서는 많는 경우 효과가 없었다. 그 이유는 환자가 청각과민 상태에 있어서 주위의 소리에 귀를 기울일 수 있는 상태가 아니기 때문이다(Stein 1973).

남용물질

원료인 사이클로헥산온과 피페리딘이 입수하기 쉽고 합성이 용이하며 현재 모든 것은 밀조된 것이다. 밀조된 것이기에 최종 제품 중에 반응중간체가 잔류하는 일이 잦아, 그 중 하나인 1-피페리디노사이클로헥실카르보니트릴은 펜사이클리딘보다 독성이 강하고 생체 중에서 시안을 유리한다.

경구(2~6 mg), 정맥주사(1~3 mg), 경비흡인(1~3 mg) 또는 건조시킨 대마나 파슬리에 1~3 mg을 스프레이한 것을 흡연한다. 대마의 성분은 PCP의 효과를 증강하고(Murray 1976), 파슬리에는 환각물질 아피올이 함유되어 있는데 펜사이클리딘의 양으로는 적다. THC, 메스칼린, MDA, LSD, 실로시빈, 코카인, 하와이안 우드로즈, 암페타민으로 팔리고 있다. 코카인과의 혼합물은 "Star search"라 불린다.

사체 방부 보존용 액체(포름알데하이드)를 담배나 대마, 차엽에 스미게 하고 그것에 펜사이클리딘을 첨가한 것이 fry, wet, dust, illy 등의 이름으로 나돌고 있는데 이 모든 것에 펜사이클리딘이 들어 있는 것은 아니며 코카인 등이 검출되기도 한다(Singer 2005).

1.1.2 디자이너 드럭

펜사이클리딘계열 디자이너 드럭에는 펜사이클리딘과 같이 페닐기를 갖는 롤리사이클리딘(PCPy), 에티사이클리딘, 디에틸시클리딘, 펜시클라민, 페닐사이클로펜틸피페리딘(PCPP), 곁사슬에 프로필기가 붙는 PCPr, 메톡시에틸기가 붙는 PCMEA, 에톡시에틸기가 붙는 PCEEA, 메톡시프로필기가 붙는 PCMPA, 펜사이클리딘의 페닐기가 싸이오펜으로 바뀐 피페리딘, 가시클리딘, 티에닐사이클로헥실피롤리딘(TCPy) 등이 있다.

PCPr(페닐사이클로헥실프로판아민), PCMEA, PCEEA, PCMPA는 1990년대 후반에 독일을 중심으로 유럽에서 남용물질로 등장했다(Sauer 2008, Sauer 2009).

PCPr은 다음 절의 사이클로헥사아민보다 작용은 조금 약하다.

최근에는 아릴사이클로헥실아민계열 물질의 진통작용에 주목하여 2-HO-PCP, 2-Me-PCP, 2-Meo-PCP 등 펜실클리딘 유도체의 진통약으로의 개발이 진행되고 있다(Iorio 1991, Ahmadi 2005, Ahmadi 2006).

1.1.3 남용

1967년, 펜사이클리딘은 Sernylan®이란 이름으로 다시금 동물용 마취제로 개발되었고 같은 해 6월, 캘리포니아주 서쪽 해안, 몬터레이의 팝 페스티벌에서 "PeaCe Pill(평화의 약)"이라는 이름의 알약형 드럭으로서 등장했으며, 싼값에 입수하기 쉬워 "Hog" 등의 이름으로 1년 만에 북미 각지로 퍼졌다. 그러나 불안, 감정의 격양, 망상, 긴장병성 부동, 착란, 지남력 장애 등 부작용이 심하고(Fauman 1976, Jacob 1981), 근긴장, 고열, 횡문근융해, 신부전 등이 흔하여(Cogen 1978, Hoogwerf 1979, Barton 1981), 한때 드럭은 세상에서 거의 모습을 감췄다. 그러나 1970년대 중반, 분말이 "Angel dust" 등의 이름으로 재등장했고 젊은 백인 사이에서, 그 후에는 흑인을 시작으로 소수자들에게 퍼졌다. 1978년에 제조가 중지되어 다음 해 규제물질로 지정되었다.

미국에서의 사례

1979년 6월 주말 48시간 동안 로스앤젤레스 카운티 정신병원 응급부에서 진찰받은 145명 중 63명에서 펜사이클리딘이 검출되었다(Yago 1981).

1980년에 로스앤젤레스 카운티에서 검시를 행해 펜사이클리딘이 혈액에서 0.01 μg/mL 이상 검출된 사망자 104명 중 급성 중독은 15명으로, 89명은 펜사이클리딘의 영향 하의 발작적인 폭력행위에 의한 것이었다(Budd 1982).

1981년에서 1986년까지 미국 미주리주 세인트루이스 카운티에서 검시를 행해 혈액에서 펜사이클리딘이 검출된 104명 중 급성중독사는 4명뿐, 남은 100명 중 96명은 흑인 남성으로 타살이 75명이었고 그 중 64명은 총탄에 의한 것, 자살은 12명이었다(Poklis 1990).

펜사이클리딘 중독으로 로스앤젤레스 카운티와 남캘리포니아 대학병원의 감금병동에 입원 중인 환자 등 1,000명 중 흉폭성이 354명에서 보였다. 130명은 언쟁 끝에 폭력행위를 하였으며, 43명은 총이나 나이프에 의한 공갈이나 상해, 2명은 주택의 창문을 총으로 난사했고 그 중 한 명은 큰 도끼를 들고 아내를 쫓아다녔고 다른 한 명은 두 명의 인질을 잡고 찔러 죽인다며 위협해 경찰의 총에 맞고 자신의 목을 긋고 가슴을 찔렀다. 29명은 자해행동, 그 중 한 명은 펜치로 자신의 이 2개를 뽑았고 다른 한 명은 조모를 찌른 뒤 자신의 몸에 불을 붙였다. 한 명은 창문을 깨고 유리를 먹었다. 신에게 버스 승객 전원을 죽이라는 말을 들었다는 여성은 일을 저지르기 직전에 경찰에게 제압당했다.

이상행동은 288명에게서 보였다. 어떤 남자는 고속도로를 느린 속도로 운전하다 자동차 지붕에서 뒹굴거리다 도로의 중앙에 드러누웠다가 고속도로에서 차에 부딪치는 놀이를 하고, 차에서 뛰어내려 고가에서 매달려 있다. 아래의 도로로 추락하여 발이 부러지고 칼로 양 손목을 그었다(McCarron 1981a).

감정이 고조되고 착란상태에 이르기도 전에 본인은 통증을 느끼지 않게 되기 때문에 한 번 흥분해 흉폭성을 띠게 되면 격하게 날뛰어 손을 쓸 수 없고 제압하는 데에 다수의 사람이 필요하다.

펜사이클리딘이 검출된 환자 1,000명 중 펜사이클리딘 단독에 의한 중독은 597명으로 증상은 많은 순으로 섬망 등 급성뇌증, 중독성 정신병, 긴장병성 부동, 이상행동, 돌발적 폭력, 혼수 등이 있다. 혼수 55예 중 고혈압, 빈맥, 전신강직, 전신강직간대발작이 약 절반에서 보였다(McCarron 1981b).

펜사이클리딘을 마시고 차를 운전해 검거된 56명의 혈중농도는 51 ng/mL(12~118 ng/mL)였다(Kunsman 1997). 지남력 상실, 혼수 등 중독증상을 보인 4명의 혈장농도는 0.09~0.22 mg/L(Marshman 1976), 사망 17예의 혈중농도는 4.8 mg/L(0.3~25 mg/mL)였다.

일본에서의 사례

일본에서는 불온상태로 입원하고 다음날 퇴원한 국적불명의 27세 외국인 여성의 혈청에서 미다졸람과 함께 5.1 ng/mL의 펜실클리딘이 검출된 것이 아마 유일한 남용 예이다(仁平 2002).

작용

내성, 심리적 의존을 일으킨다. 신체의존은 드물지만 일단 일어나면 갈망과 강한 금단증상이 보인다.

복층피개야의 도파민 신경을 활성화시키고 그 자극이 대뇌피질과 변연계에 이르러 펜사이클리딘 탐색행동의 강화효과가 나타난다.

햄스터의 통합실조증 모델에 있어서는 펜사이클리딘, 케타민, 지조시루핀의 정신이상 발현작용은 도파민 D_2 수용체와는 관계없다(Jordan 2006).

펜사이클리딘은 반세기 동안 정맥마취약, 남용물질, 통합실조증 모델, 진통약의 개발로 역할을 크게 바꿔오면서 지금도 여전히 기준물질 중 하나이다.

1.2 사이클로헥사아민(PCE)

펜사이클리딘과 같이 페닐헥실아민의 유도체(*N*-에틸-1-페닐사이클로헥실아민, CI-400, 에티시클리딘)이다(그림 1). 펜사이클리딘보다 작용은 조금 강하다.

1959년, 282명의 전신마취와 191명의 마취 전 투약에 사용한 결과가 Anesthesiology지에 발표되었다. 결론은 다음과 같았다. ① 혈압의 저하가 없다, ② 호흡의 억제가 없다, ③ 부정맥이 없다, ④ 각성기에 섬망증상이 보인다(Lear 1959).

사용될 기회가 가장 적었던 정맥 마취약이기는 하지만 이상의 결론은 해리성 마취제의 성격을 정확히 말하고 있다.

전신마취 시 마취과 의사는 혈압의 저하, 호흡의 억제, 부정맥과 격투하고 있는 것을 생각하면 이 마취약은 획기적인 것이다. 그러나 당시 결론 중 하나였던 "각성기의 섬망증상"은 이후에 계속되는 모든 해리성 마취제를 따라다니는 문제이다.

다음 해인 1960년, 29명의 푸에르토리코인의 자궁내막 소파술의 마취에 사용한 결과가 Anesthesia and Analgesia지에 발표되었다. 0.15~0.25 mg/kg의 정맥주사 3분 후 진정, 지각의 차단이 일어났고 이때의 환자의 감각은 전신 무감각과 부유감으로 5분 후에 통각이 사라졌다. 특징은 긴장병성 부동(catatonia)으로 무표정한 얼굴, 입을 크게 연 채 눈은 한 점만을 바라보고 있으며 눈앞의 자극에 반응이 없음, 전신강직 후 사지는 수동적으로 꺾을 수 있게 되고 그 위치를 유지한다. 약 절반에서 각성 시 흥분이 보였다(Collins 1960).

이 논문은 위에서 기술한 논문에 비해서 증례 수도 적고, 결론도 이 마취약의 특징을 간결하게 표현하고 있다고 하기 어렵다. 그러나 이 논문의 의의는 전술한 것과 같이 이 마취의 특징을 환자가 주위에서 해리(dissociate)한 상태라고 처음에 표기한 것으로, dissociative anesthetics라는 단어의 유래가 되었다.

사이클로헥실아민은 바다코끼리, 얼룩무늬 물범의 부동화에도 사용되었다(Mitchell 1991).

1.3 케타민

1.3.1 작용

케타민(CI-581, 그림 1)은 1964년 Domino, Corssen 등에 의해 처음으로 죄수들 중 지원자 20명에게 시험적으로 투여되어 이어서 130명의 환자의 마취에 사용되었다.

펜사이클리딘을 닮아 강력한 진통작용이 있으며 인후두 반사가 잘 유지되었다. 작용시간은 짧으며 꿈, 환각·망상 등의 정신증상은 펜사이클리딘과 비슷하나 지속은 훨씬 짧다(Domino 1965, Corssen 1966). 반감기는 펜사이클리딘이 20시간에 비해 2시간이다.

마취에 필요한 양은 정맥주사로 2 mg/kg, 근육주사로 10 mg/kg으로 환각량은 이 10~25%, 100 mg의 근육주사로 효과는 약 1시간 지속되며 3시간이면 정상으로 돌아온다.

케타민제약인 Ketalar®, Ketaset®, Astrapin®은 라세믹 혼합물인데 S(+)케타민은 작용시간이 짧고 호흡억제와 환각작용 모두 강하다.

일본에서 사람의 마취에 처음으로 쓰인 것은 1965년으로 미국에서 개발된 새로운 마취약의 시판 전 임상실험이 미일 거의 동시에 시작된 드문 예이다.

교감신경자극작용이 있기 때문에 혈압저하가 없으며(Corssen 1968), 정맥주사와 근육주사 모두 2~10배 정도의 과량투여에서는 호흡 억제 이외의 이상은 보이지 않고 안전성이 높다(Green 1999)는 큰 장점이 있어 재해 시나 전장에서의 전신마취에 필수적이다.

1979년 말부터 1984년 초에 걸쳐서 국제 적십자의사단이 태국·캄보디아 국경, 아프간·파키스탄 국경, 레바논, 인도네시아에서 담당한 마취 3,665건 중 전신마취는 2,383건, 반 이상인 1,345건은 케타민 마취로 그 중 877건인, 전신마취의 37%는 자발적 호흡 하의 마취였다(Lenz 1985).

펜사이클리딘과 달리, 무스카린, 니코틴, 아세틸콜린, 오피오이드 등 수용체에도 작용하며 교감신경자극작용에 의한 혈압상승, 빈맥이 보인다.

다중약물남용을 행한 39세 여성의 마취 중에 바르비투르산의 이탈반응에 케타민의 작용이 겹쳐져 300/202 mmHg라는 고혈압으로 폐수종 증상이 발현한 예가 있다(Murphy 1993).

아트로핀이나 스코폴라민에는 항콜린 작용에 의한 환각작용이 있기 때문에 케타민과 병용하면 꿈과 환각 등의 정신증상을 일으키기 쉬워진다.

케타민 마취 시의 정신증상을 경감하기 위해서는 벤조디아제핀계열 약물 중 특히 로라제팜이 유효하다(Fragen 1976, Dundee 1978, Kothary 1981).

대량으로는 경련을 일으키지만 마취에 필요한 양에서는 증상이 보이지 않는다는 점이 펜사이클리딘과 다르다. 그러나 항콜린 작용이 있어 아트로핀과 병용하면 소아에서는 간대성 경련을 일으킨다(Burmeister–Rother 1993). 아트로핀을 마취 전 투약에 사용한 소아에게 케타민을 근육주사 후 몇 분 만에 경련이 일어났다(藤森 1968). 펜사이클리딘 마취에서 64명 중 56명에게 아트로핀 또는 스코폴라민의 전 투약했을 경우 3예에서 경련이 보였다(Greifenstein 1958).

케타민도 펜사이클리딘도 NMDA 수용체와 도파민 D_2 수용체에 같은 양상의 친화성을 보이며 5–HT_2 수용체에 대한 친화성은 조금 약하다. 도파민 D_2 수용체에는 부분 자극약으로서 작용한다. NMDA 수용체에 대한 선택성은 낮다(Kapur 2002).

전두전야의 도파민 D_1 수용체는 동물에게 NMDA 수용체 차단약을 반복해서 투여하면 상해를 입기 쉬운 부위임을 알고 있다. 이 수용체의 활성을 방사성 리간드를 사용해서 양전자 방사단층촬영법(PET)에 써서 케타민 상용자와 건강한 사람의 그룹을 비교했다. 그 결과 상용자에서는 뇌의 다른 부위에 비해서 배측전두전야 피질의 도파민 D_1 수용체는 기능항진 상태로 그 정도는 케타민 섭취량과 상관관계에 있다. 케타민의 상용으로 전두전야의 도파민이 고갈해 도파민 D_1 수용체의 기능항진상태를 초래하며 기억기능에 장애를 일으킨다(Narendran 2005).

비교적 소량의 NMDA 수용체 차단약이라도 NMDA 수용체의 기능저하는 특이성 기억장애를 초래한다. 기능저하가 중증화하면 통합실조증의 악화와 매우 흡사한 정신증상을 보인다. 이것이 지속하면 성인의 뇌에 특징적인 신경병리상을 동반하는 신경독성을 보이게 된다(Farber 2003).

1.3.2 의존, 내성, 금단

케타민은 신체의존은 적으나 심리적 의존과 금단증상 모두 강하며 강박감에 사로잡힌 충동적 사용은 환각제와 비교해도 아주 강하다. 급속히 내성이 생기며 고양감이 옅어짐과 함께 그것을 떠올릴 수도 없게 되어 그 시점에서 멈추는 자가 많으나, John Lilly처럼 한 시간 간격으로 주사하기에 이르는 예도 적지 않다.

내성에 대해서 구체적인 수치의 기재가 있는 가장 초기의 논문은 다카사키 등의 것이다. 6세 남아 화상의 피부이식에 12회의 케타민 마취를 행해 9회째의 마취에서는 초회 10 mg/kg의 근육주사로 65분간의 마취를 얻을 수 있었으며, 20 mg의 추가 정맥주사로 25~30분간의 마취를 얻을 수 있었다. 그러나 12회째의 마취에서는 초회 근육주사 후 20분 만에 추가투여가 필요로 해졌으며 20 mg의 추가 정맥주사로 10~15분간의 마취밖에 얻을 수 없었다. 수술조작은 완전히 똑같았다(高崎 1970).

생후 11주 남아의 망막모세포종의 방사선 치료에 주 3회, 4주에 걸쳐 13회의 마취를 했으며 마취에 필요한 양이 초회의 30 mg에서 13회째에는 105 mg까지 증가했다(Byer 1981).

주요우울장애에 케타민이 사용되고 있는데 2회째 이후 효과는 감소한다(Hillemacher 2007).

만성동통의 치료

만성통에 케타민을 사용했을 경우 점점 케타민에 집착하는 경향이 있다. 일방적으로 증량을 희망하며 증량한 결과 일차적으로 동통은 경감하지만 한 번에 대량을 내복해버린다. 약물의 자기관리가 어려우며 점적 속도를 빠르게 해달라고 희망한다(小林 2008).

73세 여성이 재발한 유방암의 완신경총에의 침투로 액와부터 손으로 퍼져나가는 통증이 악화, 이통증(allodynia)과 통각과민으로 침대의 시트에 닿는 것조차 못하고 격통을 참지 못하고 입원했다. 사용하고 있던 진통약은 하루에 펜타닐패치 75 ㎍/h, 카르바마제핀 200 mg, 디클로페낙 75 mg이었다. 케타민 120 mg/24 h의 피하점적을 시작했을 때 효과는 극적이었으며 6시간 이내의 이통증과 통각과민 모두 현저하게 개선되었다. 200 mg/24 h로 유지해 펜타닐패치 75~125 ㎍/24 h를 병용했으며 발작적 통증에 모르핀 50 mg을 내복했다. 점적 부위에 감염이 일어나 치료개시 3주일 후 환자의 요구로 점적을 중지했을 때 통증은 급격하게 악화했고 12시간 후에는 전신에 격렬한 이통증과 통각과민이 생겨 시트가 몸에 닿는 것도 고통이 되어 견딜 수 없었다. 케타민 투여를 재개했으나 효과가 나타나기까지 참지 못하고 진통제를 필요로 했고 4일째 이후는 케타민만으로 통증이 멈췄다(Mitchell 1999).

케타민은 진통작용이 있는 단시간 작용성의 의존성 물질이므로 갑자기 중지하면 금단증상으로 통증이 악화하는 것은 당연하며 중지할 때에는 서서히 양을 줄이면서 금단할 필요가 있다.

케타민은 경구섭취하면 간에서 대사되어 생리활성이 있는 놀케타민과 디하이드로놀케타민을 발생시킨다. 이 대사산물의 반감기는 길며 또 놀케타민에는 진통작용이 있으며 환각작용은 훨씬 약하다는 특징이 있다(1.3.6 「혈중농도」 참조). 따라서 금단증상을 피하고 환각이라는 부작용을 가볍게 하기 위해서도 만성동통의 치료에는 정맥주사보다 내복이 적절하다.

「케타민은 진통작용이 강하다고 알려져 있지만 수술 직후부터 환자가 강한 통증을 호소하는 것에는 놀랐다」는 기재는 이미 1970년에 볼 수 있다(Knox 1970).

1.3.3 해리증상과 이인감

마취에서 각성기의 꿈과 환각에 대해서는 「주위의 사물이 크게 혹은 작게, 이중으로 보인다」, 「왠지 모르게 기묘하게 흔들려 보인다」(橘 1966), 「별을 향해서 나는 듯한」, 「전파에 탄다」, 「선악을 초월한 사람이 돼버렸다」(藤田 1968), 「신체가 공중에 떠 있는 듯한」, 「우주여행을 했다」, 「어딘가 먼 곳을 여행했다」, 「탈 것에 탔다」, 「신체가 컨베이어벨트에 실려 토막나 버려서 매우 무서웠다 」(岩月 1967) 등의 기재가 있다.

「영혼이 육체를 떠난다」, 「우주공간을 떠돈다」, 「현실과의 연결이 소실된다」 등 의식과 육체의 해리, 이인감은 "out of body", "K-hole"("K"는 케타민의 속칭)이라 불리며 함께 드럭을 남용하는 무리는 「K-hole에 빠지다」, 「K-land에 가다」 등으로 표현한다. 선명한 꿈으로 나타나는 이 해리증상은 케타민의 특징 중 하나로 해리성 마취제가 다른 환각제와 다른 점이다. 이것은 NMDA 수용체의 기능저하 상태로 "K-hole"에서 빠져나온 후에도 꿈을 현실로 착각하는 경향이 있으며 「나는 금성에 다녀왔다」는 말을 한다. 펜사이클리딘 마취에서도 「벌레가 되었다」, 「우주에 갔다」는 이야기로 이인감은 보고되었다(Johnstone 1959).

케타민 상용자는 비상용자에 비해 케타민 투여 후의 해리증상과 통합실조증양의 증상이 현저해(Curran 2000), 섭취 직후의 기억장애가 "K-hole"에서 벗어난 후에도 장기간 남는다. 이것은 동물에서 NMDA 수용체의 기능 차단 시에 관찰되는 기억장애와 유사한 현상이다(Curran 2001).

건강한 사람에게 투여했을 경우 환각은 없으나 통합실조증의 음성 증상과 비슷한 ① 시각·청각, 체성감각 등의 해리, ② 관계관념 내지는 관계망상, ③ 무표정 등이 보이는 것이 특징이다(Pomarol-Clotet 2006, Stone 2006). 음성 증상은 NMDA 수용체에 대한 직접적인 차단작용에 의한 것으로 양성 증상은 다른 기전으로 일어난다(Stone 2008).

케타민은 다른 어떠한 정신활성 물질이나 NMDA 수용체 차단약보다도 통합실조증과 비슷한 증상을 나타낸다(Vollenweider 2001).

덱스트로메토르판과의 상호작용

난치성 동통에 대한 케타민의 지속점적치료법을 17일간 5회 시행했을 때 그때마다 통증은 경감했으나 각성 시에 천장이 일그러져 보이는 등의 환시, 머릿속이 딱딱해짐과 같은 신체감각의 변화가 출현했다. 특히 5회째 시행 후에 환각에 더해 강한 불안감과 불면을 호소했으며 2일 후에 통증이 재발했다. 덱스트로메토르판을 투여해 통증은 소실했으나 케타민 지속 점적 후에 보인 「머릿속이 딱딱해짐」, 「몸의 오른쪽 절반이 멍해진다」, 「경치가 변하며 어질어질하다」 등의 환각·망상이 나타난다. 덱스트로메토르판의 중지로 정신증상은 개선됐으나 통증은 재연되었다(飯田 1999).

이 증례는 케타민에 의한 환각·망상이 덱스트로메토르판 사이의 교차반응이 있음을 나타내고 있다.

환지통에 대한 케타민의 지속점적치료법 중에 덱스트로메토르판의 내복을 병용했을 때 케타민에 의한 환각이 지연되었다(種田 2001). 케타민에 대한 내성이 생기는 한편 같은 작용기전에 의한 덱스트로메토르판의 작용이 겹친 까닭이다.

난치성 신장통에 대해 주 1회의 점적치료를 시작하고 1개월 지났을 때 악몽을 꾼다는 호소가 있었다. 가족에게서도 수면 시 큰소리를 낸다는 호소가 있었으며 치료를 중지하고 2주일 만에 증상은 사라졌다(藤立 2004).

1.3.4 남용

레이브드럭

남용에 주사액을 사용하는 것은 주로 의료종사자로 항간에서는 의료용, 동물용의 주사액을 증발시켜 결정을 긁어내서 분말로 만들고 경구섭취, 경비흡인 혹은 흡연한다. 속칭 special K, K, kit-kat, keets, super acid, super K, jet, vitamin K 등이 있다. 합성이 어렵기 때문에 밀조품 중에 불순물이 혼입하는 것은 적다. 인도 서쪽해안이 주된 산지이다.

홍콩에서는 케타민의 압수량이 2001년의 81.5 kg에서 2007년에 1,006 kg로 증가, 2007년 전반에는 레이브드럭로서 21세 이하의 약물남용자의 8할이 사용하는 가장 일반적인 드럭이 되었다.

영국의 2007년의 조사에서는, 전년의 케타민을 사용한 적이 있는 자는 16~24세의 0.8%이나, 레이브드럭으로서 이전에 사용한 적이 있는 자는 42%에 달했다. 케타민은 싸고 어디서나 구입할 수 있으며, 10대의 소년 소녀에게는 알코올이나 담배보다도 손에 넣기 쉽다(Cottrell 2008b).

남용사

케타민 남용 관련 사망은 뉴욕시에서 1997~1999년 2년간에 15건(Gill 2000), 영국에서는 1993~2006년에 23건(Schifano 2008)으로 증례보고도 많다. 미국에서는 1999년 8월에 제3종의 규제물질로 지정되었다.

1978년에 남편인 마취과 의사의 면허증번호를 사용하여 불법으로 남용, 겨울밤, 숲속에서 수중의 모든 케타민을 주사했고 2년 후에 백골사체로 발견된 Marcia Moore의 수기(Moore 1978)가 출판되었다. 또 같은 해 의사이며 신경과학자 John Lilly의 "과학자의 형이상적 자서전"(Lilly 1978)도 출간되었다.

남용의 증상

1997년 미국의 코네티컷주에서 응급외래로 진찰받은 케타민 남용자 20명 중 여성은 9명으로 연령은 15~40세이며, 11명은 100~200 mg의 근육주사 혹은 피하주사였으며 9명은 분말의 흡인이었다. 자각증상은 많은 순으로 불안, 흉통, 두근거림으로 타각적인 소견은 빈맥이 가장 많았다. 펜사이클리딘에서 자주 보이는 안진은 3명에게서만 보였다. 3명은 진찰 시 환각을 호소했고, 5명은 격렬한 불온으로 벤조디아제팜의 투여를 필요로 했다. 2명에게서 경도의 횡문근융해가 보였으며 20명 중 18명은 진찰 후 5시간 이내에 퇴원했다(Weiner 2000).

디스토니아(근긴장이상증)가 보고되어 있다. 20세 남성은 가까운 동물병원에서 입수한 케타민을 0.5 mL 주사하고 혀의 움직임, 목의 움직임에 이상을 느끼고 발성이 어려워 10시간 후 진찰받았다. 목은 늘어져 왼쪽으로 회전했고, 혀는 왼쪽으로 튀어나와 대화가 불가능해 필담을 했다. 디펜히드라민 50 mg의 투여 후 3분 만에 증상이 사라졌으며 재발은 없었다(Felse 1982).

40세 남성은 "K"라 불리는 하얀 분말을 2~3일간 코로 흡인했다. 「3명의 남자가 칼을 갖고 자신을 향해 온다」, 「자신도 상대를 죽일 것 같다」고 말하고 경찰에게 보호를 요청해 입원 후 야간에 「여러 명의 사람이 보인다」 등 환시, 불안을 호소했다(清水 2005).

일본에서의 남용 보고는 2004년 3월 롯폰기에서 브라질인 여성의 사망이 신문에서 보고된 이외에 위에서 기술한 학회의 보고 1건 정도이다. 2007년 5월에 신주쿠에서 2 kg가 압수된 것이 범죄의 적발로는 처음으로 마약으로 지정된 것도 같은 해 1월로 각성제(메스암페타민)나 MDMA 등 흥분제에 비해 남용의 역사나 퍼짐도 훨씬 적다.

금단증상

28살의 남성은 11살 때 대마초를, 18살 때 알코올을 시작해 4~5개월간 매일 750 mL의 증류주를 마시게 됐고, 금단증세으로 고통받다가, 24살 때 알코올을 펜타조신 주사로 전환하였다. 프로메타진이나 디아제팜의 근육주사나 정맥주사를 병용했고, 4년 후에는 펜타조신을 하루 400~500 mg 주사하게 되었다.

펜타조신을 끊기 위해 약사인 친구에게서 얻은 케타민 정맥주사를 시작했고 매일 100~200 mg을 투약하였다. 그럴 때마다 「시간체험의 이상」, 「허공을 뜨는 느낌」, 「자신의 팔이나 손의 크기가 커짐」, 「밖에서 자신의 몸을 바라보고 있음」, 「신체가 나무가 된 느낌」 등의 증상이 주사 후 5~10분 만에 나타나 30분에서 1시간 계속되었다. 2~3개월 후에는 양이 5~10배로 증가하여 1일 1000 mg을 주사하게 되어 치료센터에서 진찰을 받았다. 불면 이외의 신체적 금단증상은 없었다. 2주간의 입원기간 중 처음 수일은 가벼운 불쾌감을 호소했지만 디아제팜으로 해소했다(Pal 2002).

25세의 남성이 케타민으로부터 금단을 원해 의존증 치료센터에서 진찰받았다. 환자는 케타민을 6년간 거의 매일 사용했고 진찰 전 30일간은 주사액을 증발시킨 분말을 매일 1~7 g을 흡인하였다. 케타민을 입수하지 못했을 때에는 금단증상을 완화시키는데에 알코올을 마셨다. 환자의 말에 의하면 케타민은 시간 단위로 내성이 생겨 사용량이 급속도로 증가했지만 하루 약을 쉬는 것만으로도 다시 적은 양으로도 효과를 얻을 수 있었다. 「고양감」, 「부유감」, 「터널 같은 K-hole에서 빠져나온 듯한 임사체험」, 「손발이 크고 무감각하게 됨」, 「세상 모든 것들이 크고 부드럽게 느껴짐」 등의 증상이 20~60분간 지속되었다. 케타민에의 욕구는 충동적이어서 건강이나 사회생활, 일에 지장이 생길 것을 알고 있었지만 참을 수 없었다. 복통, 식욕부진, 체중감소가 있으며 비중격천공을 일으켰다. 하루 4~7 g을 1주 이상 사용했을 경우, 사용 1~4시간 후 갈망감에 케타민을 원해 집안곳곳을 찾아다니고 4~8시간 후에는 불안초조, 떨림, 발한, 두근거림, 침울함, 갈망과의 싸움이 있으며, 알코올을 마시면 사그라든다. 24~48시간 후에는 피로, 식욕부진, 침울함이 있으며, 24시간 자고 눈을 떴을 때 피로감이 남아 있다. 환자는 3주간의 케타민 금단 후 기력, 기억, 집중력을 회복했고 직장을 얻었다(Critchlow 2006).

1.3.5 방광염

16세의 여아의 만성동통에 케타민을 1일 8 mg/kg으로 설정하여 내복치료를 시작했을 때, 9일째에 배뇨곤란, 빈뇨, 요의절박, 절박성 요실금이 나타났다. 케타민을 6 mg/kg으로 줄이자 증상은 경감했고 2 mg/kg으로 하자 완전히 사라졌다. 케타민 중지 후 수개월 만에 통증이 재발했고 케타민 5 mg/kg의 내복을 시작했을 때 위에서 기술한 증상이 다시 나타나 3 mg/kg으로 줄이자 증상은 사라졌다(Gregoire 2008).

이 증례는 케타민이 양의존적인 방광염 증상을 일으킴을 나타내고 있다. 케타민을 치료에 사용해 방광염 증상을 일으킨 것은 이 보고가 처음이지만 남용에 의해 방광염 증상을 일으킨다는 것은 2007년 전부터 보고가 잇따르고 있다.

2007년 홍콩에서 케타민 상용자에 빈뇨, 배뇨곤란, 통증을 동반하는 육안적 혈뇨, 요의절박, 절박성 요실금 등 방광염 증상을 보이는 10명이 발견되었다(Chu 2007). 그 후 캐나다에서 9명(Shahani 2007), 벨기에에서 1명(Colebunders 2008), 대만에서 3명(Tsai 2008), 영국에서 9명의 보고가 이어졌다. 캐나다의 9예에서는 CT의 소견으로 방광벽에 현저한 비후(비대), 방광용량의 감소, 방광주위의 염증이 보여 방광경 소견은 현저한 궤양성 방광염이었다.

영국 남서부에서 2006년경부터 방광염 증상으로 비뇨기과에서 진찰받는 케타민 상용자가 격증했는데 보고 예는 빙산의 일각(Cottrell 2008a)이라고 한다.

2008년 홍콩에서 59명(남성 38명, 여성 21명)의 정리에서는 생검으로 만성간질성 방광염의 상을 보이고, 30명에게 한 쪽 혹은 양쪽의 수신증과 7명에게서 신장의 유두괴사의 소견도 보였다(Chu 2008). 타이베이의 11명의 정리에서는, 섭취방법은 전원이 비강흡인으로 사용량은 1일에 0.3~0.5 g, 발증까지의 기간은 1~24개월로 양측의 수신증이 5명에서 보였다(Tsai 2009).

캐나다에서 사용했던 케타민을 분석했을 때 순수한 케타민이었던 것으로 보아 불순물이 원인은 아닌 것 같다.

케타민 남용자의 절반은 방광염 증상을 호소하고 있는데 방광염 증상으로 마을의 의사를 찾아 진찰받아도 케타민의 남용을 신고하는 자는 적었고 비뇨기과에게 소개받은 사람은 더욱 드물었다. 방광염에 의한 통증을 달래기 위해서 더욱 케타민을 찾는다는 악순환도 있다. 방광염 증상을 호소하고 세균이 검출되지 않은 젊은이를 보면 케타민 남용을 의심하라(Cottrell 2008b)는 말이 있다.

케타민과 같은 페닐헥실아민 유도체로 구조와 작용도 많이 비슷한 틸레타민은 토끼에서 신독성을 보인다(Doerning 1992). 틸레타민과 졸라제팜의 혼합물은 동물용 마취약(Telazol®)으로서 외국에서 사용되고 있다.

1.3.6 혈중농도

간장에서 주로 CYP3A로 대사되어 노르케타민과 디하이드로노르케타민을 발생한다. 둘 다 생리활성을 가지며, 반감기는 케타민이 3시간, 노르케타민이 4시간임에 반해 디하이드로노르케타민이 7시간으로 길다. 경구섭취의 경우 대부분이 대사되어 혈액 속으로 들어가는 케타민은 적다. 노르케타민에는 진정작용이 있으며 환각작용은 훨씬 약하다.

조바심, 불안, 불면과 같은 증상은 케타민의 금단증상이라기보다 반감기가 긴 노르케타민에 의한 것이라고 생각된다.

5명의 환자에 2.5 mg/kg을 정맥주사하고, 12분 후의 케타민 혈청 중 농도의 평균은 1.0 μg/mL였다(Wieber 1975).

남성 동성애자가 타살목적으로 1,000 mg을 정맥주사당해 사망하고 혈액에서 케타민 27.4 mg/L가 검출되었다(Licata 1994).

총상 수술의 마취로 100 mg을 정맥주사하고 40분 후에 외상에 의해 사망한 남성의 혈중농도는 3.0 mg/L였다(Peyton 1988).

상용자 33명의 요중의 평균농도는 케타민 1.1 mg/L, 노르케타민 1.2 mg/L, 디하이드로노르케타민 2.6 mg/L였다(Moore 2001).

1.3.7 디자이너 드럭

케타민과 같이 페닐기의 *o*-의 위치에 염소를 갖는(*o*-클로로페닐기) 것으로 에틸케타민, 아르케타민(Arketamine), 에스케타민이 있으며 에스케타민에서 염소가 빠진 페닐기가 된 데스클로로케타민, 에틸케타민의 염소가 빠진 대신 *m*-의 위치에 메톡시기가 붙은 메톡시케타민 등이 있다.

1.4 틸레타민

1974년 파크 데이비스사는 틸레타민(tiletamine, CI-634, 그림 1)을 개발, 벤조디아제핀계열의 진정약 졸라제팜(zolazepam)과의 합제를 Telazol®이라는 동물용 마취약으로서 발매했다.

1970년경에는 해리성 마취약의 개발을 담당한 연구자들은 디아제팜이 케타민 마취 중의 악몽이나 수술 후 섬망에 유효해(Bovill 1971), 케타민에는 벤조디아제핀계열 약물과의 조합이 최선임을 알고 있었기에(Domino 1980), 파크 데이비스사는 동물용 마취약으로서 처음부터 벤조디아제핀계열 진정약과의 합제를 발매했을 것이다.

염산틸레타민은 고양이 등 작은 동물부터 곰, 호랑이, 사자, 영장류의 마취나 검사, 치료, 처치를 위한 부동화에 널리 사용되었다(Krahwinkel 1970, Bennett 1971, Bree 1972). 그러나 해리성 마취제의 숙명으로, 틸레타민 또한 남용의 대상이었다.

미국 매사추세츠주 동물원의 30세 여종업원이 동물치료실에서 혼수상태로 쓰러져 있었다. 주위에 주사기, 구혈대, 디아제팜과 Telazol®의 병이 발견되어 환자의 오른팔에는 새로운 주사흔이 있었다. Telazol®은 1 mL 중에 염산틸레타민과 염산졸라제팜을 50 mg씩 포함하며 병에서 2 mL가 없어졌으므로, 정맥주사한 양은 각각 100 mg이었다고 생각된다. 각성 후 그녀는 Telazol®의 남용을 인정했고 12시간 후에 퇴원했다(Quail 2001).

한국의 서울에서 22세 남성이 사망해 있는 것이 발견되었다. 오른팔에 28개의 주사흔이 있었다. 혈액과 소변의 면역학적 검사법에서는 검출할 수 없었으나 수소염이온화 검출기가 붙은 가스 크로마토그래피에서 두 개의 피크가 검출되어 가스 크로마토그래피 질량분석법으로 틸레타민와 졸라제팜이라 동정되었다. 혈액에서 틸레타민이 0.85 mg/L으로 졸라제팜 3.3 mg/L, 삽입부의 피부조직에서 전자가 25.1 mg/kg, 후자가 23.3 mg/kg, 소변에서 틸레타민과 그 대사물이 검출되었다(Chung 2000).

침대에서 사망해 발견된 수의사의 혈액과 소변에서 틸레타민이 각각 295 ng/mL, 682 ng/mL, 졸라제팜이 각각 1.71 ㎍/mL, 1.33 ㎍/mL, 케타민이 각각 37 ng/mL, 381 ng/mL 검출되어 다중약물남용에 의한 사망이라 진단되었다(Cording 1999).

2 γ–하이드록시부티르산, γ–부티로락톤, 1,4–부탄디올

2.1 γ–하이드록시부티르산(GHB, 그림 2)

경찰청의 집계에 의하면 2008년까지 15년간 남용에 의한 사망자는 γ–하이드록시부티르산 7명, γ–부티로락톤 1명으로 1999년부터 2003년에 집중해 있다. 총합 8명이란 수는 메스암페타민 263명, 메틸페니데이트 12명, MDMA 10명의 뒤를 잇는다.

γ–부티로락톤에 의한 사망자는 위에서 기술한 1명 이외 2009년 현재 독일 2명, 미국, 영국 각 1명으로 적다.

2.1.1 작용

γ–하이드록시부티르산(γ–hydroxybutylate, sodium oxybate)은 뇌 내에서, 가바(GABA)에서 생성되는 짧은 사슬지방산으로 미량이지만 사람의 태아에서는 소뇌, 성인에서는 시상하부에 비교적 고농도로 존재한다.

γ–하이드록시부티르산(GHB)을 섭취한 적이 없는 건강한 남성 130명의 요중농도는 0.00~2.70 mg/L, 여성 77명에서는 0.00~0.98 mg/L로 이것이 내인성의 γ–하이드록시부티르산이라 생각된다(LeBeau 2006).

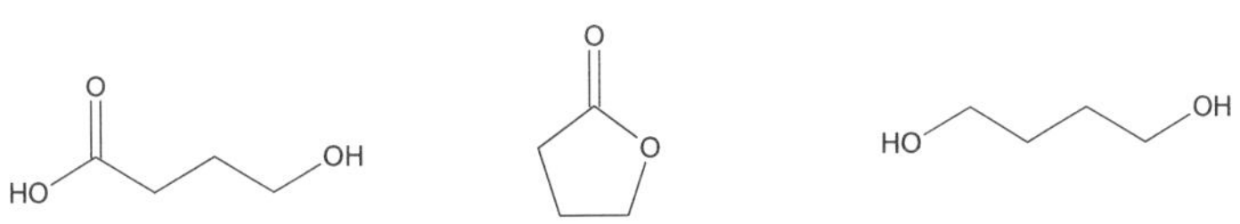

그림 2 γ–하이드록시부티르산, γ–부티로락톤, 1,4–부탄디올

GABA가 억제성의 신경전달물질인 것은 알고 있었으나 체외에서 투여해도 작용은 나타나지 않는다. 혈액뇌관문을 통과하지 않기 때문이다. 지용성이 높고 혈액뇌관문을 통과하는 GABA의 활성대사산물을 찾다가 낙산을 거쳐 γ-하이드록시부티르산에 마취작용이 있는 것을 발견한 것은 Henri Laborit(Laborit 1960, Laborit 1961)로, 그는 이 업적으로 미국의학회 최고의 상인 래스커 상을 수상했다.

파리의 병원에서 Laborit 등에 의한 γ-하이드록시부티르산의 마취를 보고 그 효과에 놀라 미국에서 처음으로 마취에 사용한 것이 Blumenfeld 등으로 1962년의 일이다(Blumenfeld 1962).

사람의 마취에 사용했을 경우 혈중농도 52~156 mg/L로 얕은 잠, 156~260 mg/L로 중등도의 잠, 260 mg/L 이상으로 깊은 잠에 빠져 통증자극, 강한 압박에 반응을 보이지 않는다. 그러나 아무리 깊은 잠이어도 수술조작에는 견디지 못하고 진정, 최면작용은 강하나 전신 마취약이라고는 할 수 없다(Helrich 1964).

일본에서 처음 정맥마취약(CS-242, 아네타민®, 산쿄 등)으로 사용된 것은 1965년으로, 4~8 g을 정맥주사했을 경우 각성되기까지 체동과 섬망이 강한 시기가 있으며(織田 1966), 수술 중에 울음소리와 같은 잠꼬대로 아우성치는 자도 있었다(柳田 1965). 기도 내의 분비물이 많고 각성 후 가끔씩 구토, 현저한 발한이 있었다(西邑 1966). 진통작용이 약하고 단독으로는 임상마취에 사용할 수 없으며(藤田 1966, 尾崎 1967), 시럽(디올론시럽®)의 형태로 소아의 전 마취나 기초마취에 사용되는데(河口 1967, 土井 1969), 마취약으로 보급되는 일 없이 모습을 감췄다. 그러나 독일, 프랑스 등에서는 정맥 마취약, 진정약으로 사용되고 있다(Somsanit®, Gamma-OH® 등).

알코올의존증의 치료(Gallimberti 1992, Addolorato 1998)나 금단증상의 경감에 유효(Gallimberti 1989)하다고 일컬어져 영국, 미국 등에서는 알코올 금단증후군이나 나르콜렙시의 긴장병성 부동의 치료에 사용되고 있다(Alcover®, Xyrem® 등).

알코올의존증 환자의 금단증상의 치료에 1일 50~100 mg/kg을 사용하는 한 γ-하이드록시부티르산에 의한 금단증상은 나타나지 않는다(Addolorato 2005).

진정에는 0.6 g(10 mg/kg), 수면에는 1.5 g(20~30 mg/kg), 3 g(50 mg/kg) 이상의 섭취로 의식을 소실하고 4 g 이상으로 호흡이 억제돼 혼수에 이른다.

헤로인의존증의 금단증상의 완화에는 1일 1.7~3.5 g, 알코올의존증의 경우에는 3.5 g, 강경증(긴장병성 부동)을 동반하는 기면증의 치료에는 4.5~9.0 g을 사용한다(Andresen 2008).

경구섭취 후 25~45분으로 효과는 최고에 달하지만 대사가 빨라 지속지간은 2~4시간이다.

알코올, 바르비투르산, 벤조디아제팜류가 $GABA_A$ 수용체를 자극하는 데 반해 γ-하이드록시부티르산은 $GABA_B$ 수용체를 자극해(Serra 1991, Xie 1992) 도파민의 유리를 억제해서 도파민 수용체의 기능항진을 일으킨다. 뇌 내에 γ-하이드록시부티르산 고유의 수용체가 있다고 생각된다(Wu 2004). $GABA_B$ 수용체와의 결합력은 γ-하이드록시부티르산 수용체와의 결합력에 비해서 약하지만 체외에서 대량으로 투여하면 자극된다. γ-하이드록시부티르산은 체내에서 GABA를 만들기 때문에(Hechler 1997) GABA에 의한 $GABA_B$ 수용체에의 자극과 그 자체의 수용체에 대한 자극이 겹친다고 생각된다.

2.1.2 남용

1977년 γ-하이드록시부티르산이 성장호르몬을 유리한다는 논문이 발표되어(Takahara 1977) 역도 선수나 보디빌더 사이에 순식간에 보급되어, 체육관이나 건강식품점이 건강보조식품으로서 다루게 되었다. 서파 수면을 자극해 그 수면 중에 성장호르몬의 분비가 증가한다(Van Cauter 1997).

레이브파티에서도 Liquid ecstasy, Easy lay, Georgia home boy, Liquid X, Scoop, Somatom-ax PM 등 십수 개의 속칭으로 사용되어 미국에서는 1990년 11월「마약단속법」의 제3종으로 지정되었다. 그러나 그 후에도 뉴욕주와 텍사스주에서 1996년 9월까지의 14개월 동안 적어도 69명의 급성중독과 1명의 사망이 발생했다(CDC 1997).

런던 시내의 나이트클럽이라 칭하는 동성애클럽에는 의무실이 있고 클럽메딕이라는 전속 의료진이 상주한다. 어떤 나이트클럽에서 2007년에서 2008년에 걸쳐서 5개월간 의무실의 처치를 받은 자는 173명으로 75.7%는 드럭에 의한 자, 17.3%는 드럭과 알코올에 의한 자로 드럭의 66.5%는 GHB와 GBL이었고 이어서 케타민, MDMA, 코카인이 있었다(Wood 2009).

스웨덴 서부의 예테보리 주변에서는 γ-하이드록시부티르산이 대량으로 밀조되어 저렴하게 구할 수 있어 남용자가 많으나 500km 떨어진 스톡홀름에서는 남용자가 거의 없다. 예테보리의 대학병원에 2000~2004년에 남용약물중독으로 입원한 88명 중 78명은 γ-하이드록시부티르산 중독으로 2004년의 남용약물 관련사는 헤로인 6명, γ-하이드록시부티르산 7명, 암페타민 32명, 코카인 6명 등이었다.

증상은 근력저하, 진전, 경련, 의식장애, 호흡억제, 서맥, 혈압저하, 체온 저하이다(Li 1998).

인터넷으로 구입해 물에 녹여 단숨에 마시고, 자택에서 사망한 16세의 여자고등학생(山本 2001), 불면, 우울감으로 고민하고 인터넷으로 구입한 15 g을 마시고 사지탈력, 몽롱한 상태로 흥분해 입원한 사람(細田 2001), 60 g 마시고 자발 호흡미약, 심혼수로 입원한 64세 남성(遠藤 2003), 4.5 g을 맥주와 함께 마시고 심혼수로 입원한 44세 남성(池田 2001) 등의 예가 있다.

알코올과의 상승(相乘)작용

만취 상태로 소량의 γ-하이드록시부티르산을 마시고 의식불명이 되어 반 혼수상태로 응급외래로 병원을 찾은 23세의 여성이 45분 후 갑자기 꿈에서 깨어나듯 각성해 15분 후에 걸어서 퇴원했다. 진찰 시의 혈청 중 γ-하이드록시부티르산 농도는 125 mg/L이었다(Louagie 1997). 알코올과 γ-하이드록시부티르산은 상승작용이 있으나(Miotto 2001) 후자의 반감기는 짧기에 효과가 떨어지면 갑자기 각성하는 일이 있다.

알코올을 동시에 섭취하면 중추신경억제작용이 급격히 진행하므로 위험하지만 전향성 건망이 있기에 각성했을 때 자신이 빈사 상태에 있었다는 사실도 모르고 γ-하이드록시부티르산의 위험성도, 알코올과의 병용의 위험성도 모르는 채 걸어서 퇴원하는(McGinn 2005) "Fast-in, fast-out(금방 와서 금방 퇴원)"현상이 보인다. 때로는 그대로 드럭 파티로 돌아간다고 한다.

RenewTrient®(γ-부티로락톤, 다음 절 참조)의 주의사항에 있는「대량으로 마시면 발한, 떨림, 구토, 실금, 설사가 일어납니다. 다만 알코올이나 다른 약물과 같이 마시지 않는 한 가장 좋은 치료법은 "깰 때까지 자고 있는 것"입니다. 구급차 등을 부르면 비싸고 불필요하고 위험한 치료를 받게 됩니다」는 말은 γ-하이드록시부티르산에 대해서도 대체로 옳다.

데이트 강간 드럭

중추억제작용과 전향성 건망이 성폭력에 악용되어(Slaughter 2000) 데이트 강간 약물로 유명해졌다. 그러나 실제로 약물에 의한 복종(chemical submission)에 사용되는 물질로는 알코올이 전체의 76%, γ-하이드록시부티르산은 5%이다(Varela 2004).

미국에서는 2000년 2월에 γ-부티로락톤과 함께「데이트 강간 약물 금지법」이 적응되어「마약단속법」의 제1종으로 지정되었으나 2002년 7월에 나르콜렙시의 긴장병성 부동의 희소질환용 의약품으로 승인되었다. 일본에서는 2001년 11월 마약으로 지정되었다.

2.1.3 HIV 감염

캘리포니아대학 샌디에이고교(UCSD) 의학부에서 에이즈 외래로 진찰받은 사람면역결핍바이러스(HIV) 감염자 100명을 추적해보니, 동성애자는 γ-하이드록시부티르산의 사용빈도가 높음에도 불구하고 의존성이나 위험성에 대한 지식이 없었다(Camacho 2004).

샌프란시스코의 만안(湾岸)지구에서 주말의 서킷 파티(circuit party)에 참가한 남성 동성애자와 양성애자 295명 대부분은 지난해 약물의 사용경험이 있었고 그 종류는 많은 순서로 MDMA, 케타민, 메스암페타민, γ-하이드록시부티르산, 비아그라로 4명 중 1명은 과량섭취를 경험했고 참가자의 28%는 예방처치 없이 항문성교를 했었다(Mansergh 2001).

서킷 파티에 참가한 동성애자, 양성애자는 약물을 사용해서 위험한 성교를 하는 경우가 많고 HIV 감염의 위험이 높다(Mattison 2001, Colfax 2001).

서킷 파티란 남성 동성애자나 양성애자가 주말에 모이는 교류회로 연예계 프로덕션이 주최하고 티켓의 매상의 일부가 에이즈나 게이관련 단체에 기부되는 경우가 많다. 북미를 중심으로 세계 각지의 대도시나 휴양지의 도시에서 열리며 미국에서는 해마다 수십만 명의 참가자가 있다. 드럭과 섹스가 으레 따라다니기 마련이고 중독사고나 중독사도 일어나고 있다(Mansergh 2001).

HIV 감염치료를 위해 HIV 단백질 가수분해효소 저해약인 리토나비르를 복용하고 있는 환자가 암페타민류를 섭취하면 암페타민류의 분해가 억제되어 효과가 현저하게 증강되는데 γ-하이드록시부티르산에서도 그럴 가능성이 있다.

29세의 HIV 감염자인 남성이 MDMA를 2정 먹은 뒤 불안초조감이 하루 이상 계속되어 γ-하이드록시부티르산을 티스푼으로 반 정도(2.5 g)를 먹고 수시간 후 다시 한번 같은 양을 먹고 20분 후에 의식소실을 일으켜 양다리와 좌반신의 간대성 경련을 일으켰다. 동통 자극에 반응할 뿐 호흡억제와 서맥이 보였으며 체온은 35.3℃였다. 3시간 후 활력징후가 정상화해 각성했다. 환자의 말에 의하면 5일 전에 리토나비르와 사퀴나비르를 마시기 전에는 수면약으로서 γ-하이드록시부티르산을 같은 양으로 몇 회를 먹었으나 부작용을 경험한 적은 없었다. 입원 전에 함께 있던 친구도 같은 양을 2, 3시간 주기로 먹었으나 이상은 없었다. 이 환자의 경우 HIV 단백질 가수분해효소 저해약 때문에 MDMA의 부작용이 증강됐고 그것을 억제하기 위해서 마신 γ-하이드록시부티르산 또한 HIV 단백질 가수분해효소 저해약이기에 작용이 증강된 것으로 생각된다(Harington 1999).

2.2 γ-부티로락톤(GBL), 1,4-부탄디올(BD)

γ-부티로락톤, 1,4-부탄디올(BD)은 널리 쓰여지고 있는 공업용 용제인데 전자는 생체 내에서 가수분해되고, 후자는 알코올 탈수소효소와 알데히드 탈수소효소로 대사되어서 γ-하이드록시부티르산으로 요중으로 배설된다.

γ-하이드록시부티르산은 γ-부티로락톤에 물과 수산화나트륨을 더해 밀조된다. 전술한 Laborit도 부티로락톤에서 γ-하이드록시부티르산을 합성한다.

γ-하이드록시부티르산이 단속대상 약물로 지정되고부터는 이것을 대신하여 잉크클리너 등의 명목으로 γ-부티로락톤은 RenewTrient, Revivarant, Enliven, Blue Nitro, Remforce, GammaG 등의 이름으로, 1,4-부탄디올은 Pine needle oil, Thunder Nectar, SomatoPro, Serenity, NRG3, InnerG, Zen 등의 이름으로 시중에 유통되고 있다.

2.2.1 1,4-부탄디올

1,3-부탄디올은 아동용 완구(Bindeez toy beads®)의 안료에도 사용되고 있어 아동이 먹으면 구토, 경련, 혼수, 운동실조 등의 증상을 일으킨다.

7세의 여아가 크리스마스 선물이었던 Bindeez toy beads®을 삼키고 호흡중지, 치사적 서맥을 일으켜 심폐소생술을 실시하면서 진찰받았다. 작은 구슬에 의한 기도폐색이라 생각됐으나 기관지경검사에서는 이상이 없었고 각성 후 여아의 말에 의하면 작은 구슬을 과자라고 생각하고 80알 먹었었다고 한다(Runnacles 2008). 작은 구슬의 크기는 직경 약 5 mm, 한 알에 평균 10.8 mg의 1,4-부탄디올이 사용됐으니(Suchard 2009) 여아는 1 g 가까이 먹은 것이 된다.

원래 1,5-펜탄디올을 사용했어야 했지만 톤당 9,700달러로 비싸기 때문에 1,350~2,800달러로 값이 싼 1,4-부탄디올을 사용한 것으로 보인다. 혈액에서 90 mg/L의 γ-하이드록시부티르산이 검출되었다(Gunja 2008, Davies 2008).

1,4-부탄디올은 γ-하이드록시부티르산이나 γ-부티르락톤에 비해서 요·변실금이 많이 보인다.

1,4-부탄디올을 먹고 사망한 2명의 섭취량은 5.4~20 g, 생존자 6명의 섭취량은 1~14 g이었다(Zvosec 2001).

2.2.2 γ-부티로락톤

잉크 클리너로서 팔리고 있는 γ-부티로락톤 100 mL를 복용, 의식장애를 일으켜 입원, 11시간 반 후에 전신성 강직간대경련이 중적(重積)한 23세 여성(清田 2003), 인터넷에서 구입한 γ-부티로락톤을 와인과 함께 이틀 동안 1,500~2,000 mL 마시고 "악마에 홀려 있다"고 말하며 폭력행위가 있었고 혼수상태로 발견된 통합실조증의 남성(甘利 2003) 등의 예가 보고되어 있다.

테트라하이드로퓨란(tetrahydrofuran, diethylene oxide, 디에틸렌 옥시드)도 공업용 용제로 부티로락톤, 발레로락톤 등의 합성원료로서도 사용되고 있는데 대사되어 γ-하이드로부티르산과 γ-부티로락톤을 발생시킨다.

γ-하이드록시길초산(GHV), γ-발레로락톤(GVL)이 GHB를 대신해 디자이너 드럭으로서 남용된다.

GVL은 건강보조식품용 향료로서 FDA가 승인했지만 드럭의 경우 승인돼 있는 양의 5만배를 섭취하게 된다.

γ-브티로락톤은 락톤고리 구조 때문에 흡수했을 때 분해되기 어렵고 γ-하이드록시부티르산보다도 흡수가 빠르며 혈액농도도 높으며 수면작용의 지속시간도 길고 효과가 강하다

(Lettieri 1978). γ-하이드록시부티르산의 경우 반감기가 짧고 자주 먹을 필요가 있기 때문에 남용자가 γ-부티로락톤을 γ-하이드록시부티르산이라 착각하면 효과가 강한 것을 자주 먹게 되기 때문에 위험하다.

2.3 내성, 금단

γ-하이드록시부티르산을 섭취하면 수일간 내성이 하루 섭취량 43~144 g이 되고 심한 금단증상이 나타난다(Dyer 2001).

금단증상으로는 지속되는 불면, 참을 수 없는 불안이 1주일간 계속된다. 알코올의 금단증상과 비슷하여 진전, 경련, 섬망, 환각, 감정의 격양이 보이는데 알코올과 달리 발한, 빈맥, 고혈압 등이 자율신경증상은 적다. 알코올의 경우 금단증상은 마지막 섭취로부터 12~24시간 정도로 나타나지만 γ-하이드록시부티르산의 경우는 반감기가 1~2시간으로 짧고(Scrima 1990) 배설이 빠르기 때문에 마지막 섭취 후 1~6시간 정도 금단증상이 나온다. 소실 반감기는 섭취량이 늘면 연장된다(Palatini 1993).

나르콜렙시의 치료에 3~9 g의 Xyrem®(γ-하리드록시부티르산)을 매일밤 7~44개월간 복용하고 있던 55명을 두 그룹으로 나눠 26명에게 그대로 복용을 계속하게 하고, 29명에게 위약을 복용시켜 두 그룹을 2주일간 비교했으나 금단증상이 나타난 쪽에 차이는 보이지 않았다는 보고가 있다(Anonym 2003). 남용의 경우에는 금단증상이 나타나지만 치료약으로서 사용했을 경우에는 나오지 않는다는 Xyrem®의 발매원이 스폰서인 이 보고의 결론은 바로 믿기 어렵다. 연구의 방법과 결론 도출방법에 기본적인 의문이 지적되고 있으며(Zvosec 2004) 그에 대한 답변도 의문점을 해결하지 못하고 있다.

그렇다곤 해도 사용의 양과 빈도는 일반적으로 ① 치료약으로서의 사용자, ② 흥미 본위의 사용자, ③ 보디빌더 순으로 많아지고 금단증상도 이 순서로 많고 중증화한다.

인터넷에서 γ-하이드록시부티르산을 구입해 복용, 「흔들흔들하고 의식이 멀어지는 감각」을 경험하고부터 사용빈도가 증가했다. 수개월 후에는 3시간마다 복용, 중단하면 발한, 두근거림, 「몸에 벌레가 기어다닌다」 등의 환각이 나타났다(天野 2005).

아래의 2예는 샌프란시스코의 하이트·애쉬베리 무료진료소에서의 보고이다.

30세의 여성이 LiquidX(γ-하이드록시부티르산)을 1일 25 g, 2년간 먹고 개방감, 성욕항진, 행복감을 얻었다. 알코올, 헤로인, MDMA, 마리화나를 복용하고 있었는데 과거 2년간은 헤로인, MDMA를 복용한 적이 없다. 양은 25 g에서 10 g으로 줄였을 때 불안감이 1주일간 계속됐고 끊으려고 먹기를 중단할 때마다 12시간 후부터 떨림과 불안이 먹기를 재개할 때까지 계속되었다. 마지막으로 2 g 먹고 7시간 후 금단증상이 걱정되어 진찰을 받았다. 먹는 것을 멈추고 처음 12일간은 불면, 떨림, 불안이 있었으나 경련, 패닉발작은 없었다.

메스암페타민 의존증으로 벤조디아제핀계열 약물을 남용하는 36세의 남성은 고양감을 얻기 위해 메스암페타민에서 금단증상을 가볍게 할 목적으로 2년 전부터 1일 2.5~5 g의 γ-하이드록시부티르산을 매일 먹고 있었다. 어느 날 15 g 먹은 뒤 토하고 3시간 혼수상태로 요변실금이 있었다. γ-하이드록시부티르산에서의 금단증상은 없었다(Galloway 1997).

1,4-부탄디올도 γ-부티로락톤도, γ-하이드록시부티르산과 같이 급속히 내성이 생기며 의존을 일으키고 중지나 감량에 의해 현저하게 금단증상을 일으킨다.

28세의 여성은 1,4-부탄디올을 연용, 서서히 양이 늘어 짜증, 흥분, 환각이 나타나 완고한 불면과 초조감이 지속되었다(小林 2006).

28세의 남성은 γ-하이드록시부티르산, 이어서 1,4-부탄디올을 복용하고 있었는데 불면, 우울기분, 짜증, 식욕부진이 나타나 서서히 양이 늘어 5시간마다 복용하게 되었다. 복용을 중지하자 두근거림, 발한, 전신의 떨림이 나타났다. 우울감이 악화해 입원했고 불온, 환각, 지남력장애, 기명력장애, 섬망, 신경운동흥분이 나타났다(松木 2005).

20대의 남성은 1년 반 전부터 인터넷에서 γ-부티로락톤을 구입해서 입면제로서 사용, 이 γ-부티로락톤을 원료로 한 γ-하이드록시부티르산을 제조해 입면제로서 사용하고 있었다. 8개월 전부터는 1,4-부탄디올을 사용하게 되어 점차 양이 늘어 하루에 수회 먹게 되었다. 입원 3시간 후부터 진전, 발한, 불면, 발열, 빈맥, 고혈압, 안검경련, 하지의 냉감, 환각 등의 금단증상이 나타나 디아제팜 40 mg, 페노바르비탈 300 mg, 쿠에티아핀 300 mg의 투여로 금단증상은 경감되어 4일째에는 불면 이외의 금단증상은 소실되었다(麻生 2006). 이 환자의 2회째 입원 시에는 합병증 때문에 금단증상에 대한 약물투여가 늦어져 증상이 심해져서 회복에 장기간이 소요되었다(吉村 2007).

시카고에서 31세의 남성과 28세의 여성 아마추어 보디빌더가 1,4-부탄디올을 5주 전부터 입면제로서 30 mL씩 마시기 시작했는데 양이 점차 늘어 480 mL가 되어 먹는 것을 중지했다. 6시간 후 복통, 두근거림, 떨림, 불안이 나타나 금단증상에 효과가 있기를 기대하며 보드카를 마셨으나 효과는 없었다. 진찰 시 수평안진, 혀의 진전, 양팔의 진전이 공통되게 눈에 띈 소견이었다. 로라제팜, 디아제팜의 투여로 진전은 개선되어 6시간 후 퇴원했다(Mycyk 2001). 알코올의 금단증상의 치료에 γ-하이드록시부티르산이 유해하다고 일컬어지고 있으나 이 예는 반대로 반드시 진실이 아님을 가리키고 있다.

2.4 혈중농도

1,4-부탄디올, γ-부티로락톤, 테트라하이드로퓨란은 언젠가 대사되어 γ-하이드록시부티르산이 요중으로 배출된다. 따라서 소변 중에 γ-하이드록시부티르산이 검출되었다고 해서

γ-하이드록시부티르산을 섭취했다고는 단정지을 수 없다.

사후에도 효소의 활동으로 경과시간에 따라서 1.33~44.3 μg/mL 정도의 γ-하이드록시부티르산이 생기기 때문에(守屋 2003) 시체의 혈액 속에서 검출되었다고 해서 사망 전에 섭취했다고는 단정지을 수 없다. 한편 소실반감기가 짧기 때문에 24시간 이상 경과한 소변 속에서 검출되지 않았다고 해서 γ-하이드록시부티르산이 사용되지 않았다고 간주할 수는 없다.

안구의 유리체액 속의 γ-하이드록시부티르산 농도는 소변 속의 것과 일치해 4℃에 1.5~4개월 보존하고 그 후 −15℃에 19~50개월 보존해도 γ-하이드록시부티르산, γ-부티로락톤, 1,4-부탄디올의 섭취가 없을 경우 농도는 5 mg/L의 검출한계 이하로 사후의 생산은 확인되지 않는다. 또한 위에서 기술한 3물질을 섭취한 시체이 경우 γ-발로락톤의 대사산물 4-메틸 GHB는 검출되지 않았기 때문에 가령 이것이 검출됐을 경우는 γ-발로락톤을 섭취했다고 판정할 수 있다(Marinetti 2005).

질량분석법에서는 γ-하이드록시부티르산과 γ-부티로락톤를 구별할 수 없다. 수소염이온화검출기가 달려 있는 가스 크로마토그래피가 필요하다.

γ-하이드록시부티르산, γ-부티로락톤, 1,4-부탄디올을 마시고 차를 운전하면 음주운전을 하는 것처럼 되지만 혈중에서 알코올은 검출되지 않는다(LoVecchio 1998).

스웨덴에서 γ-하이드록시부티르산에 몹시 취한 채 운전하여 체포된 473명의 96%는 남성으로 평균 연령은 26세였다. 혈액 속에 γ-하이드록시부티르산만 검출된 185명의 평균 농도는 92 mg/L로 남용으로 체포된 1,061명의 혈중농도는 남성이 118 mg/L, 여성이 111 mg/L였다. γ-하이드록시부티르산이 관련된 사망자 33명의 혈중농도는 평균 307 mg/L, 최고는 2,200 mg/L였다. 소실반감기가 짧고 혈중농도는 급속히 저하하기 때문에 운전을 시작했을 때의 농도는 체포 시의 농도보다 훨씬 높았으리라 생각된다. 체포 시의 증상은 졸음, 흥분, 혀가 꼬임, 돌발적인 행동 등이었다(Jones 2007).

γ-하이드록시부티르산 중독환자 16명의 혈중농도는 45~295 mg/L로 30~190분 정도로 각성해 혈청 중 농도와 혼수의 정도, 각성까지의 시간과는 상관이 없었다. 요중농도는 432~2,407 mg/L였다(Sporer 2003).

테트라하이드로퓨란 급성중독의 환자의 혈청과 소변에서 γ-하이드록시부티르산이 각각 239 mg/L, 2,977 mg/L 검출되었다(Cartigny 2001).

γ-하이드록시부티르산의 분석은 응급외래의 약물검사 키트로는 검출되지 않고 병원의 검사실에서도 대응은 어렵다. γ-하이드록시부티르산은 GABA에서 숙신산 세미알데히드를 경유해서 생성되지만 숙신산 세미알데히드 탈수소효소결손증(SSADH) 환자에서는 숙신산에의 대사가 방해되기 때문에 뇌척수액 속에 500μmol/L이라는 정상범위 상한의 200배 이상에 달하는 γ-하이드록시부티르산이 검출되었다(Gibson 1998). 진정목적으로 γ-하이드

록시부티르산이 투여된 남아가 심각한 신경증상을 보여 SSADH로 오진된 예가 있다(Wolf 2004). 따라서 선천성의 신경대사질환을 전문으로 하는 소아과의 연구실에서는 생명이 달려 있는 같은 질환의 긴급검사에서 γ-하이드록시부티르산의 측정에 익숙할 것이다(Sass 2005).

소변 속에서 검출되지 않아도 모발에서는 검출이 가능하고 모간에서 검출하지 못해도 모근에서는 검출가능하다(Mion 2006).

γ-부티로락톤을 추정 250 mL 마시고 사망한 25세 남성의 혈액에서 대사산물인 γ-하이드록시부티르산을 γ-부티로락톤에 환산해 총량 282 mg/L의 γ-부티로락톤이 검출되었다(Dargan 2009).

3 그 외의 해리성 마취제

3.1 아만타딘

항바이러스약이었으나 1968년에 우연히 파킨슨병에 효과가 있는 것을 발견해 현재 파킨슨병의 치료약으로서 도파민 자극약을 잇는 제2선택약물이 되었다. 항콜린작용과 도파민 자극작용에 의한 것으로 생각되는데 NMDA 수용체 차단작용이 있는 것이 알려져(Kornhuber 1994) 만성동통의 치료에 시험되고 있다.

치료량의 아만타딘으로 드물게 섬망, 환각이 보이는 것은 파킨슨병의 치료에 사용되기 시작됐을 즈음부터 알려져 있었다(Schwab 1969, Harper 1973, Bauer 1974, Butzer 1975, Postma 1975). 질투망상의 증상을 발병하기도 한다(McNamara 1991).

대량투여로 급성신경병이 발병한다(Fahn 1971, Snoey 1990). 고령자에서 많지만 젊은이에게도 발병한다(Smith 2008).

건강한 28세 여성이 아만타딘 100 mg과 페닐프로판올아민 40 mg을 포함하는 감기약을 마시기 시작해서 7일째부터 짜증, 식욕부진, 불면을 호소했다. 다음날 종교망상과 사람들 앞에서 벌거벗고 소변을 보는 등의 이상행동이 있어 경찰에게 체포되어 정신과에 입원했다. 망상사고는 다음날에는 정상으로 돌아왔다(Stroe 1995).

아만타딘과 페닐프로판올아민 모두 정신장애에는 연용 혹은 고용량으로 나타나는 경우가 많다. 위에서 기술한 예로 젊은이가 상용량 단기간 복용으로 정신이상을 일으킨 것은 둘 다 상승작용에 의한 것이라 생각된다.

파킨슨병의 치료 중에 아만타딘을 갑자기 중지하면 감정의 고조, 섬망, 지리멸렬, 착란, 건망, 지남력장애, 망상, 자살원망, 환시가 나타난다(Factor 1998, Miyasaki 1999). 정신병이 재발하는 경우도 있다(Hausner 1980).

동물의 마취나 부동화에 케타민이나 틸레타민으로 교감신경 α 2자극약인 메데토미딘(medetomidine)이나 자일라진(xylazine)과의 병용이 시험되고 있다(Mitchell 1991, Woods 1996,

Fahlman 2006, Malavasi 2008, Laricchiuta 2008).

3.2 메만틴

아만타딘과 같이 바구니형의 아다만테인 구조로 파킨슨병이나 알츠하이머병의 치료에 사용되고 있는데 악몽이나 중독정신병의 보고가 있다(Riederer 1991, Huey 2005).

신경인성동통에 대한 진통약으로서 효과의 발현이 빠르고 안전성이 높으며 심각한 부작용이 없다고 일컬어지나 임상상의 효과는 불명하다(Rogers 2009).

3.3 지조시루빈(MK-801)

45세의 남성이 자신의 임상우울증 때문에 은밀하게 지조시루빈을 입수해 복용, 다음날, 욕실의 마루에서 사망해 있었다. 근처에 있던 빈병의 내용은 지조시루빈 25 mg이었다. 혈액, 간, 소변에서 지조시루빈이 각각 0.15, 0.92, 0.36 mg/L 검출되어 사고사로 인정되었다(Mozayani 2003).

NMDA 수용체 차단약은 모르핀의 내성발현이나 의존증의 예방과 치료에도 시험되고 있다(Narita 2005). 실험쥐에 모르핀을 단독 투여하면 수일 이내에 호흡 억제 작용에 내성이 생겨 사망은 줄지만, 지조시루빈과 동시에 투여하면 모르핀에 의한 호흡 억제에 내성이 생기지 않기 때문에 치사량은 1/10로 저하된다(Trujillo 1991). 호흡 억제 작용이 강한(Foutz 1988) 지조시루빈과의 상승작용에 의한 것으로 보인다.

NMDA 수용체 차단약은 "모르핀 진통보조약"이라 불리고 있으나 병용하면 둘 다 호흡 억제 작용이 상승작용으로서 나타날 가능성이 있다.

3.4 제2세대의 NMDA 수용체 차단약

케타민, 덱스트로메토르판, 아만타딘, 메만틴, MK-8이 비선택성의 NMDA 수용체 차단약으로 정신증상 등 부작용이 장애가 되어 치료역이 좁았다.

이에 반해 이펜프로딜, 엘리프로딜, 트락소프로딜 등 제2세대의 NMDA 수용체 차단약은 NMDA 수용체 NR1, NR2, NR3의 서브 유닛 중 NR2B에 선택성이 높고 신경증상 등의 부작용을 일으키기 어려우며(Chizh 2001b) 진통작용도 강하다(Chizh 2005).

NR2B 서브 유닛을 갖는 NMDA 수용체는 뇌에서는 전뇌의 피질, 해마, 선상체 등에, 척수에서는 후근신경절과 척수후각에 존재한다.

제1세대의 NMDA 수용체 차단약은 척수의 NR2B 서브 유닛을 갖는 NMDA 수용체 복합체에 작용해서 중추성의 통증을 감작(感作), 통증의 가중작용(wind-up)에 관여하고 있다고 생각되고 있다. 한편 제2세대의 NMDA 수용체 차단약은 NR2B 서브 유닛 선택성이 높고 통증의 감작은 척수후근신경절과 척수후각에 있어서의 가중작용이 아닌 뇌의 관여가 강하다(Wei 2001, Wu 2005). 이펜프로딜(세로크라르® 등)과 트락소프로딜(CP-101, 606)도 작용부위는 척수가 아닌 뇌의 NR2B 서브 유닛을 갖는 NMDA 수용체 복합체에 있다(Chizh 2001a, Nakazato 2005).

트락소프로딜은 무작위 이중맹검 위약대조시험에서 신경인성 동통에 대해 NMDA 수용체 길항약 특유의 부작용 없이 효과가 확인되었다(Sang 2003).

문헌

Addolorato G et al. Gamma-hydroxybutyric acid in the treatment of alcoholism : dosage fractioning utility inn on-responder alcoholic patients. Drug Alcohol Depend 1998 ; 53 : 7-10

Addolorato G et al. Gamma hydroxybutyrric acid (GHB) withdrawal does not occur at therapeutic dosage. Drug Alcohol Depend 2005 ; 77 : 209

Ahmadi A et al. Synthesis and biological properties of 2-hydroxy-1-(1-phenyltetralyl) piperidine and some of its intermediates as derivatives of phencyclidine. Arzneimittelforschung 2005 ; 55 : 528-32

Ahmadi A et al. Synthesis with improved yield and study on the analgesic effect of 2-mcthoxyphcncyclidinc. Arzncimittclforschung 2006 ; 56 : 346 50

天野正寛ほか. G amma hydroxybutyric acid(GHB)の急性中毒により緊張病症状を呈した1 例. 精神 科治療学2005 ; 20 : 307-13

甘利佳史ほか. γ-ブチロラクトン(γ-butyrolactone : GBL)中毒の1 例. 中毒研究2003 ; 16 : 549

Andresen H et al. Liquid ecstasy - a significant drug problem. Dtsch Arztebl Int 2008 ; 105 : 599-603

Anis NA, Berry SC, BurtonNR, Lodge D. The dissociative anaesthetics, ketamine and phencyclidine, selectively reduce excitation of central mammalian neurones by N-methyl-aspartate. Br J Pharmacol 1983 ; 79 : 565-75

Anonym. The abrupt cessationof therapeutically administered sodium oxybate (GHB) does not cause withdrawal symptoms. J Toxicol ClinToxicol 2003 ; 41 : 131-5

麻生克郎. GHBおよび1,4-ブタンジオールの乱用症例. 日本アルコール・薬物医学会雑誌2006 ; 41 : 288-9

BanTA, Lohrenz JJ, Lehmann HE. Observations onthe actionof Sernyl-a new psychotropic drug. Can Psychiatr Assoc J 1961 ; 6 : 150-7

BartonCH, Sterling ML, Vaziri ND. Phencyclidine intoxication : clinical experience in 27 cases confirmed by urine assay.Ann Emerg Med 1981 ; 10 : 243-6

Bauer RB, McHenry JT. Comparison of amantadine, placebo, and levodopa in Parkinson's disease. Neurology 1974 ; 24 : 715–20

Bennett R, Zydeck F, WillsonR. Tiletamine anesthesia of a Siberian tiger and a lion. J Am Vet Med Assoc 1971 ; 159 : 620–1

Bjarnesen W, CorssenG. Cl–581 : a n ew n on–barbiturate short–acting anesthetic for surgery in burns. Mich Med 1967 ; 66 : 177–81

Blumenfeld M, Suntay RG, Harmel MH. Sodium gamma–hydroxybutyric acid : A n ew anesthetic adjuvant. Anesth Analg 1962 ; 41 : 721–6

Bovill JG, Coppel DL, Dundee JW, Moore J. Current status of ketamine anaesthesia. Lancet 1971 ; 1 (7712) : 1285–8

Bree MM. Clinical evaluation of tiletamine as an anesthetic in six nonhuman primate species.J Am Vet Med Assoc 1972 ; 161 : 693–5

Bubeníková–Valesová V, Horácek J, Vrajová M, Höschl C. Models of schizophrenia in humans and animals based on inhibition of NMDA receptors.Neurosci Biobehav Rev 2008 ; 32 : 1014–23.

Budd RD, Lindstrom DM. Characteristics of victims of PCP–related deaths in Los Angeles County. J Toxicol ClinToxicol1982 ; 19 : 997–1004

Burmeister–Rother R, Streatfeild KA, Yoo MC. Convulsions following ketamine and atropine. Anaesthesia 1993 ; 48 : 82

Butzer JF, Silver DE, Sahs AL. Amantadine in Parkinson's disease. A double–blind, placebo–controlled, crossover study with long–term follow–up. Neurology 1975 ; 25 : 603–6

Byer DE, Gould AB Jr. Development of tolerance to ketamine in an infant undergoing repeated anesthesia. Anesthesiology 1981 ; 54 : 255–6

Camacho A, Matthews SC, Dimsdale JE. Use of GHB compounds by HIV–positive individuals. Am J Addict 2004 ; 13 : 120–7

Cartigny B, Azaroual N, ImbenotteM, Sadeg N, Testart F, Richecoeur J, Vermeersch G, LhermitteM. 1H NMR spectroscopic investigation of serum and urine in a case of acute tetrahydrofuran poisoning. J Anal Toxicol 2001 ; 25 : 270–4

CDC. Gamma hydroxy butyrate use– New York and Texas, 1995–1996. MMWR 1997 ; 46 : 281–3

Chizh BA, Reissmüller E, Schlütz H, ScheedeM, Haase G, EnglbergerW. Supraspinal vs spinal sites of the antinociceptive action of the subtype–selective NMDA antagonist ifenprodil. Neuropharmacology 2001a ; 40 : 212–20

Chizh BA, Headley PM, Tzschentke TM. NMDA receptor antagonists as analgesics : focus on the NR2B subtype. Trends Pharmacol Sci 2001b ; 22 : 636–42

Chizh BA, Headley PM. NMDA antagonists and neuropathic pain––multiple drug targets and multiple uses. Curr Pharm Des 2005 ; 11 : 2977-94

Chu PS, Kwok SC, Lam KM, Chu TY, ChanSW, ManCW, Ma WK, Chui KL, Yiu MK, ChanYC, Tse ML, Lau FL. 'Street ketamine'-associated bladder dysfunction: a report of tencases. Hong Kong Med J 2007 ; 13 : 311-3

Chu PS, Ma WK, Wong SC, Chu RW, Cheng CH, Wong S, Tse JM, Lau FL, Yiu MK, ManCW. The destruction of the lower urinary tract by ketamine abuse : a n ew syndrome? BJU Int 2008 ; 102 : 1616-22

Chung H, Choi H, Kim E, JinW, Lee H, Yoo Y. A fatality due to injection of tiletamine and zolazepam. J Anal Toxicol 2000 ; 24 : 305-8

CogenFC, Rigg G, Simmons JL, Domino EF.Phencyclidine-associated acute rhabdomyolysis. Ann Intern Med 1978 ; 88 : 210-2

Colebunders B, VanErps P. Cystitis due to the use of ketamine as a recreational drug : a case report. J Med Case Reports 2008 ; 2 : 219

Colfax GN, Mansergh G, GuzmanR, Vittinghoff E, Marks G, Rader M, Buchbinder S. Drug use and sexual risk behavior among gay and bisexual men who attend circuit parties : a venue-based comparison. J Acquir Immune Defic Syndr 2001 ; 28 : 373-9

Collins VJ, Gorospe CA, Rovenstine EA. Intravenous nonbarbiturate, nonnarcotic analgesics : preliminary studies. 1. Cyclohexylamines. Anesth Analg 1960 ; 39 : 302-6

Cording CJ, DeLuca R, Camporese T, Spratt E. A fatality related to the veterinary anesthetic telazol. J Anal Toxicol 1999 ; 23 : 552-5

CorssenG, Domino EF. Dissociative anesthesia : further pharmacologic studies and first clinical experience with the phencyclidine derivative CI-581. Anesth Analg 1966 ; 45 : 29-40

CorssenG, Miyasaka M, Domino EF. Changing concepts in pain control during surgery : dissociative anesthesia with CI-581. A progress report. Anesth Analg 1968 ; 47 : 746-59

Cottrell AM, Gillatt D. Consider ketamine misuse in patients with urinary symptoms. Practitioner 2008a ; 252 : 5

Cottrell AM, Gillatt D. Consider ketamine misuse in patients with urinary symptoms. Practitioner 2008b ; 252 : 5

Critchlow DG. A case of ketamine dependence with discontinuation symptoms. Addiction2006 ; 101 : 1212-3

CurranHV, MorganC. Cognitive, dissociative and psychotogenic effects of ketamine in recreational users on the night of drug use and 3 days later. Addiction2000 ; 95 : 575-90

CurranHV, Monaghan L. Inan d out of the K-hole : a comparisonof the acute and residual effects of ketamine in frequent and infrequent ketamine users. Addiction2001 ; 96 : 749-60

DarganPI et al. The first reported UK fatality related to gamma-butyrolactone (GBL) ingestion.

J R Soc Med 2009 ; 102 : 546–7

Davies BM, Beech HR. The effect of 1–arylcylohexylamine (sernyl) on twelve normal volunteers. J Ment Sci 1960 ; 106 : 912–24

Davies S et al. Analysis of biological samples and beads from a case of Bindeez Beads(Aqua Dots) ingestion. J Toxicol ClinToxicol 2008 ; 46 : 596

Doerning BJ, Brammer DW, Chrisp CE, Rush HG. Nephrotoxicity of tiletamine in New Zealand white rabbits. Lab Anim Sci 1992 ; 42 : 267–9

土井康司ほか. γ –H ydroxybutyrate sodium シロップによる小児麻酔. 麻酔 1969 ; 18 : 328–33

Domino EF, Chodoff P, CorssenG. Pharmacologic effects of CI–581, A new dissociative anesthetic, in man. ClinPharmacol Ther 1965 ; 6 : 279–91

Domino EF. History and pharmacology of PCP and PCP–related analogs. J Psychedelic Drugs 1980 ; 12 : 223–7

Dripps RD et al. eds. Introduction to Anesthesia. 7thed. W. B. Saunders, 1988, p149

Dundee JW, LilburnJK. Ketamine–iorazepam. Attenuation of psychic sequelae of ketamine by lorazepam. Anaesthesia 1978 ; 33 : 312–4

Dyer JE, Roth B, Hyma BA. Gamma–hydroxybutyrate withdrawal syndrome. Ann Emerg Med 2001 ; 37 : 147–53

遠藤伸悟ほか. 昨年麻薬指定を受けたγ –ヒドロキシ酪酸大量服用による深昏睡の1 例. 日本集中治療医学会雑誌2003 ; 10(Suppl) : 184

Factor SA, Molho ES, BrownDL. Acute delirium after withdrawal of amantadine in Parkinson's disease. Neurology 1998 ; 50 : 1456–8

FahlmanA, Bosi EJ, NymanG. Reversible anesthesia of Southeast Asian primates with medetomidine, zolazepam, and tiletamine. J Zoo Wildl Med 2006 ; 37 : 558–61

FahnS, Craddock G, KuminG. Acute toxic psychosis from suicidal overdosage of amantadine. Arch Neurol 1971 ; 25 : 45–8

Farber NB. The NMDA receptor hypofunction model of psychosis. Ann N Y Acad Sci 2003 ; 1003 : 119–30

FaumanB, Aldinger G, FaumanM, RosenP. Psychiatric sequelae of phencyclidine abuse. ClinToxicol 1976 ; 9 : 529–38

Felser JM, OrbanDJ. Dystonic reaction after ketamine abuse. Ann Emerg Med 1982 ; 11 : 673–5

Foutz AS et al. Respiratory effects of the N–methyl–D–aspartate (NMDA) antagonist, MK–801, inin tact and vagotomized chronic cats. Eur J Pharmacol 1988 ; 154 : 179–84

FragenRJ, Caldwell N.Lorazepam premedication : lack of recall and relief of anxiety. Anesth Analg 1976 ; 55 : 792–6

藤森貢ほか. 解離性麻酔剤2–(o–chlorophenyl)–2–methyl–amino cyclohexane HCL(CI–581)に関

する研究. 麻酔1968；17：522−7

藤田俊夫. Sodium Gamma−Hydroxybutyric Acid の研究—その1 — 臨床的研究—. 麻酔1966；15：1107−11

藤田俊夫, 宮崎正夫. 2−(o−chlorophenyl)−2−methylaminocyclohexanon−HCl(CI−581)に関する臨床的 研究. 麻酔1968；16：1089−94

藤立康貴ほか. 難治性臀部痛に対して外来ケタミン点滴治療後, 悪夢が持続した1 症例. 日本ペインクリニック学会誌2004；11：284

Gallimberti L, Canton G, Gentile N, Ferri M, CibinM, Ferrara SD, Fadda F, Gessa GL. Gamma−hydroxybutyric acid for treatment of alcohol withdrawal syndrome. Lancet 1989；2 (8666)：787−9

Gallimberti L, Ferri M, Ferrara SD, Fadda F, Gessa GL. gamma−Hydroxybutyric acid inthe treatment of alcohol dependence：a double−blind study. Alcohol ClinExp Res 1992；16：673−6

Galloway GP, Frederick SL, Staggers FE Jr, Gonzales M, Stalcup SA, Smith DE. Gamma−hydroxybutyrate：an emerging drug of abuse that causes physical dependence. Addiction1997；92：89−96

GibsonKM, Hoffmann GF, HodsonAK, Bottiglieri T, Jakobs C. 4−Hydroxybutyric acid and the clinical phenotype of succinic semialdehyde dehydrogenase deficiency, anin bornerror of GABA metabolism. Neuropediatrics 1998；29：14−22

Gill JR, Stajíc M. Ketamine in non−hospital and hospital deaths in New York City. J Forensic Sci 2000；45：655−8

GreenSM, Clark R, Hostetler MA, CohenM, CarlsonD, Rothrock SG. Inadvertent ketamine overdose in children：clinical manifestations and outcome. Ann Emerg Med 1999；34(4 Pt 1)：492−7

Grégoire MC, MacLellanDL, Finley GA. A pediatric case of ketamine−associated cystitis. Urology 2008；71：1232−3

Greifenstein FE, Devault M, Yoshitake J, Gajewski JE. A study of a 1−aryl cyclo hexyl amine for anesthesia. Anesth Analg 1958；37：283−94

Gunja N, Doyle E, Carpenter K, ChanOT, Gilmore S, Browne G, Graudins A. Gamma−hydroxybutyrate poisoning from toy beads. Med J Aust 2008；188：54−5

Harper RW, Knothe BU.Coloured Lilliputian hallucinations with amantadine. Med J Aust. 1973；1(9)：444−5

Harrington RD, Woodward JA, HootonTM, HornJR. Life−threatening interactions between HIV−1 protease inhibitors and the illicit drugs MDMA and gamma−hydroxybutyrate. Arch Intern Med 1999；159：2221−4

Hausner RS. Amantadine−associated recurrence of psychosis. Am J Psychiatry 1980；137：

240–2

Hechler V, Ratomponirina C, Maitre M. gamma–Hydroxybutyrate conversion into GABA induces displacement of GABAB binding that is blocked by valproate and ethosuximide. J Pharmacol Exp Ther 1997 ; 281 : 753–60

Helrich M, McAslanTC, Skolnik S, BessmanSP. Correlationof blood levels of 4–hydroxybutyrate with state of consciousness. Anesthesiology 1964 ; 25 : 771–5

Hillemacher T, Bleich S, Demling J, Kornhuber J. Ketamine for the treatment of depression : what about the addictive potential? Aust N Z J Psychiatry 2007 ; 41 : 772–3

Hoogwerf B, KernJ, Bullock M, Comty CM. Phencyclidine–induced rhabdomyolysis and acute renal failure. ClinToxicol 1979 ; 14 : 47–53

細田眞司ほか. インターネットを利用し, gamma–hydroxybutyric acid(GHB)を購入･服用しもうろう状態を呈した一症例. 精神神経学雑誌2001 ; 103 : 435

Huey ED, DustinIH, OvermanGP, Mirza N, Sunderland T. Development of subtle psychotic symptoms with memantine : a case report. J ClinPsychiatry 2005 ; 66 : 658–9

飯田良司ほか. ケタミン持続点滴療法施行2 日後に幻覚を追体験した難治性疼痛の1 症例. ペインクリニック1999 ; 20 : 431–2

池田弘人ほか. インターネットを通じてGHB 服用による深昏睡の1 例. 日救急医会誌2001 ; 12 : 190–4

Iorio MA et al.Synthesis, stereochemistry, and biological activity of the 1–(1–phenyl–2–methylcyclohexyl) piperidines and the 1–(1–phenyl–4–methylcyclohexyl)piperidines. Absolute configuration of the potent trans– (–) –1– (1–phenyl–2–methylcyclohexyl) piperidine. J Med Chem 1991 ; 34 : 2615–23

岩月賢一ほか. 新静脈内麻酔剤CI–581の臨床的検討. 麻酔1967 ; 16 : 680–5

Jacob MS, CarlenPL, MarshmanJA, Sellers EM. Phencyclidine ingestion : drug abuse and psychosis. Int J Addict 1981 ; 16 : 749–58

Johnstone M, Evans V, Baigel S. Sernyl (CI–395) in clinical anaesthesia. Br J Anaesth 1959 ; 31 : 433–9

Jones AW, HolmgrenA, Kugelberg FC. Gamma–hydroxybutyrate concentrations in the blood of impaired drivers, users of illicit drugs, and medical examiner cases. J Anal Toxicol 2007 ; 31 : 566–72

JordanS, ChenR, Fernalld R, Johnson J, Regardie K, Kambayashi J, Tadori Y, Kitagawa H, Kikuchi T. In vitro biochemical evidence that the psychotomimetics phencyclidine, ketamine and dizocilpine (MK–801) are inactive at cloned human and rat dopamine D2 receptors. Eur J Pharmacol 2006 ; 540 : 53–6

Kapur S, SeemanP. NMDA receptor antagonists ketamine and PCP have direct effects on the dopamine D(2) and serotonin 5–HT(2)receptors–implications for models of schizophrenia.

Mol Psychiatry 2002；7：837−44

河口太平ほか. γ −H ydroxybutyrate による小児の基礎麻酔. 麻酔1967；16：645−9

清田和也ほか. インターネットで購入したインククリーナー服用により遅発性に痙攣重積状態となっ た1例. 中毒研究2003；16：542

Knox JW, Bovill JG, Clarke RS, Dundee JW. Clinical studies of induction agents. XXXVI：Ketamine. Br J Anaesth 1970；42：875−85

Knudsen K, Greter J, Verdicchio M. High mortality rates among GHB abusers inWesternSweden. Clin Toxicol (Phila) 2008；46：187−92

小林真己子ほか. 慢性疼痛患者に対する外来ケタミン少量単回静注療法の現状と今後の課題. 慢性疼痛2008；27：139−43

小林桜児ほか.「インククリーナー」(1,4−ブタンジオール)の乱用により一過性の幻覚妄想と強度の不 眠を呈した1 例. 精神医学2006；48：677−80

Kornhuber J, Weller M, Schoppmeyer K, Riederer P. Amantadine and memantine are NMDA receptor antagonists with neuroprotective properties. J Neural Transm Suppl 1994；43：91−104

Kothary SP, BrownAC, Pandit UA, Samra SK, Pandit SK. Time course of antirecall effect of diazepam and lorazepam following oral administration.Anesthesiology 1981；55：641−4

Krahwinkel DJ Jr. The use of tiletamine hydrochloride as an incapacitating agent for a lion. J Am Vet Med Assoc 1970；157：622−3

Kunsman GW, Levine B, Costantino A, Smith ML. Phencyclidine blood concentrations in DRE cases. J Anal Toxicol 1997；21：498−502

Laborit H, Jouany JM, Gerard J, Fabiani F. [Summary of an experimental and clinical study on a metabolic substrate with inhibitory central action：sodium 4−hydroxybutyrate.] Presse Med 1960；68：1867−9

Laborit H, Jouany JM, Gerard J, Fabiani P. Premiére note sur l'étude expérimentale et l'emploi clinique du 4−hydroxybutyrate de Na enan esthésiologie et enn europsychiatrie. Neuropsychopharmacology 1961；2：490−7

Laricchiuta P et al. Reversible immobilizationof asiatic black bear (Ursus thibetanus) with detomidine−tiletamine−zolazepam and atipamezole J Zoo Wildl Med 2008；39：558−61

Lear E, Suntay R, PallinIM, ChironAE. Cyclohexamine (Cl−400)：a new intravenous agent. Anesthesiology 1959；20：330−5

LeBeau MA, Montgomery MA, Morris−Kukoski C, Schaff JE, DeakinA, Levine B. A comprehensive study on the variations in urinary concentrations of endogenous gamma−hydroxybutyrate (GHB). J Anal Toxicol 2006；30：98−105

Lenz G, Klöss T et al. Anästhesiologische Versorgung von 3665 Patienten in Rotkreuz−Hospitälernin Thailand, Libanon, Pakistan und Indonesien. Anasth Intensivther

Notfallmed 1985 ; 20 : 261–5.

Lettieri J, Fung HL. Improved pharmacological activity via pro–drug modification: comparative pharmacokinetics of sodium gamma–hydroxybutyrate and gamma–butyrolactone.Res Commun Chem Pathol Pharmacol 1978 ; 22 : 107–18

Li J, Stokes SA, Woeckener A. A tale of novel intoxication : a review of the effects of gamma–hydroxybutyric acid with recommendations for management. Ann Emerg Med 1998 ; 31 : 729–36

Licata M, Pierini G, Popoli G. A fatal ketamine poisoning. J Forensic Sci 1994 ; 39 : 1314–20

Lilly JC. The scientist. Ronin Publishing, Inc. 1978

Louagie HK, Verstraete AG, De Soete CJ, Baetens DG, Calle PA. A sudden awakening from a near coma after combined intake of gamma–hydroxybutyric acid (GHB) and ethanol. J Toxicol ClinToxicol 1997 ; 35 : 591–4

LoVecchio F, Curry SC, Bagnasco T. Butyrolactone–induced central nervous system depression after ingestion of RenewTrient, a ìdietary supplementì. N Engl J Med 1998 ; 339 : 847–8

Luby ED, CohenBD, Rosenbaum G, Gottlieb JS, Kelley R. Study of a new schizophrenomimetic drug ; sernyl. AMA Arch Neurol Psychiatry 1959 ; 81 : 363–9

Malavasi LM et al. Changes in minimal alveolar concentration of isoflurane following treatment with medetomidine and tiletamine/zolazepam, epidural morphine or systemic buprenorphine in pigs. Lab Anim 2008 ; 42 : 62–70

Mansergh G, Colfax GN, Marks G, RaderM, GuzmanR, Buchbinder S. The Circuit Party Men's Health Survey : findings and implications for gay and bisexual men.Am J Public Health 2001 ; 91 : 953–8

Marinetti LJ et al. Analysis of GHB and 4–methyl–GHB inpostmortem matrices after long–term storage. J Anal Toxicol 2005 ; 29 : 41–7

MarshmanJA, Ramsay MP, Sellers EM. Quantitation of phencyclidine in biological fluids and application to humanoverdose.Toxicol Appl Pharmacol 1976 ; 35 : 129–36

松木秀幸ほか. 脱法ドラッグ1,4–butanediol(gamma–hydroxybutyric acid の前駆物質)服用中止後にせん妄を生じた症例. 精神科2005 ; 6 : 505–10

MattisonAM, Ross MW, WolfsonT, FranklinD ; SanDiego HIV Neurobehavioral Research Center Group. Circuit party attendance, club drug use, and unsafe sex in gay men. J Subst Abuse 2001 ; 13 : 119–26

McCarronMM, Schulze BW, ThompsonGA, Conder MC, Goetz WA. Acute phencyclidine intoxication : incidence of clinical findings in 1,000 cases.Ann Emerg Med 1981a ; 10 : 237–42

McCarronMM, Schulze BW, ThompsonGA, Conder MC, Goetz WA. Acute phencyclidine intoxication : clinical patterns, complications, and treatment.Ann Emerg Med 1981b ; 10

: 290–7

McGinn CG. Close calls with club drugs. N Engl J Med2005 ; 352 : 2671–2

McNamara P, Durso R. Reversible pathologic jealousy (Othello syndrome) associated with amantadine. J Geriatr Psychiatry Neurol 1991 ; 4 : 157–9

MionG, Tourtier JP, DiraisonY. Gamma–hydroxybutyric acid inhair. N Engl J Med 2006 ; 354 : 96–7

Miotto K, DarakjianJ, Basch J, Murray S, Zogg J, RawsonR. Gamma–hydroxybutyric acid : patterns of use, effects and withdrawal. Am J Addict 2001 ; 10 : 232–41

Mitchell AC. Generalized hyperalgesia and allodynia following abrupt cessation of subcutaneous ketamine infusion Palliat Med 1999 ; 13 : 427–8

Mitchell PJ, BurtonHR. Immobilisation of southern elephant seals and leopard seals with cyclohexamine anaesthetics and xylazine. Vet Rec 1991 ; 129 : 332–6

Miyasaki JM, Grimes D, Lang AE. Acute delirium after withdrawal of amantadine in Parkinson's disease. Neurology 1999 ; 52 : 1720–1

Moore M & Alltounian HS. Journeys into the bright world. Para Research, 1978

Moore KA, Sklerov J, Levine B, Jacobs AJ. Urine concentrations of ketamine and norketamine following illegal consumption.J Anal Toxicol 2001 ; 25 : 583–8

守屋文夫, 橋本良明. 血液におけるγ –ヒドロキシ酪酸の死後産生. 法中毒2003 ; 21 : 262–9

Mozayani A, Schrode P, Carter J, Danielson TJ. A multiple drug fatality involvingMK–801 (dizocilpine), a mimic of phencyclidine. Forensic Sci Int2003 ; 133 : 113–7

Murphy JL Jr. Hypertension and pulmonary oedema associated with ketamine administration in a patient with a history of substance abuse. CanJ Anaesth 1993 ; 40 : 160–4

Murray TF, Craigmill AL. Interactions between delta9–tetrahydrocannabinol and phencyclidine in rats and mice.Proc West Pharmacol Soc 1976 ; 19 : 362–8

Mycyk MB, WilemonC, Aks SE. Two cases of withdrawal from 1,4–Butanediol use. Ann Emerg Med 2001 ; 38 : 345–6

Nakazato E, Kato A, Watanabe S. Brain but not spinal NR2B receptor is responsible for the anti–allodynic effect of anNR2B subunit–selective antagonist CP–101,606 in a rat chronic constriction injury model. Pharmacology 2005 ; 73 : 8–14

Narendran R, Frankle WG, Keefe R, Gil R, Martinez D, SlifsteinM, Kegeles LS, Talbot PS, Huang Y, Hwang DR, Khenissi L, Cooper TB, Laruelle M, Abi–Dargham A. Altered prefrontal dopaminergic function in chronic recreational ketamine users. Am J Psychiatry 2005 ; 162 : 2352–9

Narita M et al. Treatment for psychological dependence on morphine : usefulness of inhibiting NMDA receptor and its associated protein kinase in the nucleus accumbens. Life Sci 2005 ; 77 : 2207–20

仁平信ほか. GC–MS による救急患者からのMDMAとPCPの検出. 中毒研究2002；15：47–52

西邑信男ほか. γ –Hydroxybutyric Acid の麻酔作用の検討. 麻酔1966；15：1102–6

織田実ほか. 麻酔におけるγ –Hydroxybutyrate の使用経験. 麻酔1966；15：1236–45

尾崎健次郎ほか. 麻酔導入剤または補助麻酔剤としてのγ –ヒドロキシ酪酸の使用経験. 麻酔1967；16：507–12

Pal HR, Berry N, Kumar R, Ray R. Ketamine dependence. Anaesth Intensive Care 2002；30：382–4

Palatini P, Tedeschi L, FrisonG, Padrini R, ZordanR, Orlando R, Gallimberti L, Gessa GL, Ferrara SD. Dose–dependent absorption and elimination of gamma–hydroxybutyric acid inhealthy volunteers.Eur J ClinPharmacol 1993；45：353–6

PeytonSH, Couch AT, Bost RO. Tissue distributionof ketamine：two case reports. J Anal Toxicol 1988；12：268–9

Poklis A, Graham M, Maginn D, BranchCA, Gantner GE. Phencyclidine and violent deaths in St. Louis, Missouri：a survey of medical examiners' cases from 1977 through 1986. Am J Drug Alcohol Abuse 1990；16：265–74

Pomarol–Clotet E, Honey GD, Murray GK, Corlett PR, Absalom AR, Lee M, McKenna PJ, Bullmore ET, Fletcher PC. Psychological effects of ketamine in healthy volunteers. Phenomenological study. Br J Psychiatry 2006；189：173–9

Postma JU, VanTilburg W. Visual hallucinations and delirium during treatment with amantadine (Symmetrel).J Am Geriatr Soc 1975；23：212–5

Quail MT, Weimersheimer P, Woolf AD, Magnani B. Abuse of telazol：an animal tranquilizer. J Toxicol ClinToxicol 2001；39：399–402

Riederer P, Lange KW, Kornhuber J, Danielczyk W.Pharmacotoxic psychosis after memantine in Parkinson's disease. Lancet 1991；338：1022–3

Rogers M, Rasheed A, Moradimehr A, Baumrucker SJ. Memantine (Namenda) for neuropathic pain. Am J Hosp Palliat Care 2009；26：57–9

Runnacles JL, Stroobant J. [gamma]–Hydroxybutyrate poisoning：Poisoning from toy beads. BMJ 2008；336：110

Sang CN, Weaver JJ, Jingal L, WoudenJ, Saltarelli MD. The NR2B subunit–selective NMDA receptor antagonist, CP–101–606, reduces spontaneous pain intensity in patients with central and peripheral neuropathic pain. Soc Neurosci Abstract 2003；814：9

Sass JO, Superti–Furga A. Gamma–hydroxybutyric acid. N Engl J Med 2005；353：1632

Sauer C et al. Investigations on the cytochrome P450 (CYP) isoenzymes involved in the metabolism of the designer drugs N– (1–phenyl cyclohexyl) –2–ethoxyethanamine and N– (1–phenylcyclohexyl)–2–methoxyethanamine.Biochem Pharmacol 2009；77：444–50

Sauer C et al. Metabolism and toxicological detection of the designer drug N–(1–

phenylcyclohexyl)–3–methoxypropanamine (PCMPA) in rat urine using gas chromatography–mass spectrometry. Forensic Sci Int 2008 ; 181 : 47–51

Schwab RS, England AC Jr, Poskanzer DC, Young RR.Amantadine in the treatment of Parkinson's disease. JAMA 1969 ; 208 : 1168–70

Serra M, Sanna E, Foddi C, Concas A, Biggio G. Failure of gamma–hydroxybutyrate to alter the functionof the GABAA receptor complex inthe rat cerebral cortex. Psychopharmacology (Berl) 1991 ; 104 : 351–5

Schifano F, Corkery J, Oyefeso A, Tonia T, Ghodse AH. Trapped inthe ìK–holeì : overview of deaths associated with ketamine misuse in the UK (1993–2006). J ClinPsychopharmacol 2008 ; 28 : 114–6

Scrima L, HartmanPG, Johnson FH Jr, Thomas EE, Hiller FC. The effects of gamma–hydroxybutyrate on the sleep of narcolepsy patients : a double–blind study. Sleep 1990 ; 13 : 479–90

Shahani R, Streutker C, DicksonB, Stewart RJ. Ketamine–associated ulcerative cystitis : a n ew clinical entity. Urology 2007 ; 69 : 810–2

清水賢ほか. 尿·頭髪により同定されたケタミン精神病の一例について. 日本アルコール薬物医学会雑誌2005 ; 40 : 390–1

Singer M, Mirhej G, Shaw S, SaleheenH, VivianJ, Hastings E, Rohena L, Jennings D, Navarro J, Santelices C, Wu AH, Smith A, Perez A. Whenthe drug of choice is a drug of confusion : embalming fluid use in inner city Hartford, CT.J EthnSubst Abuse 2005 ; 4 : 73–96

Slaughter L. Involvement of drugs in sexual assault. J Reprod Med 2000 ; 45 : 425–30

Smith EJ. Amantadine–induced psychosis in a young healthy patient. Am J Psychiatry 2008 ; 165 : 1613.

Snoey ER at al. Acute psychosis after amantadine overdose. Ann Emerg Med 1990 ; 19 : 668–70

Sporer KA, ChinRL, Dyer JE, Lamb R. Gamma–hydroxybutyrate serum levels and clinical syndrome after severe overdose. Ann Emerg Med 2003 ; 42 : 3–8

SteinJI. Phencyclidine induced psychosis. The need to avoid unnecessary sensory influx. Mil Med 1973 ; 138 : 590–1

Stone JM, Pilowsky LS. Psychopathological consequences of ketamine. Br J Psychiatry 2006 ; 189 : 565–6

Stone JM, Erlandsson K, Arstad E, Squassante L, Teneggi V, BressanRA, Krystal JH, Ell PJ, Pilowsky LS. Relationship between ketamine–induced psychotic symptoms and NMDA receptor occupancy : a [(123)I]CNS–1261 SPET study. Psychopharmacology(Berl) 2008 ; 197 : 401–8

Stroe AE, Hall J, AminF. Psychotic episode related to phenylpropanolamine and amantadine in a healthy female. GenHosp Psychiatry 1995 ; 17 : 457–8

Suchard J, Nizkorodov S, Wilkinson S. 1,4–Butanediol content of aqua dots children's craft toy beads. J Med Toxicol 2009 ; 5 : 120–4

橘直矢ほか. 2– (o–chlorophenyl) –2–methylaminocyclohexanone (CI–581)の臨床使用成績. 麻酔 1966 ; 1 : 1323–8

Takahara J, Yunoki S, Yakushiji W, Yamauchi J, Yamane Y. Stimulatory effects of gamma–hydroxybutyric acid ongrowth hormone and prolactinrelease inhuman s. J Clin Endocrinol Metab 1977 ; 44 : 1014–7

高崎真弓ほか. 1人の火傷患者に行なった12回のKetalar麻酔. 麻酔1970 ; 19 : 1505–10

種田益造, 浅野哲, 植野正之ほか. デキストロメトルファンの併用によりケタミン静注療法からの覚醒が遅延した幻肢痛の1 症例. 日臨麻会誌2001 ; 21 : 519–22

Trujillo KA et al. The NMDA receptor antagonist MK–801 increases morphine catalepsy and lethality. Pharmacol Biochem Behav 1991 ; 38 : 673–5

Tsai JH, Tsai KB, Jang MY. Ulcerative cystitis associated with ketamine. Am J Addict 2008 ; 17 : 453

Tsai TH et al. Ketamine–associated bladder dysfunction. Int J Urol 2009 ; 16 : 826–9

VanCauter E, Plat L, Scharf MB, Leproult R, Cespedes S, L'Hermite–Balériaux M, Copinschi G. Simultaneous stimulation of slow–wave sleep and growth hormone secretion by gamma–hydroxybutyrate in normal young Men. J ClinIn vest 1997 ; 100 : 745–53

Varela M, Nogué S, Orós M, Miró O. Gamma hydroxybutirate use for sexual assault. Emerg Med J 2004 ; 21 : 255–6

Vollenweider FX, Geyer MA. A systems model of altered consciousness : integrating natural and drug–induced psychoses.BrainRes Bull 2001 ; 56 : 495–507

Wei F, Wang GD, Kerchner GA, Kim SJ, Xu HM, ChenZF, Zhuo M. Genetic enhancement of inflammatory painby forebrainNR2B overexpression. Nat Neurosci 2001 ; 4 : 164–9

Weiner AL, Vieira L, McKay CA, Bayer MJ. Ketamine abusers presenting to the emergency department : a case series. J Emerg Med 2000 ; 18 : 447–51

Wieber J, Gugler R, Hengstmann JH, Dengler HJ. Pharmacokinetics of ketamine in man. Anaesthesist 1975 ; 24 : 260–3

Wolf NI, Haas D, Hoffmann GF, Jakobs C, Salomons GS, Wevers RA, Engelke UF, Rating D. Sedation with 4–hydroxybutyric acid : a potential pitfall in the diagnosis of SSADH deficiency. J Inherit Metab Dis 2004 ; 27 : 291–3

Wood DM et al. Epidemiology of recreational drug toxicity in a nightclub environment. Subst Use Misuse 2009 ; 44 : 1495–502

Woods R, McLeanS, Nicol S, BurtonH. Chemical restraint of southern elephant seals (Mirounga

Leonina) ; use of medetomidine, ketamine and atipamezole and comparison with other cyclohexamine-based combinations.Br Vet J 1996 ; 152 : 213-24

Wu LJ, Toyoda H, Zhao MG et al. Upregulationof forebrainNMDA NR2B receptors contributes to behavioral sensitization after inflammation. J Neurosci 2005 ; 25 : 11107-16

Wu Y, Ali S, AhmadianG, Liu CC, Wang YT, GibsonKM, Calver AR, Francis J, Pangalos MN, Carter Snead O 3rd. Gamma-hydroxybutyric acid (GHB) and gamma-aminobutyric acidB receptor (GABABR) binding sites are distinctive from one another : molecular evidence. Neuropharmacology 2004 ; 47 : 1146-56

Xie X, Smart TG. Gamma-hydroxybutyrate hyperpolarizes hippocampal neurones by activating GABAB receptors. Eur J Pharmacol 1992 ; 212 : 291-4

Yago KB, Pitts FN Jr, Burgoyne RW, Aniline O, Yago LS, Pitts AF. The urbanepidemic of phencyclidine (PCP) use : clinical and laboratory evidence from a public psychiatric hospital emergency service. J ClinPsychiatry 1981 ; 42 : 193-6

山本好男ほか. インターネット購入薬物服用死亡例に関する法医中毒学的考察. 中毒研究2001 ; 14 : 388

柳田 尚ほか. Sodium γ -hydroxy-butyrateの臨床麻酔への応用. 麻酔1965 ; 14 : 836-40

吉村智恵ほか. 1,4 ブタンジオール乱用の一症例. 精神神経学雑誌2007 ; 109 : 887

Zvosec DL, Smith SW, McCutcheonJR, Spillane J, Hall BJ, Peacock EA. Adverse events, including death, associated with the use of 1,4-butanediol. N Engl J Med 2001 ; 344 : 87-94

Zvosec DL, Smith SW. Comment on ëThe abrupt cessationof therapeutically administered sodium oxybate (GHB)may cause withdrawal symptomsì. J Toxicol ClinToxicol 2004 ; 42 : 121-3

V 흥분제

1. 특징

"각성제"나 "환각제"의 범주에 들어가지 않는 MDMA(엑스터시)를 대표하는 정제형 마약이라 불리는 일군의 남용물질이 흥분제(entactogen)로 다음 특징이 있다.

- ·세로토닌 자극작용이 강하다.
- ·5−HT_{2A} 수용체에의 직접 자극작용은 약하고 환각작용은 거의 없다.
- ·도파민 자극작용이 약하며 의존성이 없다.
- ·벤젠고리에 메틸렌디옥시기(−O−CH_2−O−)가 붙는 것이 대부분(그림 1).
- ·전부 디자이너 드럭으로 역사가 짧으며 인류가 모르는 새로운 물질이 계속해서 시중에 나타나고 있다.

도파민 자극작용이 강한 것은 의존성이 강하나, 의존성의 세기는 도파민 자극자용의 세기만으로 결정되지 않고 도파민 자극작용과 세로토닌 자극작용의 세기의 비례로 결정된다. 코카인이 의존성이 강한 것은 도파민 자극작용이 강하기 때문만이 아니라, 세로토닌 자극작용에 비해 도파민 자극작용이 상대적으로 강하기 때문이라 생각된다(Wee 2005). 따라서 세로토닌 자극작용에 비해 도파민 자극작용이 약한 흥분제에 의존성은 없으며 이것이 흥분제가 각성제와 다른 점이다. 그러나 의존성이 전혀 없는 것은 아니며 조건에 따라서는 의존에 빠진다(Jansen 1999).

세로토닌의 신경종말로의 흡수를 억제함과 동시에 신경종말에서 세로토닌을 방출시켜 과잉한 세로토닌이 수용체를 자극하는 간접적인 작용에 의해 강한 세로토닌 작용을 보인다.

신경종말에서 도파민, 노르아드레날린도 방출되지만 노르아드레날린 자극작용과 도파민 자극작용은 비교적 약하며 도파민의 방출은 세로토닌의 자극을 통하는 2차적인 것이다(Battaglia 1988).

흥분제를 각성제, 환각제와 비교하면 위에서 서술했듯이 화학구조뿐만 아니라 수용체에 대한 작용에서 분명한 차이가 있으나 동물(사람)도 또한 이하와 같이 이 3군의 물질을 상호 식별한다.

레버 조작으로 생리식염수와 각성제, 환각제를 식별할 수 있도록 훈련받은 실험쥐도 흥분제를 분명히 식별한다(Oberlender 1988).

흥분제인 MDMA와 생리식염수를 식별하도록 훈련받은 실험쥐는 마찬가지로 흥분제인 메틸론을 식별하지 못하지만 각성제인 암페타민이나 환각제인 DOM은 식별한다(Dal Cason 1997).

흥분제인 MDEA, 각성제인 *d*−메스암페타민, 환각제인 실로시빈, 이 세 가지를 32명의 건강한 사람에게 투여하여 이중맹검법으로 비교하자, MDEA만이 코르티솔과 프로락틴의 분비를 현저하게 증가시키는 특징이 보였다(Gouzoulis-Mayfrank 2001).

수컷 쥐에게 MDMA를 투여하자, 뇌의 시상하부의 시삭상핵과 뇌실주위핵의 옥시토신 함유신경섬유가 활성화하여 혈청 속의 옥시토신 농도가 상승, 동료들과 지내는 시간이 길어지는 등 주의 사회성이 높아진다. $5HT_{1A}$ 수용체가 자극되기 때문이라 생각된다(Thompson 2007).

옥시토신은 모유의 분비를 촉진하며 자궁을 수축시키는 뇌하수체 후엽 호르몬으로, 포옹 호르몬(cuddle hormone)이라고도 불려 타인을 신뢰하고 경계하지 않게 하는 작용이 있다(Zak 2008). 옥시토신 수용체가 많은 뇌의 영역에 상해가 있으면 사회불안장애 등 타인과의 사회적 상호관계에 이상을 일으키는 일이 있다.

2. 흥분제와 각성제, 환각제의 관계

각성작용과 환각작용은 이 삼자 사이에서 어느 정도 공통적이지만 전체적으로 보면 흥분제는

- ·각성제에서 보이는 의존성이 없다.
- ·환각제에서 보이는 환각작용이 없다.
- ·강한 세로토닌 작용이 있다.

등으로 작용은 「각성제」와 「환각제」의 중간에 위치하며(Kovar 1998, Vollenweider 1998, Véléa 1999, Liechti 2000a, Gouzoulis-Mayfrank 2001) 생리학적, 생물학적, 화학적으로 보면 각성제에도, 환각제에도 속하지 않는 독립적인 그룹으로 간주할 수 있다. 예를 들어 MDMA는 “각성제와 닮은 부작용을 갖는 흥분제”이다(Glennon 2008).

환각은 환각제에서는 주작용이나 각성제에서는 후유증이며 흥분제에서는 부작용이다.

Entactogen(흥분제)의 “en”은 그리스어로 within 혹은 inside, “tactus”는 라틴어에서의 의미로 「내부에 닿는다」는 의미에서 David E. Nichols가 1986년에 제창한 말이다(Nichols 1986a).

이보다 전인 1983년에 Ralph Metzner가 “공감, 감정이입”을 의미하는 empathy에서 empathogen이라는 말을 제창했으나 “pathogen”이 “병원체”를 의미하기에 현재는 entactogen이 사용되고 있다(Kalant 2001, Bustamante 2004, Gudelsky 2008, Glennon 2008).

Entactogen은 독립적인 물질군으로서 “각성제”, “환각제”와 동격의 명칭이 필요했음에도 불구하고 MDMA가 등장한 것이 1970년으로 역사가 얕아 그에 맞는 일본어가 없었기에 혼란하여 탈법 드럭, 위법 드럭, 합법 드럭, 정제형 마약, 합성마약, 케미컬 드럭 등이 사용돼 왔다. 그러나 이 모두가 중독학적으로 정확하다고 말하기는 어려우며 “흥분제”라는 말이 적절하다고 생각한다.

3. 탄생

1967년 여름 샌프란시스코의 골든게이트 공원의 "Summer of Love"로 시작된 Human Be-In이라 불리는 운동은 순식간에 미국 전역으로 확산되어 1969년의 우드스톡 페스티벌에서 절정을 맞았다.

마침 이때부터(1967년) 각성제나 환각제보다도 의존성과 환각작용이 적은 흥분제의 프로토타입 MDA가 등장했고 이는 감정이입, 감정의 증폭을 일으키기 때문에 러브 드럭이라 불렸다.

흥분제는 과도한 세로토닌에 의한 자극이 특징으로, 후술하는 세로토닌 신경독성이 문제이다. 신경독성은 세로토닌 작동성 신경의 축삭과 신경종말의 변성·괴사가 원인이라 보인다(Sprague 1998).

따라서 흥분제가 감정이입, 감정의 증폭과 같은 특징을 살려서 러브 드럭으로서 받아들여지기 위해서는 노르아드레날린에 의한 교감신경자극, 의존성에 밀접한 관계에 있는 도파민에 의한 중추신경자극 및 세로토닌의 5-HT_{2A} 수용체 자극에 의한 환각이 적으면서 또한 세로토닌 신경독성이 없는 물질이 바람직하다. 여기서 시냅스 소포 모노아민 트랜스포터나 5-HT_{2A} 수용체에의 작용이 없고 5-HT 트랜스포터에 대한 특이적인 역자극약(inverse agonist)을 찾아서 MDA와 같이 메틸렌디옥시기를 갖는 암페타민 유도체가 다수 합성되어 수용체에 대한 친화성을 조사하여(Nichols 1986b, Monte 1993, Parker 1998) 디자이너 드럭으로서 항간에 나타났다.

4. 디자이너 드럭

디자이너 드럭이란 약사법의 규제를 피하기 위해서 기존의 의약품의 화학구조를 변화시켜 새로운 화학물질을 합성해 약리학적 독성학적 데이터도 없이 암시장에서 유통되고 있는 남용물질을 가리킨다.

디자이너란 속어로 위조지폐 만들기라는 뜻이다. 그들 중 대부분은 숙달된 합성화학자로, 반권력(反権力), 과학적인 호기심, 경제적인 목적이 얽혀 있으며 공부량은 현장의 전문직에 종사하는 우리들을 훨씬 능가한다.

디자이너 드럭이라는 말은 1988년에 Henderson이 처음으로 사용한 것으로(Henderson 1988), 강력한 의료용 합성마약인 펜타닐의 구조를 개변해 "China White"란 이름으로 1979년 샌프란시스코의 거리를 나돌던 물질 또는 그것의 유사물질을 가리켰다. 그러나 디자이너 드럭의 기원은 1925년 제네바 국제 아편 조약까지 거슬러 올라간다. 조약으로 규제된 것은 아편, 모르핀, 헤로인, 코카인, 대마였기에 조약 직후부터 모르핀의 유도체가 헤로인의 대체

물질로 돌아다녔다.

현재 디자이너 드럭으로는 흥분제 외에도 마약계열, 대마계열, 비아그라계열, 단백동화호르몬계열 등으로 여러 종류가 있으며, 환각제도 암페타민계열, 페닐에틸아민계열, 합성트립타민계열은 거의 모두 디자이너 드럭이다.

5. 그 후의 발전

1980년경 미국의 나이트클럽에서 시작된 드럭 파티는 인도 서해안의 삼각주나 지중해에 떠 있는 스페인 이비사 섬의 히피들의 비치파티로 발전했으나, 1980년대 중반에 그것이 영국에 유입되어 젊은이 사이에 퍼졌다. 사용약물도 그때까지의 환각제나 코카인을 대신해 MDMA(엑스터시)나 케타민이 등장했다.

미국에서는 파티 드럭으로서 사용되는 일이 많았던 것에 반해, 영국에서는 레이브 드럭으로서 사용되었다. Rave란 큰소리로 떠들다, 미친듯이 날뛰다, 야단법석을 떤다는 의미로 레이브 파티란 젊은이가 빈 창고, 목장의 헛간, 방목장에서 큰 음향에 빠른 템포의 전자음악에 맞춰서 춤추는 대규모 댄스파티를 말한다. 환각작용이 없거나 약한 흥분제로서 환각과 조금이라도 비슷한 증상을 경험하기 위해서는 소리자극뿐만 아니라 미러볼 등 강한 광자극이 특히 필요해 참가자는 광선을 반사하는 액세서리를 착용한다.

1993년경 영국에서는 레이브 파티가 지나치게 유행해서 알코올류의 매상이 감소했다. 레이브 파티에서는 알코올류보다도 후술하듯이 물만 마시기 때문이다. 매상의 감소에 위기감을 느낀 주류업자의 움직임으로 1994년 정부는 창고나 야외 등 알코올류의 판매가 인가되지 않은 장소에서의 파티를 위법으로 했다. 레이브 파티가 "죽음의 댄스"(Henry 1992a)로서 문제가 된 때이다. 이렇게 레이브 파티는 정부 공인의 장소로 이동했고, 결과적으로 파티 자체가 사회에서 공인된 형태가 되어 더욱 발전해 파티의 주역이 된 흥분제와 함께 외국에 수출되어 갔다. 흥분제가 있었기 때문에 이러한 파티가 발전했다고도 할 수 있다.

사이키델릭 시대의 적극적인 사용에 대해 그 이후의 약물사용을 "recreational use"(흥미본위의 사용, 놀이로서의 사용, 기회적 사용)라 부르고 있었다.

흥분제는 그 후 종류가 계속해서 늘어나 후술의 「흥분제의 종류와 작용」에서 다룬 것만으로도 30종 이상은 된다. 압수량은 2006년 유럽에서 18,000,000정, 2005년 미국에서 5,500,000정이었다. 일본에서는 1999년 17,500정, 2000년 85,000정, 2007년 1,326,000정으로 8년 동안 약 100배로 늘었다.

6. 종류와 작용

흥분제는 대부분이 구조 중에 메틸렌디옥시(methylenedioxy)기를 가지며(그림 1) 생략명의 어딘가에 "MD"가 있다. 단 아래의 물질 중 *은 생략명에 "MD"가 없으나 메틸렌디옥시기를 가진다.

덧붙여서 이것들 생략명은 디자이너 드럭이라고는 해도, 말하자면 브랜드명이다.

6.1 메틸렌디옥시암페타민계열(그림 1)

MDA(3,4-메틸렌디옥시암페타민)

MDMA(3,4-메틸렌디옥시메스암페타민. 속칭 엑스터시, E, X, XTC, MDM, 아담은 초기의 속칭).

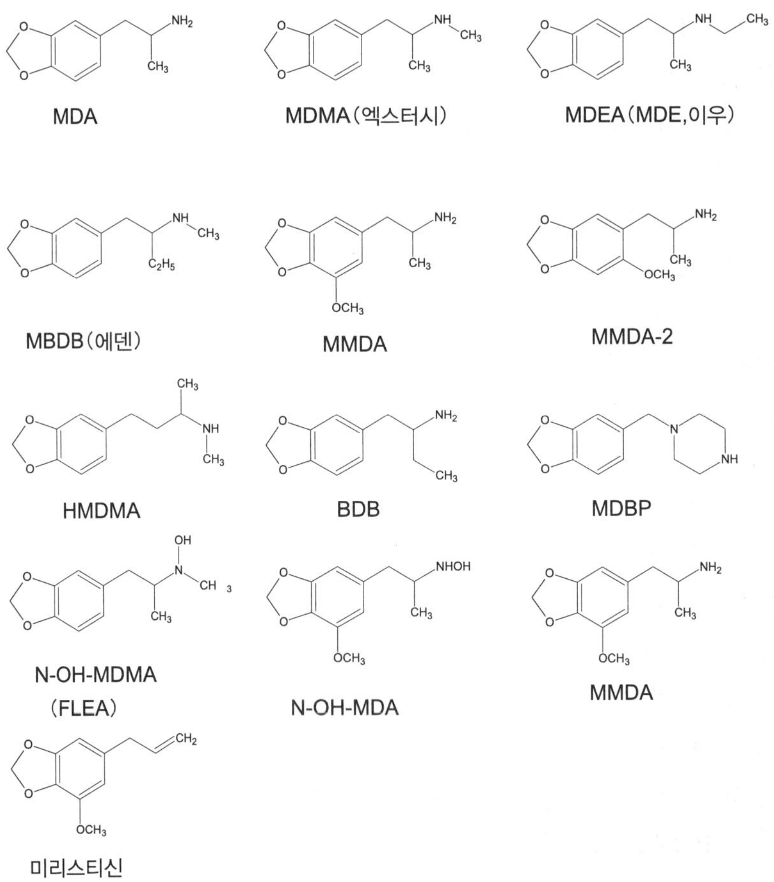

미리스티신은 너트멕의 성분 중 하나. 그 이외는 디자이너 드럭. 벤젠고리에 메틸렌디옥시기(−O−CH_2−O−)가 붙는 것이 특징으로 본문에서 다룬 것만 30종에 가깝다. MDMA는 대표적이 흥분제.

그림 1 메틸렌디옥시계열 흥분제

MDEA(3,4-메틸렌디옥시메스암페타민, MDE. 속칭 이브)

MBDB(3,4-메틸렌디옥시*a*-에틸-*N*-메틸페네틸아민. 속칭 에덴, Bliss, Methyl-J). HMDMA는 이성체. *BDB는 유사물질.

MMDA(3- 메톡시-4,5-메틸렌디옥시암페타민). MMDA-2, Methyl-MMDA-2, MMDA-3a, MMDA-3b 등은 유사물질.

5-methyl-MDA(3-메틸-4,5-메틸렌디옥시암페타민). 2-methyl-MDA는 유사물질.

DMMDA(2,5-디메톡시-3,4-메틸렌디옥시암페타민)

DMMDA-2(2,3-디메톡시-4,5-메틸렌디옥시암페타민)

MDBP(MDBZP, 1-피페로닌피페라진). MDA과 피페라진의 하이브리드(그림 1).

N-OH-MDMA(FLEA, *N*-하이드록시-*N*-메틸-3,4-메틸렌디옥시암페타민, Flea는 벼룩를 이르는 말로 "피부 밑에서 벼룩이 긴다"는 환촉이 있었기 때문에 개발자가 붙인 명칭).

MDA

1950년 전후에 항우울약, 진해약으로 500명 규모의 임상실험이 행해져 1961년에는 Amphedoxamine®의 이름으로 다이어트 약물로서 시장에 나온 적이 있다. MDMA와 작용은 비슷하나 5-HT_{2A} 수용체에의 친화성이 강하며, 환각량은 100~160 mg으로 효과의 지속은 4~8시간이다. 환각작용이 비교적 강한 한편 흥분제로서의 작용은 약하다. 중추자극작용은 S-(+)체가 강하며 환각작용은 R-(−)체가 강하다.

죽음에 이르기까지의 증상은 MDMA와 비슷하지만, 명백하게 환각증상이 확인되었다(Poklis 1979). 1972년에 보고된 5예의 사망자 증상은 불온, 환각, 경련이었다(Cimbura 1972).

냉전시대인 1950년대, 미군은 피를 보지 않는, 사망자를 내지 않는 병기로서 환각제 연구에 착수했다. 메스칼린의 유도체를 합성해 1953년부터 1954년에 걸쳐서 미시간대학 약리학교실과 공동연구를 했다. 그 결과가 1969년 10월에야 기밀취급이 풀려 발표되었다(Hardman 1973). 그것에 의하면 사람에 대한 작용을 보기 위해서는 실험쥐, 시궁쥐, 기니피그, 개, 원숭이 중에서 개가 가장 적절해서 개에 대한 치사량은 메스칼린(54 mg/kg), TMA(23 mg/kg), BDB(16 mg/kg), MDMA(14 mg/kg). MDA(7 mg/kg)의 순서로 적어지며, 독성은 MDA가 가장 강하다. TMA는 그 후 환각성 화학병기의 후보로서 연구가 계속되었다.

MDMA

곁사슬 말단인 $-NH_2$에 메틸기를 붙여서 $-NHCH_3$로 하면 중추자극작용은 강해지는 한편, 환각작용은 대폭으로 약해진다. 그러한 지식을 기반으로 디자인된 것이 MDMA로, 미국에서는 1970년에 비합법화된 MDA를 대신해 시장에 등장했다. 환각작용이 있는 너트멕의 성분인 사프롤과 메스암페타민과의 하이브리드가 MDMA이다(그림 4).

2005년 미국 북동부의 몇몇 밀조소에서 대량의 사사프러스기름이 압수되었다. 사사프러스기름은 북미동부에 분포하는 녹나무과의 교목 사사프러스나무 *Sassafras albidum*에서 채취되어 80~90%의 사프롤를 포함한다. 사사프러스기름은 발암성 때문에 1960년 미국에서 판매가 규제되어 현재는 MDMA 등의 원료가 되므로 세계적으로 규제되고 있다.

MDA에 비해서 작용의 지속시간이 짧고 전체적으로 작용은 약하며 특히 환각작용은 거의 없다. 작용 중 차이가 있으므로 둘 사이에 교차내성이 없다. 미육군은 환각성 화학병기로서 관심을 가졌으나 환각성이 적기 때문에 뜻대로 되지는 않았을 것이다.

환각작용이 약한 한편 흥분제의 특징인 타인에의 친근감, 감정이입이나 공감 등은 오히려 강하고(Nichols 1986a) 정신병 환자와의 의사소통이 용이해져 치료성적이 좋아진다고 일컬어지며 특히 외상후 스트레스 증후군의 치료에 1970년대 후반부터 일부 정신과 의사는 적극적으로 사용했으나 효과에 대한 근거가 부족하여 1985년 5월, 헤로인이나 LSD와 같이 「마약단속법」의 제1종 규제물질로 지정되었다. 현재는 UN의 합의에 기반하여 세계각국에서 제조, 소유, 판매가 금지되어 있다.

불안신경증이나 외상 후 스트레스 증후군에 대한 MDMA의 치료에 고집하는 신경과 의사들은 임상실험에 착수하려 하고 있어(Doblin 2002, Johansen 2009) 논란이 되고 있다(Parrott 2007, Check 2004). 그러나 MDMA의 신경독성은 물론이거니와 신경독성 등의 부작용이 없는 흥분제의 개발을 목표로 하고 있는 "디자이너"들도, 예를 들어 2-아미노인데인류처럼 나름대로 성과도 올리고 있기 때문에 이제 와서는 MDMA도 아니라고 생각된다.

3일간 7%가 MDA로 대사된다. 105~150 mg을 마셨을 경우 최고 혈중농도는 1.5~2.0시간 후에 0.331~0.465 mg/mL로 4~7%가 MDA로서 2.5~10시간 후에 혈액 속에서 나타난다(Helmlin 1996, de la Torre 2000). 급성내성이 생기기 때문에 혈액 중에 상당한 농도의 약물이 남아 있음에도 불구하고 자각증상은 소실하고 작용의 지속시간이 짧다고 느낀다. 그러나 이때 추가의 MDMA를 먹으면 비정상적으로 높은 혈중농도를 초래한다.

섭취량과 최고 혈중농도 및 혈중농도 곡선하 면적은 비례하지 않는다. 섭취량을 50 mg부터 150 mg으로 3배로 늘리면 최고 혈중농도는 6배, 혈중농도 곡선하 면적은 10배가 된다(de la Torre 1999).

125 mg, 75 mg을 경구섭취했을 때의 최고 혈중농도는 각각 236.4 ng/mL(2.4시간 후), 130.9 ng/mL(1.8시간 후)로 소실반감기는 각각 8.6, 7.7시간으로(Mas 1999) 95%가 배설되는 데 40시간이 걸린다.

MDEA

MDMA가 1985년에 규제물질로 지정되고부터 그것을 대신하는 것으로서 등장했다. MDMA의 곁사슬 *N*-에 붙는 메틸기가 에틸기로 바뀐 것으로 MDMA에 비해 작용이 약하고 신경독성은 낮다(Schmidt 1987). 환각량은 100~200 mg, 작용의 지속은 3~5시간. 곁사슬인 *N*-에 붙는 알킬기가 커질수록 중추작용이 약해지는 것은 암페타민계열 환각제(그림 3)의 경우와 같다.

1987년 2예의 사망이 보고되어(Dowling 1987) 그 해 규제물질로 지정되었다. 32시간으로 28%가 MDA로 대사된다. 140 mg 섭취했을 때의 최고 혈중농도의 평균은 2.2시간 후 0.26 mg/L로 MDA의 경우 3.4시간 후 0.02 mg/L였다(Brunnenberg 1998).

MBDB

세로토닌 작용이 주로, 도파민 자극작용이 없으며 진정작용이 강하다. 흥분제로서 MDMA와 작용은 비슷하지만 각성작용은 약하며 독성은 낮다. 환각량은 180~210 mg, 작용의 지속은 4~6시간.

MMDA

제조가 너트멕의 성분 미리스티신(myristicin)과 비슷하여 미리스티신이 생체 중에서 대사되면 MMDA 유사물질을 만든다(Beyer 2006). 환각량은 100~250 mg, 효과는 1시간 만에 정점에 달해 4시간 만에 소실된다.

DMMDA

DMMDA-2

DMMDA는 파슬리에 포함되어 있는 정유인 아피올(apiole)과 구조가 비슷하다. 환각량은 30~75 mg, 작용의 지속은 6~8시간. DMMDA-2는 미나리과의 다연초 *Nothosmyrnium japonicum*에 포함되어 있는 정유 딜라피올(dillapiole)과 구조가 비슷하다. 환각량 50 mg.

5-methyl-MDA

2-methyl-MDA

둘 다 MDA에 비해 작용은 몇 배 강하고 세로토닌 작용이 강하다.

2-AI(2-아미노인데인, 인데인-2-아민)

MDAI(5,6-메틸렌디옥시-2-아미노인데인)

MDMAI(5,6-메틸렌디옥시-*N*-메틸-2-아미노인데인)

MMAI(5-메틸-6-메톡시-2-아미노인데인)

5-iodo-AI(5-요오드-2-아미노인데인)

이상의 2-아미노인데인류는 5-HT 수용체에 특이적으로 작용하고 세로토닌 자극작용이 있다. 노르아드레날린이나 도파민의 영향이 거의 없으며 교감신경자극작용이나 중추신경자극작용이 약하다.

세로토닌 자극작용이 있으나 도파민 자극작용이 없기 때문에 세로토닌 신경독성은 거의 없다. 도파민 자극작용이 없는 것은 세로토닌 신경독성도 없다(Huang 1992).

3-desoxy-MDA(5-(2-aminopropyl)-2,3-dihydrobenzofuran. 속칭3D, EMA-4. 5-APDB). 4-desoxy-MDA(속칭 4D)

IAP(indanylaminopropane, indanylamphetamine). 작용은 MDMA와 MBDB의 중간.

둘 다 MDA의 유도체인데 메틸렌디옥시기를 갖지 않는다. MBDB나 MMAI에 작용은 비슷하다. 진해작용이 있고 다행감은 약하다. IAP의 작용은 MDMA와 MBDB의 중간이다.

6.2 피페라진계열(그림 2)

항정신병약이나 항히스타민약의 골격의 일부인 피페라진을 도입한 것으로 구조 중에 메틸렌디옥시기를 갖지 않는다. 아래와 같은 종류가 있다.

벤질피페라진류
BZP(1-벤질피페라진, 속칭 A2)
MBZP(1-벤질-3-메틸피페라진)

페닐피페라진류
mCPP(3CPP) 1-(3-클로로페닐) 피페라진, 속칭 SO-XTC
pFPP(4FPP) 1-(4-플루오로페닐) 피페라진
MeOPP(4MPP) 1-(4-메톡시페닐) 피페라진, 속칭 TOO-XTC
TFMPP 3-트리플루오로메틸페닐피페라진, 속칭 PSY-XTC

티에닐메틸피페라진류
3TMP 1-(3-티에닐메틸) 피페라진

mCPP는 항우울약인 트라조돈trazodone(데지레루®, 레스린® 등), 네파조돈(nefazodone)이 주된 활성대사산물로 중독증상은 이 항우울약들의 부작용과 같아 환각, 망상, 경련, 불명료한 언어 등이 있다.

세로토닌의 5-HT_{2C}, 5-HT_{1A}, 5-HT_{1B}, 5-HT_{1D} 수용체에의 자극작용이 있어 건강한 사람에게 투여하면 혈중 ACTH, 코르티솔, 프로락틴이 상승해 동시에 불안, 떨림, 현기증, 빛이나 소리에 대한 이상한 자극반응성, 제어할 수 없는 공포 등이 보인다(Feuchtl 2004).

5-HT_{2A}에 대한 자극작용이 없으며 호르몬에의 영향이 있다는 점이 피페라진계열이 메틸렌디옥시암페타민계열과 같이 흥분제에 속하면 각성제나 환각제에 속하지 않음을 시사하고 있다.

피페라진계열은 흥분제로서의 작용이 약하고 BZP는 TFMPP보다 더욱 약하다. 다행감과 빈맥, 혈압상승 등의 작용은 암페타민의 1/10~1/20이다.

BZP 혹은 이것과 TFMPP의 혼합물은 p.e.p pills, Spiritual Highs, Party Pills, Herbal, Highs 등의 이름으로 2000년경 유럽, 오스트레일리아, 뉴질랜드에서, 미국에서는 2006년에 등장했다.

BZP의 사람에 대한 작용은 암페타민이나 MDMA와 닮아 있으나(Bye 1973) 교감신경 α_2 수용체 차단작용이 있으므로 불안, 감정의 고조, 빈맥, 경련을 일으키기 쉽다. 뉴질랜드, 크라이스트 처치의 병원에 2007년 7월까지 27개월간 BZP를 섭취해서 입원한 환자는 총 178명(실수 156명)으로 53%가 여성이었다. BZP만을 섭취한 것은 54명으로 경련이 29.6%에서 보였다. 알코올과 함께 섭취한 사람은 73명이며, 경련은 13.7%로 비교적 적으나 불안, 감정의 고조는 오히려 많았다(Gee 2008). 2008년 4월 위법물질로 지정되었다.

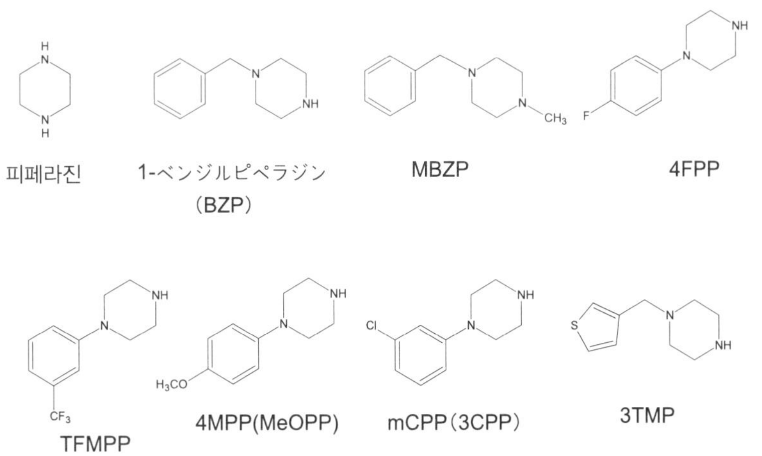

피페라진 이외는 디자이너 드럭. mCPP는 항울약인 트라조돈(데지레루®, 레스린®), 네파조돈(Serzone® 등), 에토페리돈(Centren® 등)의 활성 대사산물. MeOPP는 고혈압 치료약으로 말초의 교감신경 α 수용체 차단작용과 중추신경자극작용을 갖는 우라피딜(Ebrantil® 등)의 활성 대사산물. TFMPP는 항히스타민약, 하이드록시진(아타락스®)의 골격의 일부. 피페라진은 구충제인데 항정신병약이나 항히스타민약의 골격의 일부.

그림 2 피페라진계열 흥분제

6.3 유통물질

관동지방에서 압수된 암페타민계열의 정제형 마약 100종류를 분석한 결과, MDMA만을 포함하는 것은 68종류로 1정당 함유량은 54~189 mg, MDA만을 포함하는 것은 5종류로 함유량은 68~87 mg, MDEA만을 포함하는 것은 1종류로 함유량은 89 mg이었다. 또 MDMA와 MDA의 조합이 6종류로 26종류에서는 2종류 이상의 성분이 검출되어 MDMA와 카페인의 조합이 9종류, 에페드린을 포함하는 것 9종류, 각성제인 메스암페타민을 포함하는 것 3종류, 케타민을 포함하는 것 1종류 등이었다(Makino 2003).

영국에서도 사정은 거의 같아서 1정 중의 MDMA 함유량은 88~140 mg이었다(Wolff 1995).

오스트레일리아 남부에서 1997년 1월까지의 1년 5개월간 MDMA를 마시고 사망했다고 간주되는 6예 중 MDMA가 검출된 것은 2예만으로, 6예에서 암페타민계열 환각제인 PMA 외에도 암페타민, 메스암페타민이 검출되었다(Byard 1998).

7. 사례

미국에서 MDMA, MDEA에 의한 사망자가 처음으로 보고된 것은 1987년, 영국에서는 2003년까지 10년간에 MDMA, MDA, MDEA, MBDB가 원인으로 적어도 165명이 사망했다(Schifano 2006).

런던에서는 주말 새벽에 기이한 동작을 하는 젊은 남성 발열환자를 진찰한다면 엑스터시 중독을 의심하라(Williams 1998)는 말이 있다.

경찰청의 집계에 의하면 일본에서 2009년까지 15년간 MDMA로 7명이 사망했다.

7.1 섭취와 금단

MDMA를 연용하면 내성이 생겨 효과가 약해져 양이 증가한다(Parrott 2005). 초보자는 1정이면 되지만 점차 2, 3정으로 늘어 1회의 레이브 파티에서 10~25정을 먹게 되고, 알코올로 말하자면 단숨에 들이마시기, 각성제로 말하자면 "굳혀서 놓기(멀티히트, binge)"를 한다. 처음에 몇 알 먹고 준비를 한 다음에 마무리로 1정 추가하기도 한다. 더욱 강한 효과를 찾아 사용법으로서는 예외적으로 분말의 경비흡인이나 정맥주사를 하기도 한다.

금단증상으로 1~2일 후에 불안, 피로감, 집중력 결여, 우울감이 나타난다.

7.2 고열, 장기장애, 근긴장

사망자의 증상은 착란, 체온 43.3°C, 빈맥 160/min, 근경직, 산동, 횡문근융해, 크레아틴 키나아제의 상승, 파종성 혈관응고(Screaton 1992), 혼수, 경련, 혈압저하(70 mmHg), 빈맥 180/분, 발한, 체온 42°C, 크레아틴 키나아제의 상승(Campkin 1992), 경련, 산동, 흥분, 진전, 빈맥 190/분, 혈압저하(80 mmHg), 체온 40°C(Chadwick 1991) 등이 있다. 사후 치사농도의 MDMA와 PMA, 고농도의 메스암페타민이 검출된 26세의 여성에서 직장온 46.1°C라는 고열이 기록되어 있다(Byard 1998).

이상의 증상은 세로토닌 증후군이라 불리는데 악성증후군과 거의 구별할 수 없다(『중독백과』 참조). 억지로 구별하자면 전자의 경우 추체외로증상, 반사의 항진, 근육간대경련(myoclonus)이 경도인 것과 약물섭취로부터 수시간 만에 증상이 발현하는 데 반해, 후자의 경우 증상의 발현이 3~9일 후인 것 등이다. 이 증상들은 메스암페타민, 메틸페니데이트, 코카인, 페닐프로판올아민(I편 그림 2) 등 모든 각성물질의 급성중독과 공통된다.

MDMA와 MDEA 모두 미쳐 날뛰는 등의 운동부하를 주지 않아도, 자살이 목적이어도, 또 후술하듯 MAO 저해약과의 병용에서도 고체온을 발한다.

중증의 간기능장애를 동반하는 일이 있다(Henry 1992b, Shearman 1992, Dykhuizen 1995). 2001년까지 49예의 간장애가 발생했고, 그 중 간장이식을 받은 것은 9예, 사망은 13예이다(Garbino 2001). 재생불량성 빈혈도 일어난다(Marsh 1994). 늑간근의 경련에 의한 것이라고 생각되는 흉통이 보인다(Rittoo 1992). 흉내출혈도 일어난다(Harries 1992).

MDMA를 1정 먹고 다음날 심폐정지를 일으켜 그 후 소생되어 심근상해, 횡문근융해, 간장애로 7일 후에 사망한 39세의 여성의 예에서 부검으로 심근에 석회화를 동반하는 세포괴사나 섬유화가 보였다. 혈액 중의 MDMA는 1.2 mg으로 MDA는 검출되지 않았다(Sano 2009). 그러나 MDMA의 섭취량과 섭취기간, 과거의 약물력 등이 불명이어서 병상이 MDMA에 의한 것인지 아닌지 판단하기 어렵다.

턱의 근긴장과 개구불량

2003년 기운이 나는 약이라고 듣고 엑스터시를 먹은 19세 여성은 1시간 후부터 불온, 무력감이 나타나 초점이 맞지 않고 턱의 근긴장과 경직, 개구불량, 발성불량이 보였다. 소변에서 MDMA와 그 분해산물인 MDA, HMMA, HMA가 검출되었다(鷲 2004).

이 예에서 보이는 "턱의 근긴장과 경직, 개구불량"은 측두하악증후군(temporomandibular syndrome), 혹은 근막동통기능장애(myofascial pain dysfunction)이라 불리는 MDMA 급성중독의 증상 중 하나이다. "턱의 근긴장과 경직, 개구불량"은 암페타민계열 환각제인 PMA에서도 보이는 증상이다.

탈수

모노아민 산화효소(MAO) 저해약을 사용하면 중증화된다(Smilkstein 1987).

MDMA를 먹고 미쳐서 날뛰면 땀을 많이 흘려 탈수상태가 된다. 탈수가 있으면 발한이 억제되지만 발열하여 고열을 발하면 사망으로 이어진다. 때문에 파티를 주최하는 클럽 중에는 대량의 물을 준비해서 마시는 것을 장려하며 체온을 낮추기 위해 저온실을 준비하는 곳도 있다. 병원에 옮겨진 환자 중에는 물을 2L 마셨다던가 5L 마셨다는 증례가 있다. 그러나 지나치게 마시면 사망한다.

23세 여성은 "A2"(BZP)를 2정 먹고 그 후 15시간 MDMA 1정과 물을 10 L 마시고 저나트륨혈증에 의한 뇌수종으로 사망했다. 혈청 중 MDMA는 68 μg/L, 요중 BZP 농도는 5.7 mg/L이었다. 흥분제를 먹은 후의 대량 수분 섭취에 의한 중증 저나트륨혈증 13명 중 12명은 젊은 여성으로 호르몬의 영향이 있는 것으로 생각된다(Balmelli 2001).

탈수는 집단으로 미쳐서 날뛰는 흥분제 특유의 것으로 각성제나 환각제에서는 보이지 않는다.

사례만 보는 한 레이브 파티에서의 중증화는 환경온도, 운동의 격렬함이나 휴식의 정도, 수분보급에 크게 영향받는다.

7.3 섭취량과 혈중농도, 증상

MDMA를 1정 먹고 혈중농도가 0.42 mg/L로 낮아도 2정 먹고, 2.3 mg/L로 낮아도 (Mueller 1998) 3정 먹고, 1.26 mg/L로 낮아도(Campkin 1992) 사망한 예가 있는 한편, 42정(추정 4,200 mg) 먹고 혈중농도가 7.72 mg/L로 빈맥과 고혈압 이외의 증상이 없었던 예도 있다 (Henry 1992b).

32세의 여성이 MDMA를 100~150 mg, 사과주스에 타서 마시고 감정의 고조, 환각, 투쟁성을 보이고 체온 41.6°C, ST-T의 변화를 동반하는 빈맥, 저혈압(90/50 mmHg)으로 횡문근융해, 응고장애, 혈소판 감소, 중독성 간염이 발병해 입원 4시간 후 혈청 MDMA 농도가 7.0 mg/L였으나 회복되었다(Brown 1987).

섭취량이나 혈중농도와 증상 사이의 관계가 보이지 않는 것으로 미루어 보아 증상발현에 마취관련 약물에 의해 증상이 발현하는 악성고열증과 같은 유전적 소인이 관계해 있는 것은 아닌가 하는 견해도 있다. 그러나 유전적 소인의 검출에 사용되는 근생검에 의한 카페인·할로세인 테스트가 음성이어도 중증화된다(Tehan 1993).

10대 후반의 여성이 오전 0시경 라이브하우스에 입점, 오전 3시경 카운터 바에서 다른 손님에게 기대어 있었기에 빈 방에서 쉬게 하고 있었는데 잠꼬대를 하고 있었다. 오전 6시경 병원에 이송되었으나 고체온이 있어 4시간 후 사망이 확인되었다. 속옷에 MDMA의 정제가 끼워져 있었고 혈청에서 MDMA가 6.03 mg/L 검출되었다(水上 2008).

MDMA를 50정 먹고(추정 5,000 mg) 의식불명, 무호흡, 경련, 체온 38.7°C인 상태로 발견되어 생존한 예가 있다(Ramcharan 1998). 레이브 파티에서 미쳐서 날뛴 후가 아닌 옥사제팜 50 mg을 동시에 복용해 자택에서 안정이 유지된 상태였던 것, 위세척으로 2,800 mg이 회수된 것이 구명으로 이어졌다고 생각된다. 혈중농도는 1.0 mg/L이었다.

나가노현의 캠프장에서 고음량의 음악에 맞춰 밤을 새워 격렬하게 춤추는 야외 록콘서트가 오전 0시에 시작됐는데 20대의 남성이 오전 6시 반경 갑자기 회장에서 쓰러져 버둥거리며 격하게 움직이면서 큰소리를 내기 시작했다. 스태프 천막으로 옮겨졌으나 얼마 지나지 않아 몇 초간 지속하는 전신성의 미세한 경련을 반복했다. 경련의 간격은 서서히 길어져 경련의 소실과 함께 경면상태가 되어 응급구조대가 도착했을 때에는 심폐정지상태로 소생조치를 받으면서 병원으로 옮겨졌으나 심박은 돌아오지 않았다. 사후 경직이 전신의 관절에 강하게 보였고 강한 뇌수종으로 폐의 울혈수종이 확인되었다. 대퇴정맥혈 중에 MDMA가 1.7 μg/mL, 소변에서 4.5 μg/mL 검출되었다(浅村 2006).

일반적으로 MDMA의 혈중치사농도는 3.1 mg/L, 그때의 MDA 농도는 0.1 mg/L이다(Baselt 2004).

20대의 여성이 흥분제 1정을 이른 아침에 복용했다. 음악을 듣고 있었는데 기억이 없어지고 점심 즈음에 화장실에서 쓰러져 있는 것이 친구에게 발견되어 응급외래로 진찰받았는데 다음날에는 퇴원할 수 있었다. 정제에서 150 mg의 MDMA와, 혈액과 소변에서 MDMA와 MDA가 검출되었다(仁平 2002).

엑스터시가 든 일본술을 마신 20대 여성의 증상은 경련, 발한, 사지의 근력저하, 동공의 산대, 난청, 구토, 사물이 일그러져 보임, 배뇨장애 등이었다(千代 2003).

엑스터시 1정을 복용, 츄하이(소주에 탄산수를 탄 음료) 한 잔을 마신 30대 여성의 증상은 발성곤란, 무력감, 저림, 호흡곤란, 동공의 산대, 눈을 뜰 수 없음 등이었다(千代 2003).

7.4 대사와 약물상호작용

에이즈 치료약

흥분제나 암페타민계열의 환각제는 간장의 효소 CYP2D6 외에도 CYP3A로 대사된다. 에이즈 치료약(HIV 단백질가수분해 저해약)의 리토나비르(노비라®, 카테토라®), 넬피나비어(비라세프토®), 인디나빌(크리키시반®)도 CYP3A4 외에도 CYP2D6, CYP2C9로 대사되는데, 특히 CYP2D6과의 친화성이 강하다. 이 에이즈 치료약들을 복용하고 있는 환자가 암페타민류를 섭취하면 그 분해가 억제되어 혈중농도가 최대 3~10배로 오른다.

에이즈치료약인 리토나비르 600 mg을 1일 2회 복용하고 있던 남성이 레이브 파티에 참가해 MDMA를 2정 먹었으나 그다지 효과가 없어서 반 알을 추가로 섭취했다(총량 180 mg). 그 후 흥분, 격렬한 발한, 빈호흡(45회/분), 빈맥(140/분 이상)을 보였고 25분 후 강직간대경련을 일으켰다. 맥박은 200/분으로 올라 몇 분 후에 토하고 심폐정지를 일으켜 소생불능했다. 혈액에서 4.56 mg/L의 MDMA가 검출되었다(Henry 1988). 이 농도는 치사농도 3.1 mg/L을 꽤 넘는 22정의 MDMA 섭취에 상당한다. 리토나비르가 MDMA의 분해를 저해했기 때문이라고 생각되는데 리토나비르의 분해를 맡는 것은 주로 CYP3A로 MDMA를 분해하는 CYP2D6의 관여는 적다. 또한 MDMA의 섭취량과 혈중농도 곡선하 면적이나 최고 혈중농도란 직선관계에 있지 않기에 혈중농도가 비정상적으로 높았던 것은 이 환자가 추가로 먹은 반 알 때문이 아닌가 하는 지적도 있다(de la Torre 1999).

인구의 3~10%가 이 효소의 대사 부전형이므로(Brøsen 1989) 이러한 사람들은 리토나비르를 복용하지 않았어도 MDMA의 혈중농도가 최대 5~10배로 오를 가능성이 있다(Baker 1997). 일본인 중 대사 부전형은 적다.

그러나 MDMA 자체가 이 효소의 작용을 저해하기 때문에 MDMA를 반복해서 섭취하는 사람은 자신을 대사 부전형으로 만들어 MDMA의 독성을 높이고 있는 것이 되어 CYP2D6의 표현형에 의한 영향은 적다고 생각된다.

모노아민 산화효소 저해약

세로토닌은 모노아민 산화효소(MAO)로 분해되기 때문에 MAO 저해약과 MDMA를 병용하면 세로토닌의 분해가 억제되어 MDMA의 작용이 증강되기 때문에 위험하다.

리튬과 MAO 저해약 페넬진의 복용을 계속하고 있던 환자가 MDMA를 먹고 15분 후부터 근육의 긴장 항진, 의식장애, 맥박 150/분, 혈압 150/100 mmHg, 체온 38ºC 등 세로토닌 증후군이 발병했다(Kaskey 1992).

인터넷상에서는 MDMA의 효과증강을 위해 MAO 저해약의 병용이 추천되고 있는 듯하다. 핀란드에서 2000년부터 2001년에 걸쳐서 MAO 저해약인 모클로베마이드(moclobemide)를 함께 먹은 18~23세의 남녀 4명이 세로토닌 증후군을 발증해 사망했다. 4명 모두 의사로부터 모클로베마이드를 처방받은 흔적은 없고 다른 곳에서 입수한 것으로 생각된다(Vuori 2003).

선택적 세로토닌 흡수 저해약

선택적 세로토닌 흡수 저해약을 장기간 복용하고 있으면 수개월 간에 걸쳐서 MDMA의 효과를 얻을 수 있다. 뇌의 세로토닌에 대한 감수성이 둔해져 있기 때문이라고 생각된다.

선택적 세로토닌 흡수 저해약에 이어서 MDMA를 섭취하면 MDMA에 의한 정신증상이 경감된다(Liechti 2000a). 정신증상뿐만 아니라 MDMA에 의한 혈압상승, 빈맥 외에도 집중력 결여, 비틀거림, 식욕감퇴, 현기증, 두근거림, 이갈이 등의 증상 모두 선택적 세로토닌 흡수 저해약을 미리 투여하는 것으로 방지된다. 단 체온상승만은 막을 수 없었다(Liechti 2000b).

MDMA 의존의 금단증상에 선택적 세로토닌 흡수 저해약이 분명하게 효과를 보였다는 보고가 있다(安藤2006).

7.5 치료

증상이 악성고열증과 비슷하기 때문에 그 치료에 불가결한 단트롤렌을 MDMA의 급성중독의 치료에 사용해 효과가 있었다는 보고가 있다(Singarajah 1992). 한편 사용했음에도 불구하고 사망했다는 보고도 있다(Campkin 1992, Webb 1993).

8. 정신신경독성

8.1 정신독성

MDMA를 29명의 피험자에게 투여한 결과에 의하면 전원이 다소 다른 사람에게 친근감을 느끼고 저항감이 옅어지는 등 만족감을 경험했다. 그러나 16명은 불안, 우울, 정신적 피로, 고독감, 공포감, 망상, 정신적 불안정 등 바람직하지 못한 감정의 변화를 호소했고, 28명은 식욕부진, 22명은 개구장애나 이갈이, 9명은 구토감, 8명은 근육의 통증과 경직, 3명은 운동실조 등 부작용을 호소했다. 23명은 수시간에서 수일에 걸쳐서 피로를, 11명은 불면을 호소했다. 많은 경우의 남용물질과 달리 양이나 사용횟수를 늘리면 정신적 부작용이 증강하고 불온, 착란에 이르는 경향이 있다(Greer 1986).

MDMA의 사용자 398명의 만성증상은 내성의 출현과 사용량의 증가 58.8%, 집중력 결여 38.2%, 우울 37.4%, 타인에게 허물없이 대함 31.4%, 식욕부진 24.1%, 불면 21.4% 등이었다(Verheyden 2003).

MDMA의 사용자 15명과 경험이 적은 15명, 사용경험이 없는 15명을 대조로 해서 레이브 댄스 전과 도중으로 2일 후와 7일 후의 4회, 청각, 시각의 인식시험과 기분척도시험을 행했다. MDMA의 사용자는 파티에서 평균 1.8정 먹고, 경험이 적은 자는 1.45정을 먹고, 미경험자는 알코올을 마셨다. 그 결과 세 그룹 모두 댄스 도중에는 양성기분이었으나 2일 후 MDMA 그룹은 대조의 15명에 비해 우울, 고독, 불쾌감, 슬픈 기분이 강하고 인지실험의 결과도 저하되었다. 특히 사용자에서는 기억의 상기는 4회의 모든 실험에서 떨어졌다. 동물에서 MDMA 사용 후 장기에 걸쳐서 보이는 뇌의 해마 등의 영역에 있어서의 신경변성이 사람에서도 인지장애의 원인이 되고 있음을 시사했다(Parrott 1998).

24건의 비교대조 임상연구의 메타해석의 결과, MDMA의 사용자가 대조에 비해 떨어져 있었던 것은 주의집중력, 언어학습, 비언어학습, 기억, 정신운동속도와 제어 시스템 기능이었다(Kalechstein 2007).

흥분제는 환각제와 달리 환각작용은 약하나 연용하면 드럭 동료들끼리 말하는「들뜸」상태가 된다. 즉, 가벼운 환각과 환시, 불안, 불온, 이인감, 이상행동이 나타나고 때때로 패닉 발작, 주요우울장애, 인지장애, 사회공포, 섬망, 충동조절장애, 망상성 정신병 등 광범위한 만성정신병의 증상을 보이기에 이른다(McCann 1991, McGuire 1991, McGuire 1994, Thomasius 1997, Alciati 1999, Pallanti 1992, Williams 1998, Schifano 2000).

각성제에서 보이는 플래시백도 보인다(McGuire 1994, Schifano 1994, Creighton 1991).

8.2 세로토닌 신경독성

MDMA를 원숭이에게 투여하면 뇌의 세로토닌이 장기에 걸쳐 고갈해(Ricaurte 1988a) 세로토닌 작동성 신경의 신경섬유화로 신경세포의 파괴를 일으킨다(Ricaurte 1988b). 히말라야 원숭이에게 MDMA를 10 mg/kg, 1일 2회, 4일간 투여하자 뇌척수액 중의 세로토닌의 대사산물 5-HIAA가 감소해 14일 후에는 대뇌피질과 선상체로 세로토닌과 5-HIAA의 감소 및 세로토닌 신경종말의 파괴를 가리키는 세로토닌 흡수 부위의 밀도 저하가 보인다. 그러나 시상하부와 척수에서는 보이지 않는다. 이에 대해서 노르아드레날린과 도파민에 관하는 지표는 중추신경 전체를 통해서 변화는 보이지 않는다. 이는 MDMA가 뇌의 세로토닌 기능에 강력하면서도 선택적으로 작용하는 것을 가리키고 있다(Insel 1989).

MDMA를 처음 먹고 백질뇌증의 증상을 보였다는 19세 남자의 예가 보고되어 있다(Bertram 1999). 그러나 이 환자는 과거에 헤로인의 흡연 등의 약물남용력이 있으며 MDMA에 의해 백질뇌증이 생겼다고 결론짓기는 어렵다.

세로토닌 신경종말의 파괴를 보인 세로토닌 흡수 부위의 밀도 저하가 MDMA에 대한 내성을 초래하고 섭취량의 증가로 신경독성의 발현에 이른다. 동물에서는 MDMA는 명백한 세로토닌 신경독성을 가진다(Green 2003).

19세의 여성이 MDMA를 10정 먹고 4시간 후, 큰 발작 후 혼수, 빈맥, 빈호흡으로 진찰받았다. 체온은 40℃였다. 다음날 각성했으나 패닉발작과 환시가 나타났다. 5일째에 건망, 질환은폐, 전반적인 기억의 탈실, 무력감, 혼란이 보인다. 뇌의 MRI 소견은 정상이었으나 20일째의 [^{99}Tc]-hexamethylpropyleneamine oxime를 사용한 단일광자방사형 CT로 뇌혈류의 불균일한 저하가 보였다. 22일 후 타인의 얼굴과 사건에 대한 기억의 탈실, 식욕부진, 정신완서, 자주 화가 남, 무기력, 오른팔의 추체로기후가 보였다. 뇌피에서 전두엽 영역에 세타파가 보였다. 발프로산의 투여로 역행성 건망은 개선했으나 뇌파가 개선되지 않고 발프로산을 증량해 29일째에 뇌혈류는 거의 정상화했다. 이 환자의 증상과 장기간에 걸친 뇌혈류의 저하는 뇌혈관의 수축에 의한 것으로 그 원인은 세로토닌의 고갈에 의한다고 생각된다(Finsterer 2003).

MDMA를 투여당한 쥐의 심부체온은 환경온도의 영향을 받기 쉬워져 환경온도가 28~30°C가 되면 심부체온은 38°C 이상으로 상승해 그 정도는 전두엽피질, 해마, 체성지각피질, 선상체에 있어서의 세로토닌 신경독성의 정도와 상관된다(Malberg 1988).

동물에서 보이는 명백한 세로토닌 신경독성이 사람에서 보이는 인지장애와 직접 관계하는가 아닌가는 분명치 않았다. 거기서 MDMA의 상용력이 있으나 현재는 사용하고 있지 않은 16명을 대상으로 한 연령, 성, 교육력에 대응하는 16명의 건강한 삶과 비교해 양전자 방출 단층촬영으로 세로토닌 신경독성의 지표로서 세로토닌 수송체의 뇌의 각 부위에 있어서의 밀도를 측정했다. 그 결과 MDMA 사용자에서는 기억기능에 관계하는 뇌의 각 영역에서 밀도의 저하가 보여 그 저하와 기억기능과 사이에 직접 관계가 있음을 알았다. 도파민 신경기능에 변화는 보이지 않았다(McCann 2008).

MDMA에 의한 세로토닌 신경독성의 기전은 다음과 정리할 수 있다(Sprague 1998).

① MDMA가 신경종말에서 세로토닌과 도파민의 급격한 방출을 일으킨다→② 신경종말에서 세로토닌의 고갈을 초래한다→③ 방출된 세로토닌은 GABA 개재 뉴런상의 5-HT 2A/2C수용체를 자극해 GABA 신경의 기능저하와 도파민의 방출과 합성을 증가시킨다→④ 과잉방출된 도파민은 세로토닌 신경종말에 흡수된다→⑤ 도파민은 세로토닌 신경종말에 있는 모노아민산화효소 B(MAO-B)에 의해 탈아미노화된다→⑥ 유리기(프리라디칼)를 만들어 신경종말과 신경섬유의 파괴를 초래한다.

MDMA는 동물뿐만 아니라 사람에 있어서도 세로토닌 신경독성을 가지며 기억인지장애를 일으킨다고 생각해도 좋다. 현재 남은 문제는 그것이 어느 정도로 회복하는가이다.

8.3 메스암페타민과의 차이

2002년 9월 27일의 Science지에 G. A. Ricaurte 등의 「원숭이에게 MDMA를 투여하면 뇌의 도파민 신경의 현저한 파괴가 보인다」는 논문이 게재되었다(Ricaurte 2002). 세로토닌 신경독성은 잘 알려져 있었으나 도파민 신경독성은 새로운 의견이기에 Ricaurte 등은 종 사이 차이를 생각해서 개코원숭이로 같은 실험을 반복하여 확인했다. 레이브 파티에서 사용된 정도의 양으로 도파민 신경이 파괴되어 파킨슨병의 원인이 된다고 해서 이 논문은 주목받았다. Ricaurte는 1985년 Science지에 MDA가 쥐(래트)의 세로토닌 신경종말을 선택적으로 파괴한다는 논문을 처음 발표, 2002년 당시는 미국의 존스홉킨스대학 의학부 신경학연구실의 중심인물로서 관련의 논문을 정력적으로 발표해온 저명한 연구자이다. 그러나 게재지인 Editorial에서 리버풀대학의 인지신경학자 J. Cole은 「MDMA인 세로토닌 신경독성에 대해 지금까지의 식견을 어떻게 해석하는가」, 「MDMA가 파킨슨병을 일으킨다고 한다면 약년성 파킨슨병 환자가 수백 명 규모로 발생해 있을 것이다」고 의문을 제기했다. 실험 자체는 완벽

했으나 논문과 그 해석에 대해 그 후에도 많은 의문이 제기되었다(Mithoefer 2003). 예를 들어 실험에서 사용한 원숭이 5마리, 개코원숭이 5마리 중 각각 1마리가 1회째의 투여 후에 고열을 내고 사망한 것은 투여의 양이나 방법에 문제가 있었던 것은 아닌가 등이다. 의문에 답하기 위해 Ricaurte 등은 1년 가까이 들어서 실험을 반복했으나 결과의 재현은 부조로 끝났다. 사용한 시약의 병은 이미 파기돼 있었으나 그 병과 같은 날에 연구실에 전해진 같은 형태의 메스암페타민의 병의 내용을 분석했을 때 MDMA로 냉동 보존돼 있던 원숭이의 뇌에서는 MDMA가 아닌 메스암페타민이 검출되었다. 병의 라벨을 잘못 붙인 것이 원인이었음을 알고 Ricaurte 등은 2003년 9월 논문을 취하했다.

그들의 목적과는 따로 논문이 취하된 후에 남겨진 사실은 아래의 두 가지이다.

① 메스암페타민이 영장류의 도파민 신경을 현저하게 파괴하는 것이 다시 한번 확인되었다.

② 그들이 MDMA라 생각하고 원숭이에게 투여한 메스암페타민은 6 mg/kg이었으나 1947년 오사카에서 23세의 의학생이 실수로 실험용 필로폰의 순결정 300 mg(5 mg/kg)을 점심 식사 후에 복용, 중증의 급성중독을 일으킨 적이 있다(中崎 1947). 메스암페타민은 영장류에서 5~6 mg/kg으로 고열을 발하고 중증의 중독을 일으키는 것이 확인되었다.

9. 제2세대의 흥분제

2007년에 메페드론(4-메틸메스케치논, 4-MMC, 그림 3. 속칭 meph, mmcat, miaoo, meow miaow, TopCat, MCAT, sub coca)을 대표로 하는 메스케치논의 유도체가 인터넷에 등장, 파티드럭으로서 눈 깜짝할 사이에 유럽 전역에 퍼졌다.

스코틀랜드에서의 2010년 2월의 조사에서는 학생·생도 1,006명 중 20.3%은 메페드론을 사용한 적이 있었고 그 중 4.4%는 매일 사용하고 있었다. 전체의 10.7%는 인터넷에서 구입하고 있었으나 거리에서 구입한 자가 48.8%나 있었다(Dargan 2010).

2010년에는 유럽의 거의 대부분의 나라에서 위법약물로 지정돼 있었으나 그 후에도 케치논의 유도체가 디자이너 드럭으로서 꼬리를 물듯 나타나고 있다.

이것들 일군의, 제2세대의 흥분제(Brandt 2010)라 불리는 디자이너 드럭(그림 3)이 급속도로 퍼진 배경에는 다음과 같은 사정이 있다.

첫째로, 효력은 메스암페타민의 1/10 이하로 약하지만 가격이 그 차이 이상으로 싸다. 중국에서 제조되고 있다고 일컬어지는데 1 kg의 제조 단가가 수만 엔, 영국 내의 거리의 가격은 1 g 500엔, 말단에서 2000엔으로 각성제의 말단가격 1 g 10만 엔, MDMA의 1정 5,000엔에 비해 싸다.

둘째로, 최근의 코카인이나 MDMA에 혼합물이 많아졌다. 항간에서 돌아다니는 코카인

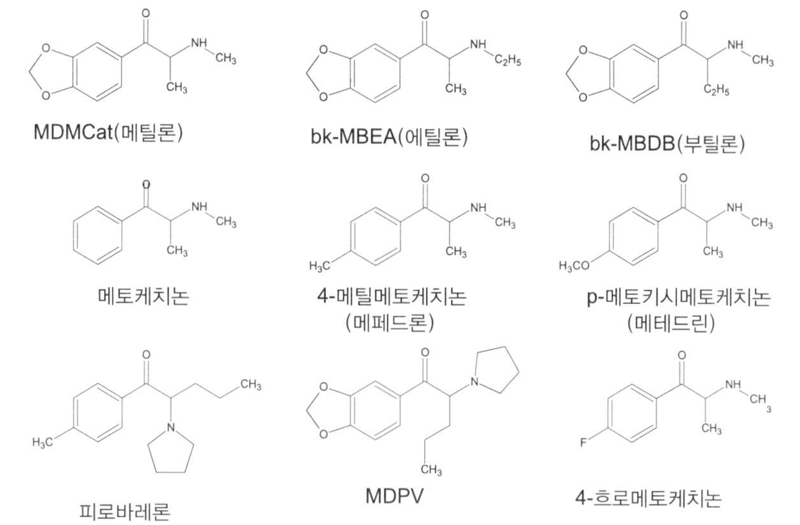

모두 디자이너 드럭. 암페타민류의 곁사슬의 β위가 케토(keto)(C=O)구조를 갖는 것이 특징. 2007년에 메페드론을 대표로 하는 메스케치논의 유도체가 인터넷에 등장, 파티 드럭으로서 눈깜짝할 사이에 유럽 전역에 퍼졌다. 메스케치논은 에페트린에서 간단하게 밀조할 수 있다. 케치논(I편 그림 2)의 유도체인 제2세대 흥분제는 50종류 이상 있으나 그림에서 가리키는 것은 대표적인 것. 메틸론은 메스케치논과 MDMA(그림 1)의 하이브리드.

그림 3 제2세대의 흥분제

의 순도는 1999년의 60%에서 2009년에는 22%로 저하, 유럽에서 2009년에 압수된 MDMA의 정제의 절반은 MDMA를 포함하고 있지 않으며 2010년 6월 현재 압수된 것 거의 대부분에 전혀 포함되어 있지 않다. 네덜란드에서 2009년 엑스터시로서 팔리고 있는 정제의 절반 이상은 MDMA를 포함하고 있지 않고 대신에 검출된 것이 메페드론이었다(Brunt 2010). 이는 2008년 6월에 캄보디아에서 MDMA의 원료인 사사프러스기름 33톤이 압수된 것에 관계하고 있다(그림 4 참조). 33톤은 정제로 254,000,000정분으로 이 양은 유럽, 일본, 미국을 합한 연간 압수량의 10배에 상당한다. 2005년에는 미국 북동부에서 대량으로 사사프러스기름이 압수되어 있다.

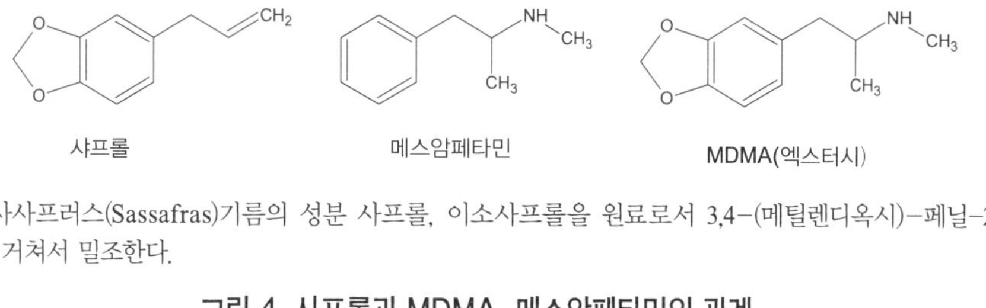

MDMA는 사사프러스(Sassafras)기름의 성분 사프롤, 이소사프롤을 원료로서 3,4-(메틸렌디옥시)-페닐-2-프로판(MDP2P)을 거쳐서 밀조한다.

그림 4 사프롤과 MDMA, 메스암페타민의 관계

9.1 특징

제2세대의 흥분제에는 다음과 같은 특징이 있다.

① 암페타민류의 곁사슬의 β위치에 케토(keto)(C=O) 구조를 갖는다(그림 3). β위치가 C=O가 되면 지용성이 낮아져(Gibbons 2010) 뇌혈액관문을 통과하기 어려워지기에 효과는 줄어든다.

② 작용은 MDMA와 거의 다르지 않다.

③ 유사 유도체가 디자이너 드럭으로서 급속하게 종류를 늘려 등장하고 있다.

9.2 종류와 작용

수십 종류가 있어서 모든 것을 열거할 수는 없으나 크게 나눠서 다음의 5종류가 있다(그림 3).

① 벤젠고리에 치환기가 없는 것

메스케치논(에페드린), 에스케치논, 메페드론, 디에틸케치논(디에틸프로피온, 암페프라몬) 등.

에스케치논(ethcathinone, ethylpropion)은 암페프라몬의 활성 대사산물로 강한 의존성은 없다(Caplan 1963, Cohen 1977, Jasinski 2009). 2007년 8월 오스트레일리아에서 발견되었다(Camilleri 2010). 암페프라몬은 일찍이 Tenuate®, Anorex® 등의 이름으로 다이어트 약물로서 사용되고 있었으나 남용의 위험이 있어(Caplan 1963) 많은 나라에서 판매가 중지되어 있다.

② 벤젠고리에 메틸렌디옥시기가 붙는 것

bk-MDMA(β-케토-MDMA, 속칭 메틸론, M1, MDMCat), bk-MDEA(β-케토-MDEA, 속칭 에틸론), bk-MBDB(β-케토-MBDB, 속칭 부티론), bk-DMBDB, MDPPP, MDPV, MDPBP 등

bk-는 곁사슬의 β 위치에 케토(keto)(C=O)가 붙는 것을 나타낸다.

메틸론, 에틸론, 부티론은 각각 MDMA, MDEA, MBDB과 메스케치논과의 하이브리드(그림 3, 그림 4)로 작용은 MDMA와 닮아서 그 안에서도 메틸론이 가장 강하고 2004년 말에 네덜란드에서 액체 탈취제 Explosion의 이름으로 마시는 용도로 등장했다. 세로토닌 작용은 MDMA의 1/3으로 노르아드레날린, 도파민에 대한 작용은 같은 정도이다. 도파민 자극작용이 세로토닌 자극작용에 비해서 월등히 강하므로 세로토닌 자극작용이 강한 MBDB와 함께 마시면 MDMA와 같은 양상의 효과를 얻을 수 있다고 한다.

또한 메틸론®은 해열제인 설피린 수화물인 다이이찌산쿄(第一三共)의 상품명으로 여기서 말하는 메틸론은 다른 것이다.

③ 벤젠고리에 메틸기가 붙는 것

4−메틸메스케치논[메페드론(mephedrone), 4−MMC, 4−메틸에페드론], 3−MMC, 4−EMC, N, N−DMMC, MPPP 등. 2007년 8월 오스트레일리아에서 "Spirit", "SubCoca", "Neo−dove"에서 검출된 메페드론은 이스라엘에 있는 「Neorganics」라는 인터넷업자의 제품이다(Camilleri 2010). 메페드론은 제2세대를 대표하는 흥분제.

메페드론과 부티론, 메틸론 등과의 혼합물도 돌아다니고 있다. 후자와의 혼합물의 속칭은 Bubbles.

④ 벤젠고리의 파라의 위치에 메톡시기가 붙는 것

Methedrone(메데드론 p−methoxymethcathinone, bk−PMMA, PMMC, methoxyphedrine), MOPPP 등. 후자는 곁사슬에 피롤리딘기를 갖는다.

⑤ 벤젠고리에 할로젠이 붙는 것

불소가 붙는 2−FMC, 3−FMC, 4−FMC(4−fluoromethcathinone, flephedrone), 브로민이 붙는 브레페드론, 염소가 붙는 부프로피온 등.

⑥ 곁사슬에 피롤리딘기를 갖는 것

피롤리디노페논계열이라고도 불리며 피로발레론, 나피론(naphyrone, naphthylpyrovalerone) α−PPP, α−PVT, α−PVP, MPPP, MOPPP, MPHP, MDPPP, MDPV, MDPBP 등. 뒤의 세 가지는 메틸렌디옥시기를 가진다.

피로발레론은 1960년대에 Centroton®, Thymergix® 등의 상품명으로 각성제로서 개발되어 프랑스를 중심으로 식욕억제제로도 사용되었으나 의존성이 있어 남용되어 규제물질로 지정되었다.

디자이너 드럭이 늘 그렇듯 하나의 물질이 규제물질로 지정되자 그 구조에 조금이기는 하나 개변을 더한 신규물질이 곧바로 항간에 나타났기에 각각의 물질에 주목하고 있으면 대책은 항상 뒤쫓기게 된다. 따라서 흥분제를 시작으로 하는 디자이너 드럭의 경우에는 특히 전체상을 파악한 뒤 하나의 연결된 것으로 바라볼 필요가 있다. 그것이 가능하면 봉쇄 정책도 가능하다.

분석에 대해서는 β−케토 구조에 주목해 생체 중의 대사산물과 그 검출방법에 대해 총괄한 보고가 있다(Meyer 2010).

영국의 약물남용 자문의원회는 2010년 4월 화학구조를 기반으로 피로발레론 등 몇 가지의 예외를 제외하고 메페드론을 시작으로 케치논 유도체 28종류를 일괄적으로 규제물질로 지정했다.

규제 후 이것들을 대신해 등장한 디자이너 드럭이 나피론(Naphyrone), 디메토카인

(dimethocaine), MDAI이다. 디메토카인은 코카인과 닮은 국소마취약으로 β-케토 구조로 벤젠고리에 $-NH_2$를 가지며, 중추자극작용은 있으나 다행감은 얻을 수 없다. 실제로 분석했을 때 카페인과 리도카인의 혼합물이었다는 예도 있다.

2010년 4월의 규제 이후 6주일 동안 영국 내의 홈페이지에서 인터넷으로 구입한 24개 상품을 분석한 결과, 성분은 모두 규제물질인 메페드론, 부틸론, 4MEC(4-메틸-N-에틸케치논), 플리페드론, MDPV로, 규제물질로 지정되지 않은 나피론(NRG-1, O-2482, Energy1)이라 칭하는 제품의 75%는 규제물질의 혼합으로 나피론이 들어 있던 것은 1종뿐이었다(Brandt 2010).

9.3 사례와 증상

효과는 다른 흥분제와, 특히 MDMA와 같다고 생각해도 좋다. 이갈이가 특유의 증상으로 알려져 있지만, MDMA에서도 29명 중 22명에서 이갈이가 확인돼 있다.

메틸론

30대 남성이 자택에서 복와위로 사망해 있는 것이 발견되었다. 주위에 몇 가지 남용물질이 남아 있으며, 메틸론이 혈청에서 0.26 ㎍/mL, 소변에서 8.9 ㎍/mL, 위 내에서 17 ㎍/mL 검출되어 급성 메틸론 중독의 가능성이 높다고 사료되었다(早川 2007).

인터넷에서 입수한 메틸론을 먹고 착란, 불온상태로 진찰받고 4시간 후에 퇴원한 여성의 혈청에서 메틸론이 0.12 ㎍/mL, 소변에서 7.0 ㎍/mL 검출되었다(清田 2006).

메페드론

메페드론은 경구섭취로의 효과 발현은 15~45분, 경비흡인으로는 수 분, 지속은 2~3시간. 정맥주사로는 30분. 경구, 경비, 드물게 정맥주사로도 사용되며 경비흡인에서는 비출혈을 일으키기도 한다.

2008년 5월에 네덜란드에서, 8월에 스웨덴에서 사망자가 발생했다.

2010년 7월 현재 영국에서 메페드론이 관계한 사망자가 52명 발생했고 그 중 38명에서 메페드론이 검출됐고 2명은 메페드론이 사인이라 판단되었다.

메페드론이 사인이라 판단된 2명의 혈액 중 농도는 각각 22 mg/L와 3.3 mg/L로 후자의 머리카락에서는 4.2~4.7 ng/ mg의 메페드론이 검출되었다(Torrance 2010).

22세의 남성은 메페드론 200 mg을 먹었으나 효과가 없어서 3.8 g을 대퇴부에 근육주사했다. 머지 않아 두근거림, 현기증, 흉부압박감, 발한 등 교감신경자극증상이 나타나 진찰받았다. 로라제팜 1회의 복용으로 4시간 후에 증상은 조금 나아졌다. 혈액 중 메페드론 농도는 0.15 mg/L이었다(Wood 2010b). 200 mg의 복용 외에도 3,800 mg의 메페드론을 주사한 이 남성의 증상이 메스암페타민 300 mg을 복용한 의학생의 증상보다 가볍다.

런던의 병원에서 응급외래로 진찰받은 15명의 환자 중 감정의 고조 및 흥분 8명, 빈맥이 6명, 고혈압과 경련이 각각 3명에게서 보였다. 증상은 1–벤질피페라진(BZP)과 비슷했다(Wood 2010a).

미국 메릴랜드주에서 22세의 남성이 혼수상태로 자실에서 발견되어 병원에서 사망이 확인되었다. 다수의 주사흔이 종아리와 발목에서 보였고 혈액에서 모르핀 0.06 mg/L, 메페드론이 혈액과 소변에서 각각 0.50, 198 mg/L 검출되어 사인은 메페드론과 헤로인에 의한 것으로 진단되었다(Dickson 2010).

각성물질의 경우에서도 헤로인이 각성물질에 의한 흥분을 누그러뜨리고 각성물질이 헤로인의 금단증상을 누그러뜨린다고 남용자들 사이에서 믿어져 둘의 혼합물이 사용되고 있다.

10. 너트멕

10.1 너트멕 속의 정신활성물질

육두구과의 상록고목 너트멕 *Myristica fragrans*의 가종피를 제거한 종자가 너트멕으로 이것을 건조시켜 분말로 만들어 스파이스로 만든다. 가종피를 건조한 것은 고가의 스파이스, 메이스(mace)이다.

너트멕 속의 정신활성물질은 휘발성 기름(정유)에 포함되어 휘발성 기름을 제거하면 그 작용이 나타나지 않는다(Truitt 1961). 증상에 관계한다고 생각되는 정유성분은 미리스티신 외에도 엘레미신, 사프롤이다.

종래는 미리스티신은 엘레미신, 사프롤은 생체 속에서 대사되고 미리스티신은 흥분제인 MMDA, 엘레미신은 암페타민계열 환각제 TMA, 사프롤은 MDMA를 발생시킨다고 여겨져 왔다.

그러나 가스 크로마토그래피 질량분석법에 의한 최근의 연구에서(Beyer 2006) 미리스티신, 엘레미신, 사프롤 그 자체는 생체 속에서 모두 대사되어 소변에서는 나타나지 않으며 게다가 대사산물은 엄밀하게는 MMDA, TMA, MDMA가 아님을 알았다. 그러나 구조적으로는 이것들과 극히 유사한 물질로 너트멕의 주된 작용이 흥분제와 환각제의 작용의 총화라 생각해도 문제없을 것이다. 또한 미리스티신에는 약하지만 모노아민산화효소(MAO) 저해작용이 있어(Truitt 1963) 세로토닌의 분해를 저해하기 때문에 당연히 이 대사산물들의 작용을 증강하는 것도 생각할 수 있다.

게다가 너트멕의 리그로인 압출물 속에 포함되는 트리미리스틴의 최면작용(Sherry 1982)도 더해질테니 나타나는 효과는 복잡하다. 다른 정유성분 사비넨, 피넨, 펠란드렌, 리모넨, 테르피넨, 테르피놀렌, 오이게놀, 이소유제놀 등의 증상과의 관계는 불명이다.

너트멕 이외의 육두구과의 식물, 예를들어 Papuan nutmeg(*M. argentea*), Bombay mace(*M. malabarica*), Malacca nuts(*M. malaccensis*), Batjang nutmeg(*M. succedanea*) 기타 등에서도 너트멕, 메이스를 얻을 수 있어 대용품이나 혼합물로서 사용되나 품질은 떨어지고 성분도 자세히 알 수 없고 부정확하다.

게다가 다음의 너트멕은 너트멕이라는 이름은 붙지만 육두구속 식물이 아니며 미리스티신을 포함하지 않고 사프롤도 미량밖에 포함되지 않는다(Rätsch 1998).

Brazilian nutmeg, Calabash nutmeg, Jamaican nutmeg, California nutmeg, Chilean nutmeg, Madagascan nutmeg, Otoba nutmeg, Plum nutmeg.

이상과 같은 사정으로 너트멕 중독의 증상의 많은 경우는 너트멕에 의한 것으로 한정되지 않고「소위 말하는 너트멕」을 먹었을 때의 증상이라 이해해야 한다.

미리스틴은 미나리과인 다음의 식물이나 물질에도 포함되어 있다.

파슬리 *Petroselinum crispum*, 파스닙(미국 방풍나무, *Pastinaca sativa*), 로바지뿌리기름(*Levisticum officinale*), 딜(소회향, *Anethum graveolens*).

10.2 사례

너트멕은 20세기 초반, 낙태목적, 월경불순에 사용해 중독이 산발했으나 1950년대에 환각을 얻을 수 있다는 이유로 미국에서 마리화나나 알코올을 대신해 죄수나 병사가 주방의 너트멕을 입수해서 먹었고(Weiss 1960) 또 1970년대에는 미국에서 빈곤한 학생이나 뮤지션 사이에서 너트멕을 먹는 것이 유행했다.

2명의 의사가 시험적으로 막 깐 너트멕 1.5~4 g을 각각 1일 3, 4회로 2일간 먹었을 때 자각증상은 현기증, 가벼운 지남력장애, 가벼운 구토감, 열감, 코막힘, 구내 건조, 변비로 동공경으로 변화는 보이지 않았다(Dietz 1976).

1개 5 g 정도의 너트멕을 1~3개, 스파이스로 해서 1~2 큰술을 섭취했을 경우 3~6시간 지나고 증상이 나타난다(한 큰술 15 mL, 한 티스푼은 5 mL). 피부의 홍조, 빈맥, 목마름, 중추신경증상 등 아트로핀 중독과 비슷하나, 동공경은 아트로핀과 달리 적어도 초기에는 수축해 있다(Payne 1963).

증상이 시간이 지나면서 나타난다는 것은 생체 속에서 발생하는 대사산물이 원인임을 시사한다.

두 번 다시 경험하고 싶지 않다

19세와 20세의 남학생이 각각 두 큰술의 너트멕을 우유에 섞어서 마시고 6시간 후, 대학의 보건실에서 진찰받았다. 마시고 5시간 후부터 사지가 무겁고, 주위에 무관심, 무심한 몽환적인 정신상태로 빈맥, 두근거림, 갈증을 호소했고 1명은 흥분해서 지리멸렬한 말을 했다. 구역감, 구토, 복통은 없었다. 얼굴과 어깨는 홍조해 있었으나 사지는 차가웠다. 도공경은 1명은 정상, 1명은 산대해 있었다. 환각과 망상은 없었으나 불온, 불안상태였다. 12시간 후부터 현저한 기면상태가 24시간 계속되어 비현실적인 감각은 48시간 내지 60시간 계속되었다. 2명 모두 이 불쾌한 경험을 두 번 다시 경험하고 싶지 않다고 입을 모았다(Payne 1963).

스코틀랜드의 애버딘에서 19세의 여학생이 너트멕 30 g을 오렌지주스에 섞어서 마시고 4시간 후 오한과 떨림이 있었다. 6시간 후부터 격렬하게 토하고 섬광과 큰 음향의 음악과 함께 사람의 얼굴이나 달이 일그러져 보였다. 자신을 자신이라고 느끼지 못하고 시간이 정지해 모두 비현실로 생각되었다. 사지가 떨리고 쥐가 나는 것처럼 느껴졌다. 눈을 감으면 빛과 검은 생물, 붉은 눈이 보이고 지하에 빨려 들어가는 생각이 들었다. 일종의 고양감이 있어 입원해서 깊은 잠에 빠졌으나 다음 주에는 구름 속을 걷는 것처럼 느끼고 사고는 혼란하여 타인이 무슨 말을 하고 있는 건지 이해하질 못했다. 집중력이 없고 너트멕을 먹으려는 생각은 하지 않았다(Panayotopoulos 1970).

시카고에서 23세의 대학생이 28 g의 너트멕을 커피에 넣어서 마시고 6시간 후 이상한 행동을 보이고 두근거림, 불안흥분, 극도의 공포감으로 친구에게 끌려 응급외래로 진찰받았다. 벽이 깜빡깜빡 빛나고 녹아내리는 환시가 있었다. 의식은 분명했으나 망상을 기반으로 한 행동이 보였다. 환각은 없었으나 「죽는 것은 아닌가」 하며 끊임없이 확인했다. 12시간으로 증상은 완화해서 다음날 퇴원하고 2~3일간은 이상한 권태감이 있었으나 증상의 재발은 보이지 않았다. 그에 의하면 난생 처음 겪는 지독한 경험으로 두 번 다시 마실 생각은 없다고 한다(Abernethy 1992).

남용

아일랜드의 더블린에서 23세의 남성 수술자가 종교망상으로 주위 사람을 악마로 간주하고 몸을 지키기 위해 십자가를 가지고 다녔다. 사람이 짐승으로 보이는 환각이나 기묘한 행동이 1개월간 계속되어 진찰받았다. 증상이 나타나기 수개월 전부터 너트멕의 열매를 1일 1개씩 먹고 있었는데 점차 양이 늘고 있었다. 너트멕의 중지와 올란자핀의 투여로 증상은 개선되었다(Kelly 2003).

런던에서 주소 불명, 더러워진 넝마를 두르고 머리가 덥수룩한 25세의 남성이 착란상태로 정신과에 조치 입원했다. 사고장애가 있었고 죽을 것 같다고 말하며 환청에 반응하고 있는 것 같았다. 16세경부터 너트멕의 남용을 시작, 그 즈음부터 가족과 연락이 끊겨 2회의 정신과 입원력이 있었으나 2회째 때에는 입원 중에도 너트멕을 남용 2주일 이상 섭취를 멈춘 적이 없었다. 1회에 2~6봉지를 마시고 그때마다 불온흥분, 파멸적, 머리가 이상하다, 죽을 것 같다고 호소했다. 혀가 마른다며 1시간에 5 L의 물을 마시고 한 번은 자신의 소변을 마셨다. 이렇게 많이 마시는 행위는 너트멕 섭취 후 1~2일 계속되었다(Brenner 1993).

런던에서 18세의 여학생이 도취감을 찾아 너트멕의 분말 약 50 g을 밀크쉐이크에 섞어서 3/4를 마시고 30분 후 두근거림, 현기증, 구역감, 갈증을 호소했다. 불온흥분상태로 병원을 찾았다. 검사소견에 특별한 이상은 없었고 마시고 16시간 후에 퇴원했다(Demetriades 2005).

캘리포니아에서 19세의 남자학생이 환각을 얻기 위해 한 큰 숟갈의 너트멕을 오렌지주스에 섞어서 마셨다. 맛이 없어 겨우겨우 마셨다. 2시간 후 얼굴이 달아오르고 현기증, 구역감, 갈증, 두근거리, 격렬한 두통, 손발의 저림을 호소해 시간공간의 인식이 애매해 초조감이 현저했고 정신착란으로 환시상태에 있었다. 12시간 후 권태감과 통증과 우울감을 남기고 증상은 쇠퇴했다(Faguet 1978).

오용

임신 30주의 29세 여성은 양을 착각하고 10배 이상을 너트멕을 넣은 구운 쿠키를 먹고 4시간 후 두근거림, 불온흥분, 시야의 깜빡임, 불안, 가슴의 압박감, 갈증 등의 증상을 보였다. 환각, 망상은 없었고 만기에 무사히 출산했다(Lavy 1987).

혈중농도

55세의 여성이 사후의 혈청을 고속액체 크로마토그래피로 분석한 결과, 중독농도의 플루니트라제팜 2 μg/mL이 검출됐는데 사인이 이것만으로는 설명이 되지 않아 너트멕의 향이 나는 위내용물을 분석하자 미리스티신 4.0 μg/mL이 검출되었다(Stein 2001). 이것은 너트멕이 사인이 된 사상 두 번째 예이다. 1예째는 19세기에 너트멕 2개를 먹고 혼수상태로 사망한 8세의 남아로(Cushny 1908) 너트멕에 의한 사망은 1세기에 1명이라고 이야기되고 있다.

일본의 사례

이하의 6례는 일본의 사례. 증상의 발현은 섭취 후 1~4.5시간, 갈증은 6예 중 3예에서 보였다.

시너나 대마의 흡인, "스피드"(미국제 암페타민정)의 복용력이 있는 20대의 남성이 환각작용이 있다고 듣고 너트멕의 분말 35 g이 든 병을 사서 친구의 집에서 오후 10시경 1/5병 정도를 먹었다. 심야 2시 반경, 갑자기 친구의 목을 조르는 사건을 일으켰다. 「죽여주마, 무섭다, 눈이 보이지 않아」 등을 말하고 묶어 달라고 부탁했다. 점차 정신운동 흥분이 되어 창문이나 문을 부수고 경찰에게 보호됐으나 자상행위가 있어 입원했다. 긴장이 강하고 자발어는 적었고 갈증을 호소했다. 「무섭습니다. 분열증 같습니다」 등의 이야기를 하고 2일 후 전신 권태감, 졸음, 현기증을 호소했다(亀井 1981).

30대의 남성이 식욕개선의 목적으로 너트멕 17 g을 먹은 후 현기증과 가벼운 흥분이 나타나 3시간 잔 뒤 흉통, 이통, 앞이마의 작열감, 두근거림 등의 신체증상과 흥분, 시청각의 과민과 인지기능의 이상, 주의집중력 저하 등의 정신증상을 보였다. 25시간 후 모든 증상은 소실했다(石綿 1983).

20대의 남성이 너트멕을 먹으면 환각을 느낀다고 듣고 근처의 마트에서 산 너트멕을 10 g 먹었다. 잠이 와서 약 1시간 잤다. 저녁 밥을 먹고 있는 사이에 탈력감이 생겨 앉아 있을 수 없어 잠들어 버렸다. 심야에 숨쉬기가 괴로워져 옆사람을 깨워서 입원했다. 반복해서 말을 걸자 간신히 눈을 떴다. 신체 소견, 검사 소견에 이상은 보이지 않았고 다음날 아침에는 정상이 되었다(倉田 1987).

너트멕 5개(약 20 g)를 먹은 남성은 6시간 후부터 평행감각장애, 운동실조, 전신에 위화감을 느껴 서 있을 수 없었다. 저혈압, 빈맥, 산동이 있어 대량의 수액을 필요로 했다(宮軒 2002).

인터넷에서 너트멕의 치사량을 알고 자살목적으로 너트멕의 분말 20 g과 시판되고 있는 멀미약 6정을 청량음료수에 녹여서 먹은 22세의 남성은 3시간 반 후부터 구토, 손의 떨림, 비틀거림, 목마름을 자각했다. 「이대로는 죽을지도 모른다」고 생각하고 구급차를 요청해 진찰받았다. 다변, 불온, 목마름, 불안감 외의 이상은 보이지 않았고 11시간 후 증상은 완전히 사라졌다(原口 2004).

24세의 남성이 몹시 취한 상태가 될 수 있다고 듣고 시판되는 너트멕 병(20g)의 약 반을 오전 1시에 섭취했다. 오전 5시 반 경 기억이 분명하지 않음, 멍하게 됨 등 몹시 취한 상태가 되었다. 사지의 저림, 호흡곤란, 두근거림, 목마름이 있었고 10시경 진찰받았다. 전신의 지각둔마, 피부에 홍조가 보였으나 다음날 증상은 조금 나아져 퇴원했다(間遠 2008).

문헌

Abernethy MK et al. Acute nutmeg intoxication. Am J Emerg Med 1992；10：429–30

Alciati A et al. Three cases of delirium afteriecstasyiingestion. J Psychoactive Drugs 1999；31：167–70

安藤俊太郎, 浅利崇利, 工藤耕太郎ほか. MDMA依存の離脱症状に対し, SSRI が著効した1 例. 精神経誌 2006；108：424

浅村英樹ほか. MDMAによる急性中毒死の1 例. 法医学の実際と研究 2006；49：69–72

Baker R et al. Ritonavir and ecstasy. BETA 1997 Mar：5

BalmelliC et al. Tödliches Hirnödem nach Einnahme von Ecstasy und B enzylpiperazin. Dtsch Med Wochenschr 2001；126：809–11

Baselt RC. Disposition of Toxic Drugs and Chemicals in Man.7th ed. Biomedical Publications, 2004, p724

Battaglia G, Brooks BP, Kulsakdinun C, De Souza EB. Pharmacologic profile of MDMA (3,4-methylenedioxymethamphetamine) at various brain recognition sites. Eur J Pharmacol 1988 ; 149 : 159-63

Bertram M et al. Toxic leukencephalopathy following iecstasyi ingestion. J Neurol 1999 ; 246 : 617-8

Beyer J, Ehlers D, Maurer HH. Abuse of nutmeg (Myristica fragrans Houtt.) : studies on the metabolism and the toxicologic detection of its ingredients elemicin, myristicin, and safrole in rat and human urine using gas chromatography/mass spectrometry. Ther Drug Monit 2006 ; 28 : 568-75

Brandt SDet al. Analyses of second-generation 'legal highs' in the UK : initial findings. Drug Test Anal 2010 ; 2 : 377-82

Brenner N et al. Chronic nutmeg psychosis. J R Soc Med 1993 ; 86 : 179-80

Brøsen K et al. Clinical significance of the sparteine/debrisoquine oxidation polymorphism. Eur J Clin Pharmacol 1989 ; 36 : 537-47

Brown C et al. Multiple severe complications from recreational ingestion of MDMA ('Ecstasy'). JAMA 1987 ; 258 : 780-1

Brunnenberg M et al. Quantitation of N-ethyl-3,4-methylenedioxyamphetamine and its major metabolites in human plasma by high-performance liquid chromatography and fluorescence detection.J Chromatogr B Biomed Sci Appl 1998 ; 719 : 79-85

Bustamante D et al. Analgesic and behavioral effects of amphetamine enantiomers, p-methoxyamphetamine and n-alkyl-p-methoxyamphetamine derivatives. Pharmacol Biochem Behav 2004 ; 79 : 199-212

Byard RW et al. Amphetamine derivative fatalities in South Australia--is iEcstasyi the culprit? Am J Forensic Med Pathol 1998 ; 19 : 261-5

Bye C et al. A comparison of the effects of 1-benzylpiperazine and dexamphetamine on human performance tests. Eur J Clin Pharmacol 1973 ; 6 : 163-9

Camilleri A Chemical analysis of four capsules containing the controlled substance analogues 4-methylmethcathinone, 2-fluoromethamphetamine, alpha-phthalimidopropiophenone and N-ethylcathinone. Forensic Sci Int 2010 ; 197 : 59-66

Campkin HTA et al. Another death from ecstasy. J Roy Soc Med 1992 ; 85 : 61

Caplan J. Habituation to diethylpropion (Tenuate). Can Med Assoc J 1963 ; 88 : 943-4

Cimbura G.3,4-methylenedioxyamphetamine (MDA) : analytical and forensic aspects of fatal poisoning. J Forensic Sci 1972 ; 17 : 329-33

Chadwick IS et al. Ecstasy, 3,4-methylenedioxymethamphetamine (MDMA), a fatality associated with coagulopathy and hyperthermia. J Roy Soc Med 1991 ; 84 : 371

Check E. Psychedelic drugs : the ups and downs of ecstasy. Nature 2004 ; 429 : 126-8

千代孝夫ほか. hECSTASYi(3,4-methylene-dioxy-meth-amphetamine：MDMA)による急性中毒の2例. 中毒研究2003；16：463-4

Cohen S. Diethylpropion (tenuate)：an infrequently abused anorectic. Psychosomatics 1977；18：28-33

Creighton FJ et al. 'Ecstasy'psychosis and flashbacks. Br J Psychiatry 1991；159：713-5

Cushny AR. Nutmeg poisoning. Proc R Soc Med 1908；1：39-44

Dargan PIet al. Mephedrone use and associated adverse effects in school and college/university students before the UK legislation change. QJM 2010 Jul 30

Dal Cason TA et al. Cathinone：an investigation of several N-alkyl and methylenedioxy-substituted analogs.Pharmacol Biochem Behav 1997；58：1109-16

de la Torre R et al. Fatal MDMA intoxication. Lancet 1999；353：593

de la Torre R et al. Non-linear pharmacokinetics of MDMA ('ecstasy') in humans. Br J Clin Pharmacol 2000；49：104-9

Demetriades AKet al. Low cost, high risk：accidental nutmeg intoxication. Emerg Med J 2005；22：223-5

Dickson AJ et al. Multiple-drug toxicity caused by the coadministration of 4-methylmethcathinone (mephedrone)and heroin. J Anal Toxicol 2010；34：162-8

Dietz WH Jr et al. Nutmeg and prostaglandins. N Engl J Med 1976；294：503

de Boer D et al. Piperazine-like compounds：a new group of designer drugs-of-abuse on the European market. Forensic Sci Int 2001；121：47-56

Doblin R. A clinical plan for MDMA (Ecstasy) in the treatment of posttraumatic stress disorder (PTSD)：partnering with the FDA. J Psychoactive Drugs 2002；34：185-94

Dowling GP et al. 'Eve' and 'Ecstasy'. A report of five deaths associated with the use of MDEA and MDMA.JAMA 1987；257：1615-7

Dykhuizen RS et al. Ecstasy induced hepatitis mimicking viral hepatitis.Gut 1995；36：939-41

Faguet RA et al. hSpice cabineti intoxication. Am J Psychiatry 1978；135：860-1

Feuchtl A et al. Pharmacokinetics of m-chlorophenylpiperazine after intravenous and oral administration in healthy male volunteers：implication for the pharmacodynamic profile. Pharmacopsychiatry 2004；37：180-8

Finsterer J et al. Long lasting impaired cerebral blood flow after ecstasy intoxication.Psychiatry Clin Neurosci2003；57：221-5

Garbino J et al. Ecstasy ingestion and fulminant hepatic failure：liver transplantation to be considered as a last therapeutic option. Vet Hum Toxicol 2001；43：99-102

Gee P et al. Toxicity from the recreational use of 1-benzylpiperazine. Clin Toxicol (Phila) 2008；46：802-7

Gibbons S et al. An analysis of the 'legal high' mephedrone. Bioorg Med Chem Lett 2010 ; 20 : 4135–9

Glennon RA. Hallucinogens, stimulants, and related drugs of abuse. In : Lemke TL et al, editors. Foye's Principles of Medicinal Chemistry. 2008 : 631–51

Gouzoulis–Mayfrank E. Differential actions of an entactogen compared to a stimulant and a hallucinogen in healthy humans. Heffter Review of Psychedelic Research 2001 ; 2 : 64–72

Green AR et al. The pharmacology and clinical pharmacology of 3,4–methylenedioxymethamphetamine (MDMA, iecstasyi). Pharmacol Rev 2003 ; 55 : 463–508

Greer G et al. Subjective reports of the effects of MDMA in a clinical setting. J Psychoactive Drugs 1986 ; 18 : 319–27

Gudelsky GAet al. Actions of 3,4–methylenedioxymethamphetamine (MDMA) on cerebral dopaminergic, serotonergic and cholinergic neurons.Pharmacol Biochem Behav 2008 ; 90 : 198–207

原口愛ほか. ナツメグ中毒の1 例. 日臨救医誌 2004 ; 7 : 271–3

Hardman HF et al. Relationship of the structure of mescaline and seven analogs to toxicity and behavior in five species of laboratory animals. Toxicol Appl Pharmacol 1973 ; 25 : 299–309

Harries DP et al. 'Ecstasy' and intracerebral haemorrhage. Scott Med J 1992 ; 37 : 150–2

早川秀幸ほか. 違法(脱法)ドラッグMethylone が検出された1 剖検例. 日法医誌 2007 ; 61 : 59

Helmlin HJ et al. Analysis of 3,4–methylenedioxymethamphetamine (MDMA) and its metabolites in plasma and urine by HPLC–DAD and GC–MS. J Anal Toxicol 1996 ; 20 : 432–40

Henderson GL. Designer drugs : past history and future prospects. J Forensic Sci 1988 ; 33 : 569–75

Henry JA. Ecstasy and the dance of death. BMJ 1992a ; 305 : 5–6

Henry JA et al. Toxicity and deaths from 3,4–methylenedioxymethamphetamine (iecstasyi). Lancet 1992b ; 340 : 384–7

Henry JA et al. Fatal interaction between ritonavir and MDMA. Lancet 1998 ; 352 : 1751–2

Huang X, et al. p–methylthioamphetamine is a potent new non–neurotoxic serotonin–releasing agent. Eur J Pharmacol 1992 ; 229 : 31–8

Insel TR et al. 3,4–Methylenedioxymethamphetamine (hecstasyi) selectively destroys brain serotonin terminals in rhesus monkeys. J Pharmacol Exp Ther 1989 ; 249 : 713–20.

石綿元ほか. 精神症状を呈したナツメグ中毒の一例. 日大医誌 1983 ; 42 : 670

Jansen KL. Ecstasy (MDMA)dependence. Drug Alcohol Depend. 1999 ; 53 : 121–4

Jasinski DR et al. Abuse liability and safety of oral lisdexamfetamine dimesylate in individuals with a history of stimulant abuse. J Psychopharmacol 2009 ; 23 : 419–27

Johansen PØ et al. How could MDMA (ecstasy) help anxiety disorders? A neurobiological rationale. J Psychopharmacol 2009 ; 23 : 389–91

Kalant H. The pharmacology and toxicology ofiecstasyi(MDMA) and related drugs. CMAJ 2001 ; 165 : 917–28

Kalechstein AD et al. MDMA use and neurocognition : a meta–analytic review. Psychopharmacology (Berl) 2007 ; 189 : 531–7

亀井眞理子ほか. ナツメグによる急性中毒の1 例. 臨精神医学 1981 ; 10 : 1403–5

Kaskey GB. Possible interaction between an MAOI and iecstasyi. Am J Psychiatry 1992 ; 149 : 411–2

Kelly BD et al. Nutmeg and psychosis. Schizophr Res 2003 ; 60 : 95–6

清田和也ほか. 違法(脱法)ドラッグMethylone 中毒の2 症例. 中毒研究 2006 ; 19 : 453

Kovar KA. Chemistry and pharmacology of hallucinogens, entactogens and stimulants. Pharmacopsychiatry 1998 ; 31 Suppl 2 : 69–72

倉田尚司ほか. ナツメグ中毒の一症例. 中毒研究 1987 ; 0 : 49–50

Lavy G. Nutmeg intoxication in pregnancy : A case report. J Reprod Med 1987 ; 32 : 63–4

Liechti ME, Baumann C, Gamma A, et al. Acute psychological effects of 3,4–methylenedioxymethamphetamine (MDMA, iEcstasyi) are attenuated by the serotonin uptake inhibitor citalopram. Neuropsychopharmacology 2000a ; 22 : 513–21

Liechti ME et al. The serotonin uptake inhibitor citalopram reduces acute cardiovascular and vegetative effects of 3,4–methylenedioxymethamphetamine ('Ecstasy') in healthy volunteers.J Psychopharmacol 2000b ; 14 : 269–74

間遠文貴ほか. 家庭用香辛料にて中毒症状を生じた一例. 日救急医会誌 2008 ; 19 : 745

Makino Y et al. Profiling of illegal amphetamine–type stimulant tablets in Japan. J Health Sci2003 ; 49 : 129–37

Malberg JE et al. Small changes in ambient temperature cause large changes in 3,4–methylenedioxymethamphetamine (MDMA)–induced serotonin neurotoxicity and core body temperature in the rat.J Neurosci1998 ; 18 : 5086–94

Marsh JC et al. Aplastic anaemia following exposure to 3,4–methylenedioxymethamphetamine ('Ecstasy').Br J Haematol 1994 ; 88 : 281–5

Mas M et al. Cardiovascular and neuroendocrine effects and pharmacokinetics of 3,4–methylenedioxymethamphetamine in humans. J Pharmacol Exp Ther 1999 ; 290 : 136–45

McCann UD et al. Lasting neuropsychiatric sequelae of (+ –) methylenedioxymethamphetamine ('ecstasy') in recreational users. J Clin Psychopharmacol 1991 ; 11 : 302–5

McCann UD et al. Positron emission tomographic studies of brain dopamine and serotonin transporters in abstinent (+ /–) 3,4–methylenedioxymethamphetamine (iecstasyi) users :

relationship to cognitive performance. Psychopharmacology (Berl) 2008 ; 200 : 439-50
McGuire P et al. Chronic paranoid psychosis after misuse of MDMA(hecstasyi). Br Med J 1991 ; 302 : 697
McGuire PK et al. Diversity of psychopathology associated with use of 3,4-methylenedioxymethamphetamine ('Ecstasy'). Br J Psychiatry 1994 165 : 391-5
Meyer MR et al. Beta-keto amphetamines : studies on the metabolism of the designer drug mephedrone and toxicological detection of mephedrone, butylone, and methylone in urine using gas chromatography-mass spectrometry. Anal Bioanal Chem 2010 ; 397 : 1225-33
Mithoefer M et al. MDMA (hecstasyi) and neurotoxicity. Science 2003 ; 300 : 1504
宮軒将ほか. ナツメグによる急性中毒の1 症例. 中毒研究 2002 ; 15 : 442
水上創, 加藤幸久, 原修一ほか. 3,4-methylenedioxymethamphetamine(MDMA)が検出された5 剖検例の検討. 法医学の実際と研究 2008 ; 51 : 125-30
Monte AP et al. Synthesis and pharmacological examination of benzofuran, indan, and tetralin analogues of 3,4-(methylenedioxy)amphetamine. J Med Chem 1993 ; 36 : 3700-6
Mueller et al. Death byiecstasyi : the serotonin syndrome? Ann Emerg Med 1998 ; 32(3 Pt 1) : 377-80
中崎敏三, 森博信. 急性ヒロポン中毒の1 例. 日内会誌 1947 ; 36(5-7) : 68
Nichols DE. Differences between the mechanism of action of MDMA, MBDB, and the classic hallucinogens. Identification of a new therapeutic class : entactogens. J Psychoactive Drugs 1986a ; 18 : 305-13
Nichols DE et at. Derivatives of 1-(1,3-benzodioxol-5-yl)-2-butanamine : Representatives of a novel therapeutic class. J Med Chem 1986b ; 29 : 2009-15
仁平信ほか. GC-MS による救急患者からのMDMAとPCPの検出. 中毒研究 2002 ; 15 : 47-52
Oberlender R et al. Drug discrimination studies with MDMA and amphetamine. Psychopharmacology 1988 ; 95 : 71-6
PallantiS et al. MDMA (Ecstasy)precipitation of panic disorder.Biol Psychiatry 1992 ; 32 : 91-5
Panayotopoulos DJ et al. Hallucinogenic effect of nutmeg. Br Med J 1970 ; 1(5698) : 754
Parker MA et al. Synthesis and pharmacological evaluation of ring-methylated derivatives of 3,4-(methylenedioxy)amphetamine (MDA). J Med Chem 1998 ; 41 : 1001-5
Parrott AC et al. Ecstasy (MDMA)effects upon mood and cognition : before, during and after a Saturday night dance. Psychopharmacology (Berl) 1998 ; 139 : 261-8
Parrott AC. The psychotherapeutic potential of MDMA (3, 4-methylenedioxymethamphetamine) : an evidence-based review. Psychopharmacology(Berl) 2007 ; 191 : 181-93
Parrott AC. Chronic tolerance to recreational MDMA (3,4-methylenedioxymethamphetamine) or Ecstasy.J Psychopharmacol 2005 ; 19 : 71-83

Payne RB. Nutmeg intoxication. N Engl J Med 1963 ; 269 : 36–9

Poklis A et al. Fatal intoxication from 3,4–methylenedioxyamphetamine. J Forensic Sci 1979 ; 24 : 70–5

Ramcharan S et al. Survival after massive ecstasy overdose. J Toxicol Clin Toxicol 1998 ; 36(7) : 727–31

Rätsch C. Enzyklopädie der psychoaktiven Pflanzen. Verlag Aarau,1998

Ricaurte GAet al. Toxic effects of MDMA on central serotonergic neurons in the primate : importance of route and frequency of drug administration.Brain Res 1988a ; 446 : 165–8

Ricaurte GA et al. (+/–)3,4–Methylenedioxymethamphetamine selectively damages central serotonergic neurons in nonhuman primates.JAMA 1988b ; 260 : 51–5

Ricaurte GAet al. Severe dopaminergic neurotoxicity in primates after a common recreational dose regimen of MDMA (hecstasyi). Science 2002 ; 297 : 2260–3

Rittoo D et al. Misuse of ecstasy.BMJ 1992 ; 305 : 309–10

鷺盛久ほか. GC–HRMS による3,4–methylenedioxymethamphetamine (MDMA)とその尿中代謝物の確認. 法中毒2004 ; 22 : 148–9

Sano R et al. A fatal case of myocardial damage due to misuse of theidesigner drugiMDMA. Leg Med (Tokyo) 2009 ; 11 : 294–7

Schifano F et al. MDMA (hecstasyi) abuse : psychopathological features and craving for chocolate : a case series.Biol Psychiatry 1994 ; 36 : 763–7

Schifano F. Potential human neurotoxicity of MDMA ('Ecstasy') : subjective self–reports, evidence from an Italian drug addiction centre and clinical case studies. Neuropsychobiology 2000 ; 42 : 25–33

Schifano F et al. Ecstasy (MDMA, MDA, MDEA, MBDB) consumption, seizures, related offences, prices, dosage levels and deaths in the UK (1994–2003). J Psychopharmacol 2006 ; 20 : 456–63

Schmidt CJ. Acute administration of methylenedioxymethamphetamine : comparison with the neurochemical effects of its N–desmethyl and N–ethyl analogs. Eur J Pharmacol 1987 ; 136 : 81–8

Screaton GR et al. Hyperpyrexia and rhabdomyolysis after MDMA (ecstasy") abuse. Lancet 1992 ; 339 : 677–8

Shearman JD et al. Misuse of ecstasy.BMJ 1992 ; 305 : 309

Sherry CJ et al. The pharmacological effects of the ligroin extract of nutmeg (Myristica fragrans).J Ethnopharmacol 1982 ; 6 : 61–6

Smilkstein MJ et al. A case of MAO inhibitor/MDMA interaction : agony after ecstasy. J Toxicol Clin Toxicol 1987 ; 25 : 149–59

Singarajah C et al. An overdose of ecstasy. A role for dantrolene. Anaesthesia 1992 ; 47 : 686–

7

Sprague JE et al. An integrated hypothesis for the serotonergic axonal loss induced by 3,4−methylenedioxymethamphetamine. Neurotoxicology 1998 ; 19 : 427−41

Stein U et al. Nutmeg (myristicin) poisoning−−report on a fatal case and a series of cases recorded by a poison information centre. Forensic Sci Int 2001 ; 118 : 87−90

Tehan B et al. Hyperthermia associated with 3,4−methylenedioxyethamphetamine ('Eve'). Anaesthesia 1993 ; 48 : 507−10

Thomasius R et al. MDMA (hEcstasyi) use−−an overview of psychiatric and medical sequelae. Fortschr Neurol Psychiatr 1997 ; 65 : 49−61

Thompson MR et al. A role for oxytocin and 5−HT (1A) receptors in the prosocial effects of 3,4 methylenedioxymethamphetamine (hecstasyi). Neuroscience 2007 ; 146 : 509−14

Torrance H, Cooper G. The detection of mephedrone (4−methylmethcathinone) in 4 fatalities in Scotland. Forensic Sci Int 2010 Oct 10 ; 202(1−3) : e62−3. Epub 2010 Aug 4

Truitt EB Jr et al. The pharmacology of myristicin. A contribution to the psychopharmacology of nutmeg. J Neuropsychiatr 1961 ; 2 : 205−10

Truitt EB Jr et al. Evidence of monoamine oxidase inhibition by myristicin and nutmeg. Proc Soc Exp Biol Med 1963 ; 112 : 647−50.

Véléa D, Hautefeuille M, Vazeille G, Lantran−Davoux C. Nouvelles drogues synthétiques empathogènes. Encéphale 1999 ; 25 : 508−14

Verheyden SL et al. Acute, sub−acute and long−term subjective consequences of 'ecstasy' (MDMA) consumption in 430 regular users. Hum Psychopharmacol 2003 ; 18 : 507−17

Vollenweider FX et al. Psychological and cardiovascular effects and short−term sequelae of MDMA (iecstasyi) in MDMA−naïve healthy volunteers. Neuropsychopharmacology 1998 ; 19 : 241−51

VuoriE et al. Death following ingestion of MDMA (ecstasy) and moclobemide. Addiction 2003 ; 98 : 365−8

Webb C et al. Ecstasy intoxication : appreciation of complications and the role of dantrolene. Anaesthesia 1993 ; 48 : 542−3

Wee S et al. Relationship between the serotonergic activity and reinforcing effects of a series of amphetamine analogs. J Pharmacol Exp Ther 2005 ; 313 : 848−54

Weiss G. Hallucinogenic and narcotic−like effects of powdered Myristica (nutmeg). Psychiatr Q 1960 ; 34 : 346−56

Williams H et al. hSaturday night feveri : ecstasy related problems in a London accident and emergency department. J Accid Emerg Med 1998 ; 15 : 322−6

Wolff K et al. Contents of hecstasyi. Lancet 1995 ; 346 : 1100−1

Wood DMet al. Recreational Use of Mephedrone (4−Methylmethcathinone, 4−MMC) with

Associated Sympathomimetic Toxicity. J Med Toxicol 2010a ; 6 : 327–30
Wood DM et al. Recreational Use of Mephedrone (4–Methylmethcathinone, 4–MMC) with Associated Sympathomimetic Toxicity. J Med Toxicol 2010b ; 6 : 327–30
Zak PJ. The neurobiology of trust. SciAm 2008 ; 298 : 88–92, 95

Ⅵ 마약

1. 아편 –국가에 의한 남용–

이 편에서는 아편의 인체에 대한 영향을 본 뒤, 만주사변 이후의 군이나 국가와 아편과의 관계를 국가에 의한 남용이라는 관점에서 자료를 기반으로 개관한다. 인용문헌 이외에 참고로 한 자료는 말미에 정리해서 기재했다.

국명, 인명 등은 원칙적으로 당시의 자료에 있는 것을 답습했다. 예를 들어 “내지인”이라는 어휘가 나온다. 태평양전쟁 종료까지는 조선반도도 대만도 일본 영토였기 때문에 일본인이라 하면 일본내지 이외의 조선반도나 대만의 출신자도 포함하며 이를 구별하기 위해 내지인, 조선인(반도인), 대만인이라는 사용법을 따랐다.

아편은 은과 같다고 할 정도의 고가였기에 거래가격이나 판매액은 현실에서 동떨어진 숫자로까지 올라 중일전쟁 당시의 가격이 현재의 가격이라 착각할 정도이나 특별히 언급하지 않는 한 기재한 금액은 당시의 것 그대로이다. 쇼와시기의 평균 급여를 기준으로 환산해서 당시 가격의 4,000~10,000배가 거의 현재의 금액에 상당한다.

2. 섭취와 의존, 금단

Opium을 중국어로 阿片이라 쓰고 그 한자를 일본어로 읽은 것이 アヘン(아헨; 아편)이다.

양귀비과 양귀비 *Papaver somniferum*의 어린 과실의 표면을 작은 칼로 상처를 내 침출하는 유액을 긁어내어 천일 건조시켜 굳힌 것을 생아편이라 하며, 주성분인 모르핀 외에도 코카인, 파파베린 등 20여 종류의 알칼로이드를 포함한다. 생아편 속의 모르핀 농도는 8~12%로 아편의 작용은 모르핀의 작용이라 봐도 무방하다.

종자가 양귀비의 열매로 쿠키 등에 쓰인다. 수확 시에 과피나 유액이 표면에 부착하면 케시의 열매에서 아편 알칼로이드가 검출되기도 한다.

아편의 주된 섭취방법에는 아편을 먹는 섭식(opium-eating)과 태워서 연기를 마시는 흡연(opium-smoking)이 있으며 일반적으로는 흡연이 보편적인 섭취방법이다. 아편의 자료에는 흡연 대신 흡식(吸食), 흡음(吸飮)이라는 어휘가 사용되고 있어 혼동하기 쉬운데 먹거나 마시거나 하는 것이 아닌 연기를 마시는 것이기 때문에 흡연이다.

이슬람 교주는 알코올 대신 생아편에 벌꿀이나 향료를 섞어서 환약으로 만들거나 혹은 이것을 탕에 끓여서 마셨다. 이것을 섭식이라 한다. 버마(현 미얀마)에서도 섭식이 행해졌다. 흡연 후에 파이프에 남은 찌꺼기나 재를 긁어 모아 먹기도 하는데 이것도 섭식이다.

생아편을 물에 녹여, 여과, 가열해 굳힌 것이 청수고(清水膏)로 모르핀을 13.5% 포함한다. 통상은 이것에 흡연찌꺼기(재)를 더해서 등불에 걸어서 녹이고 졸인 것을 이겨서 아편연고로 한다. 이것을 램프(연등)에 걸어 태우고, 파이프(연창) 선단의 연초주걱에 채워 넣어 발생하는 연기를 마신다. 보라색 연기가 특유의 향긋한 냄새를 풍긴다고 한다. 담배의 연기를 자연(紫煙)이라 하는데 아편도 같은 자연이다.

연고 속 모르핀의 1/7이 연기로 흡수되어 흡연되고, 재 속에는 3~5%의 모르핀이 남는다(中島 1927, 沈 1941).

1895년 청일전쟁에서 일본의 승리로 청국에서 할양받은 대만은 본국 이상으로 아편흡연자가 많은 토지였다. 그러나 아편의 공급을 당장 끊으면 사회불안으로 폭동이 일어날 우려가 있어 영유하기는 했지만 그 대책 때문에 일본은 나라의 재정에 영향이 생길 정도의 고생을 강요당했고 대만 매각론이 나왔을 정도이다. 따라서 당시 대만의 의학잡지에는 아편에 관한 논문이 다수 발표돼 있다.

타이베이의 병원을 1911년 4월부터 10월 사이에 방문한 373명의 아편흡연자 중 아편연고를 흡연한 자 46명, 섭식한 자 3명, 램프에 걸어 녹인 것을 둥글게 말아 먹은 자 20명으로, 흡연 후의 흡연재를 다시 흡연하는 자 105명, 흡연 재 전부 혹은 일부를 섭식하는 자 119명, 아편연고를 흡연하고 그 흡연 재를 흡연하고 더욱이 그 흡연 재를 흡연한 자 19명, 그 흡연 재를 섭식한 자 18명, 흡연 재만을 섭식한 자 1명 등이었다(筧 1911). 값비싼 아편을 헛되이 쓰지 않고 끝까지 피우는 경향이 보인다.

모르핀의 이용이라는 점에서 1/7밖에 이용하지 못하는 흡연은 사치스런운 방법으로(久保田 1934), 흡언 재의 섭식은 빈곤한 자들의 흡연을 대신한 빙법이다(林 1908).

「아편이 없는 인생은 회색이다」, 「아편없이 무엇이 인생이냐」라고 말하는 자가 있다는 것도 담배와 비슷하다. 처음 한 모금은 메스껍고 구역감을 재촉해 이런 것 두 번 다시 피울까 싶지만 호기심에 사로잡혀 계속하다 빠져나올 수 없게 돼 머지 않아 「피우는 것 자체에 의미가 생기게 된다」고 말하는 것도 담배와 비슷하다.

아편의 처음 사용으로 도취감을 경험한 자는 18%로 적고 헤로인에서도 24% 정도이다(鈴木 1944).

담배와 기본적으로 다른 것은 「의료목적에서의 사용이 계기」라는 것이 많다는 점이다.

1911년경의 대만에서 373명의 아편흡연자 중 동기가 질병치료였던 것은 58.7%로 증상은 많은 순서로 복통, 기침, 설사, 임질에 의한 요도통이었다(筧 1911). 모두 모르핀의 약효로서 알려져 있는 것이다.

1940년경의 북경에서 407명의 동기는 남성에서는 약 50%가 복통·치통 등으로 여성에서는 약 80%가 부인과질환의 복통 등이었다. 여성이 의료목적에서의 사용이 많은 것은 특수부녀자가 많기 때문이라 생각된다(鈴木 1944).

흡연하는 아편연고는 1포 1.25 g으로 1일 2~5포(2.5~6.25 g) 사용하는 경우가 많다(田中

1942). 대만에서는 청일전쟁 직후의 아편흡연자 5만 명의 1일 평균 사용량은 4.5~5.3 g으로, 1911년 흡연자의 60%는 사용량이 2.25~5.6 g이었다(筧 1911). 1930년의 흡연자 1명당 연평균 소비량은 1.56 kg이었다(劉 1983).

흡연 시에는 연고의 입수나 기구 등 그 나름의 장소가 필요해서 부자는 공예품 같은 흡연구를 사용하고 고급 가구나 미술품에 둘러싸인 자실의 침대에 누워서 흡연하지만 일반인은 흡관(煙館) 또는 아편굴이라 불리는 흡연소를 이용했다.

1909년경의 대만에 있어서의 일본의 의사가 본 아편흡연자에 대한 연구보고(稲垣 1909)에 의하면,

「흡연자는 어둡고 밀폐된 방을 선호하며 흡연하지 않는 자가 거실에 들어가보면 암흑지옥과 같은 느낌이 있으며 아편의 연기는 실내에 차 있어 암흑연무 속에서 희미하게 아편을 흡연하며 모로 누운 창백하고 야윈 아편은자의 모습을 확인하는 것은 마치 암흑지옥 가운데서 유령이 나타난 듯하여 그 음침한 거실과 함께 전율을 느끼게 한다. 조금 있으면 아편 냄새와 실내의 더러운 공기 때문에 숨쉬기가 괴로워지며 한여름에는 참으로 심하다. 아편흡연자는 애초에 영양불량, 신진대사 불충분 등에 비위생적인 거실에서 생활하기에 그 불행, 부자유는 이루 말할 수 없다」고 한다.

후에 서술하듯 아편이 공공연히 나돌게 되고부터는 이발소, 여관, 요리점, 목욕탕에서도 아편을 제공하게 되어 돈을 다 쓴 아편은자는 매춘숙을 겸하는 아편굴의 봉당과 같은 곳에 누워서 흡연했다.

아편은자란 아편의존증이 진행해 육체적, 정신적 치료를 필요로 하기에 이른 상태를 가리키는, 당시의 언어로 은(癮)이란 기호가 심해진 중독상태를 가리킨다.

아편의 작용이 곧 모르핀의 작용이므로 아편은자는 모르핀 의존증이 진행한 상태 그 자체라 생각해도 무방하다.

1932년의 만주사변 후 만주, 중국에 진출한 일본인의 손에 의해 모르핀의 밀매, 헤로인의 밀조가 공연히 시작되었다. 아편은 비싸고 게다가 흡연에는 기구나 장소의 제약을 받는다. 그래서 사용이 간단하고 피하주사나 정맥주사로도 사용할 수 있으며 가격도 싼 모르핀이나 헤로인의 사용이 늘었다. 아편도 모르핀도 헤로인도 증상은 같으나 아편보다 모르핀이, 모르핀보다 헤로인이 급속하고 확실하게 의존상태에 빠져(石橋 1924) 모르핀은자, 헤로인은자를 다수 낳았다.

북경의 화베이 계연진료소(「연」은 아편흡연을 의미)에서 1940년 10월부터 1942년 말까지 아편, 마약 중독으로 입원한 내지인 149명, 조선인 218명, 중국인 40명 총합 407명에 대해 조사한 결과에서 처음 사용한 방법은 중국인의 75%가 아편의 흡연이었던 것에 반해, 내지인

은 헤로인의 흡연이 63.9%, 피하주사가 2.8%, 경구가 1.9%, 정맥주사 0.9%로 아편의 흡연은 3.7%에 불과했다(鈴木 1944).

내지에서 대륙을 건넌 자에게 있어서 아편의 흡연이 친숙하지 않은 방법이었던 것에 반해, 헤로인은 진입하기 쉬우면서 초보자에게 있어서 주사, 특히 정맥주사는 진입하기 어렵기 때문에 헤로인의 흡연이 많았을 것이다.

헤로인의 흡연은 종이말이 담배의 단에서 담배의 잎을 조금 빼내고 그곳에 헤로인 분말 0.02~0.05 g을 채워넣는다. 불을 붙여서 헤로인을 녹여 담배 잎에 불이 옮을 때까지 피우고 일단 불을 끈다. 담배 1개비에서 이것을 3~4회 반복한다. 이 방법으로 헤로인의 4.6%가 연기로 이행한다(伊藤 1936).

헤로인을 은종이에 말아 아래부터 불을 피워 연기를 마시는 방법도 있다. 흡연, 주사 이외에도 경구, 비강흡인, 상처에 도포 혹은 충치에 채워 넣어서 사용하는데 모두 중독을 일으킨다(鈴木 1944).

주사의 경우, 혈액이 부착한 주사기나 바늘을 그대로 돌려 쓰므로 계절에 맞지 않는 말라리아가 다발했다.

만주국 정부는 만성 마약중독자의 교정 치료를 위해 1935년 2월 하얼빈에 국립의 계연소를 개설했으나 10월까지 9개월간 아편 또는 헤로인의 흡연자 263명, 모르핀 또는 헤로인의 피하 혹은 정맥주사 사용자 233명 총 496명이 입소했다. 흡연자 263명의 말라리아 발견율 0.8%에 반해서 피하 혹은 정맥주사 사용자 233명의 말라리아 발견율은 10.7%로 많았는데 주사기나 바늘을 통해서 접촉감염을 일으킨 것으로 생각된다. 같은 해 하얼빈 거지수용소에서는 만성 마약중독자가 215명 수용되어 있었는데 아편, 헤로인을 흡연하는 자 35명의 말라리아 이환율 5.7%에 비해 모르핀, 헤로인을 주사로 사용한 자 140명의 말라리아 이환율은 22.2%로 높았다(星崎 1935).

참고로 2008년까지 15년간 일본에 있어서의 사망자는 모르핀 8명, 헤로인 3명이다.

3. 아편은자

흡연을 계속하면 기력과 활력이 사라지고 의지박약, 겁이 많아지고, 결단력을 잃고, 주위에 관심을 보이지 않고 나태하고 불결해진다. "아편귀"라 불리듯이 낯빛은 검푸르거나 흙빛이 되어 "연안(煙顔)", "아편연면(阿片煙面)"이라 이야기되어(林 1908) 낯빛을 보기만 해도 아편의 상용자인지 아닌지를 알 수 있다고 한다.

아편은 헤로인이나 모르핀과 달리 몇 년 이내로 죽음에 이르는 것이 아니고 보통은 10년, 길게는 20년으로 설사나 불면, 식욕부진으로 쇠약해져 폐인이 되어 죽어간다.

코카인이나 각성제와 달리 흉폭성을 띠고 타인에게 위해를 가하는 일은 없고 해는 자신에게만 그치는 것이 보통이나 초기의 단계에서 노동의욕을 잃는다. 육체적으로도 노동에 견디지 못하게 되면 동시에 도덕의 관념이 없어지므로 사회는 부패, 피폐해지고 쇠퇴한다.

아편전쟁(1840~1842) 이후 영국의 노회한 우민정책에 의해 중국의 민중은 재산도 자존심도 저항할 기력도 빼앗겼다.

19세기 말 대만의 타이난주재영국영사 허스트에 의하면 「중국이 아편 상용자의 나라로 안주하는 한 이 상용벽에 의해 국민의 기력도 체력도 빼앗기기 때문에 이 나라가 군사대국이 될 것을 두려워할 이유는 더욱 없다」(Bird 1899).

대청제국 으뜸가는 관리라 평가되는 장지동(張之洞)이 1898년에 출판한 「권학편(勧学篇)」에 의하면(張之洞 1898) 중국의 외국제품의 유입액은 8,000만량 이상이고 그 중 아편의 유입액은 3,000만량 이상인데 이에 반해 유출액은 5,000만량을 조금 넘는 정도이다. 즉, 아편의 양만큼 유입초과로, 중국의 빈곤화는 아편에 의한 것이다.

일본이 영유한 대만의 등록 아편중독자 수가 인구의 6.3%였던 것 등으로 미뤄볼 때 그 당시 중국의 인구를 4억 5000만 명이라 했을 때 대략 2,500만 명의 아편중독자가 있었다고 추정된다. 아편중독자의 1일 아편소비량을 4 g이라 했을 때 2,500만 명으로 100톤, 1년으로 36,500톤, 아편의 가격을 1문(匁)(3.75 g) 25전(銭)이라 하면 아편중독자의 아편값은 연간 24억 엔(円)이 되니 현재의 가격으로 해서 매년 24조 엔을 소비해서 인구의 5%를 폐인으로 만들고 있었던 것이 된다.

현재 일본을 시작으로 세계의 대부분의 나라에서 아편은자를 볼 기회는 없다. 또 현존하는 일본인 중 아편은자를 본 사람은 거의 없다. 그러나 전술했듯이 청일전쟁 후의 대만이나 러일전쟁(1904~1905)에서 획득한 관동주(요동반도의 남서부)에서 시작되어 만주사변을 거쳐서 태평양전쟁(1941~1945)이 끝나기까지 만주, 중국에서는 아편은자는 가까운 존재였다.

1922년부터 1925년까지 아마츠(天津)총영사에서 근무한 후의 수상 요시다 시게루(吉田茂)에 의하면 「아마츠에 거주하는 일본인 5,000명, 그 7할은 모르핀 및 기타의 금제품의 거래에 관계하며 약종상은 원래부터 요리점, 잡화점에서 금제품을 다루지 않는 일은 거의 없고 영사관의 방침에서 눈에 거슬리는 자만을 검거해야만 한다고 하지만 철저하게 단속한다면 일본인은 사라질 것이다」고 하는 상황이었다.

1932년 만주국의 수립 후 정부는 아편을 전매로 하고 길림성의 길림시, 흑룡강성의 치치하얼, 랴오닝성의 안동, 요동반도의 영구에 각각 100채 단위의 공인 아편굴이 탄생했다. 영업허가 수수료와 그곳에서의 아편 매상은 만주국 정부 세입의 큰 비율을 차지한다. 만주국

정부는 전매의 아편연고의 매상을 늘리기 위해 청수고를 관제 아편연고의 표준품으로서 모르핀의 남는 흡연 재를 회수하러 다니기도 했다(沈 1941). 이러한 「만주의 성(省)공서의 많은 관사는 『일본인은 중국인에게 아편을 피우게 해서 만주 중국인의 멸망을 노리고 있다』고 진지하게 말하며, 진심으로 믿고 있다」는 상황이었다.

1936년 하얼빈에는 아편굴 56, 마약판매점이 194곳 있었다. 하얼빈 시립 정신병원과 하얼빈시 갱성원에 1942년 5월부터 6월 말까지의 기간에 수용된 아편은자 100명[만주인·한인(漢人) 92명, 조선인 5명, 러시아인 3명]이 아편의 흡연을 시작하고부터 입원까지의 기간은 2~5년이 48명, 5~10년이 28명, 10년 이상이 13명이었다(田中 1942).

통화성(현재의 길림성 동부와 조선민주주의인민공화국과의 국경지대에 1937년 설치된 성)의 린장 현립병원에서는 30명의 아편은자의 흡연 연수는 평균 5.2년(최단 1년, 최장 16년)이었다(大澤 1944).

북경의 화북계연요양소에 아편, 마약중독으로 입원한 내지인 149명 중 북경 및 북경주면에서 이환한 112명의 직업은 남성에서는 토목관계자, 군관계자, 국책회사원이 59명 중 절반을 점했고 마약류를 입수하기 쉬운 입장에 있는 자가 많았다. 여성에서는 53명 중 예기(芸妓), 작부(酌婦), 여급(女給), 식모(女中), 접대부(仲居)가 73.5%를 점했는데 가정부인도 18.9% 있었다(鈴木 1944).

위경련에 때문에 처음으로 마약을 사용하고 도취감을 경험한 자 중에는 다음날 같은 시각에 위 통증을 호소하거나 위 경련 발작을 일으키고 주사를 맞고, 다음날 또 같은 시각에 같은 증상으로 주사를 맞는 것이 계속되어 의존증에 빠지는 예가 있다. 위 통증은 금단증상이 아닌 정신적인 것이라 생각된다. 통증에 대해서가 아닌 호기심으로 사용하고 도취감을 경험한 자 중에는 도취감을 떠올리면 탈력감, 권태감, 피로감을 느끼고 이어서 하품 등이 오므로, 그것 때문에 마약을 사용하게 되어 의존증에 빠진다. 아편은자, 헤로인은자는 고통스러운 금단증상을 떠올린 것만으로도 약을 사용하게 된다(鈴木 1944).

이와 비슷한 상황을 이사벨라 버드는 『중국 오지 기행』에서 관찰하고 있다. 그녀는 1897년 단신배를 고용해서 양쯔강을 거슬러 올라가 장기간 중국오지를 여행했는데 배를 젓는 16명의 극히 빈곤한 인부 중 14명은 아편을 피웠고, 매일 거의 정해진 시각에 금단증상을 일으켰다. 배의 선미는 밤이 되면 완전히 아편굴이 되어 누더기를 입고 이가 빠져 미라처럼 야윈 14명의 남자가 아편 램프의 곁에서 극락의 꿈을 꾸고 있는 듯한 더없이 행복한 표정으로 둥글어져 있었다(Bird 1899).

마약류는 내성이 생기기 쉽고 모르핀의 경우 약용량은 0.005~0.01 g이나 상용하면 치사량(0.3~0.4 g)의 10배, 1일량 5 g에 달하는 자도 있다(久保田 1934).

아편은자 100명의 정신증상은 많은 순으로 자발성 감퇴 65, 기억장애 33, 무관심 20, 주의력 불량 17, 도덕감정 둔마 16, 우울 13, 이해불량 10 등이었다. 신체증상은 건반사감약 53, 눈의 대광반사감약 51, 점막반사감약 48, 발기부전 38, 영양불량과 이수(羸瘦) 31, 피부의 탄력결핍 22, 월경이상 15 등이었다(田中 1942).

339명의 아편은자 중 완전한 발기불능은 16명으로 그 외의 자는 「방사불가능이라고 할 정도는 아닐지라도 발기력이 심히 불충분하여 쾌미의 감각이 없음」. 아편을 사용하면 「사정이 심히 늦고 평소보다 2배 이상의 시간을 필요로 하며」, 「때로는 1시간 정도가 걸려도 끝내지 못하고 중지하는 일이 있다」(林 1908). 사정까지의 시간이 길어지기에 쾌감이 깊어져 최음효과가 있다고 믿고 있다. 화류계에서는 많이 이용되어 신경(지금의 장춘)의 환락가에 가면 어느 여관에서나 준비해두고 손님을 위해서 제공한다. 그러나 사용을 계속하면 남성은 발기부전이 되고 여성은 월경이 정지된다(久保田 1934).

금단증상

아편은자 100명의 아편이 떨어졌을 때의 증상은 신체적으로는 불면 45, 식욕부진 34, 목마름 28, 구토 28, 설사 41, 하품 68, 콧물분비 70, 전신발한 54, 타액분비 10, 눈물 흘림 65, 흉부압박감 33, 오한 28, 현기증 34 등으로, 정신적으로는 불안 52, 고민 22, 착란 7, 환각 5, 섬망 2 등이었다(田中 1942).

마약 사용개시부터 금단 곤란한 상태가 되기까지의 기간은 아편의 흡연에서는 35명 중 37.1%가 30일 이내, 8.6%가 20일 이내, 5.5%는 10일 이내였다. 이에 반해 헤로인의 흡연에서는 136명 중 48.5%가 10일 이내, 22.1%가 20일 이내, 13.2%가 5일 이내로 아편에 비해 헤로인은 훨씬 짧은 일수로 금단이 어려워진다.

239명의 아편은자 중 의료목적으로 사용을 시작한 자 62명이 아편은자가 되기까지의 기간은 평균 3개월 2일로 그 이외의 자 177명의 경우는 평균 7개월 7일이었다(林 1908).

아편에서의 금단(아편의 경우 "계연"이라 한다)에는 ① 바로 섭취를 중지하는 즉각적 금단법, ② 섭취량을 급진적으로 감량하는 급진적 금단법, ③ 소량씩 서서히 감소시켜 가는 점진적 금단법이 있다.

점진적 금단법에서는 금단증상은 비교적 약하고 환자의 고통은 적으나 금단이 끝나기까지가 길기 때문에 환자는 그 사이에 내성을 늘려, 아편의 입수가 가능한 한 금단은 어렵다.

즉각적 금단법의 금단증상은 강하고 환자가 매우 고통을 느껴 견디지 못하고 인도적으로도 도저히 보기 힘든 것도 있다(久保田 1943).

동료 아편은자를 본인의 간절한 희망으로 기둥에 단단히 묶어놓고 1주일간 지켜봤다. 만주국 전매총국에서 아편의 전매에 종사한 사람의 기록에는 다음과 같이 기록되어 있다.

「몸부림치고, 신음하고, 아우성치고, 날뛰며, 계속해서 발광했다. 얼빠진 눈으로 비스듬히

위를 쳐다보고 침을 흘리고 실금하고 이상한 악취를 풍기고 처참, 과혹(過酷)해서 똑바로 볼 수 없는 참담한 모습이었다. 미쳐 날뛰고 혼신의 힘을 모으고 몸은 말로 다 할 수 없고 머리도 손목도 계속해서 흔들리기에 묶은 밧줄이 헐거워져 이따금 다시 묶고 밧줄을 풀었을 때에는 손목도 발목도 검은 멍이 생겨 맺혔다」

통증의 세기는 「늑대에게 오장(다섯 장기)를 물어뜯긴다」고 형용되었다(Bird 1899). 「해골 같이 되어 양손으로 허공을 움켜쥐고 쾅쾅 바닥에 몸을 부딪친다」.

금단증상이 너무 강해서 그것을 두려워한 나머지 아편에서 빠져나오지 못하고 비싼 아편을 입수하기 위해서는 도둑질이나 몸을 파는 것도 생활의 일부가 된다.

결국 치료법은 즉각적 금단법에 수면약, 진통약을 병용해 금단증상의 완화를 도모하는 것이 최선이라 생각되는데(竹内 1938､久保田 1943), 이 치료법은 입원을 필요로 한다.

계연치료소에서 계연(금단)에 성공해 퇴원해도 다시 아편이나 마약에 손을 물들이는 자가 많다. 퇴원 후에 재발한 환자 273명 중 3개월 이내의 재발이 60.8%, 6개월 이내에 70.8%가 재발했다. 1년 이상 지나고의 재발은 11%이다(鈴木 1947).

아편은자에게서 태어난 신생아는 금단증상을 일으켜 호흡곤란, 청색증, 구토, 발한, 하품, 불면, 불안, 무욕상태를 일으킨다. 아편을 사용하고 있는 어성에게서 테어난 신생이 27명 중 생후 1개월 이내에 사망한 16명은 구토, 경련, 불면, 발한 등 금단증상을 보이고 있다.

만주에서는 신생아, 유아가 금단증상을 나타낸 경우 모유를 수유한다. 만약 수유할 수 없을 경우는 아편의 연기를 부는 풍습이 있다(田中 1942). 모유에는 아편이 포함되어 있기에 금단증상의 완화에 유효할 것이다.

아편은자가 아이를 낳았을 경우 1일째부터 아편을 피우게 해서 3개월로 단연한다. 피우게 하는 방법은 어머니가 보통의 방법으로 흡연해 입 속의 연기를 신생아의 입에 불어넣는다. 이것을 하지 않으면 신생아가 쇼크상태에 빠진다고 믿고 있다(稲垣 1909).

4. 일본의 아편대책과 국제조약

아편전쟁(1840~1842)에서 영국의 무력에 굴한 청국의 굴욕과 망국으로 이어지는 아편화(禍)의 참상은 일본에 충격으로서 받아들여져 아편에 대한 공포와 혐오, 내일이 되면 남 일이 아니다 라는 긴장감을 초래했다. 도쿠가와 막부는 네덜란드, 미국, 러시아 등과의 수호통상조약에 「아편의 유입엄금」이라는 항목을 넣었고 메이지 정부는 1870년의 「판매아편연율(販売阿片烟律)」에서 아편을 판매하는 자는 참수, 흡연시키는 자는 교수형에 처해졌다. 게다가 청일전쟁에서 영유한 대만의 아편흡연이 내지에 파급하는 것에 위기감을 품고 영유 직후인 1895년 7월 「대만인민군사처분령」을 공표, 「일본의 군인, 군속, 종군자에게 아편 및 흡연기를 부여해 장소를 제공한 대만인은 사형」이라 규정하는 등 현재의 중국을 떠올리게 하는 엄한 조치를 취했다.

국제사회도 아편에서는 특히 엄격한 관심을 가져, 일본은 1912년 헤이그 국제 아편조약, 1925년 제네바 제1, 제2 국제아편조약, 1931년의 마약 제조·유통 규제를 위한 조약인 네 개의 국제조약을 조인(調印)·비준(批准)했다.

5. 러허의 아편

관동군의 모략에 의한 류탸오후 사건에 발단하여 1932년 중국의 동북 3성(북쪽의 흑룡강성, 동쪽의 길림성, 서쪽의 랴오닝성)에 만주국이 수립되었으나 관동군은 부족한 만주국의 재원을 고려해 랴오닝성의 서쪽에 인접하는 러허성의 아편에 눈독을 들였다.

러허성의 아편은 양질로 관동군이 침출의 기회를 노리고 있던 중국의 화북에 세력을 펼치는 장쉐량(張学良)군의 재원이 되었다. 또 양질의 아편을 아마츠의 시장에 투입함으로 인해 장제스군이 자금원으로 삼은 윈난(雲南)산의 아편을 구축할 목적도 있었다. 게다가 당시의 만주국의 양귀비는 항일무장 게릴라의 자금원으로 관동군은 그 자금원을 끊고 싶기는 했으나 양귀비를 잃고 싶지는 않다는 딜레마에 빠져 있었다. 그러나 러허성의 양귀비를 손 안에서 관리할 수 있다면 동만지구의 양귀비 재배를 금지해 항일무장 게릴라의 자금원을 끊을 수 있었다. 즉 러허성을 손에 넣는 것으로 만주국의 재원확보뿐만 아니라 장쉐량군, 장제스군, 항일무장 게릴라의 재원을 끊는다는 효과가 기대되었다.

게다가 관동군에게 있어서 큰 목적은 모략자금이었다. 러허성에서 더 서쪽에 인접하는 몽강(중국의 구차하얼, 쑤이위안 두 성 및 산시성 북부)이나 화북에 침공하기 위해서는 그 땅에 군웅할거(群雄割據)하는 크고 작은 군벌의 회유, 배반을 위한 공작자금이나 그들에게 제공하는 군비, 군자금부터 후방 교란까지, 거액의 모략자금이 필요했다.

1933년 2월 관동군은 러허정벌이라 칭하고 러허성에 침공했는데 그때 참모장, 구이소 구니아키[도조 히데키(東條英機) 수상의 다음 수상]는 「양귀비 경작지를 망치지 않게 충분한 배려를 바란다」고 특별 훈시를 했다. 관동군에는 아편공장반이 동행해서 아편을 사들이고 쫓아내 버린 그 지방의 군벌인 탕옥린(湯玉麒)의 아편징세권을 이어받는 형태로 아편세를 징수했다. 아편은 밀수루트를 통해서 대소비지인 아마츠시장에서 판매된다. 그러나 칼로 위협해 군용견의 주의를 끄는 한편, 징병면제, 세의 감면과 같은 당근과 채찍, 비행기에서의 전단 살포에서는 재배도 매입도 생각대로 되지 않고, 러허아편은 북지나(支那) 방면군과의 쟁탈전, 군끼리의 암투로까지 발전했다.

혼란한 아마츠(텐진)의 아편시장을 효율적으로 지배하기 위해 봉천(현재의 선양) 특무기관장인 도이하라 겐지(土肥原賢二) 소장과 관동군 참모장인 이타가키 세이시로(板垣征四郎) 소장은 신경(현재의 장춘)의 만주국통신사의 사장, 사토미 하지메(里見甫)에게 눈독을 들이고 1935년 9월 사토미를 설득했다.

사토미는 중국에서 저널리스트로 시작해 아편시장에 정통해 있음과 동시에 장제스 정권에서 청방(青幇)에 이르기까지 중국의 강력한 인맥의 신뢰를 갖고 있었다. 청방이란 항만노동자를 중심으로 발생한 폭력집단으로 강대한 정보망을 배경으로 정치적, 경제적으로 큰 영향력을 갖고 있던 중국 최대의 비밀결사이다. 사토미는 텐진으로 옮겨가 다시 상해로 옮겨가기까지 2년간 텐진에서 아편을 다뤄 매상에서 수수료를 뺀 값을 관동군에 납품했다. 판매가가 천문학적인 숫자로까지 오르는 만큼 수수료도 고액에 달했지만, 사복에 사치를 부리는데 전혀 연이 없었고 돈 씀씀이가 좋고 입이 무거운 사토미에게 군과 만주국 관계자는 절대적인 신뢰를 가졌고 사사건건 신세를 졌다.

만주국 실업부 총무사장인 기시 노부스케(후의 수상)은 주계처장인 후루우미 타다유키(후술)를 동반해 1937년 3월 초 관동군참모장 도조 히데키(東條英機)의 전언을 들고 러허아편의 판로확대를 부탁하러 사토미를 찾았다. 1937년 3월이면 아래에서 서술하듯 관동군이 몽강지구에 금융공작원을 잠입시켜 아편의 생산지, 몽강에의 침공을 노리고 있던 시기이다.

기시가 1942년 4월의 총선거에 입후보했을 때에, 기시를 요구에 응하여 당시의 돈으로 500만 엔의 선거자금을 제공한 것은 사토미로, 그 돈은 물론 아편의 매상 수수료였다. 사토미가 1965년 3월 사망했을 때 묘석의 휘호(揮毫)는 기시다. 전후 도이하라(土肥原)와 이타가키(板垣)는 극동국제군사재판에서 사형판결을 받고 교수형에 처해졌다.

6. 몽강(蒙疆)의 아편

1937년 7월 7일의 루거우차오(盧溝橋) 사건을 계기로 7월 27일 중일전쟁(지나사변)이 시작되었다. 관동군은 이에 호응하듯이 8월 4일 선발대가 러허성에서 국경을 넘어서 몽고의 차하얼성에 침입, 관동군 참모장이며 태평양전쟁 개전 시의 수상 도조 히데키가 지시하는 3개 여단은 27일에 장자커우, 9월 13일에 대동, 10월 14일에 쑤이위안, 17일에 바오터우와 몽강지구를 순식간에 제압했다. 루거우차오는 북경에서 더 남쪽이다. 관동군은 직선거리로 400 km나 떨어져 있는 곳에서 루거우차오 사건을 빌미로 격전지를 외면하고 몽강지구의 아편을 목적으로 군을 진격시킨 것이다.

몽강지구의 아편은 이 지구에서 현관에 해당되는 장자커우를 제압한 것만으로는 통용문인 대동에서 밀수루트로 도망갔다. 또 쑤이위안, 바오터우는 양귀비와 아편의 생산지이다. 몽강지구의 아편을 효율적으로 독점하기 위해서는 이 거점들을 재빨리 제압할 필요가 있었다.

루거우차오 사건보다 3개월 전인 4월경 관동군은 만주중앙은행의 솜씨좋은 금융공작원 몇 명을 차하얼성, 쑤이위안성 산서성에 잠입시켜 몽강에 침공했을 때 아주 짧은 시간에 싸우고 접수해야 할 금융기관과 그 재산, 통화교환의 절차와 준비해야 하는 신통화의 양 등 정보수집을 하고 있었다.

루거우차오 사건의 발생으로부터 불과 3주일, 관동군이 차하얼성에 침공하는 1주일 전인 7월 30일까지는 아편 사재기를 위해 준비시킨 신통화 8,000만 엔이 채비 좋게 차하얼성과의 국경에 가까운 러허성의 수도, 청더(承德)에 도착했다. 관동군의 제일선 부대와 함께 돌입한 금융공작원에게서 완전점령이라는 무선전화를 받음과 동시에 청더에 대기하고 있던 소형민간기가 신지폐를 쌓아 장자커우 사이를 왕복했다. 장자커우를 점령한 것은 8월 27일, 9월 4일에는 찰남은행과 허수아비정권의 찰남자치정부가 설립되었다.

10월 1일부터 신구지폐의 교환이 시작되자 동시에 찰남자치정부의 신통화에 의한 아편의 매입이 시작되었다. 마차나 인력거에 아편을 쌓은 농민이 줄을 지어 화물열차 4량분, 현재의 말단가격으로 수천억 엔의 아편이 모였고 모인 아편은 북경, 아마츠의 아편밀매의 총괄자에게 팔려 그 돈은 관동군의 어용은행인 찰남은행에 들어갔다.

국제적인 금제물질로 감시의 눈이 엄격한 아편의 구입 창구를 일본국과도 관동국과도 관계없는 현재의 말단가격으로 찰남자치정부라는 지방조직 하나로 좁혀 그 수입이 관동군으로 그대로 들어가는 시스템이 필요했던 것이다.

바오터우의 점령이 끝난 후 11월 22일 점령지의 3도시에 설립된 허수아비정부와 은행을 각각 총합하는 형태로 몽강연합위원회(후의 몽고연합자치정부)와 몽강은행이 발족했고 전자의 최고 고문에는 게이오기주구대학(慶應義塾大学) 의학부 세균학교수였던 가네이 쇼지(金井章次)가 취임했다. 그는 치안이 나쁜 양귀비의 재배지인 간도성(동만지구)의 성장으로서 수완을 발휘하고 도조의 신뢰 두터운 남만주철도위생과장으로 일하고 있었다.

이상의 마스터플랜은 만주국 총무장관인 호시노 나오키[대장성(한국의 재정경제부에 해당)출신, 후의 도조내각서기관장]가 중심이 돼 만든 것으로 그는 극동국제군사재판에서 종신형의 판결을 받았다.

루거우차오 사건이란 우발적 발포사건을 계기로 중일전쟁이 시작되었다고 일컬어지지만 관동군은 전부터 짜놓은 계획에 따라서 사건이 발발하자 대기하고 있었던 듯이 몽강을 침공하고 거액의 암재원을 손에 넣은 것이다. 보고만 있었으면 만주국의 재정 재정비에 필요한 재원을 북지나 방면군이나 상해파견군에게 가로채일 뻔했다.

다음 1938년도의 몽강에서의 아편수출액은 262.8톤, 총수출액의 41%를 점하며 오히라 마사요시 등의 노력(후술)으로 1942년까지 4년간 700톤 이상, 합계 1,000톤이 몽강에서 화북, 화중으로 수출되었다. 총액은 패전 1945년 8월까지 4억 2,000만 엔 내지 6억 엔, 현재의 화폐가치로는 2조 4,000억 엔이다.

7. 아편의 영향

중일전쟁이 시작되기 전인 1935년 남경의 국민정부는 이후 5년 금연계획을 시행, 그 해만의 아편범죄로 964명을 처형, 시행 후 2년 안에 효과는 현저하여 아편의 매매, 아편굴의 경영 등 일체를 구축했다. 흡연자는 사회에서 배척되어 사회적 지위를 잃는 상태가 되고 전쟁의 발발이 없었다면 5년 금연계획은 십중팔구 달성됐을 것이라 여겨지고 있다.

그러나 중일전쟁개시로부터 2년여, 1939년 11년 25일의 영자지에 의하면 「아편은 남경의 유신(維新)정부의 주요한 재원으로 일본군 헌병대나 특무기관도 아편에서 얻은 이익의 절반을 받고 다수의 행정담당자나 경찰관이 아편상용자가 되었다. 헤로인 중독자도 격증하고 있어 아편은자는 매일 2, 30명이 길가에 쓰러져 시체가 되어 노상에서 발견되는 꼴이었다」.

북경에서도 중일전쟁의 개시까지는 아편은 근절상태에 가까웠으나 그 후 달라졌다. 1941년 3월, 아편흡관은 411호, 헤로인 밀매점 4,088호, 북경인구 160만의 약 20%가 아편흡연자로 추정된다(鈴木 1942). 1944년경에는 아편 소비량은 1일 1톤 이상 「일본군의 독화정책에 의해 독기는 만연해서 도시 전체를 덮친다」고 하였다.

1942년경 북경자선계연소에서 치료한 내지인 137명의 72.9%, 조선인 195명의 82.1%는 북경 내지는 주변지역에서 아편은자가 된 것이다(鈴木 1942).

중일전쟁 종결 후 전쟁 중에 일본에 협력한 소위 한간(매국노)의 재판에 있어서 남경의 국민당중앙정부의 왕징웨이의 후계자로 전쟁종결 다음해 처형된 천공보의 기소장에 의하면 1945년 봄, 일본군 점령지역내에서 아편을 피우는 자는 3,000만명 이상 있었다.

1932년의 만주국 수립 후 만주, 중국에 걸쳐서 일본인의 손에 의해 일본군 헌병대의 보호아래 모르핀을 원료로 헤로인의 밀조가 시작되어 헤로인은 놀라울 정도로 잘 팔렸다. 모르핀은 일본 내지에서 우편소포 같은 형태로 밀수되었다. 일본에서 밥줄이 끊긴 소위 대륙 낭인의 상당수는 큰 돈을 쉽게 손에 넣을 수 있는 헤로인 사업에 모여들었다. 헤로인의 제조로 1 kg당 1,000엔 정도의 벌이가 돼 하룻밤에 10 kg은 큰 고생없이 만들어졌다. 헤로인 판매인은 번성해 비행기를 사서 일본군에 헌납하고 1대 5만 엔하는 육군 전투기의 헌납자 명부에는 헤로인 판매인의 이름이 줄을 이루었다. 5만 엔은 사람이 평생을 놀고먹을 수 있는 돈이다. 헤로인은 제조, 도매, 중매까지를 내지인으로 소매부터의 판매는 조선인의 일이었다(山内 1965).

북경에 거주하는 조선인 4,000명 이상은 아편·헤로인의 중독자로 추정된다(鈴木 1942)는 것은 그들이 말단의 판매를 담당했기 때문일 것이다.

전후의 얘기인데 익숙한 기술을 갖고 대륙에 머물며 중국의 암거래상과 손을 잡고 단물을 빨고 있던 헤로인 판매인은 이윽고 일본으로 돌아와 제3국인과 손을 잡고 마약의 세계를 활보하기 시작한다.

1937년의 국제연맹아편자문위원회의 의사록에 있는 이집트 대표의 보고의 개요는

「텐진의 일본인 거류지는 헤로인 제조와 아편흡연 세계의 중심으로 면적 4평방마일 중 아편굴은 족히 1,000건을 넘기고 있다. 헤로인을 판매하는 호텔, 점포는 수백, 200 이상의 헤로인 제조소가 산재하고 종사하는 일본인 기사가 1,500명 이상, 중국인 노동자는 1만 명 이상 있다. 아편은 공급이 풍부하고 이익률이 높으며 매일같이 새로운 공장이 공연히 가동을 시작하고 있다. 전세계의 헤로인의 9할이 텐진 주변, 대련시내, 만주, 러허 기타 중국도시에서 일본인에 의해 혹은 일본인의 관리 하에 제조되고 있다고 해도 과언이 아니다. 아편굴 근처의 매춘숙에서는 중국인, 러시아인 등 외국인이 더러운 판 위에 누워 있었고 2, 3세의 아이조차 아편중독자가 되어 몸은 야위고 창백해 있다」

는 상태였다.

뼈와 피부만 남아 속옷 한 장까지 빼앗겨 산 송장으로서 아편굴에서 노상으로 쫓겨나 시의 트럭으로 회수되어 간 시체는 1937년에만 1,940구에 이르렀다.

만주국 경무총국 보안국이란 특무기관, 후의 관동군 정보부가 1941년경 사토 신이치로(전후, 만주에서 체포 수감, 1947년 귀국, 다쿠쇼쿠 대학교원의 교수)에게 위촉하여 조사한 극비의 「대관원의 해부」라는 300페이지의 활판자료가 있어 『마굴, 대관원의 해부』로서 목판본의 형태로 출판되었다. 또 그 스스로가 1953년의 일본주보에 「대관원실견기」로서 요지를 발표하였다. 대관원이란 하얼빈시의 마굴이라 불리는 후지야덴에 있던 극장이 여인숙에서 아편굴이 된 것이다. 그것에 의하면

「아편은자가 최후를 맞이하면 숨을 거두기 직전에 주위의 아편은자의 손이 뻗어와 입고 있는 것들 모조리 빼앗긴다. 숨을 거둔 후에는 요실금으로 의류가 분뇨로 더러워져 팔 수 없기 때문이다. 전라가 된 산 송장은 아편은자 두 명의 손에 의해 봉당으로 끌려나가 그 둘은 품삯으로 10전씩 받는다. 봉당에 던져지고도 신음소리가 계산대에서 들리면 일격에 숨을 끊는다. 밤이 되면 다른 아편은자 두 명이 그 시체를 도로 한가운데 버리고 수고비를 10전씩 받는다. 걸치고 있던 의류는 아편굴의 입구에서 팔린다. 시체가 모였을 때 시공서의 위생 트럭이 와서 위생부가 큰 고랑을 사체의 머리에 걸어서 트럭에 쌓아 올린다. 모인 사체는 양철제의 표가 붙여져 만인항(万人坑, 대량으로 죽은 사람을 묻는 큰 구덩이)에 던져진다. 이러한 사체는 매년 3,000을 밑돌지 않는다」

매약행상인으로서 중국오지에 들어가 일장기를 세우면 치외법권으로 중국의 관헌이 관여하지 못하는 것을 이용하여 공공연히 아편을 팔고 모르핀을 맞는 일본인은 중국인에게 사갈(蛇蝎)처럼 미움받고 있었다. 1회 2전으로 모르핀 주사를 맞고 주사기나 바늘을 소독하지 않아 주사 자국이 곪고, 전신이 부스럼 투성이가 된 모르핀은자가 모르핀의 기운이 없어지고 몸무림치는 모습을 곳곳에서 볼 수 있었다.

국기능욕사건이 발생했다고 해서 조사해보니 일장기를 아편의 상표로 여겼다느니, 일장기를 보고 일본군 진지에 아편을 사러 왔다느니, 중국의 오지를 시찰한 일본의 고관이 산중마을에 나부끼는 일장기를 보고 일본의 위상이 이런 외딴 곳에까지 이르러 있는가 하며 기뻐했다는 등의 기록이 남아 있다.

일본군은 60 kg의 아편 곤포(梱包)를 현지인에게 맡겨서 운반하고「고귀약」이라 칭하여 현지에서의 식량이나 물자, 노동의 조달에 많이 사용했다.

8. 국가의 관여

일본정부는 1938년 12월 대중국정책의 국가기관으로서 총리대신을 총재로 육군, 해군, 외무의 3대신을 부총재로 하는「흥아원(興亜院)」을 발족시켰다. 출선기관으로 화북, 화중, 하문 외에도 장자커우에 몽강연락부를 마련하여 장관에는 육군 중장이 취임했다.

흥아원 몽강연락부의 목적은 경제부로 그 중에서도 최좌익이 경제 제1과의 과장으로는 대장성에서 오히라 마사요시(후의 총리대신, 외무, 통산, 대장의 각 대신)가 취임했다. 그 외의 멤버로는 이토 마사요시(후에 오히라의 사망에 동반해 수상 임시대리, 외무대신), 사사키 요시타케(후에 과학기술청장관, 오히라 내각의 통산대신), 사토 이치로(후의 경제기획청장관) 등이 있다.

몽강은행도 경제 제1과의 감독 하에 들어갔다. 경제 제1과의 주된 일은 아편의 생산과 매입, 판매루트의 확립이었다. 그러나 총리대신 직할의 정부의 출선기관이 세계의 금제품을 다루고 있다는 것이 노출되면 국제적인 대문제로 발전한다. 오히라 등은 교묘한 은신 도롱이와 유사시에 잘리는 도마뱀의 꼬리를 준비해서 이것에 대응했는데 몽강아편은 관동군의 손에서 흥아원이라는 국정 수준으로 격이 올라간 것이다.

1939년 4월 북경에서 북지나 방면군이 만든 중화민국 임시정부와 흥아원 수뇌에 의한 회의가 열렸다. 흥아원 서기관, 아이치 기이치(후의 통산, 법무, 문부, 외무, 대장의 각 대신)는 아편 밀매이익의 용도가 외부 특히 구미의 여러 나라에 누출되지 않게 전표 등의 취급에 주의하고 증거가 되는 것을 남기지 않도록 발언하였다.

일본의 패전 후 한간의 재판에서 왕징웨이 사망 후의 난징정부의 주석·천공보의 기소이유 중 하나가「일본이 아편을 원하는대로 판매하는 것을 금지하지 않고 공공연히 아편을 흡연시켰다」는 것이었다. 또한 내정부장 메이스핑의 기소이유 중 하나가 「화중굉제선당(후술)과 제휴해서 아편을 판매하여 인민의 독화를 행했다」는 것으로, 입법부원장 리앙훙즈의 판결이유 중 하나가 「아편을 공매한 일본의 독화정책을 대행한」 것이었다. 3명 모두 사형판결을 받았고 전쟁종결 다음해인 1946년 총살형에 처해졌다.

일본인 중에서도 몽강정권 청탁으로 「독품판매」의 죄로 무기형에 처해진 자, 「독품방조」의 죄로 10년의 징역에 처해진 사람이 있다.

1972년 7월에 총리대신으로 취임한 다나카 가쿠에이는 9월 중일국교 정상화를 위해 외무대신 오히라 마사요시를 동반하여 중국을 방문했는데 일중국교 정상화에 있어서 아편문제는 목에 박힌 가시와 같았을 것이다. 로스엔젤레스 의혹의 미우라 가즈요시 전 사장이 미국자치령인 사이판에 발을 들이자마자 과거의 혐의로 체포됐듯이 오히라도 중국의 땅을 밟자마자 체포되어도 이상하지 않았다(内藤 2009). 그러나 중국정부는 오히라가 흥아원 몽강연락부의 실질적인 리더로서 아편을 생산판매하는 일을 했던 것을 알고서도 일절 그것을 언급하지 않고 오히라가 취한 행동과 함께 일부 사람들에게 부자연스러운 인상을 주었다.

오히라가 1979년 12월 총리대신으로서 중국을 방문해 중국의학 근대화 촉진을 위해 160억 엔이라는 거액의 무상공여했다. 그 후 1981년 오히라의 급사로 스즈키 젠코가 총리대신으로 중국을 방문했을 때, 일본의 무상자금 협력으로 지하 1층, 지상 14층, 1,000상의 「일중우호병원」의 건설이 시작되어 1984년 9월의 완성축하식에는 시게코 미망인이 참석했다. 이러한 이유로 다나카, 오히라와 중국정부의 사이에 밀약이 있었던 것은 아닌가 하는 사람도 있다.

1942년 3월 몽강은행의 총재로 일본은행 이사인 무나타카 히사타카가 취임했다. 다음해 몽강은행은 일본은행에서 1억 엔의 신용공여를 받아 일본은행에서의 융자로 중국인에게 만들게 한 아편은, 중국 각지로 유출되어 그 돈은 관동군의 어용(御用)은행으로 들어갔다.

1940년 3월 장제스와 결별하고 충칭에서 탈출한 왕징웨이를 수장으로 하는 국민당 중앙정부가 난징에 탄생했다. 일본은 이를 중국을 대표하는 정부라고 간주하고 주지(駐支)대사관을 열어 특명전권대사를 두었다. 흥아원 몽강연락부는 주지대사관 몽강구사무가구(家口) 사무소가 되어 몽강연락부의 경영 제1과는 「인정과(烟政科)」라 이름을 바꿨다. 「연(烟)」이란 아편의 연기를 의미하여 특명전권대사가 아편을 다루게 되었다.

아편에의 의존도 여기까지 진행되면 국가라 할지라도 금단은 어렵다고 보인다.

1942년 11월 흥아원은 「성(省)」으로 격상되어 태국, 버마(미얀마), 프랑스령 인도차이나(현재의 베트남, 캄보디아, 라오스)를 총괄하는 대동아성(大東亜省)이 탄생했다. 다음해 9월 동경에서

「대동아약품회의」가 개최되었다. 「약품」이란 아편을 의미하며 몽강, 만주국, 태국, 버마(미얀마), 프랑스령 인도차이나에서 현지 담당자가 출석해서 양귀비의 작황과 아편의 수급계획이 검토되었다. 그러나 10개월 후에는 사이판섬의 옥쇄, 도조내각의 총사직, 2년 후에는 패전이 임박하였다.

1943년에도 연말이 되면 엄계(嚴戒) 하의 상해 시내를 시작으로 난징 등에서 학생, 지식인들의 아편 반대 시위, 아편굴의 습격이 이루어지게 되었다. 아편의 거래를 도맡아 하던 사토미가 화중굉제선당(宏濟善堂)의 책임자 자리에서 물러나고 손을 떼게 된 것도 이 시기이다.

9. 이란의 아편

1937년의 루거우차오 사건 후 북지나 방면군은 7월 29일에 북경, 아마츠지구를 제압, 12월 14일에 북경에 중화민국임시정부를 수립했다.

이보다 먼저 8월 13일에 제2차 상해사변이 발발, 11월 11일에 상해, 12월 3일에 난징이 제압되었다. 중지나 방면군은 난징에 왕징웨이를 수장으로 하는 난징국민정부를 수립하기 위해 획책하고 있었는데 그것을 위해서는 거액의 모략자금이 필요하다. 관동군의 지배하에 있는 몽강의 아편이나 북지나방면군의 힘이 강한 러허의 아편은 군끼리의 이권 다툼이 되어 갔다.

이러한 사태를 타개하기 위해 상해특무 기관장의 구스모토 사네타카 대좌와 참모본부 제8과(모략과) 과장인 카게사 사다아키 대좌는 아편을 이란에서 수입하기로 하고, 1937년 10월 상해에서의 판매를 사토미에게 의뢰했다.

사토미는 아마츠에서 상해로 옮겨가 화중굉제선당을 설립, 책임자가 되어 이란의 아편을 다뤘다. 밀수의 일을 받은 것은 오랜 시간에 걸쳐 이란, 터키에서의 아편 수입에 관계해 온 미쓰이물산이다.

미쓰이물산은 1938년 4월부터 1940년 11월까지 6회에 걸쳐 이란에서 아편 4,400상자, 총량 316.8톤을 밀수했다. 화중굉제선당의 매상은 1940년 3월의 난징국민정부수립까지 10개월 만에 700상자, 16,128,000엔, 그 안에서 미쓰이물산에 4,030,000엔, 난징국민정부의 전신인 중화민국 유신정부에 아편전매세로서 470만 엔, 흥아원 화중연락부에 약 500만 엔이 건너가 남은 것이 사토미의 수수료가 되었다. 이란에서 밀수한 4,400상자 전체로 총액 8,600만 엔 여(현재의 화폐가치로 4,300억 엔)이 상해특무기관(1939년 4월 이후는 흥아원 화중연락부)에 상납되었다. 사토미는 이란의 아편 외에 몽강아편을 약 400톤 다루고 있었다. 미쓰이물산은 이 6회의 아편 밀수만으로 2,500만 엔(현재의 화폐가치로 1,000억 엔)을 손에 넣은 적이 있다. 1935년에 준공한 미쓰코시의 니혼바시 서점은 많은 해에 걸쳐 아편의 밀수로 만들어졌다고 보는 외국의 학자도 있다(Karch 2006).

국민당 중앙정부의 수장·왕징웨이는 오래된 상처가 악화되어 고열을 내고 중태가 되어 1944년 3월 3일 나고야 제국대학 소속병원에 극비리에 입원했다. 그 다음날 지난해 말에 화중굉제선당을 닫고 아편에서 손을 씻은 사토미는 난징에서 온 지나파견군 참모부장 나가카네 상해육군부장 나가츠 사히시게 중장의 방문을 받고 다시 한번 아편을 다루어 줬으면 한다는 간청을 받았다. 왕징웨이의 3명의 후계자 후보 중 한 사람인 저우포하이가 난징정부를 한 손에 쥐고 있어, 상황에 따라서 장제스 측으로 연결될 우려가 있어, 만일의 때 정권은 재원에 궁하여 꼼짝할 수 없게 되기 때문이다. 군은 이렇게까지 아편을 의지하지 않으면 안 되는 건가 하는 생각이 들지만 사토미는 기시의 복심(腹心), 후루우미 타다유키 만주국총무청 차장(전술)에게 전화를 해서 아편의 준비를 의뢰, 폭탄고를 비운 중폭격기로 받으러 갔다. 아편은 당시에 관민·적과 아군을 묻지 않고 적발, 압수, 습격, 약탈의 대상이었기에 사토미에게 있어서 항공기가 가장 안전한 수송수단이었다. 이때의 15톤과 그 수수료 500만 엔이 사토미의 최후의 일이었다. 15톤은 현재의 화폐가치로 했을 때 6,000억 엔이 넘는다. 1년 반 후에 일본은 패전을 맞이하고 후루우미는 중국정부로부터 금고 18년형을 받고 푸순형무소에서 복역, 귀국한 것은 1963년이었다.

군이 다룬 아편으로서 수량을 거의 정확하게 파악할 수 있는 몽강에서의 1945년까지의 5년간 약 1,000톤, 이란에서 1938년 이후의 330톤만 사용해도 1인 1일의 소비량을 4 g으로 했을 때 90만 명의 흡연량이다. 이것에 러허의 1938년까지 5년간 추정 생산량 2,000톤을 더하면 200만 명분을 넘는 흡연량이다. 게다가 이 양은 전체의 일부이다.

참고로 1839년 임칙서(林則徐)가 도광제(道光帝)의 명으로 광주 항구 밖에서 후먼에서 소금물과 소석회에 의한 화학처리로 소위 소각처분하여 아편전쟁의 계기가 된 양은 1,425톤이었다.

패전 시에 구(旧) 육해군이 보유하고 있었고, 그 후 회수 보관된 생아편은 52.7톤 여, 조제 모르핀은 2.8톤 여였다.

관동군의 창고에 있었던 12톤, 시가 1조 엔의 아편 행방은 묘연하다.

아편전쟁으로부터 100년, 중국인에게 만들게 한 아편을 중국인에게 팔고 100만 명 단위의 아편은자를 만들어내며, 그 이익을 중국과의 전쟁비와 모략자금으로 하는 데 국가가 관여하고 있던 중일전쟁은 20세기의 아편전쟁이기도 하다.

문헌

Bird L Isabella. The Yangtze Valley and Beyond：An Acount of Journeys in China, Chiefly in the Province of Sze Chuan and Among the Man−tze of the Somo Territory, 1899.

イザベラ·バード(金坂清則訳)『中国奥地紀行』平凡社, 2002年.

沈徳. 慢性阿片(及び麻薬類)中毒症の治療に就て(1). 実験治療 1941；(218)：141−3

張之洞. 勧学篇1898(バード, イザベラ. 第38章ケシとその利用, 中国奥地紀行で引用).

星崎相陽ほか. 慢性麻薬中毒者ト「マラリア」ニ就テ. 満鮮之醫界 1935；(170)：25−37

稲垣長次郎ほか. 阿片癮者研究報告. 神經學雜誌 1909；8：53−63

石橋盛雄. 阿片中毒研究補遺. 南満醫學雜誌 1924；12：900−17

伊藤亮一. Heroin喫煙時煙中ニ移行スル有効成分量ニ就テ. 満州醫學雑誌 1936；24：1091−1122

筧繁ほか. 阿片癮者ニ就イテノ2,3 ノ統計. 臺灣醫學會雑誌 1911；(100−101)：287−303

Karch SB. Japan's adventures in the cocaine trade. In：A Brief Histroy of Cocaine, 2nd ed. Taylor & Francis, 2006：147−60

久保田晴光. 阿片の話. 公衆衛生 1934；52：486−496

内藤裕史. 大平正芳と阿片と田中角栄. 茨城県医師会報 2009；(665)：39−40

中島清吉ほか. 阿片煙中ニ含マルヽ有効成分ニ就テ. 満州醫學雑誌 1927；6(1−2)：1−15

大澤留吉. 満人阿片癮者に於ける二, 三臨床検索成績に就て. 日本醫學 1944；(3389)：865−8

林清月. 阿片癮者ノ研究ニ就テ. 臺灣醫學會雑誌 1908；(65)：81−125

劉明修. 台湾統治と阿片問題. 1983年, 山川出版社, p109

鈴木知準. 北支環境の邦人麻薬中毒罹患に及ぼす影響. 精神神経學雑誌 1942；46：366−7

鈴木知準. 北支にて罹患せる阿片麻薬邦人中毒者の發病状態に就て. 臨牀叢報 1944；18：230−45

鈴木知準. 北支に於ける阿片麻薬中毒の發生機制に就て. 民族衛生 1947；13(4)：71−9

竹内正光. 慢性麻薬中毒者の治療方針. 日本醫事新報 1938,(819)：1807−8

田中直介ほか. 阿片癮者の醫學的調査. 醫學と生物學 1942；2：256−60

山内三郎. 麻薬と戦争—日中戦争の秘密兵器—. 人物往来 1965；(9)：164−87

주로 참고한 자료

1. 国際連盟極東阿片調査委員会報告書。極東阿片問題、1933年、国際連盟協会。
2. 二反長半、戦争と日本阿片史。1977年、すばる書房。
3. 益井康一。漢奸裁判史。1977年、みすず書房。
4. 千田夏光、皇軍阿片謀略。1980年、汐文社
5. 鈴木辰蔵、秘境·熱河一阿片と民族一。1981.大湊書房。
6. 劉明修、台湾統治と阿片問題、1983年、山川出版社。
7. 江口圭一編著。資料·日中戦争期阿片政策、1985年、岩波書店。
8. 続·現代史資料(12)、阿片問題、1986年、みすず書房。
9. 江口圭一。日中阿片戦争。1988年、岩波書店。
10. 江口圭一編、証言·日中阿片戦争。1991年、岩波書店。
11. 藤瀬一哉。昭和陸軍阿片謀略の大罪、1992年、山手書房新社。
12. 山田豪一編著、オールド上海阿片事情。1995年、亜紀書房、
13. 倉橋正直、日本の阿片戦略、1996年、共栄書房。
14. 倉橋正直編·解説、二反長音蔵蔵·阿片関係資料。1999年、不二出版。
15. 西木正明。阿片王·里見甫の生涯一其の逝く処を知らず、2001年、集英社。
16. 倉橋正直、日本の阿片王一二反長音蔵とその時代。2002年、共栄書房。
17. 山田豪一。満州国の阿片専売。2002年、汲古書院。
18. 千賀基史、阿片王一代。2007年、光人社。
19. 佐野真一。阿片王。2008年、新潮社。
20. 促志敏、大平正芳と阿片問題、経済学論集2009：49(1)：83−107

Ⅶ 흡입물질

1 유기용제, 시너

시너(thinner)는 thin(엷게 하다)에서 온 페인트 희석용액을 말하며, 페인트 희석용액으로 쓰이는 유기용제이다.

일본에서는 1959년경 형무소나 소년원에서 마약의존증의 복역자가 작업장에서 일에 쓰는 시너를 흡인하는 방법을 알고 훔쳐서 천에 적셔 흡입했는데, 1963년경에는 도쿄와 요코하마 지구에서 유행, 같은 해 7월 14일에 수면약이 극약으로 지정되고부터는 수면약 놀이를 대신해서 유기용제의 남용이 시작되어 1968년경부터 급증, 1971년에는 남용으로 보호된 소년이 49,587명에 달했고 악질적인 비행도 증가했다.

초기의 남용자 중에는 일에 사용하고 있던 시너로 몹시 취하는 느낌을 알았다는 중년의 도장공도 있었다(久保 1960, 大原 1964).

남용에 의한 사망자는 1968년 이후 급증해, 1971년까지 4년간 매년 100명을 넘었다. 시너는 다른 남용물질과 달리 사망률이 높으며 사망자의 수가 남용 확대의 기준이 된다.

경찰청의 집계에 의하면 2008년까지 10년간 시너(toluene, xylene을 포함함)의 흡입으로 사망한 자는 98명으로 1999년의 21명, 2008년 6명으로 감소 경향이 있다.

규제

시너나 본드는 일반적인 문구점, 잡화점 등에서 손쉽게 구입할 수 있어 초중학생이 남용하게 되었기 때문에 1972년 8월 1일에 「독물 및 극물 단속법」 등의 일부 개정이 시행되어(시너 규제법) 아세트산에틸, 톨루엔 또는 메탄올을 함유하는 시너와 접착제의 남용행위, 남용목적의 소지 및 판매행위가 금지되었다.

법률에 의한 규제와 단속으로 남용소년의 보호 수, 사망자 수는 모두 감소했고, 1972년 시너와 접착제에 의한 중독사는 6명에 그쳤다. 시너와 접착제의 남용은 감소했으나 규제를 받지 않는 유기용제의 원료(톨루엔)나 바니시 등의 남용은 증가하여 1970년대 전반부터 유행이 본격화되었다.

1975년 8월 2번째 「독물 및 극물 단속법」의 개정으로 톨루엔 자체 및 이것을 함유하는 도료도 규제되어 1977년에는 시너 등을 남용해서 보호된 소년은 32,578명으로 전년에 비해 4,468명 감소했다. 그러나 1977년에 감소한 사망자는 1978년에는 76명으로 전년에 비해 32명 증가했다. 유행은 1982년에 정점을 맞이해 1990년대 중반까지는 검거자 수가 각성제를 상회했다.

흡입방법

시너나 유기용제를 비닐봉지 안에 넣어서 기화시켜 봉지 입구를 조이면 앙꼬빵(일본의 단팥빵) 모양이 되는데 이것을 입에 데고 흡입하는 모습이 앙꼬빵을 무는 것과 비슷해 시너 흡입은「앙꼬빵 놀이」라 불렸다.

접착제도 비닐봉지 안에 넣어 기화한 유기용제를 흡입한다.

이외에도 천 등에 적셔 흡입하거나 콜라 등 빈 캔에 넣어 마시는 구멍을 통해 흡입하는 방법도 있다.

봉지 안에 페인트를 넣어 페인트에서 기화한 페인트 희석용액인 유기용제를 흡입하는 것도 있다. 이 경우 기화한 성분과 함께 페인트의 용질성분이 폐에 들어가기 쉬워 용질에 의한 폐장애를 일으킨다. 데오드란트를 봉지에 분사해 흡입할 때 제한제의 성분인 활석 등이 기관에 들어가는 것과 비슷하다.

페인트 흡입을 상습적으로 해온 21세 남성이 침대에서 사망한 채 발견되었다. 부검에서 폐의 울혈과 폐수종이 보여 간질과 대식세포에 색소침착이 있었으며, 대식세포 속의 과립에 페인트의 성분인 티타늄이 12% 포함되어 있었다. 페인트에서는 톨루엔이 검출되었다(Byard 2007).

1.1 시너의 성분

유기용제는 목적별로

- ·시너
- ·접착제
- ·세정제
- ·도료
- ·인쇄용 잉크
- ·기타

로 분류되며, 이 중 남용의 대상이 되는 것은 주로 시너와 접착제이다.

함유성분

시너 남용이 정점을 맞이한 1982년경, 전국에서 모은 유기용제 1,179종류를 분석한 결과, 시너와 접착제에 포함되는 유기용제의 종류는 아래와 같았다(井上 1984).

(괄호 안은 접착제에 포함되는 유기용제의 종류)

방향족 탄화수소: 톨루엔 등 3종류(4종류)

염화탄화수소: 트리클로로에틸렌 등 5종류(5종류)

알코올류: 메탄올 등 6종류(5종류)

에스터류: 아세트산에틸 등 7종류(6종류)

케톤류: 메틸이소부틸케톤 등 3종류(5종류)

에테르 및 글라이콜 유도체: 에틸렌글라이콜 모노에틸에테르아세테이트 등 5종류(6종류)

지방족 고리 화합물(지환식탄화수소): 사이클로헥세인 등 2종류(1종류)

기타: *n*–헥세인 등 3종류(4종류)

공업용 가솔린: 1종류

이상, 합계 35(접착제는 36)종류의 유기용제가 다양하게 조합되어 시너에 포함되어 있다.

321종 시너의 주요 용제는 톨루엔, 자일렌, 공업용 가솔린인데, 절반에 가까운 141종(44%)은 톨루엔을 포함하지 않으며 톨루엔 이외의 34종류의 유기용제를 다양한 조합으로 포함하고 있다. 단체(単体)로 쓰이는 시너로는 공업용 가솔린 38종, 톨루엔 8종, 메탄올, 이소프로필알코올 각 7종, 메틸에틸케톤 6종, 아세톤 4종 등이었다.

공업용 가솔린 1종(4호 공업용 가솔린), 미네랄 스피릿이 현재의 도료용 시너의 주성분이다.

톨루엔의 함유량은 많은 순으로 도료, 인쇄용 잉크, 시너, 접착제로 시너에 톨루엔이 포함되는 경우 그 농도는 4~68%(평균 45.1%)였다.

시각장애의 원인이 되는 메탄올은 단체로 사용되는 7종 외에 톨루엔을 포함하는 시너 152종 중 절반인 75종, 시너 전체의 1/3(98종)에 포함되어 있다. 첨가용제로서 사용되는 경우가 대부분이나 6종에서는 주용제로서 사용돼 농도의 평균은 21.8%였다. 래커용 시너의 주성분은 톨루엔이지만 메탄올이 10~20% 포함돼 있다. 실크스크린 세정용 시너 등 메탄올을 60% 포함하는 것, 속건 니스처럼 40% 포함하는 것도 있다.

접착제의 주요 용제도 톨루엔이나 접착제 137종의 12%(16종)은 메탄올을 포함하며, 5%(7종)는 아세트산메틸을 포함한다. 후자는 생체 속에서 메탄올으로 변화하기에 작용은 메탄올과 같다.

접착제에 사용되는 용제로 톨루엔에 이어서 많은 것이 다발성 신경장애의 원인이 되는 *n*–헥세인으로 137종 중 38종에 포함되어 있으며 현재도 본드에는 *n*–헥세인, 메틸에틸케톤, 메틸 *n*-부틸케톤이 포함되어 있다. *n*-헥세인은 접착제에 특유한 물질로 간주되지만 시너 속에도 *n*-헥세인을 포함하는 것이 8종 있다. 마찬가지로 다발성 신경장애의 원인이 되는 이황화탄소가 95%라는 시너도 있다.

시너의 2%(6종), 접착제의 4%(6종)는 트리클로로에틸렌을 포함하며, 기초 도장제는 클로로포름을 포함하고 있었기에 간 장애가 문제가 된다.

남용대상물질

시너의 작용 즉 톨루엔의 작용이라 간주하고 있는 논문도 적지 않으나 위와 같이 사정에 따라 이것을 전제로 의논을 진행하면 혼란을 초래한다. 외국의 논문에도 시너와 접착제를 한데 묶어 "glue sniffing"이라 해 놓은 것이 있지만 한마디로 "시너 중독"이라 해도 그것들이 무엇에 의한 것인지 진중하게 판단할 필요가 있으며 논문도 그 차이를 명확히 할 필요가 있다.

시너에 의해 재생불량성 빈혈이 일어난다는 이야기가 있었는데 1970년경의 시너에는 벤젠을 7~30% 포함하는 것이 있었고 톨루엔의 불순물으로도 벤젠이 포함돼 있었다. 1980년경에도 인쇄용 잉크, 세정제의 일부는 벤젠을 포함하고 있었다. 벤젠은 골수기능의 억제를 일이키지만 순수 톨루엔에 그러한 작용은 없다.

1972년의 「시너 규제법」 시행 후에는 시너나 접착제를 입수하기 어려워져 폭력단에서 입수하는 순수 톨루엔이나 공장에서 훔친 석육통에 든 순수 톨루엔이 시너로서 사용되게 되었다. 따라서 이러한 시너 남용자의 증상은 톨루엔 자체에 의한 증상인 경우가 많다.

부품세정용 톨루엔이 마음에 든 항공기제조회사의 직원은 다양한 유기용제를 시험했는데, 이소프로필알코올은 효과가 없었고 트리클로로에틸렌과 메틸에틸케톤은 냄새가 마음에 들지 않았다. 공업용 가솔린이 가장 좋았으나 순물질에 집착한 그는 톨루엔을 입수할 수 없을 때만 대용으로 흡입했다. 회사의 연구실에서 분석용 시약 톨루엔을 번번히 가지고 나오는 것이 부담스러워 도료점에서 순수 톨루엔을 캔 단위로 구입해서 마시게 되었다(Grabsky 1961). 이러한 남용자가 보이는 증상은 원인물질과 관계가 명확해서 무엇이 원인이고 무슨 일이 일어났는지를 추구하는 중독학의 기본적인 입장에서는 알기 쉽다.

일반적으로 남용된 유기용제나 시너는 성분이 다양하기 때문에 인과관계의 판단에 어려움이 있어 결국 미로에 들어선 듯한 논문도 있다.

직업상 시너를 흡입하여 환시를 경험하고 연일 흡입해서 황홀감에 빠져 입원한 46세의 금속도장공에게 시너의 성분을 따로따로 흡입시켜 환각을 만드는 물질을 조사했을 때 벤젠과 톨루엔에서 그 작용이 강했다(久保 1960).

위의 이야기로 추측하면 발암성 때문에 벤젠이 쓰이지 않는 현재 시너의 성분 중 남용의 대상이 되는 물질은 톨루엔이라 간주된다.

자동차용 가솔린의 톨루엔 농도는 레귤러 가솔린이 7% 정도, 프리미엄 가솔린이 24% 정도이다. 자동차용 가솔린은 공업용 가솔린이 아니므로 시너는 아니지만 마찬가지로 남용되며(後藤 1966, 佐藤 1969, 園田 1973) 사망예도 보고돼 있다(Ohshima 1992).

경찰청의 집계에서는 2008년까지 15년간 자동차용 가솔린으로 14명이 사망했다.

1.2 남용의 실태

근마비나 장기장애로 병원을 찾는 남용자가 유기용제의 흡인을 시작한 연령은 대부분이 13~16세이며, 정신병원에 입원·통원하고 있는 남용자 120명의 남용개시 연령은 모두 20세 미만, 평균 14.7세로(奥平 1996) 검거자의 약 90%는 20세 이하였다.

또한 유기용제에 의한 비행으로 도쿄소년감별소에 수용된 35명에 대해서 보면 공갈, 절도, 강도, 강간, 강제 외설, 방화, 유괴, 폭력, 불법감금 등의 비행이 많다(小田 1971)는 특징이 있다.

거기서 우선 이 연령층의 남용의 실태를 살펴보면, 시너는 자살의 수단으로 사용되는 일이 많으나 각성제 등과 다른 점으로 1983년부터 10년간 연평균 30명의 소년이 사망했는데 그 중 27%는 자살이다(福井 1994). 따라서 이하에서 논하는 급성중독사, 추락사, 충동적 자해행위 안에도 실은 자살이었던 예가 상당히 포함되어 있을 것이다.

1.2.1 급성중독

많은 유기용제, 즉 톨루엔 등의 방향족 탄화수소, 트리클로로에틸렌 등의 염화탄화수소, 알코올류, 케톤류, 에테르류에 공통하는 것은 중추신경억제작용이다. 그 중추신경억제작용을 이용해서 할로겐화탄화수소인 할로세인, 할로겐화 에테르인 엔플루란, 이소플루레인, 세보프루란은 흡입마취약으로서 현재 임상으로 사용되고 있으며 할로겐화에테르인 메톡시플루란, 디에틸에테르, 염화탄화수소인 클로로포름, 트리클로로에틸렌, 염화에틸(클로로에테인, 클로로에틸)도 예전에는 흡입마취약으로 사용됐었다.

어느 것이나 농도와 시간에 따라서 진정→흥분→무통→근마비→혼수→호흡마비→심정지의 경과를 따른다. 정도의 차이는 있으나 진정기에 이어서 흥분기가 있는 것이 보통으로 이 시기에 외부에서 자극이 더해지면 흥분이 증강된다. 운동기능을 억제하는 세기는 톨루엔, 자일렌, 할로세인, 트리클로로에테인의 순으로 약해진다.

흡입마취약도 남용되지만 안전역이 좁기에 할로세인(Spencer 1976), 이소플루레인(Kuhlman 1993), 세보플루레인(鷺 2002), 디에틸에테르(梶原 1998, 的場 1980), 클로로포름(Harada 1997), 염화에틸(Oya 2004) 모두 죽고나서 발견되는 일이 많다.

유기용제는 흡입마취약이 그렇듯 흡기 중의 농도가 직접 중추신경억제의 정도와 상관하며 작용에 개인차가 적다는 특징이 있다.

사람은 500 ppm의 톨루엔을 30분 흡입하면 정상적인 판단이나 행동을 할 수 없어지고(탈출한계농도, 『중독백과』 참조) 1,800~2,000 ppm을 1시간 흡입하면 사망한다(『중독백과』 참조).

다행감을 얻기에는 800 ppm이 필요하며 흡입마취약과 마찬가지로 안전역이 좁고 다른 남용물질에 비해 사망률이 높고 사망자가 많은 것이 특징 중 하나이다.

시너를 혼자서 흡입할 때에는 확실한 효과를 얻기 위해 「비닐봉지를 뒤집어쓰고」 흡입하는 것이 대부분인데 20 L의 봉지 속에 1 mL의 톨루엔을 넣어서 기화시키면 10,000 ppm(1%) 가까이 되기에 위험하다.

의식이 없어진 바로 그 순간 비닐봉지가 코와 입을 막아서 질식할 가능성도 생각할 수 있는데 그 가능성은 적다. 60~65×30~50 cm의 크기의 비닐봉지를 뒤집어쓰고 안에 시너를 넣고 머리 주변을 끈으로 느슨하게 묶어서 사망한 3예 중 2예의 혈청에서 치사농도의 톨루엔이 검출됐고 모두 봉지가 입을 막아서 질식사한 행적은 없었다(加島 1969).

실제로 다음 항에서 볼 수 있듯이 비닐봉지를 쓰지 않아도 좁은 공간에서의 사망사고는 빈번하다.

비닐봉지를 뒤집어쓰고

1971년 10월 초등학교 6학년의 여자아이가 아버지가 낚시도구 수리용으로 헛간에 둔 접착제를 꺼내서 자택에서 100 m 떨어진 곳에 있는 공터에서 접착제를 넣은 봉지를 머리에 쓰고 흡입 중 사망했다.

같은 달 가가와현에서 고등학교 3학년 여자가 자택의 공부방에서 오전 6시경 평상복인 채로 앉은 자세로 머리에 비닐봉지를 뒤집어쓰고 사망해 있는 것을 같은 방에서 자고 있던 여자 형제가 발견했다. 방의 정리장롱 위에서 이미 사용된 접착제의 용기가 발견되어 교우관계 등의 조사로 약 2년 전부터 접착제를 남용하고 있던 것으로 판명됐으며 접착제 남용에 의한 중독사로 인정되었다.

1972년 12월 도쿄도 하치오지에서 19세의 소녀는 래커시너를 봉지에 넣어 벽장에서 흡입하고 중독사했다.

1985년 중학생 시절 불량서클의 리더였던 소녀는 고교 입시에 실패하고 일도 생각대로 되지 않아 옛 동료와 아파트에서 시너를 남용해서 마음을 달래고 있었는데 위의 상황을 비관해 유서를 남기고 머리에 비닐봉지를 뒤집어쓰고 시너를 마시고 사망했다.

1994년 2월 후쿠오카현에서 고등학교 3학년이 도로조성지 안에서 비닐봉지를 뒤집어쓰고 시너 흡입을 계속하다 중독사했다.

1.2.2 집단 중독사

알코올류와 닮아 술잔치처럼 동료끼리 남용하는 일이 많은 것도 시너의 특징으로 이 때문에 집단 사망사고가 일어난다.

1978년의 유기용제 남용에 의한 적발건수 3,466건 중 집단남용이 80.2%를 차지했다. 동료와 남용하는 소년은 혼자서 남용하는 소년에 비해 비행의 길로 들어서는 비율이 많으나 점차 혼자서 흡입하게 된다.

접착제는 비닐봉지에 넣어 기화한 유기용제를 흡입하는데 집단에서는, 예를 들어 좁은 공간에서도 접착제만으로 고농도를 얻기는 어려워서 접착제에 의한 집단 사망사고는 없다.

차 안에서

1,500 cc급 승용차의 실내공간은 3 m^3 정도이기에 이 안에 140 mL의 톨루엔을 들여놓고 기화시키면 1%의 톨루엔을 흡입하게 되어 1시간이 채 되기도 전에 급성중독으로 사망한다. 온도가 높으면 시너의 기화가 빨라서 생각지 못한 고농도를 흡입한다. 온도가 20°C에서 40°C로 상승하면 흡입하는 농도는 2~3배가 된다(大木 1971).

1973년 4월 군마현 마에바시시에서 소년 4명이 승용차에서 시너놀이를 하다가 사망했다. 차내에는 톨루엔이 든 석유캔이 방치되어 있었다.

1977년 미야기현에서 소년 4명은 자동차 수리공장의 부지에 놓여 있던 폐차 내에서 시너를 마시고 사망해 있는 것이 발견되었다.

1983년 1월 30일 나라현 간마키쵸의 차고 안의 승용차에서 고등학교 2학년 소녀 3명이 시너놀이를 하다가 사망했다.

1986년 9월 가나가와현에서 고등학교 1학년 소년들 6명은 주차 중인 차내에서 시너를 마시고 전원이 사망했다.

1967년 6월 13일 히로시마현 아키군에서 계류 중인 어선의 선실에서 시너놀이를 하고 있던 고등학생들 5명이 사망했다.

1969년 7월 29일 홋카이도 우타시나이시에서 소년 3명은 「일을 찾고 온다」, 「놀러 갔다 온다」고 말하고 집을 나와서 만나 신사의 제전용구를 수납한 1.5 m^3의 나무상자 속에서 래커 시너를 남용하다가 중독사했다.

1976년 4월 1일 이바라키현에서 소년 4명은 폐교된 중학교의 수영장 탈의실에 침입해 안쪽에서 잠근 후 톨루엔을 포함한 도료를 마시고 사망한 것을 발견하였다.

1976년 5월 31일 오사카시의 고층 아파트 창고에서 2개월 전부터 행방불명된 중학생 2명의 부란(腐乱) 시체가 발견되었다. 접착제 빈 캔 5개와 시너 병이 남아 있었다.

1978년 홋카이도에서 고등학교 2학년 여자는 자택에 놓여 있던 1.8 L들이 시너캔을 친구네 아파트까지 남동생에게 가져오게 해, 친구와 둘이서 마시고 급성중독으로 사망했다.

1979년 4월 홋카이도에서 중학교 시절의 동급생 소년 3명은 창고에 침입해서 시너를 훔쳐 방에서 남용하다가 사망했다.

1980년 7월 15일 오사카부 이바라키시의 중학교에서 3학년 2명이 미술실의 로커 안에서 시너를 남용하고 사망해서 다음날 발견되었다. 두 사람의 혈청에서 치사농도를 훨씬 웃도는 톨루엔이 각각 41.0 mg/L, 46.0 mg/L 검출되었다.

1986년 8월 9일 오키나와 본섬, 키타나카구스쿠의 무덤 구멍에서 4명이 시너놀이를 하다가 2명이 사망, 2명이 의식장애로 병원으로 옮겨졌다.

1987년 8월 23일 효고현 니시노미야시에서 소년 9명이 완전히 닫힌 6첩의 원룸맨션에서 공장에서 훔쳐온 순도 99%의 톨루엔으로 시너놀이를 하고 의식 몽롱, 의식불명이 되어 1명이 사망, 3명이 중태에 빠졌다. 발견 시 16 L들이의 시너캔은 1/3만이 남아 있었고, 중증 3명 중 2명에게는 바닥에 쏟아진 시너에 닿고 있던 부위에 부종상 홍반 등 강한 정도의 자극성 피부염이 보였다(伊藤 1991).

1989년 7월 1일 홋카이도 도마코마이시의 토목부가 자재 창고로 쓰고 있던 건물에서 시너 놀이를 하고 있던 중학교 3학년 3명이 사망해 있는 것이 발견되었다.

1.2.3 추락사

중추신경과 운동기능이 마비되므로 추락사가 일어나지만 이 원인은 실신발작 때문이 아니다.

혈중농도

아래의 예는 산업중독에 의한 추락사이나, 추락 시의 톨루엔 흡입농도와 혈중농도가 명확한 예이다.

1967년 5월 3일 콘크리트제 소화조의 내벽을 톨루엔 첨가 도료로 도장을 하고 있던 3명의 도장공이 조의 밑바닥에 고인 물속에서 익사해 있는 것이 발견되었다. 톨루엔의 증기는 공기보다 무겁기 때문에 조 속의 톨루엔 농도는 상부가 100~300 ppm, 중앙부가 500~1,000 ppm, 하부에서는 더욱 고농도였다고 보인다. 도장을 조의 상부에서 시작하여 하부까지 진행했을 때 고농도의 톨루엔을 흡입하여 의식소실을 일으켜 추락, 고인 물에 빠졌다고 생각된다. 3명의 혈액에서 톨루엔이 16~18 mg/L 검출되었다(加島 1968). 이 농도는 혼수 내지는 사망에 이르는 농도이다.

이하의 예는 소년의 추락사로 추락 시의 혈중농도를 알고 있는 예이다.

15세의 소년은 시너를 흡입, 몽롱한 상태로 교사 건물의 비상계단을 올라가 3층에서 추락해 사망했다. 혈액에서 10 mg/L의 톨루엔이 검출되었다(巽 1989). 10 mg/L이라는 농도는 알코올로 말하자면 만취상태이다.

1971년 6월 남자 중학생이 동급생 친구와 근처의 문구점에서 접착제를 사들고 다마강(多摩川)의 제방에 가서 강가에 앉아 비닐봉지에 접착제를 넣어서 마시기 시작했다. 머지않아 친구의 의식이 몽롱해져 함께 남용하고 있던 소년을 잊고 약 1시간 후 의식을 되찾고 곁에 있던 소년이 없다는 사실을 알아차리고 부근을 찾았으나, 발견하지 못하여 소년의 부친에게 연락했다. 부친이 경찰에게 신고해서 수색한 결과, 현장의 하류에서 익사해 있는 것을 발견했다. 접착제를 마시고 의식이 몽롱해져 실수로 강으로 추락한 것으로 보인다.

1974년 7월 14일 17세의 소년은 친구와 도쿄도 고마에시의 다마강에 걸린 다리 하단의 중앙부에서 접착제를 흡입하고 두 사람은 일단 기슭까지 돌아왔으나 본인만 한 번 더 마시고 오겠다고 말하고 다리의 중앙까지 갔는데, 좀처럼 돌아오지 않아서 친구가 가보니 우산만이 세워져 있고 자택에는 돌아가 있지 않았다. 다리의 하류에서 부란 시체로 발견됐고 사체에서 시너가 검출되어 의식몽롱 상태로 추락사했을 것으로 판단되었다(青木 1975).

1978년 5월 도쿄도 나카노에서 톨루엔 남용 소년이 아파트 옥상으로 올라가 남용 중 환각을 일으켜 추락해 사망했다.

1983년 7월 5일 오사카부의 하천 부지에서 소녀가 시너놀이를 하다가 강에 떨어져 사망했다.

1987년 10월 5일 오사카부에서 시너놀이를 하던 소녀 2명이 경찰에게 쫓기다가 3층에서 추락했다.

1993년 4월 야마구치현에서 16세의 소년이 자택의 아파트 6층 난간에 걸터앉아 시너를 마시다가 낙하해서 사망했다.

1994년 6월 가가와현에서 17세의 소년이 친구 3명과 연못의 둑에서 시너를 마시다가 연못에 빠져 익사했다.

1994년 9월 홋카이도에서 16세의 소년과 여자전문학교 학생 2명이 시영주택 7층 옥상에서 시너를 마시다가 추락해 사망했다.

1995년 9얼 후쿠오카현에서 고등학교 2학년이 놀이친구와 시너를 흡입하고 의식몽롱해진 상태로 걸어다니다 강으로 추락해 익사했다.

2000년 5월 21일 고베시 히가시나다구의 아파트 10층 옥상에서 심야 1시 중학생 등 8명이 시너를 마시다가 15세의 중학교 3학년이 돌연 달려나가 추락해 사망했다.

1.2.4 격정에 의한 발작적 폭력행위

시너를 비롯한 유기용제는 의 식소실을 일으키지 않을 정도의 저농도로 판단력, 지적 활동, 시간·공간의 인식, 기억력 등 고도의 복잡한 뇌기능을 정지시킨다.

몹시 취한 상태로 중추신경의 억제가 듣지 않고 수치심이 사라지고 겁이 없어지는 것은 알코올과 비슷하나, 미세한 자극으로 흥분, 사소한 일로 격정, 격양하여 발작적 폭력행위에 이르는 것이 시너의 특징이다.

유기용제는 흡입마취약과 마찬가지로 진정기에 이어 흥분기가 있고 이 시기에 외부에서 자극이 더해지면 흥분의 정도가 현저하다. 심지어 톨루엔에서는 마취에서의 각성기에 자발운동이 항진하는 시기가 있다(Gause 1985). 시너를 흡입하고 격정에 의한 발작적 폭력행위나 소년소녀에 의한 상해, 공갈·폭력행위는 이러한 톨루엔의 작용에 의한다고 볼 수 있다.

1969년 1월 8일 교토의 산주산겐당의 경내에서 "마이본드"를 흡입하던 중학교 2학년 3명이 사소한 일로 언쟁, 다툼이 되어 그 중 한 명이 격분해 갖고 있던 칼로 동료에게 전치 2주의 상해를 입혔다.

1969년 5월 7일 나가노현에서 본드를 흡입하고 도취상태가 된 17세의 소년은 아버지에게 돈을 뜯어내려다 거절당한 것에 격분해, 절삭 나이프로 도망치는 아버지를 배후에서 찔렀다.

1969년 8월 12일 효고현에서 고무가공용 접착제를 남용하는 것에 대해 형에게 혼이 난 17세의 소년은 수제 비수를 꺼내들고 「승부해주마」하며 덤벼들었고, 급히 달려온 경찰관에게도 비수를 휘두르며 저항했다.

1970년 8월 1일 가나가와현에서 초등학교 안에서 본드를 남용하던 소년 2명과 22세의 남성 3명은 본드가 없어지자, 22세의 직공에게 본드를 사오라고 말하고 거절당하자 때리고 차는 등의 폭력행위를 가해 전치 10일간의 상해를 입혔다.

1970년 9월 20일 중학교 2학년경 시너놀이를 알고 상습자가 되어 정신병원에 입원한 적이 있는 16세의 소년이 자택에서 접착제 "프라본드"를 마시고 있는 것을 부친에게 발견되어 주의받은 것에 격상해 「몰살시켜 주마」하며 대형 나이프를 휘두르며 달려들었다. 위급한 소식을 듣고 달려온 경찰관에게 물건을 던지고 나이프로 찌르려 했으나 권총의 위협사격에 의해 체포되었다.

1973년 5월 시즈오카현에서 16세의 소년은 공동주택에서 동료 2명과 시너를 남용 중, 동료 중 한 사람에게 놀림을 받고 분개해 느닷없이 방의 부엌에 놓여 있던 부엌칼을 꺼내들고 동료를 베어 전치 10일의 상해를 입혔다.

1975년 9월 효고현에서 중학교 3학년 3명은 교내에서 본드를 남용하다가 교사에게 주의

받은 것에 반항해 8명의 교사에게 때리는 등의 폭력을 가해 그 중 2명의 교사에게 전치 2주의 상해를 입혔다.

1991년 4월 3일 아이치현 가리야시의 제방 위에서 심야 2시, 17세의 소년과 18세의 소녀가 차내에서 시너를 마시다가 남자관계의 일로 싸움이 일어나 소년이 소녀를 때리고 시너를 뿌려서 불을 붙여 전치 1개월의 화상을 입혔고 소년도 손에 화상을 입었다.

살인

1962년 12월 6일 아오모리시에서 소년소녀 4명이 경식당에서 술을 마시고 모텔에서 접착제 놀이를 하다가 돌아오는 새벽 3시 몽롱한 상태에서 택시기사에게 길을 지시하지 못해 말다툼을 벌이다가 18세 소년이 운전기사를 나이프로 10회 이상 난도질하여 죽였다. 이 사건은 시너·접착제 남용의 초기의 사건이다.

1971년 10월 지바현에서 중학교 시절의 동급생이었던 고등학교 2학년의 남학생과 소년 2명은 전부터 함께 접착제를 남용하고 있었는데 오전 7시경 택지분양지 안에서 마시고 몹시 취해 흥분상태가 되었다. 특히 소년은 환각이 심해 고등학생에게 「네 얼굴은 새카맣다」고 말한 것을 계기로 패싸움으로 번져, 소년이 쓰러진 고등학생을 발길질을 하는 등 두개저 골절, 뇌내출혈 등의 상해를 입혀 사망시켰다.

1973년 9월 아오모리현에서 본드 남용에 의해 정신병원에 입원력이 있는 19세의 소년은 평소에 주의받아 심한 불만을 안고 있었던 아버지에게 질책당한 것에 분개하여 두부, 안면 등을 전기 다리미로 구타하고 나아가 다리미의 코드로 목을 졸라서 살해, 사체에 시너를 뿌리고 불을 붙였다.

1981년 7월 나가노현에서 시너 남용 집단의 고등학교 1학년 소년 3명과 무직의 소년 2명은 동료의 자택에서 접착제를 남용 중 1명이 자기 자랑을 하여 말다툼이 벌어져 다른 4명이 공모하여 두부, 복부를 구타, 무릎으로 차는 등의 린치를 가해 사망시켰다.

1993년 4월 30일 효고현에서 16세의 소년은 집단의 집합소인 주차장에서 시너를 마시고 있는 것을 부근의 주민에게 주의당한 것에 화가 나서 23세의 폭력단원과 함께 그 주민의 머리 등을 때려 사망시켰다.

1.2.5 충동적인 자상·타상 행위

환각이 나타나 착란·불안·불면에서 피해망상을 거쳐 상해·살인·방화 등 충동적인 행동도 보이는데 발작적인 자살행위가 많다.

1969년 6월 6일 후쿠오카에서 1년 정도 전부터 본드를 남용하던 16세의 소년이 착란상태에 자고 있던 어머니에게 폭력을 가한 뒤 미닫이문에 성냥으로 불을 지르려다 경찰관에게 제압당했다.

1977년 3월 12일 도쿄도 스기나미구의 아파트에 17세의 소년이 부엌칼을 들고 와서 유리창을 깨고「나와라」소리쳐도 대답이 없어 옆 방에 침입해 남성의 가슴을 찔러 1개월의 중상을 입혔다. 게다가, 다른 방으로 침입해 남성의 얼굴을 베어 전치 10일의 상해를 입혔고 인질로 삼았으나, 1시간 정도 지나자「정말 죄송합니다」고 말하고 방을 나와 경찰에게 잡혔다. 소년은 시너 상습자로 위스키 1병을 마시고 만취해 있었다.

1979년 1월 21일 히로시마현에서 고등학교 2학년의 남자는 평소에 출입하고 있던 여자친구의 집에 머물며 함께 시너를 흡입하고 착란상태가 되어「너희들은 나를 죽이려고 하고 있다」등 아우성치면서 부엌에서 꺼내든 회칼로 차례로 집안사람을 찔러 1명을 사망시키고 4명에게 중상을 입혔다.

1980년 3월 사이타마현에서 16세의 소년은 자택에서 시너를 마신 뒤 칼날의 길이 20 cm의 부엌칼을 꺼내들고 모녀가정에 침입, 아래층에서 취침 중인 모친을 난도질해서 살해하고, 나아가 2층에서 취침 중인 18세의 딸의 흉부, 복부를 찔러 빈사의 중상을 입혔다.

1983년 9월 18일 군마현 이세사키시에서 18세의 소년이 새벽 5시에 길에서 시너를 마시다가 신문배달의 소년이 덤벼든다는 환각에서「당하기 전에 해치우자」하고 부엌칼로 가슴과 등을 찔러 죽였다.

1984년 6월 12일 도쿄도에서 병을 앓는 유아의 간병으로 지쳐 짜증이 난 19세 모친은 시너를 마시고 유아를 죽였다.

1991년 5월 16일 효고현 히메지시의 17세 기능훈련생이 함께 시너를 마시던 17세의 소년에게 시너를 뿌리고 불을 붙여 소년은 2주 후 사망했다.

1998년 1월 8일 아침, 오사카부 사카이시의 길에서 웃통을 벗은 남성이 돌연 15세의 여자고등학생을 찌르고 도망치는 여자고등학생을 쫓다가 셔틀버스를 기다리고 있던 유치원생을 찔러 죽이고 유아를 안고 도망치려고 하는 모친의 등을 찔렀다. 남자는 19세로 자택 근처의 공터에서 매일같이 시너를 마셨고 전날 저녁에도 3시간 이상 시너를 계속해서 마셨었다.

발작적 자살행위

1972년 7월 3일 도쿄도에서 접착제 놀이를 모친에게 혼난 중학교 2학년 여자는 건널목해서 열차에 뛰어들어 자살했다.

1979년 12월 29일 오사카부 하비키노시에서 새벽 4시, 15세의 소녀가 알아들을 수 없는 말을 하며 집을 뛰쳐나가 200 m 떨어진 연못에 뛰어들어 뒤쫓아온 부친이 데리고 나왔으나 사망했다. 소녀는 중학교 3학년 때부터 시너 중독으로 2회 보호된 적이 있고 환각증상으로 7월부터 휴학하고 있었다.

1984년 10월 1일 도쿄도 미나토구에서 17세의 소녀가 톨루엔 흡입 용의로 체포하러 온 형사의 눈앞에서 자택의 14층 창문으로 뛰어내려 자살했다.

1987년 9월 5일 홋카이도 시라오이정에서 중학교 3학년 2명을 포함하는 3명의 소년이 시너로 죽은 선배를 뒤쫓아 시너를 마시고 목을 메달아 자살했다.

1989년 8월 6일 도쿄시에서 19세의 소년이 착란상태로 단지의 4층 통로에서 뛰어내려 사망했다. 4층의 방에는 직장 동료인 소년이 위를 보고 누운 채로 사망해 있었고 직전까지 같은 방에 있던 17세의 소녀는 귀가 후 입에 거품을 물고 사망했다. 방에는 시너를 마시는데 사용한 비닐봉지, 각성제 분말, 시너가 든 1L의 콜라병이 있었다.

1993년 9월 이바라키현에서 19세의 회사원은 초등학교 비상계단에서 시너를 흡입 후 발작적으로 뛰어내려 자살했다.

1995년 5월 후쿠오카현에서 19세의 소년은 친구 3명과 함께 절벽에서 시너를 남용 중 갑자기 바다에 뛰어들어 그대로 바닷속에 가라앉아 익사했다.

1992년 섣달 그믐날 오후 1시경 이바라키현 미토시에서 여자 중학생 5명이 아파트의 7층과 8층의 층간에서 뛰어내려 3명이 즉사하고 2명은 중태에 빠졌다. 층간에는 시너가 든 비닐봉지가 남겨져 있었다. 중태인 1명에 의하면 시너를 마시다가 죽자는 이야기가 나와 무섭지 않게 취한 채로 뛰어내렸다고 한다. 5명 중 4명은 11월에 학교 안에서 시너를 마시고 있던 것을 교사에게 들켜 부모가 학교에 불려 엄중히 지도를 받았다. 12월 9일에는 교내의 자전거 주차장에서 쉬는 시간에 마시다가 교사에게 들켜 주의를 받았었다. 5명은 사고 당일 오전 중 근처의 아동공원에서 시너를 마시고 있는 것을 목격당했으며 1시간 전에는 아파트 화장실에서 시너를 돌려마시고 있는 것을 목격당했었다.

1.2.6 과속운전

전복사가 일어날 정도로 중추신경이 마비해 운동기능이 억제된 상태로 충동적으로 차를 운전하면 당연히 중대사고를 일으킨다. 소년이기에 많은 경우 무면허 운전으로 절반 이상은 사망사고이다.

1969년 2월 19일 도치기현에서 유기용제 중독으로 입원가료 중인 19세의 소년은 무단으로 병원에서 빠져나와, 탄 택시 내에서 래커시너를 흡입해 운전기사가 길을 묻기 위해 하차했을 때, 무면허로 타기 시작해서 정차 중인 화물자동차와 충돌했다.

1969년 5월 6일 가나가와현에서 "프라본드" 2개를 흡입하고 취해 비틀거리는 15세의 중학생은 주차 중인 자동차를 훔쳐서 무면허로 운전하다 택시에 추돌, 나아가 도주 중에 운전을 잘못해서 도로에서 뒹굴었다.

1970년 3월 9일 자동차 운전기사를 하고 있던 19세 소년이 "프라본드" 1개를 흡입하고 차를 운전, 쓰시(津市) 안에서 접촉사고를 일으켜 피해자가 경찰까지 동행을 요청하자 멱살을 잡고 조르는 등의 폭력을 가했고, 나아가 경찰관 파출소에서 사정청취를 하던 경찰의 멱살을 잡고 꽉 누르는 등의 폭력을 행했다.

1970년 3월 29일 18세의 소년이 오후 8시 30분경 홋카이도 아사히카와 시내의 길에서 승용차를 주차해 완구점에서 "프라본드" 2개를 구입해서 친구와 둘이 차내에서 흡입, 의식 몽롱한 상태로 시속 70 km로 달려 반대편 차선으로 오던 콜택시에 충돌했다.

1979년 5월 22일 요코하마시에서 고등학생이 폭주족 동료의 방에서 전날부터 머물며 밤을 새워 시너를 흡입, 나아가 당일의 오후에도 동료와 1시간 정도 흡입했고 몹시 취한 상태로 동료에게 빌린 차를 운전, 도보로 하교 중이던 여자고등학생의 대열에 돌진해, 7명에게 전치 1주일에서 4개월의 중경상을 입혔다.

사망사고

1969년 11월 27일 도치기현 쓰가군의 소년소녀 5명은 자동차 안에서 래커시너를 남용했고, 그 중 1명이 무면허로 지그재그 운전을 하다가 경찰의 백색 오토바이에 발견되어 정지명령을 받았으나, 조작을 잘못해 민가의 정원석에 충돌해 2명 사망, 3명 중상의 사고를 일으켰다. 뒷좌석에 250 mL가 남은 500 mL들이 래커시너의 용기와 소량의 시너가 든 비닐봉지가 발견되었다.

1972년 11월 지바현에서 소년 2명을 포함하는 4명은 길에 주차하고 차내에서 16 L들이 캔의 톨루엔을 흡입하다가 의식이 혼탁해져 부근에 있던 여성을 억지로 차내로 밀어넣고 도주 중 교차로에서 교통사고를 일으켜 여성을 사망시켰다.

1975년 8월 사이타마현에서 18세의 무직 소년은 톨루엔을 흡입하면서 차를 운전 중 운전을 잘못해서 콘크리트 다리에 충돌, 자신은 사망, 동승하고 있던 친구 4명은 중경상을 입었다.

1975년 지바현에서 17세의 소년은 시너를 흡입하면서 차를 잘못 운전해 안벽(岸壁)에서 바닷속으로 추락해 동승하고 있던 남녀 3명의 소년과 함께 사망했다.

1977년 후쿠이현에서 19세의 소년소녀와 고등학교 3학년, 20세의 직공과 자영업자 5명은 시너를 흡입한 뒤 차에 분승하여 귀가 도중 운전을 잘못해서 추락해 2명이 사망, 1명은 중상을 입었다.

1986년 9월 24일 구마모토현에서 소년 3명이 시너를 마시고 폭주하다 벽에 격돌해 사망했다.

1987년 3월 홋카이도 다키카와시에서 시너를 마시면서 승용차를 운전하고 있던 18~19세의 집단이 운전을 잘못해서 강으로 추락해 전원이 사망했다.

1989년 1월 3일 아이치현에서 소년소녀 4명이 차 안에서 시너놀이 중 승용차가 바다로 추락, 4명은 사망했다.

이상은 소년들에 의한 과속운전이나 그들이 남용을 계속해 20대 중반에 달하면, 대뇌장애에 의해 판단력의 저하, 소뇌장애에 의한 손의 떨림이나 운동실조가 원인으로 자동차사고를 일으키게 된다.

1.2.7 인화

톨루엔은 인화점 5°C의 인화성 액체로 소년들은 흡입 시에 담배를 피우므로 화재를 일으킨다.

1975년 야마나시현에서 19세의 점원은 근무를 쉬고 자택에서 시너를 흡입하고 있는데 담배에 불을 붙이려다가 성냥의 불이 시너에 인화, 일대가 불바다가 되어 미쳐 도망치지 못하고 소사, 함께 남용하고 있던 친구도 화상을 입었다.

1976년 2월 2일 오후 8시 30시경 가나가와현에서 남자 중학생 6명이 빈집에서 드럼통 세정회사에서 훔쳐내어 숨겨둔 시너를 마시다가 14세의 소년이 비빈 성냥의 불이 시너에 인화해서 화재가 일어나고 미쳐 도망치지 못한 소년이 사망했다. 다른 소년도 중상을 입어 병원에 수용됐고 그 중 1명은 이틀 후에 사망했다.

1976년 3월 도쿄의 요요기에서 톨루엔 남용 중의 점원이 담배를 피우려고 성냥을 키자 톨루엔에 인화해 공동주택 1동이 전소했다.

1978년 3월 초 가나가와현 사가미하라시에서 고등학교 1학년의 소년 5명은 시너 남용 목적으로 빈집에 침입해 라이터 불빛으로 래커시너 몇 개를 열고 비닐봉지에 넣어서 흡입하다가 인화폭발해 가옥과 인가 2동을 전반소시켰다.

1986년 11월 21 오사카부에서 소년의 시너놀이로 공동주택에 화재가 일어나 3명이 소사했다.

1.2.8 밀매

1976년경 소년들에게 톨루엔을 밀매하는 조직이 나타나 폭력단의 자금원이 되었다. 16L들이 톨루엔 1캔을 5,000엔으로 구입해 영양제나 탄산음료의 작은 병에 소분해 소년들에게 1병에 1,000~1,500엔에 팔았다.

1976년 8월에는 석유 파동에 의한 경영부진을 톨루엔 밀매로 꾸려가고 있던 13개의 도료업자 등이 경시청에 검거되었다. 톨루엔을 대량으로 사들여 폭력단에게 도매하는 도장업자도 나타났다.

원가 1캔 100엔의 자전거 펑크용 고무풀이 400엔으로 남용되는 것을 알고, 흡입용의 비닐봉지까지 붙여서 대량으로 팔던 자전거 가게도 있었다.

1999년 6월 가나가와현에서 14세부터 18세의 고등학생, 전문학교생의 소년소녀 6명은「꿈의 택배병」이라 칭하는 폭력단원에 의해 택배방식의 시너 밀매조직에서 시너를 구입해 남용했다.

시너 구입을 위해 소년소녀의 공갈, 절도, 매춘, 만비키(가게물건을 사는 척하고 훔치는 범죄)는 셀 수가 없었다.

1975년 10월 도쿄의 여자고등학생 4명은 남용하는 톨루엔을 원하다가 대금을 몸으로 지불하겠다고 약속하고 톨루엔을 밀매하는 남자들과 관계해 1회당 톨루엔 1.8L와 현금 5,000엔을 받았다.

1.2.9 소년들의 그 후

이러한 소년들의 대부분은 후술하듯 10년 전후가 지나고 사지마비, 시력소실, 요실금, 보행장애를 호소하고 병원을 찾아, MRI로 뇌의 위축을 지적받게 되는데 위축한 뇌는 원래로는 돌아오지 않는다.

한편 반사회성 인격장애를 갖는다고 눈총을 받는 소년들의 일부는 20대에 들어서자 이하와 같은 길을 걷게 된다. 4건 모두 살인으로 그 중 3건은 복수살인이다.

20대의 남성은 중학교 3학년 때 시너 남용을 시작한 이래, 양과 빈도가 서서히 늘어 18세 때는 치료를 위해 정신병원에 3개월 입원, 퇴원 후 3개월 만에 재입원 한 적이 있다. 부친은 대주가였다. 2년 후 래커시너를 3시간 흡입하고 초조한 기분 속에서 모친과 상사, 여자친구에게 힐난받고 다시 한번 단시간 흡입해「짜증을 타인에게 부딪히기 위해」끌을 꺼내들고 통행 중이던 여성을 찔러 죽였다. 도주 자금을 얻기 위해 다른 여성을 찔러서 중상을 입혔으나 가방에 현금이 들어 있지 않아 부근의 주택에 침입해서 여성을 찔러 죽이고 도주했다. 여관의 TV에서 자신의 범행을 보고 기억이 나질 않으나 큰일을 저질렀다고 실감하고 자살을 기도했다(滝口 1985).

20대의 남성은 16세 때 시너 흡입을 시작했고, 20세 때에는 거의 매일 마셨다. 24세 즈음 각성제를 사용, 25세 때 각성제 단속법위반으로 징역 6개월 집행유예 3년의 형을 받았다. 그 즈음 시너 흡입 시에「전쟁이 시작되었다」는 환각이 있었다. 어느 날 시너를 흡입, 환각이 있어 수면을 취하지 않다가 점차 짜증이 쌓여 집의 유리문을 삽으로 깨부시기 시작해서 모친과 말다툼이 벌어지자 삽으로 모친을 몇 번이고 때려서 사망시켰다. 그 후 지인의 집에 들어가서 도망치는 지인의 후두부를 삽으로 수회 때려 사망시키고, 현금과 자동차를 빼앗아 도주, 도주 중 2건의 교통사고를 일으키고 2명에게 상해를 입혔다. 무기징역이 확정돼 수감 후 자살했다(滝口 1985).

20대의 남성은 중학교 3학년 때 시너남용을 시작하고 흡입 시 다양한 환각을 체험해 급속으로 의존에 빠져 거의 매일 마셨다. 아버지는 술주정을 하는 경향이 있었고 친할아버지도 대주가였다. 치료를 위해 정신병원에 7개월 입원했으나 퇴원 후는 빠찡꼬(슬롯 머신)과 수면의 시간 이외는 시너를 마시며 보냈고, 3주 후 소지금이 없어져 슈퍼마켓에서 나이프를 구입, 밤까지 기다려 주차장의 운전석에 탄 여성을 반복해서 나이프로 찔러 죽였다. 2일간 산에 틀어박혀 있었으나 자신도 죽는 것 외에 방도가 없다고 생각하고 자살을 기도했다(滝口 1985).

20대의 남성은 중학교 2학년 때 시너의 흡입을 시작하고 황홀감, 도취감, 환시를 경험하고, 20세경에는 오로지 혼자서 흡입하게 되었고 환청이 나타났다. 부친도 모친 쪽의 조부도 주벽이 나빴다. 1개월 정도 전부터 부모가 사실 다른 사람으로 바뀌어 있는 것은 아닌가 하는 의심을 갖게 되어 부모의 얼굴을 보자 닮아 있기는 하지만 미묘하게 다른 느낌이 들었다. 부친에게서 수술의 흔적을 보여달라고 했으나 전에 봤던 것과 다른 느낌이 들어 부친이 가짜라는 확신이 들었고, 모친도 가짜임에 틀림없다고 생각했다. 오전 1시경까지 시너를 흡입했는데 불안과 의혹으로 잠들지 못하고 점심이 지나서까지 잠들었다가 그 후 오후 4시경까지 흡입했다. 자신의 방에서 아래층으로 내려오자 모친이 있었으나 지금까지의 모친과 다르다고 느껴 모친인 척하고 있는 다른 사람이 집에 들어오다니 용서할 수 없다고 부엌의 식칼로 베려고 덤벼들어 나이프로 흉부를 찔러 죽였다. 부친으로 둔갑해 있는 다른 사람도 죽이려고 부친이 귀가해 현관문을 열자마자 나이프로 턱을 찔렀다. 부친은 노상으로 도망갔으나 이송된 병원에서 과다출혈로 사망했다. 남자는 흉기의 피를 씻고 자택에서 어슬렁거리고 있다가 체포되었다. 정신감정의 결과, 남성은 카그라스 증후군의 증상을 보여 정신병 Capgras syndrome으로 징역 12년의 판결이 내려졌다(風祭 2003).

J. Capgras는 정신과 의사로 카그라스 증상이란 가족, 연인, 친구 등이 다른 사람이 둔갑해 있다고 생각하는 망상성의 인물 오인으로, 외견적인 유사성을 가리켜 「쏙 빼닮은 모양」이나 역할의 대신을 가리키는 「대체품 또는 대체자」와는 다르다. 통합실조증 외에 급성정신병 등에서 보인다.

1.3 병태와 증상

시너는 산업 중독의 원인으로서 가장 일반적인 것 중 하나이나, 남용자는 장기간에 걸쳐

의도적으로 고농도를 계속해서 흡입하기에 그 증상은 급성중독에서 만성중독까지 직업성 피폭의 그것과 겹친다. 게다가 증례의 수가 많은 만큼 증상이 다양해서 남용에 의한 증상이 직업성 피폭의 모델이 된다. 한편 남용자가 사용하는 시너는 종류나 조성이 부정확한 경우가 많아 출현한 증상과의 관계 판단이 어렵다.

"시너 중독"이라고 한마디로 말하지만 이것에는 시너와 접착제가 모두 포함되며 그 증상은 주된 것만으로도 이하에서 가리키는 물질이 초래하는 증상의 조합이다.

① 톨루엔

시너의 주요 용제이기는 하지만, 시너의 44%는 톨루엔을 포함하지 않기 때문에 시너의 작용이 즉 톨루엔의 작용이라고 단정할 수는 없다.

흡입하면 약 50%가 폐포에서 흡수되어 15~30분 만에 혈중농도는 최고에 달한다. 흡수된 양의 약 80%는 산화되어 안식향산(벤조산)이 되고, 이것의 대부분은 글리신과 포합해 마뇨산이 되어 24시간에 68%가 소변으로 나온다. 20%는 그대로 호기 중으로 나오므로, 남용자는 날숨으로 그것임을 안다.

증상은 다음과 같다.

- ·신뇨세관에 대한 작용에서 오는 근마비, 횡문근융해, 대사성 아시도시스.
- ·만성의 신경수초 독성에 의한 시신경 및 뇌량을 포함하는 대뇌·뇌간·소뇌에서부터 척수에 이르는 광범위의 탈수초와 대뇌·소뇌의 위축.

② *n*-헥세인, 메틸 *n*-부틸케톤, 이황화탄소

모두 말초신경마비와 근위축을 주증상으로 하는 다발성 신경장애를 일으킨다. 접착제의 종류로 38종(28%)은 *n*-헥세인을 포함한다. 28종(20%)은 메틸에틸케톤을, 1종은 메틸 *n*-부틸케톤을 포함하고 있는데 후자는 *n*-헥세인과 같은 양상의 신경독성을 보이며 전자는 *n*-헥세인의 신경독성이 증가한다(Altenkirch 1982).

③ 메탄올, 아세트산메틸

아세트산메틸은 메탄올로 대사되며 둘 다 망막시신경 독성을 가진다. 메탄올은 톨루엔을 함유하는 시너의 절반, 시너 전체의 1/3에 포함되므로 시각장애를 일으킨 경우 메탄올, 아세트산메틸의 영향을 생각할 필요가 있다.

④ 클로로포름, 트리클로로에틸렌

트리클로로에틸렌은 321종의 시너 중 6종에 포함될 뿐이지만 포함될 경우, 평균 농도가 52.2%로 높고 증기압(40°C)도 145 mmHg로 높기에 간장애, 신장애를 일으킨다.

⑤ 자일렌

시너 성분으로는 톨루엔 다음으로 많다. 증기압(40℃)이 15 mmHg로 낮으며(메탄올은 260 mmHg, 톨루엔은 60 mmHg) 점막자극 작용이 강하므로 흡입에 의한 중독은 비교적 일어나기 어렵다고 생각되나, 흡기 중의 농도는 낮아도 순도가 높은 것을 장시간 흡입하면 톨루엔과 비슷한 중추신경억제작용 외 간장애를 일으킨다. 신장애, 간장애의 원인이 된다.

시너 중독 진단의 어려움은 근마비나 보행장애가 톨루엔에 의한 것인지 *n*−헥세인에 의한 것인지 혹은 이 쌍방의 영향에 의한 것인지 알기 어렵다는 점에 있다. 또 시각장애도 톨루엔에 의한 것인지 메탄올에 의한 것인지 *n*−헥세인에 의한 것인지 혹은 그 조합에 의한 것인지 알기 어렵다. 간장애, 신장애의 원인물질을 특정하는 것도 어렵다.

1.3.1 근마비, 횡문근융해, 부정맥

모두 시너 중독의 급성기 내지는 만성중독의 급성악화의 증상이다.

톨루엔에 의한 장기장애의 첫 번째는 원위 요세관의 장애이다. 신장 피질 집합관에 달한 대사물질인 마뇨산이 α형 개재세포의 기능을 방해하고(Singer 2008), 수소이온(H^+)의 배설과 탄산수소이온(HCO_3^-)의 재흡수가 저해되어 칼륨과 인산의 상실이 일어나 칼륨치가 1.5mEq/L 이하가 되는 일이 드물지 않다(山成 1988, 金子 1993, 大村 1990, 鈴木 1991, 白石 1992, 三田 2002, 藤崎 2005, 岩井 2006, 西田 2000, 岩崎 2000, 佐々木 2006, 近藤 2001, 上條 1996, 神原 2006).

저인산혈증도 일어난다(須原 1985, 中野 1992, 岩崎 2000, 西田 2000, 神吉 2002, 近藤 2001).

근마비

남용자가 병원을 찾는 직접적인 동기의 대부분은 근력저하, 근마비, 사지의 탈력으로(鈴木 1991, 平本 1997, 仲本 1989, 上條 1996) 주기성 사지마비로 진단되기 쉽다.

일어설 수 없음, 자다가 뒤척일 수 없음(神吉 2002, 白田 1998), 기립불능(白石 1992), 입위불능(佐々木 2006), 좌위곤란(際本 2005)하게 되어 중증시에는 호흡근의 마비에 의한 호흡곤란으로 호흡정지에 이른다(白石 1992, 岩崎 2000, 佐々木 2006).

이 경우의 근마비, 근탈력은 혈청 칼륨의 저하에 의한 근원성의 것으로 후에 논하는 다발성 신경마비에 의한 신경원성 근마비나 소뇌실조 때문에 생긴 보행장애와 구별할 필요가 있다.

10년 전후의 남용력이 있는 자가 증상발현 1개월 전부터 수일간 연속 흡입하고 발병했다는 예가 많은데(藤崎 2005, 平本 1997, 近藤 2001, 白石 1992, 東都 1992), 남용력이 있는 자가 도장(塗裝)업에 종사하고 있다가 발병했다는 예도 있다(中野 1992, 際本 2005). 연령은 대부분이 20대 남성이다.

혈청 칼륨의 저하가 탈력발작이나 근마비의 원인이기에 구토, 식욕부진, 불규칙한 식생활(金内 1984, 金子 1993, 塚田 1995, 藤崎 2005, 白石 1992, 杉村 1990, 白田 1998, 神原 2006), 섭식장애(大村 1990) 등 칼륨섭취의 감소 또는 설사(宮北 1984) 등 칼륨의 배설증가가 원인이 된다.

혈청 칼륨의 저하 때문에 평활근도 마비해 저활동성 방광 소견을 보이며 요폐, 배뇨장애, 요실금을 일으키고(松村 1972, 鈴木 2000), 그것이 긴급 입원의 동기가 되기도 하며(須原 1985, 三田 2002), 요폐가 계속되면 급성신부전의 증상을 보인다(斎藤 1998).

요폐나 배뇨장애는 소뇌장애가 있을 때 저칼륨혈증이 없어도 신경인성 방광으로서 나타나기도 한다(鈴木 2000, Kageyama 1993). 장연동(腸蠕動)의 저하가 일어난다(岩崎 2000).

횡문근융해

근육의 상해가 중증화하면 횡문근융해에 이르고(安藤 1987, 仲本 1989, 飯田 1994, 中野 1992, 東都 1992, 白石 1992, 竹林 1999, 石田 2003, 和久井 2004), 이것이 미오글로빈혈증, 신부전을 초래한다. 칼륨치의 저하만으로도 횡문근융해의 원인이 되는데(Knochel 1972), 인산치의 저하나 고삼투압혈증이 더해지면 근육세포가 상해되어 횡문근융해가 일어나기 쉬워진다(Larner 1994).

횡문근융해에 간장애, 신장애를 합병하기도 한다(金子1993, 東都 1992, 安藤 1987).

부정맥, 실신발작

고도의 저칼륨혈증이 있어서 심전도상 QT 시간의 연장이나 심실성 기외수축, 나아가 그것에 의한 실신발작이 다발해도 이상하지 않으나 실제로는 드물며(佐々木 2006, 際本 2005, 三田 2002, 近藤 2001), 실신발작의 보고는 없다.

직업적으로 시너에 7년간 피폭당해 두통, 현기증, 불면, 이명, 전신권태감, 손발이 저리고, 손발의 탈력으로 들고 있는 것을 떨어뜨리는 등 의식소실 발작을 반복한 증례가 보고돼 있으나(秋口 1977), 심전도에 이상은 없기에 중추작용에 의한 것일 것이다.

시너, 본드의 의존증으로 입원 전날 혹은 당일까지 흡입한 45명(11~31세, 입원 회수 총 55회)에 대해서 입원 후 4일 이내에 심전도를 측정한 결과에서는 불완전 우각차단(RBBB) 5명, 1도 방실차단 2명, 상실성 기외수축 1명, 동성서맥 또는 빈맥 4명으로(櫻井 1981), 부정맥의 빈도는 적으며 QT 시간의 연장이나 심실성 기외수축은 1예도 없다.

한편 톨루엔 남용자의 심전도에서 QT 시간의 연장과 QT 시간 분산도가 유의하게 길고 그것이 실신발작에 관계할 가능성이 있다는 보고가 있다(Alper 2008).

그러나 시너의 흡입으로 QT 시간의 연장이나 심실성 기외수축에 의한 실신발작이 실제로 일어난다고 한다면 연료용 가스의 경우에서 밝혀진 바와 같이 반드시 보고로서 나타나 있을 터인데, 증례수가 현격히 많음에도 불구하고 시너의 경우 일본에서는 보고가 1예도 없다.

구조 속에 염소를 갖는 유기용제는 흡입마취약이 그렇듯 부정맥을 유발하기 쉬우나(內藤 1984), 염소를 갖지 않는 톨루엔에는 그러한 작용이 없으며 디에틸에테르가 그렇듯(Brindle 1957, Greisheimer 1954), 오히려 부정맥 억제적으로 작용하는 것으로 추측된다.

1.3.2 대사성 아시도시스

저칼륨성 대사성 아시도시스

전 항과 마찬가지로 시너 중독의 급성기 내지는 만성 중독의 급성 악화의 증상인데, 저칼륨성 대사성 아시도시스는 시너 중독의 진단에 중요한 의미를 갖는다. 왜냐하면 저칼륨성 대사성 아시도시스는 톨루엔의 대사산물인 마뇨산에 의한 것이기에 이 증상이 있으면 톨루엔에 의한 중독증상이 나타나 있는 것이 분명하기 때문이다. 단, 마뇨산의 영향은 만성적이지 않으므로 저칼륨성 대사성 아시도시스가 없다고 해서 톨루엔의 영향이 없다고는 말할 수 없다.

수소이온의 배설과 탄산수소이온의 재호흡이 저해되기 때문에 원위(1형)세뇨관성 아시도시스(저칼륨성 대사성 아시도시스)를 일으키고 혈액의 pH가 7.00 이하가 되는 것도 드물지 않다(田中 1993, 田中 1999, 平田 1990, 箱田 1996). 아시도시스의 경우 고칼륨혈증이 되는 것이 보통이나 톨루엔의 경우에는 칼륨의 상실을 동반하기에 저칼륨혈증이 된다.

혈뇨, 단백뇨가 톨루엔에 의한 신장애의 초기의 지표가 된다(小泉 1989).

21세경부터 시너의 흡입을 한 남성은 과거에 2회 저칼륨혈증에 동반되는 탈력발작으로 입원, 2회째에는 톨루엔 상용으로 보호관찰 처분을 받았다. 2002년 6월 건설현장에서 마스크를 착용하지 않고 도장작업에 종사하다가 보행이 곤란해져 입원했다. 세뇨관성 아시도시스에 동반하는 저칼륨혈증에 의한 사지탈력으로 좌위가 불능, 휠체어에서 침대로 이동하는 것도 어려웠다. 칼륨 보급 등으로 입원 3일차에는 보행이 가능해져 6일째 날에 퇴원했다(際本 2005).

이 남자는 그 후 2005년 전신탈력으로 입위불능해져 주기성 사지마비가 의심되어 병원에 입원했으나 근력저하가 진행되어 호흡곤란이 출현, 저칼륨혈증과 아시도시스의 치료가 어려워 호흡정지에서 심정지에 이르러 사망했다(佐々木 2006).

유기산의 축적과 고염소혈증

탄산수소이온의 상실이 있으므로 세포외액 중 음이온의 밸런스를 유지하기 위해 보상성으로 염소가 늘어 고염소혈증을 보이는 것이 보통이다(山成 1988, 上條 1996, 仲本 1989, 中野

1992, 三代川 2005, 岩井 2006, 近藤 2001, 神原 2006).

톨루엔의 대사물인 벤조산, 마뇨산 등 유기산이 혈액 속에 축적되면 그것이 대사성 아시도시스를 악화시켜 유기산 축적의 지표인 음이온 교차가 확대된다. 그러나 마뇨산의 배설 반감기는 2~3시간이기에 실제로는 음이온 교차는 정상인 경우가 많다(際本 2005, 神吉 2002, 山成 1988, 近藤 2001, 岩崎 2000). 음이온 교차가 확대, 즉 유기산의 축적이 있으면 고염소혈증은 보이지 않거나(藤崎 2005) 혹은 저염소혈증이 된다(田中 1999).

요중의 마뇨산은 식품에도 의약품 속의 벤조산에도 유래하여 흡입의 정도와 농도는 반드시 상관하는 것이 아니며 진단적 가치는 낮다. 200 ppm의 환경에서의 작업 종료 시의 작업원의 요중 마뇨산의 평균은 클레아틴 1 g당 2.5 g 정도이다.

톨루엔 흡입 확인 때문인지 많은 증례에서 요중의 마뇨산은 형식적으로 측정되고 있으나, 혈액 중의 마뇨산을 측정한 보고는 수백 예가 있는 일본에서의 증례 보고 중 아마 1건이다. 그 보고에 의하면(田中 1999), 5일간 이상 시너를 계속해서 흡입하고 심혼수, 쇼크상태로 입원한 32세의 남성의 입원 당일의 혈중 마뇨산 농도는 9.88 mmol/L(1,770 mg/L), 다음날 11.7 mmol/L(2,100 mg/L)로 이 정도 양의 마뇨산이 대사성 아시도시스에 크게 영향을 준다고는 생각하기 힘들다. 이 증례에서 pH는 입원 시 6.86으로 시너 중독으로서는 기록적인 낮음이나 신장 기능의 저하가 있어 마뇨산의 배설이 늦어져 pH의 저하도 지연되었다.

메탄올을 포함하는 시너의 흡입으로 혈중 메탄올 농도가 중증 중독 수준에 달하는 일은 드물지 않으며, 그 경우는 메탄올의 분해산물인 포름산도 대사성 아시도시스의 중증화에 관여한다.

고삼투압혈증(田中 1993)이 보이고 있는데 시너에 포함되는 메탄올 때문일 가능성이 높다(仲本 1986).

톨루엔에 의한 신장애나 저칼륨성 근증은 아시도시스나 칼륨의 보정으로 회복하는 것이 보통인데 톨루엔에 의한 소뇌증상(후술)이 병존하는 경우, 소뇌증상, 뇌의 화상소견, 인지장애는 개선되지 않는다(城井 2000, 和久井 2004, 三田 2002, 白田 1998, 鈴木 2000).

저칼륨성 사지마비의 병력이 있고 대사성 아시도시스, 소뇌성 구음장애, 실조성 보행, 이상안구운동을 동반하는 시각장애(矯正視力右 0.1, 左 0.06)를 보인 예도 있다(山本 1999).

1.3.3 중추신경

시너 남용 최대의 문제는 대뇌, 소뇌의 위축을 초래하는 톨루엔에 의한 백질뇌증이다. 단, 내외 다수의 논문 중 순수 톨루엔에 의한다고 진단된 증례는 극히 한정되어 있어 톨루엔 그 자체에 의한 증상을 추출하는 것은 쉽지 않다.

다음은 가장 초기의 미국의 증례로 톨루엔에 의해 뇌에 영구적인 상해를 남긴 예이다. 33세의 남성은 1951년 일에 사용하고 있던 톨루엔이 마음에 들어 아세톤과 벤젠 이외의 유기용제를 여러 가지 시험한 후 순톨루엔이라는 것을 확인하고 도료점에서 갤런 단위로 사서 흡입했다. 1953년 식욕부진, 떨림과 비틀거림이 악화해 글씨를 쓸 수 없게 되었다. 기교한 행동거지가 눈에 띄게 되어 1954년 21세로 정신병원에 입원, 만성의 감별불능형 통합실조증이라 진단되어 소뇌질환을 지적받았고 그 후 5회 이상의 입퇴원을 반복했다. 1958년 입원 시에는 수평안진이 있어 안저는 정상, 양측 소뇌 반구의 변성에 의한 것이라 생각되는 갈지자 보행 등의 소뇌증상이 보였다. 퇴원 후 휘청임, 비틀거림, 동작의 완만이 악화해서 1965년 입원했다. 실조, 떨림, 감정의 불안정, 바빈스키 반사 양성, 기뇌사로 대뇌피질 특히 전두엽의 틈(溝)의 확대와 제4뇌실 이외의 뇌실의 현저한 확대가 보였으나 소뇌회에서는 눈에 띄는 변화는 보이지 않았다. 기뇌사와 뇌파의 소견으로 대뇌반구의 위축이 현저하며 피질연수로, 피질척수로가 주된 상해부위로 판정되었다(Grabski 1961, Knox 1966).

다음의 7예는 일본에서의 얼마 없는 순톨루엔에 의한 것으로 판단되는 만성중독의 증례이다.

오가와 등의 19세 남자의 증례보고는 300자가 채 되지 않는 지방회의 초록으로 시너로서 극히 초기의 것, 순톨루엔이라는 기재는 없으나 성분으로 봤을 때 톨루엔에 의한 것으로 보이며, 9개월간 톨루엔 13.6 L와 흡입기간과 전체 흡입량이 분명하고, 구간실조(軀幹失調), 구음장애, 안진을 동반하는 시력저하가 있으며(小川 1979), 지금에 와서 보면 톨루엔에 의한 증상의 특징이 간결하게 진술되어 있다.

10대 여성은 100% 톨루엔의 흡입을 시작하고 3년 후 색각이상, 혀가 돌아가지 않음, 보행 시의 비틀거림, 손의 떨림, 사지체간의 운동실조가 나타나 병원을 찾았다. 교정시력은 양쪽 눈 모두 0.7, 하방안진과 소뇌성 보행, 소뇌성 구어장애가 있었다. 말초신경 전도속도는 정상으로 MRI에서 뇌위축은 없고, 양쪽의 중소뇌각에 대칭성으로 수초장애에 의한 것으로 생각되는 도넛상 병변이 보였다(小原1991).

10대의 여성은 중학교 3학년의 1월부터 시너를 흡입, 다음 해 6월부터 80~99.9%의 톨루엔을 거의 매일 흡입했다. 8월에 보행곤란, 팔의 떨림, 구음장애가 나타났고 다리의 근력저하와 시각장애를 지적받았다. 흡입을 중지하고 증상은 호전됐으나 10월에 재개하자 악화되어 보행이 불능해져 입원했다. 바빈스키 반사가 양성으로 다리 전체에 표재각·촉각·전동각의 저하와 팔다리에 이상감각이 있었다. 기립에는 도움이 필요했으며 보행은 불가능, 협조운동장애가 있었다. 시력은 우 0.6, 좌 0.5로 안저는 정상, 시야결손은 없고 안구운동은 충동적이었다. MRI의 T_2 강조 화상에서 대뇌·내포·대뇌각·뇌량·소뇌각의 광범위한 백질에 미만성 고신호역이 확인되어 시상의 외측부와 적핵에서 저신호를 확인했다. 웩슬러 유아지능검사로 언어성 IQ, 동작성 IQ 모두 57, 통합 IQ는 53으로 저하해 있었다. 청성 뇌간반응, 체성 감각유발전위 등의 소견으로 하부뇌간에서 대뇌백질에 이르는 광범위한 중추신경계에 기능 장애가 있는 것으로 생각된다(村上 1991).

20대의 남성은 16세부터 본드 흡입을 시작하고 17세부터 고순도 톨루엔을 흡입하게 되어 금방 초조하게 되고 차 운전에서도 집중력이 떨어져 판단력이 나빠 사고를 일으켰고 소뇌성실조, 성격변화, 추체로징후를 지적당하기도 한다. 식욕부진이 있고 양손이 떨려서 식사를 할 수 없게 돼 입원했다. 다행적이며 신변이 어수선하며 교정시력은 우 0.5, 좌 0.2, 경도의 좌시신경위축과 안진, 경도의 구어장애, 실조성 보행이 있었으나 근위축·근력저하·지각장애·장광직장장애는 없었다. CT에서 3년 전의 입원 시에는 없었던 대뇌와 뇌간의 위축, 제3뇌실과 측뇌실의 확대가 보였다. 지능지수는 웩슬러 성인용 지능검사(WAIS)에서 3년 전에 비해 언어성 IQ는 61에서 57, 동작성 IQ는 71에서 검사불능으로 지능저하가 더욱 진행해 있었다. MRI에서 대뇌·소뇌·뇌간의 백질 전체의 탈수초성 변화가 있었고 피질하 백질의 탈수초도 전회보다 진행해 있었다. 조가비핵과 시상은 저신호로 대뇌피질, 소뇌, 기저핵에서 혈류저하가 있었다(向井 1991, 向井 1994).

20대의 남성은 시너 중독으로 2회의 입원력이 있었는데 흡입을 시작하고, 4년째에는 매일 50 mL를 흡입하게 되어 충치, 치아의 탈락, 식욕부진이 있었고, 8년째에 입원했을 때에는 소뇌증상, 시신경장애, 지능저하가 보였다. 흡입을 계속해 운전 중에 담배를 떨어뜨려 입고 있던 옷에 인화해 열상으로 입원했다. 시력은 우 0.8, 좌 0.08, 시야에 이상은 없고 대광반사는 정상, 수평성 안진이 있고 안저검사에서 양측 시신경위축이 보였다. 청력에 이상없고 근위축·근력의 저하는 없고 표재감각, 심부감각에 이상은 없었다. 소뇌증상과 기도진전이 있어 심부건반사는 항진해 있었다. 3년 전의 지능지수(WAIS)에 비해 언어성 IQ는 90에서 72로, 동작성 IQ는 67에서 60 이하로 전보다 대폭 저하해 있었다. CT로 양측 대뇌반구의 미만성 위축, 대뇌심부의 미상핵 두부의 위축, 측뇌실과 제3뇌실의 경도 확대, 중뇌를 주체로 하는 뇌간의 위축이 있어 소뇌 주름의 개대, 제4뇌실의 확대, 양측시상에 저신호역이 보였다. MRI의 T_2 강조 화상에서 대뇌의 회백질과 백질의 신호밀도의 차이가 감소해 있었다. 보행장애, 수지진전, 협조운동장애, 대뇌장애에 의한 지능저하가 있었다. 상용하고 있던 시너를 가스 크로마토그래피와 분광광도계로 분석했을 때 100% 톨루엔이었다(藤田 1992).

20대의 남성은 17세 즈음부터 도장업을 하는 친구에게 순도 99.9%의 공업용 톨루엔을 구입해 20세경을 정점으로 25세경까지 흡입했고 일시중단, 27세경 재개했을 때 서서히 비틀거림, 시력저하가 나타났고, 부탁받은 일을 잊고, 작업을 못하게 돼 병원을 찾았다. 환각, 착란은 없고 지남력도 정상으로 기명력 장애, 정신증상도 없었다. 시력은 우 0.4, 좌 0.3으로 안진이 있고 안구운동은 충동성이었다. 경도의 감음성 난청, 구음장애가 있었다. 지능지수는

WAIS로 언어성 IQ는 68, 동작성 IQ는 69, 통합 IQ는 67이었다. 근위축, 근력저하는 없었다. 말초신경에 장애는 없고 MRI에서 전두엽에서 측두엽에 걸쳐 소뇌·뇌간부에 경도의 위축이 확인되었다. 고차뇌기능장애, 추체로증상, 소뇌증상이 중심으로 중추신경계의 축삭변성이 톨루엔에 의한 장애의 주체라 생각된다(西本 1999).

30대 남성은 15세 때부터 18세까지 주 1, 2회 거의 순수한 톨루엔을 흡입, 20세부터는 월 2~3 회 흡입, 28세 때 시력이 양쪽 눈 모두 0.6으로 저하, 2년 후 8월부터는 거의 매일 4~5시간 흡입, 9월 16일 양다리의 저림과 보행장애가 출현, 10월 말 현기증이 더해져 입원했다. 시력은 우 0.1, 좌 0.09로 교정불능하여 수평성 안진이 있었다. 사지건반사는 항진, 족저 반사는 양성으로 사지에 일정한 자세를 취할 시 진전과 협조운동장애, 양측하퇴 이하에 표재감각과 심부감각의 저하가 있었다. 입원 후에도 양하지의 감각저하는 서서히 상승해 제2흉추척수 레벨에 달하여 1999년 2월에는 양하지의 심부감각이 고도로 저하했다. 경련성, 실조성보행이 악화, 휠체어 생활을 피할 수 없었다. MRI에서 내포후각(内包後脚), 경부척수부터 제3흉추척수에 걸쳐 후색과 측색은 고신호로 후색에서 현저했다. 추체로병변은 대뇌피질부터 척수측색까지 확인됐으나 내포후각이 가장 현저했으며 경부척수부터 흉추척수의 후색에 주요한 병변이 있다고 생각된다. 청성 뇌간반응으로 뇌간병변도 시사되었다(坂井 2000).

이상 7예를 정리하면 톨루엔의 중추신경증상은 소뇌성 실조, 추체로병변, 대뇌장애에 의한 지능저하로 시각장애를 동반한다. 표재, 심부감각이 저하하기도 한다. 방광직장장애는 없고 근위축, 근력저하도 없는 것이 보통이나 하지의 근력저하가 있기도 하다.

흡입을 시작하고부터 이 증상들로 진단하기까지의 기간은 9개월~15년으로, 진찰 시의 연령은 17~30세이다.

이상 7명 중 미성년자 3명을 제외한 4명 중 2명이 톨루엔의 영향 하에 차량 운전 중 사고를 일으켰다(藤田 1992, 向井 1991).

중추신경의 파괴상(破壞像)과 신경병리

시너의 만성중독 두부의 MRI 등 화상소견에 대해서는 내외 모두 많은 논문이 있으나 다음 1편만큼 척수를 포함하는 중추신경의 파괴 양상을 구체적으로 제시하며 우리에게 다가온 것은 없다. 단, 톨루엔뿐만 아니라 접착제 속의 n-헥세인의 영향이 혼재해 있다.

27세의 멕시코인 남성은 12년 전부터 시너와 접착제의 흡입을 계속하고 있었는데 1년 전부터 몸가짐이 칠칠치 못하고 불결해지고 감정이 둔마, 화내고 음란한 언동이 있으며, 3주 전부터 식사를 하지 않아 보행이 불안정해 넘어지기 쉽고 언어불명료, 요실금이 있었다. 입원 시 자립보행이 불가능하고 착란, 지남력 장애, 구음장애, 정신 둔마가 보였다. 양 눈에 수평안진, 사지에 광범위한 근위축이 동반하는 불완전마비와 근육의 긴장저하가 있어 양측에 병적 반사가 보였다. 하지의 심부지각은 감약, 사지의 표재감각은 완전히 사라졌다. 며칠 후 왼쪽 손발에 공동운동장애와 길항운동반복장애가 나타나 말초신경장애를 시사하는 신경전도속도의 지연이 있었다. CT 소견에서 대뇌와 소뇌의 위축과 측뇌실의 확대가 보였다. 며칠 후 폐렴으로 사망해 부검이 행해졌다.

부검에서 대뇌, 소뇌의 광범위한 위축과 대뇌피질의 위축과 뇌량의 비박화(非薄化), 기저핵 중 특히 담창구는 작아져 변색, 주름, 측뇌실, 제3뇌실은 확대해 있었다. 조직학적 소견으로 대뇌피질, 기저핵, 소뇌에서 특히 신경세포의 밀도 저하가 현저하고 연합야(連合野)인 두정엽의 피질, 특히 제2, 3, 6층의 파괴가 현저하고 반응성 신경교성 반흔이 백질, 회백질 모두에서 명확했다. 단핵분열한 신경축삭, 수초의 공포화(空胞化)와 광범위한 탈수초가 피질하의 백질에서 현저했다. 기저핵과 피질심층의 세동맥에 유리화가 보였다. 척수백질의 상행로·하행로의 긴 거대축삭의 변성이 특히 후색과 측색에서 보여 거대축삭은 극히 얇은 막에 덮여서 내부에 미세한 섬유상의 구조가 보였다. 뇌량에서는 광범위한 탈수초와 신경교섬유의 증식이 분명했다. 말초신경의 축삭과 수조는 말초신경장애의 상을 보이고 있었다. 뇌량의 비박화는 제3, 6층을 통하는 대뇌반구 간의 전달로의 파괴를 나타내고 있다. 소뇌피질은 퍼킨지세포의 현저한 감소가 있고 백질의 탈수초가 현저했다. 대부분의 퍼킨지세포는 신경교반흔으로 바뀌어 있어 잔존하는 퍼킨지세포의 축삭은 풍선 모양으로 확대해 변성을 보이고 있었다(Escobar 1980).

아래의 논문도 불확실함은 남으나 톨루엔에 의한 것으로 간주되는 일본에서의 유일하다고 해도 좋은, 동시에 세계에서도 적은 수의(Rosenberg 1988, Kornfeld 1994) 부검에 의한 신경병리학적 소견의 보고이다.

31세의 남성은 4년 전부터 도장업에 종사하며 톨루엔 남용의 이력이 있으나 언어불명료, 상지의 떨림으로 입원했다. 경도의 지능저하가 있고 시력은 좌우 모두 0.2, 시야와 안저는 정상, 진자 모양 안진이 있고 뇌신경에 이상은 없다. 두부·체간·하지에 가벼운 자세 시 진전을 확인했고 양상지에서 특히 심하다. 상지의 진전은 운동을 도우려고 하면 악화, 저항을 가하면 경감하는 수의운동시과동(hyperkinésie volitionnelle)이었다. CT에서 측뇌실, 제3뇌실의 확대를 확인했다. 그 후 입퇴원을 3회 반복하고 4회째에 혼수상태로 입원했을 때에는 호기에서 강한 톨루엔 냄새가 있었고 10일 후에 다발성 장기 부전으로 사망해 부검되었다.

신경병리학적 소견으로 시신경 및 뇌량을 포함하는 대뇌·뇌간·소뇌에 걸치는 광범위한 탈수초와 측뇌실, 제3뇌실에 중등도의 확대가 있어 소뇌 퍼킨지세포의 광범위한 소실이 보였다(新井 1986).

수초(髓鞘)독성, 백질뇌증

톨루엔의 만성중독으로 진행성의 지능저하·무관심·감정둔마·기억장애·시공간지능장애·집중력 결여·전두엽기능장애가 보였다. 이 증상들은 중독성 백질뇌증(toxic leukoencephalopathy)이라 불리는 톨루엔의 수초독성에 의한 것으로 장애는 종종 피할 수 없다(Kornfeld 1994).

대뇌의 표면을 덮는 회백질은 신경세포(뉴런)의 세포체의 집합으로, 그 하층에는 뇌의 절반을 차지하는 백질이 있다. 백질은 신경세포에서 성장하는 수백만 개의 신경축삭이라는 통신 케이블의 다발로 개개의 신경축삭은 엽록체의 역할을 다하는 수초(미엘린초)라 불리는 피질에 풍부한 하얀 물질의 층으로 피복되어 있다. 최근, 확산텐서영상법에 의해 백질을 통상의 MRI보다도 선명하게 그려낼 수 있게 됨과 동시에 백질이 단순한 염색체가 아닌 통신케이블 개개의 정보전달속도를 조절해 고속의 중추신경 기능에 직접 관여하고 있음이 밝혀지고 있다(Fields 2008).

수초는 출생 시에는 거의 없으나 20대 후반에 걸쳐 후두엽에서 전두엽으로 형성이 진행되어 그 발달은 지능지수와 직접 상관하며, 형성이상은 통합실조증, 자폐증, 쌍극성장애 등의 질환에 관계한다(Fields 2008).

톨루엔에 의해 염색체인 수초가 파괴되면 대량의 통신회선이 접촉불량을 일으키며 염색체의 형성 과정에 있는 성장기에 톨루엔에 피폭되면 나체의 통신회선이 그대로 방치되게 된다.

톨루엔은 이 수초를 파괴해 무관심, 착란, 기억상실, 감정장애를 초래하고 중증화하면 치매, 무기력, 혼미, 혼수로 진행된다. MRI로 보는 백질 상해의 정도와 치매의 중증도와는 상관하며(Caldemeyer 1996) 진행되면 "백질치매"의 상태가 된다(Filley 1990). MRI에서 백질의 신호강도가 높고 괴사상과 축삭의 탈락이 있으며 희돌기신경교세포의 파괴가 있으면 장애는 피할 수 없다(Filley 2004). 백질의 괴사가 없는 한 부전편마비, 지각탈실, 시각장애는 보이지 않는다(Filley 1999). 인지기능장애는 소뇌증상이 나타나기 이전에 나타난다(Hormes 1986).

중독성 백질뇌증은 일찍이 직업병으로서 만성중독성 뇌증(chronic toxic encephalopathy), 만성 페인트 도장 증후군[chronic painters' syndrome(Arlien-Søborg 1979)]이라 불리던 것과 마찬가지로 현재도 직업성의 유기용제 피폭자의 뇌의 MRI 소견에서 백질뇌증과 같은 소견이 관찰되고 있다(Thuomas 1996).

백질뇌증의 MRI 소견은 대뇌·소뇌·뇌간의 광범위한 위축, 중추신경 전체를 통해서 회백질과 백질 경계의 불선명, 뇌실 주위 백질의 T_2 증강화상의 고신호이다(Rosenberg 1988).

백질뇌증에서는 인지기능에 비해 언어기능은 장애를 받기 어렵다고 하며(Filley 1998), 언어성 IQ 57에 반해 동작성 IQ는 측정불능(向井 1994), 언어성 IQ 72에 반해 동작성 IQ는 60 이하로 측정불능(藤田 1992)으로, 언어성 IQ에 비해 뇌 상해의 정도를 잘 나타내는 동작성 IQ가 더 낮은 수치를 가리킨다.

또한 3년간 동작성 IQ가 71에서 측정불능까지 저하(向井 1994), 마찬가지로 67에서 측정불능까지 저하(藤田 1992)로 동작성 지능지수에서 보이는 뇌 파괴의 진행이 급격하다.

MRI 소견에서 백질병변을 갖는 시너 남용자는 동작성 지능지수가 낮고 특히 뇌교 위축의 정도와 동작성 지능지수는 상관관계가 있다(Yamanouchi 1997).

톨루엔이 수초독성을 보여 백질뇌증이라는 병변을 일으키는 이유로서 톨루엔의 지용성이 지적받았다. 수초는 70%가 지질로 톨루엔은 뇌 지질의 많은 부분에 분포한다(Gospe 1988). 실험쥐에서는 뇌간에 많이 분포하며 이어서 중뇌, 시상, 미상핵, 시상하부, 소뇌로, 가장 적은 것이 대뇌피질과 해마였다. 사람에서도 같은 양상으로 뇌량이 가장 고농도였다(Ameno 1992). 뇌량은 좌우의 대뇌반구를 연결하는 축삭의 다발이 지질에 풍부한 수초로 뒤덮여 고밀도로 집적해 있는 장소이다.

그러나 중독성 백질뇌증은 톨루엔뿐만 아니라 항종양약, 면역억제제, 항균약, 코카인 등 지용성에 관계없이 폭넓은 약물에서 일어나며, 백질뇌증은 화학물질과는 관계없고 감염이나 대사성 질환에도 일어남이 알려져 있으므로(Fillery 2001), 톨루엔 백질뇌증을 그 지용성만으로 설명할 수는 없다.

유기용제에 노출되는 노동자 31명은 화상으로 측정한 뇌량슬의 용적이 대조군에 비해 피폭의 정도에 따라 유의하게 적으며 인지기능이 뒤떨어져 있었다(Haut 2006).

톨루엔은 안식향산(벤조산)으로 분해되기 전에 벤질 알코올로 대사되고 이어서 알코올 탈수소효소에 의해 벤즈 알데히드로 대사되어 다시 알데히드탈수소효소에 의해 벤조산으로 대사된다. 따라서 이 효소활성들이 낮은 사람은 톨루엔의 대사가 늦고, 톨루엔이 독성이 강하게 나타나 활성이 높은 사람은, 마뇨산의 독성이 강하게 나타날 가능성이 있으나 실제 증상과의 관계는 불분명하다.

래커시너를 흡입하고 파킨슨증후군이 발병한 첫 증례라는 보고가 있다(Uitti 1994). 저자들에 의하면 유기용제에 의해 발병했다고 하는데 래커시너에는 메탄올이 10~20% 포함되어 있고 메탄올은 파킨슨증후군을 일으킨다고 알려져 있으므로(DeLong 2008), 메탄올에 의한 파킨슨증후군일 가능성이 높다. 단, 메탄올도 유기용제의 일종이기에 저자들의 주장도 잘못된 것은 아니다.

1.3.4 시각장애

메탄올

시너에 의한 시각장애의 최대 문제는 포함된 메탄올에 의한 실명이다. 만성중독의 급성 악화로 나타나는 경우가 많다.

18세의 무직 소년은 1년 전부터 시너의 흡입을 반복하다가 실명하고 대소변을 실금하는 등 폐인과 다름없었다. 모친이 같이 누워서 몸을 문지르는 등 간호에 힘썼으나「시너를 끊어라」는 모친의 여러 번의 주의도 듣지 않아, 자식의 장래를 비관한 모친이 부엌칼로 살해했다(1980년 6월 29일).

어떤 남성은 14세 때부터 시너를 마시고 비행과 교정시설에의 입퇴소를 반복하다 18세의 어느 날 아침 눈을 뜨자 눈앞이 캄캄하여 대학병원에서 실명을 선고받았다. 그 후 3년간의 절망과 고통의 시간을 보내고 안마침구(按摩鍼灸)의 국가자격을 따고 특별지원학교 자립교과 교론(理療)과 교원 양성시설을 졸업하고 현재는 모교인 맹학교의 교원으로 있다.

메탄올은 전술했듯이 톨루엔을 함유하는 시너 152종 중 절반인 75종, 시너 전체의 약 1/3인 98종에 포함되며, 농도의 평균은 21.8%이다. 래커시너에는 메탄올이 10~20% 포함돼 있다.

메탄올을 10~20% 포함한 시너를 흡입하면 메탄올 중독을 일으키고(江口 1998, Frenia 1993), 메탄올 중독을 일으키면 실명의 위험이 있다.

따라서 시너 흡입 시의 시각장애에 대해서는 그 시너에 메탄올이 포함되지 않았는지 주의 깊게 검사할 필요가 있으며, 메탄올의 망막시신경독성을 고려하지 않고 시너의 시각장애를 의논할 수는 없다. 또한 n-헥세인은 대량 흡입에 의해 동안시신경마비를 시작으로 하는 뇌신경마비를 일으켜 시기능에 영향을 미친다.

메탄올 중독의 초진 시 시력은 200안(100명) 중 광각이 없는 것이 63안, 183안이 0.1 이하(庄司 1946)로 시력의 저하가 현저하다.

눈을 뜨니 눈앞이 새까맣다

또한「아침에 눈을 뜨니 눈앞이 새까맣다」,「일어났을 때 시력의 저하를 알아차리고 다음 날에는 광각도 없다」(二宮 1990),「심야 눈을 떴을 때 고도의 시력저하를 자각, 양쪽 눈 모두 광각이 없다」(藤本 1998),「새로운 시너로 변경하고 4일째에 시야의 결손을 알아차리고 3일 후에는 완전 실명」(Ogawa 1988),「갑자기 눈앞이 새까매져서 다음날에는 시력이 없으며」(山縣 2000).「아침 일찍 갑자기 양쪽 눈의 시력 저하를 알아차리고」(竹内 1974),「아침 일찍 갑자기 양쪽 눈의 시력저하와 시야이상을 눈치채고」(山本 2001) 등 발병이 급격하여 알아채니 실명한 예가 적지 않다.「눈을 뜨니 눈앞이 새까맣다」는 것은 대량의 흡입에 의한 메탄올의 충주억제작용으로 반혼수, 만취상태였음을 가리킨다.

시력저하를 자각하고부터 완전 실명 내지 고도의 시력장애를 일으키기까지의 시간은 1~1.5일로 진행이 급격하다(庄司 1946, 鈴木 1949).

기체상 농도

메탄올을 흡입했을 때의 생체에 미치는 영향은 시너 중 농도가 아닌 그것이 기화했을 때의 기체상의 농도이다.

15세 때부터 시너를 마신 17세의 소녀는 3개월 전부터 거의 매일 흡입, 1주일 전에는 한밤중까지 흡입, 다음날 점심이 지나서 눈을 떴을 때 시력의 저하를 알아차렸고 그 다음날에는 광각도 없어져 입원했다. 동공은 산대, 대광반사는 소실, 안저는 양쪽 눈 모두 시신경 유두는 창백해서 황반반사는 소실, 시신경섬유 속의 결손이 있었다. 두부의 CT 검사로 양측의 조가비핵에 대칭성으로 저흡수역이 확인되어 메탄올 중독을 의심해 혈액투석을 시행했다. 3주일 후 시력은 조금 회복했으나, 2개월 후에는 양측 시신경 유두의 함요는 서서히 확대해 광각도 없어졌다. 시너를 분석한 결과, 톨루엔 60.9%, 메탄올 16%, 아세트산메틸 14% 그 외 기타였다. 그러나 이것들이 기화하면 톨루엔의 포화증기압(25°C) 28 mmHg에 비해 메탄올, 아세트산메틸이 각각 127 mmHg, 217 mmHg로 높기에, 기체상 농도는 메탄올 138,000 ppm, 아세트산메틸 52,000 ppm, 톨루엔 27,300 ppm이 된다(二宮 1990). 메탄올과 아세트산메틸의 작용은 같다고 간주할 수 있으므로 둘의 합계는 190,000 ppm으로 톨루엔의 7배가 되어 이 둘과 톨루엔의 독성의 차이를 고려해도 메탄올의 영향은 톨루엔보다도 훨씬 크다. 이 증례에서 보인 조가비핵의 출혈·괴사는 메탄올 중독의 특징 중 하나이다.

액상농도가 톨루엔 62.9%, 메탄올 26.2%인 시너를 20~22°C로 기화시키면 기체상태의 메탄올 농도는 톨루엔의 4배가 된다(Kira 1988).

20대의 남성은 중학교 3학년 때부터 시너를 주 1, 2회, 1회에 3~5시간 흡입했다. 1주일 전에 시야가 희뿌옇게 보임(霧視)을 알아차렸으나 그대로 흡입을 계속하여 당일에도 흡입, 심야에 눈을 떴을 때 고도의 시력저하를 자각해 병원을 찾았다. 양쪽 눈 모두 시력은 광감각도 없고 대광반사는 완전히 소실, 시신경 유두는 양쪽 눈 모두 완전히 위축, MRI 검사로 양측의 시신경에 위축이 보였다. 자택에 남아 있던 시너를 분석했을 때 톨루엔과 메탄올의 액상농도는 같은 정도였으나 기체상태로는 메탄올 농도가 80%를 차지해 메탄올 흡입에 의한 시신경염이라 진단되었다(藤本 1998).

20대 남성은 속건 니스를 3개 흡입, 다음날 저녁부터 구토, 과호흡, 눈의 통증, 복통이 나타나 입원했다. 동공은 산대, 대광반사는 완만, 시각장애가 있었고, 메탄올의 혈중농도가 650 mg/L였으며(500 mg/L 이상으로 중증중독), 혈액투석으로 구명했으나 시력은 왼쪽 눈만

0.02까지 회복하고 퇴원했다(仲本 1986). 속건 니스는 메탄올 농도가 40% 정도로 높다.

14세 때부터 시너를 상용한 소녀가 양쪽 눈의 시력저하를 자각하고 어느 날 갑자기 눈앞이 깜깜해져 다음날에는 시력을 잃었다. 초진 시 시력은 좌우 모두 눈앞의 손의 움직임을 알 정도로 동공은 산대, 대광반사는 오른쪽이 소실, 왼쪽은 둔해지고 불충분했다. 양쪽 눈의 시신경유두는 조금 충혈하여 부종 상태로 유두주위망막의 종창이 확인되었다. 각종 치료로 시야는 약간 회복했으나 그 후 협착이 진행, 시신경유두의 함요(陥凹) 확대가 진행해 오른쪽 눈에서는 전함요(全陥凹)가 되어 시야는 좌주변에 조금 남을 뿐 최종시력은 우 0, 좌 0.04였다(山縣 2000). 메탄올에 의한 시각장애라 생각된다.

20대 여성이 4일 전에 시너 500 mL를 흡입 후 서서히 뿌연 시야(霧視)와 시력저하를 발생시켜 시력은 우 0.01, 좌 20 cm 눈앞에서 손의 움직임을 알 수 있을 정도였다. 대광반사는 감약해 양쪽 눈의 시신경유두의 발적 종착과 후극부의 망막혈관을 따르는 망막부종을 확인했다. 3개월 후 시력은 우 0.1, 좌 0.02로 개선했으나 경과와 함께 양쪽 눈의 시신경유두함요(陥凹)의 확대가 보였다. 시너 기체상태의 분석에서 메탄올이 고농도로 검출되었다(帯刀 2005).

20대의 남성은 1년 전부터 시너를 흡입 1개월 전부터 1일 1회 흡입했다. 어느 날 시너의 흡입 후에 기분이 나빠져 양측 눈의 통증이 출현해 입원했다. 시력은 어두운 방에서 광감각을 알 정도로 대광반사는 없고 3일째에 완전실명 상태가 되었다. 초진 시에 시신경유두, 망막에 이상이 없었던 점 등 의문점이 있으나 눈의 통증이 있은 후 며칠 만에 완전 실명에 이른 점, 두부 MRI의 T2 및 FLAIR 강조화상에서 양측의 조가비핵에서 고신호를 확인해 발증으로부터 6개월 후에는 내부에 낭포성 변화가 출현한 점, 소뇌증상이나 신경증상이 나타나지 않은 점으로 미루어보아 시너의 조성(組成)은 불분명하지만 메탄올에 의한 실명이라 생각된다(北恵 2004).

아래의 2예는 첫 번째 예가 시너의 흡입, 두 번째 예가 메탄올의 음용이나 유두변연부의 소실, 함요를 동반하는 시신경위축 등 메탄올 중독 때의 안저소견이 공통하여 첫 번째 예도 시너 속의 메탄올에 의한 시력장애로 보인다.

20대의 남성은 14세 때부터 5년간 주 3, 4회, 1회에 5~6시간 시너를 흡입했다. 어느 날 이른 아침, 갑자기 양쪽 눈의 시력저하와 시야이상을 알아차리고 진찰받았다. 시력이 우 0.08, 좌 0.06으로 모두 교정불능, 우안 시신경유두 변연부는 코 쪽으로 조금 남아 있을 뿐이어서 유두의 대부분은 함요가 차지해 전체가 창백했다. 좌안 유두변연부는 거의 소실, 시야검사에서는 우안은 중심암점, 좌안은 중심암점의 확대로 코 쪽의 시야결손이 있어 유두주위망맥락 위축은 귀쪽이 현저했다. 양쪽 눈에 함요를 동반하는 시신경 위축이 보였다(山本 2001).

40대의 남성은 알코올 의존증이었으나 메탄올을 500 mL 마시고 급격히 시력저하를 일으켜 진찰받았다. 시력은 좌우 모두 30 cm 앞에서 손의 움직임을 알 정도, 대광반사는 좌우 모두 둔하고 느리고 불충분했다. 오른쪽 눈은 유두가 발적종창, 부종과 함께 시신경위축이 시작돼 있었다. 좌안 유두변연부는 거의 모두 소실, 3개월 후에는 시신경위축이 급속도로 진행해 유두 내의 조직이 소실해 있었다. 시력은 빛을 변별할 수 있게 되어 두 눈에 함요를 동반하는 고도의 시신경 위축이 보였다(山本 2001).

톨루엔

다음은 톨루엔에 의한 시각장애라 생각된다.

10대의 소녀는 야쿠자에게서 입수한 순수 톨루엔을 마시기 시작하고 1년 후 뿌연 시야(霧視)가 출현해 입원했다. 시신경 이외 특별한 소견은 없었다. 시력은 우 0.1, 좌 0.09, 대광반사는 정상, 안구운동에 이상은 없었고 황반부 부근에 부종, 중심암점이 있었고 시신경유두가 조금 발적, 망맥락막염과 시신경염이라 진단되었다. 2주일 후 시력은 양 눈 1.5로 회복되었다(児玉 1987).

톨루엔에 의한 시각장애는 이것 외에도 시력은 우 0.6, 좌 0.5로 안저는 정상(村上 1991), 교정시력은 두 눈 1.2(向井 1991), 교정시력은 우 0.5, 좌 0.2(向井 1994), 시력은 우 0.8, 좌 0.08(藤田 1992), 시력은 우 0.1, 좌 0.09로 교정불능(坂井 2000), 시력은 우 0.4, 좌 0.3(西本 1999), 메탄올에 비해 시력저하는 경도로 실명예는 없다.

톨루엔의 경우 거의 대부분 소뇌증상을 동반하며(小原 1991, 村上 1991, 向井 1991, 向井 1994, 藤田1992, 坂井 2000, 西本 1999) 또한 안진, 특히 수평성 안진을 동반한다(西本 1999, 小原 1991, 向井 1991, 藤田 1992, 坂井 2000).

톨루엔에 의한 시각장애의 원인으로 부검에 의한 신경병리학적 소견으로 시신경의 탈수초를 확인한 아라이(新井) 등의 보고가 있다(新井 1986). 이 보고는 흡입물질이 톨루엔이라는 확증이 없음에도 톨루엔에 의한 시각장애가 대뇌를 포함하는 시신경의 탈수초에 의한 것임을 강하게 시사해 톨루엔의 백질뇌증의 증상 중 하나로 간주할 수 있다.

톨루엔에 의한 것인지 아닌지는 불명이나 소위 시너의 흡입으로 보행실조나 구음장애 등 소뇌증상에 시력저하를 동반한다는 보고는 많다(水野谷 1993, 益田 1987, 楠田 1991, 那波 1993, 木村 1982, 梅原 1984, 大野 1985 등 다수).

톨루엔과 메탄올의 복합

다음은 톨루엔과 메탄올의 증상이 복합한 것이라 생각된다.

20대 남성은 14세경부터 시너를 흡입, 저칼륨혈증으로 입퇴원을 반복했으나 호흡곤란과 시력저하를 호소해 진찰받았다. 시력은 우 0.01, 좌 10 cm로 지수변(指数弁), 대광반사는 느리고 둔하여 양안저에 시신경유두주위와 귀쪽 대혈관을 따라 망막신경섬유의 부종과 시신경유두의 함요가 보였다. 혈청칼륨은 3.0 mEq/L로 외박하고 귀원했을 때에는 요중에서 메탄올이 235 mg/L가 검출되었다. 약 3개월 후 시력은 우 30 cm로 수동변(手動弁), 좌 0.01이었다(赤木 2000). 이 남성의 호흡곤란은 저칼륨혈증에 의한 근마비로 시력저하는 메탄올에 의한 것일 것이다.

10대의 소년은 1년 전부터 시너와 접착제를 주 1회 흡입했는데 전신권태감, 두통, 양 눈 주위의 통증, 경도의 발열에 이어서, 어느 날 이른 아침 갑자기 양 눈의 시력의 저하를 알아차리고 안과에서 진찰받아 입원했다. 의식장애, 기립불능이 나타나 1주일 후 시력은 회복하지 않았고 동공은 현저하게 산대해 대광반사는 소실, 유두경계는 조금 불선명해 유두주위망막의 방사상구조는 진했다. 2주일 후 수직성 안진이 나타났다. 1개월 후 안진은 소실, 대광반사가 보여 유두경계는 다소 불선명하고, 귀쪽이 창백해지기 시작했다. 사지마비가 있어 건반사는 항진해 있었다. 1개월 반 후 유두 전체가 창백해져 귀쪽의 위축이 현저했고 시신경위축이 남았다. 지능장내, 실어증, 실인증, 실행증이 있었으나 운동실조, 지각장애는 없었고 보행은 가능했다. 최종 시력은 양 눈 모두 0.1이었다. 메탄올중독과 같은 시신경 위축으로(竹内 1974) 지능장애, 실어증, 실인증, 실행증은 톨루엔의 영향이라 생각된다.

20대의 남성은 15세 때부터 시너를 흡입했고, 17세 때부터 1일 500 mL를 흡입했다. 새로운 시너로 변경하고 4일 후에 시야의 결손을 알아차리고 3일 후에는 완전 실명상태가 되어 사지의 탈력감과 발이 저림을 호소해 입원했다. 시력은 좌우 모두 0.01, 대광반사는 감약, 시신경유두는 양측 모두 백색으로 색각이상과 이명이 있었다. 근육의 탈력은 없었으나 발을 모아 서시를 못하고 양발이 찌르르 떨리는 느낌과 장딴지의 통증을 호소했다. 심부 건반사는 좌완에서 항진, 하지에서 감약해 있었다. 입원 4일차 시야는 주변부터 회복, 7일차에는 복도를 벽을 잡고 걸어 나갈 수 있게 되었다. 시각장애의 출현의 1개월 후 시력은 우 0.4, 좌 0.3으로 회복되고 색각이상과 발의 저림도 회복되었다. 그 후 운동과 입욕에 동반하여 일과성의 시력감퇴가 보였으나 말초신경의 전도속도에 이상은 없었다.

이 남성은 메탄올을 15% 포함한 시너에서 메탄올 20%와 아세트산메틸 20%인 시너로 변경하고 4일 후에 시력장애를 일으켜 안과학적 소견은 메탄올 중독에 유사해 있었다. 전술의 증기 장력압의 관계에서 생각했을 때 시력저하는 메탄올에 의한 것으로 실조성 보행은 톨루엔에 의한 것이라 진단되었다. 시력 회복 후 운동과 입욕에 동반하여 보인 일과성 시력감퇴는 다발성 경화증에서 보이는 우트호프 증상(Uhthoff's symptom)과 같아서 동시기에 시각유발전위의 잠복기의 연장이 보인 것으로 보아 메탄올이 아급성적으로 신경의 탈수초를 초래했었으리라 생각된다(Ogawa 1988).

색각이상은 톨루엔의 증상으로서 드물게 보이기도 한다(小原 1991, 山崎 1988).

1.3.5 다발성 신경장애

접착제의 주요 용제는 톨루엔이나, 접착제의 종류로 28%에는 *n*–헥세인이, 20%에는 메틸에틸케톤이 포함되어 있어 후자는 *n*–헥세인의 신경독성을 증강한다(Altenkirch 1982). 메틸 *n*–부틸케톤을 포함하는 것도 있었으나 이것과 *n*–헥세인도 간장에서 대사되어 2,5–헥세인디온이 되어 독성을 나타내기 때문에, 양자는 독작용이라는 점에서 보았을 때 같으며 톨루엔은 *n*–헥세인이 2,5–헥세인디온으로 대사되는 것을 저해해(Pryor, 1992), *n*–헥세인의 신경독성을 감약시킨다(Takeuchi 1981).

접착제의 용제로서 사용되고 있던 *n*–헥세인으로, 1962년 아이치현의 셀로판의 라미네이트 가공장에서, 또 1966년 전후 미에현의 비닐샌들공장에서 다발성 신경장애가 다발하여 *n*–헥세인의 신경독성이 세계에 알려지게 됐는데, 현재도 액정화면의 세정공장 등에서 집단발생하고 있다(木田 2004).

메틸 *n*–부틸케톤에 의한 다발성 신경장애는 1973년 미국 오하이오주의 섬유공장에서 집단발생했다(Allen 1975).

1970년대 초, 접착제 놀이로 다발성 신경장애를 발증한 14명의 연령은 16~25세, 남자가 10명, 1일의 흡입량은 15~150 g, 흡입기간은 3개월~6년이었다. 흡입을 멈추고부터도 3~5개월간은 증상이 진행했다(斎藤 1976).

n-헥세인의 신경병리

n–헥세인의 신경병리소견은 대경 유수신경섬유에 현저한 탈락이 있어 미엘린수초가 전장에 걸쳐 고도로 파괴되어 조금 남아 있는 소경 유수신경섬유의 축삭에 크고 작은 공포형성이 보인다(津田 1974). 더욱이 축삭변성상과 미엘린수초의 비박화를 동반한 축삭의 국한성 종대상(栗原 1986) 축삭의 위축, 미엘린 수초의 팽화, 일부의 축삭에 종창(斎藤 1976), 종대한 신경섬유와 위축변형한 축삭, 비박화한 수초(勝井 1986), 축삭변성을 주로 하여 미엘린 수초가 비박화하고 종대한 축삭이 이곳저곳에서 보이고 종대부분에는 신경세사가 축적해 있는(土屋 1992) 등 신경축삭독성을 보였다. 그것은 톨루엔의 백질을 주로하는 신경수초독성과 명백히 달랐다.

2,5–헥세인디온은 말초신경축삭 중의 신경세사(neurofilament)를 구성하는 단백질의 라이신 말단의 질소와 공유결합해 그 부가물이 축삭에 축적한다. 신경세사의 단백질은 특히 라이신이 풍부해서 2,5–헥세인디온과 부가물을 만들기 쉽고 심지어 신경세사의 수명이 매우 길어 부가물은 축삭 내에 모아진다. 오래된 부가물은 신경의 말단에 축적해 축삭은 말초부터 변성해서 공 덩어리가 되어 탈락한다. 이러한 마비는 신경의 말초부터 시작해서 긴 신경일수록 영향이 나타나기 쉽다. 미엘린초(수초)는 비박화하고 짧아진 축삭말단은 곤봉 모양으

로 종대해 횡단면으로 보면 거대축삭으로 보인다(Boelsterli 2009).

본드의 남용

다음은 *n*-헥세인을 포함하는 접착제의 남용에 의해 일어났다고 생각되는 다발성 신경장애의 예이다. 단, 당연히 증상에는 톨루엔의 영향도 혼재해 있다.

10대 남자는 1971년 3월부터 6월에 걸쳐서 평균 2일에 1회, 10분간, 본드 약 100 g을 비닐봉지에 넣어서 흡입했다. 흡입 후 5분 정도는 몹시 취한 상태가 되어 주위의 일이 신경쓰이지 않으며 발걸음이 휘청이며 말은 횡설수설했다. 7월 초순, 상하지에 저린 느낌이 출현, 8월 초순 계단을 오르기 힘들고 보행이 곤란해서 8월 19일에 입원했다. 사지에 현저한 근위축과 탈력이 있어 팔에서는 말초에 강하고 다리에서는 근위부가 현저했다. 팔과 하복부부터 다리에 걸쳐서 찌르르하는 느낌이 있었는데 표재, 심부지각에 이상은 없고 심부반사는 팔에서는 감약, 다리에서는 소실해 있었다. 병적반사, 방광직장장애는 없고, 안저는 정상이었다. 입원 후 증상은 악화, 20일째경에는 보행이 불능해졌으나 4개월 후에는 보행이 가능해졌고 이상지각도 근위축도 개선되고 있다. 운동신경 최대전도속도의 지연, 근생검에서 근원성 변화가 보였다. 본드는 톨루엔, 아세트산에틸 외에 *n*-헥세인 35%를 포함하고 있었다(岳中 1972).

20대의 남성은 17세 때부터 접착제의 흡입을 시작해 다음 해에는 거의 매일, 1일 수회, 비닐봉지에 접착제를 넣어서 머리가 핑핑 돌 때까지 마시고 그 후 잠시 황홀 상태를 즐기고 15~20분 후에는 깨어나 다시 마시기를 반복했다. 1972년 11월 초 양다리의 기운없음을 알아차리고 걸으면 신발이 벗겨지고 양다리에 징징 울리는 느낌이 나타났다. 머지않아 팔의 탈력과 사지말단에 지각둔마가 나타나 증상은 진행되어 12월에는 걸을 수 없게 되어 흡입을 멈췄다. 그러나 다음 해 1월에는 몸져 누워 일어나지 못하는 상태가 되고, 2월 중순경에는 다리가 마비되어 자력으로는 움직일 수 없게 되었고 손으로 포크를 드는 것도, 누워서 뒤척이는 것도 할 수 없게 되었다. 2월 하순 무릎관절에 구축(拘縮)이 나타나 진찰받았다. 방광직장장애나 연하장애는 없고 뇌신경 및 턱에 이상은 보이지 않았다. 체간, 사지에 현저한 근위축이 있고 두 팔은 고도의 근력저하, 두 다리는 장요근 이외, 근력이 매우 소실되어 있었다. 사지심부반사는 소실되고, 병적반사는 없었다. 양손발에 찌릿찌릿한 느낌이 있고, 사지 끝부분에서는 모든 감각이 소실되어, 양 손발에 이상발한이 있었다. 입원 4개월경부터 서서히 개선돼 휠체어를 자력으로 움직일 수 있는 정도로 회복했다.

이 남성이 흡입하고 있던 접착제의 기체상태의 n-헥세인 농도는 "본드 G10"가 30%, "본드 G17"이 25%, "세메다인 575"와 "세메다인콘택트"가 20%였다. "프라본드"에서는 *n*-헥세인이 포함돼 있지 않았다(津田 1974). 접착제의 경우에도 위험성은 성분 속의 농도가 아닌 그것이 기화했을 때의 기체상태의 농도이다.

10대의 일란성 쌍둥이 자매는 본드의 흡입을 시작하고 매일밤 50~100 g 사용했다. 10개월 후 언니는 다리의 탈력과 사지에 징징 울리는 저림을 느끼고, 다리의 기운없음은 진행, 쉽게 넘어지고 넘어져도 일어설 수 없어서 입원했다. 뇌신경에 이상은 없고 전완과 대퇴의 말초에 현저한 근위축과 탈력이 있어 사지의 근력은 현저하게 저하해 있었다. 사지말초에 경도의 촉각둔마를 확인했으나 온도감각, 통감각은 거의 정상이었다. 진동감각은 하퇴의 일부에서 경도의 저하가 보였으나 위치감각은 정상이었다. 입원 다음날부터 배뇨곤란과 심한 변비가 나타났다. 여동생의 증상은 언니와 거의 같았으나 본드의 사용량이 적었던 탓인지 언니보다 가벼웠다(松村 1972).

30대의 남성은 1982년 여름부터 "본드 G10"을 매일 약 1 kg 흡입하게 되어 10월 중순, 하지의 원위부의 근력저하로 계단을 오르는 것이 곤란, 하순에는 불능해져 상지의 원위부의 근력도 저하했다. 그 후 약 3개월간에 걸쳐서 근력저하가 진행, 하지원위부는 완전히 마비, 발의 배굴(背屈)은 불가능해졌다. 손가락도 탈력이 심하여 젓가락도 들지 못하게 되고 사지원위부에 경도의 근위축과 현저한 근력의 저하가 있었다. 건반사는 상완삼두근 이외의 모든 근육에서 소실해 있었다. 온통각, 촉각, 진동각, 관절위치각은 모두 정상으로 뇌신경영역에도 이상은 없었다. 기립성 저혈압, 방광직장장애, 발한 장애 등 자율신경계에도 이상은 확인되지 않았다. 5개월 후 계단을 자력으로 오르내릴 수 있게 되기까지 회복했다. "본드 G10"의 가스 크로마토그래피의 분석에서 n-헥세인 47.7%, 톨루엔 21.8%가 검출되었다(栗原 1986).

10대 여성은 본드놀이를 시작하고 주 2, 3회 "본드 G17"을 1회에 20 g 흡입하게 되고 약 8개월 후 보행이 곤란해져 중지했으나 다리의 기운없음은 심해져서 기립불능하게 되어 입원했다. 좌위의 유지도 상지를 들어올리는 것도 불능했으나 하지의 근력저하는 상지보다 더 강했고 근위축은 사지의, 특히 원위부에서 확인되었다. 뇌신경은 정상으로 사지의 심부반사는 소실해 있었다. 감각장애는 장갑, 양말 형태를 보였으나 운동기능에 비해 비교적 경도였다. 본드의 흡입 중지 3개월 후부터 감각장애는 개선이 보여 늦게 운동기능도 개선되기 시작했다. 좌위의 유지와 사물을 붙잡고 일어서는 것이 가능해져 표재성 감각장애는 없어졌으나 심부감각의 장애는 남았다. 발병으로부터 8개월 후 홀로 걷기는 가능했으나 쪼그렸다 일어서는 것은 어려웠다(斎藤 1976).

20대의 남성은 15세경부터 본드 흡입을 시작해 1월부터 주 2 kg의 본드를 흡입, 2월부터 진행성의 사지마비와 뇌신경장애를 보여 3월에는 이완성 사지마비가 더해져 동안신경마비, 안면신경마비, 부신경마비를 합병했다(西村 1989). n-헥세인의 흡입에서는 뇌신경마비는 통상적으로 보이지 않으나, 이 예처럼 주 2 kg이라는 대량을 흡입하면 일어날 가능성이 있다.

20대의 남성은 하지근력의 저하로 입위유지를 겨우 하며 뇌신경에 이상은 없고 상지 원위부와 하지에 경도의 근위축과 근력저하, 건반사의 감약 내지 소실이 있어 보행이 불능하고 표재·심부감각은 정상, 협조운동장애, 방광직장장애는 없다. 신경생검에 의한 전자현미경(電顯) 소견에서 축삭의 위축과 수초의 붕괴가 있었고 비박화한 수초로 감긴 거대축삭 내에는 신경필라멘트가 다수 집적해 있었다(坂本 1992). 이 증례에서는 순도 98% 이상의 톨루엔을 흡입했었는데 위에서 기술했듯이 증상으로 보아도 신경병리학적 소견으로 보아도 어느 시점엔가 *n*-헥세인을 흡입하고 있었을 것이다.

혈청 크레아틴 인산화효소의 경도 상승이나 근원성 마비를 시사하는 근생검의 소견(松村 1972), 저칼륨혈증(赤松 1989) 등 동시에 흡입하는 톨루엔의 영향을 시사하는 소견도 나타났다.

1.3.6 장기장애

간장애, 신장애

4월경부터 래커 시너를 흡입한 남자 고등학생은 6월부터 양이 늘어 구역감, 구토, 식욕부진이 나타나 간장애와 신장애가 발병했다. 래커 시너에 포함돼 있던 트리클로로에틸렌이 발병에 관여하고 있었으리라 생각된다. 횡문근융해는 발병하지 않으나 환자는 근육통을 호소했었다(土屋 1992).

극증간염으로 입원해 파종 혈관내 응고증을 발증해 10일 후에 사망한 27세의 남성 방에서 비닐봉지 몇 장과 빈 접착제 튜브 몇 개가 발견되어 튜브에는「성분: 트리클로로에틸렌」이라 기재되어 있었다(Takaki 2008).

3년 전부터 기초도장제 시너를 흡입한 10대의 여성이 간장애를 앓았다. 시너에 4% 포함돼 있던 사염화탄소에 의한 것일 것이다(小山 1996).

시너 사용력 2년의 14세의 소녀는 시너를 5일간 계속해서 마시고 중증 간장애를 발병했고(塚田 1995), 13세부터 시너를 남용한 소녀와 14세부터 남용한 21세의 남성은 극증 간염이 발병했다(福井 1994). 2개월 정도 전부터 시너류를 흡입한 10대의 남성은 근처의 공장에서 입수한 유기용제의 일종을 친구와 흡입, 직후부터 구역감, 구토, 발열이 있어 중증의 급성 간장애가 발병했다. 다른 몇 명에게서도 같은 양상의 증상이 확인되었다(杉村 1990).

간장애와 신장애가 발병하기도 하고(金内 1984, 丸山 1993, 伊藤 1994) 신장기능 저하만이 있는 경우도 있다(田中 1999). 직업성의 시너중독으로 만성 신장기능장애도 보고돼 있다(寺岡 1979).

췌장염

시너 속의 메탄올에 의해 췌장염을 일으키기도 해서(仲本 1990) 대사성 아시도시스에 신부전, 췌장염을 합병하기도 한다(横山 2001). 또한 메탄올을 포함하지 않는 시너로 급성 췌장염을 일으키기도 한다(増永 1989).

시너의 흡입으로 폐수종(和田 1987, 鈴木 1991, 佐藤 1999) 흉수저류(箱田 1996, 比嘉 1993), 간질성 폐렴(原田 1995)이 보고되어 있다.

자일렌

시너에 포함되는 자일렌은 신장애, 간장애의 원인이 되어 폐장애를 일으키기도 한다.

20대의 남성은 5년 전부터 시너를 많을 때는 1일 약 1 L 흡입했다. 사망 당일은 오전 중 의식이 몽롱한 상태로 침대에 누워 있었으나 오후 경련이 나타나 이송된 병원에서 사망했다. 부검으로 폐에 고도의 울혈수종이 보여 조직학적 소견으로 폐에 광범위한 폐수종과 폐포 내출혈, 경도의 림프구 침윤, 배포벽의 일부에 유리막 형성을 확인하여 비만성 폐포장애의 상을 보였다. 신장에 경도의 울형이 보였다. 조직에서 자일렌과 에틸벤젠이 검출되었다(佐藤 2003).

작업원 3명이 배의 엔진룸 페인트칠을 하고 있었는데 의식불명으로 발견되어 1명은 병원에서 사망이 확인되었다. 부검에서 폐에 심한 출혈성 폐수종이 보이고, 간장의 울혈, 간세포의 종창, 공포화가 보였다. 사용했던 페인트의 34%가 용제로 그 90% 이상은 자일렌이었다. 혼수로 발견된 1명의 폐에는 경도의 폐수종이 있어 심각한 신장애의 저하가 있었다(Morley 1970).

리폼 중의 밀실 상태의 욕실 내에서 자일렌을 40~50% 포함하는 아크릴계열 수지도장을 사용해 도장작업을 하고 있던 작업원이 급사했다. 부검에서 경도의 폐수종이 보였고 심장혈에서 톨루엔 11.7 mg/L과 자일렌의 이성체 3종의 합계 9.1 mg/L이 검출되었다. 치사농도는 톨루엔이 22 mg/L(10~48 mg/L), 자일렌이 21 mg/L(3~40 mg/L)(Bonnichsen 1966)이니 양자의 복합작용으로 사망한 것으로 보인다. 두 시너성분 모두 우심장혈보다 좌심장혈에서 고농도였으므로 시너는 폐에서 흡입된 것이라 생각된다(米満 2000).

1.3.7 태아, 신생아

톨루엔은 태아성 알코올 증후군(fetal alcohol syndrome)과 유사한 태아독성을 보인다(Wilkins-Haug 1997). 태아성 알코올 증후군이란 임신 중 모친의 알코올 섭취에 의해 출생 전후의 성장장애, 중추신경계의 장애(발달지체, 지능저하 등), 두부안면의 형성장애(소두, 소안구, 안열의 협소, 인중형성부전, 얇은 윗입술, 평탄한 상악부 등)를 보이는 선천기형으로 1970년대 초에 질환개념이 확립되었다(Jones 1973a, Jones 1973b).

톨루엔 태아장애

1979년 태아성 알코올 증후군과 많이 닮은 유기용제에 의한 선천기형이 fetal solvent syndrome으로서 보고되어(Toutant 1979), 1989년에 Hersh 등이 그때까지의 5예를 정리하여 toluene embryopathy(톨루엔 태아장애)로서 보고하여(Hersh 1989) 질환개념으로서 정착했다.

톨루엔 태아장애의 40% 이상에서 보이는 증상은 많은 순으로 발달지연, 소두, 소악, 안열의 협소, 출생전 성장장애, 출생 후의 발달지체, 저위에서 솟아오른 귓바퀴, 양전두간협소, 이상한 머리 가마, 얇은 윗입술 등이다.

톨루엔 태아장애와 태아성 알코올 증후군의 증상의 많은 경우는 공통하지만 전자가 보다 눈에 띄는 증상은 미열, 소악, 귀의 기형, 이상한 머리 가마이며 후자가 더 눈에 띄는 증상은 출생 전의 소두, 인중의 미발달, 작은 코 등이다(Pearson 1994).

유기용제 남용이라 진단받은 임산부에게서 태어난 56명의 신생아 중 7명(12.5%)은 태아성 알코올 증후군과 비슷한 안면기형을 갖고 있었다(Scheeres 2002). 기형발생의 기전에 공통하는 것이 있다고 생각된다(Pearson 1994).

일본에서 시너 남용이 정점을 맞이한 것은 1982년경으로 다음의 2예는 1978년부터 1979년에 걸쳐서 태어난 일본에서 처음의 세계에서도 가장 초기 기형 보고이다(内藤 1981).

14세부터 시너놀이를 한 19세의 부친과 15세부터 시너놀이를 시작해서 16세부터는 거의 하루종일 시너를 마시고 몽롱한 상태였던 18세의 모친에게서 태어난 여아는 단두, 후두부편평, 얼굴의 생김새는 매우 기이함, 앞이마 부분은 경도로 돌출, 어깨는 크게 활 모양으로 휘어서 반달모양, 눈은 아몬드 형태로 바깥 위로 기움, 콧등은 중등도 융기, 귓바퀴는 저위에서 솟아올라 있고, 윗입술은 얇고, 구개는 광협, 소악, 짧은 목, 손발가락은 얇고 길며, 발은 종족(踵足), 왼손에 일자손금이 보였다. 생후 1개월, 무표정하고 자극에 대한 반응이 나쁘고, 체동, 제읍(소리 높여 욺)은 거의 없으며 드물게 들리는 목소리도 매우 약하고 짧다. 뇌파에서 뇌의 발육장애가 시사되어 CT로 뇌실의 경도확대가 보였다. 경구섭취가 불가하고 만 1세에 폐렴으로 사망했다.

14세경부터 시너놀이를 시작한 이래로 대량으로 마시던 20세의 부친과 15세부터 시너놀이를 시작한 18세의 모친에게서 태어난 5개월의 여아는 체동, 제읍이 매우 적으며 목소리도 매우 약하고 자극에 거의 반응하지 않으며 무표정해 점두 전간양 발작이 출현했다. 소두, 단두, 앞이마 부분 돌출이 있으며 안열은 협소, 짧은 목으로 CT와 기뇌촬영으로 현저한 뇌실의 확대와 뇌량의 결손이 확인되어 뇌실은 그 후 더욱 확대, 대뇌피질의 위축이 확인되었다.

점두전환과 뇌량의 결손을 동반하는 선천기형은 에카르디 증후군(Aicardi syndrome)이라 불리며 거의 여아에게서 발생한다. 다음의 예도 시너와의 관계가 의심스러운 에카르디 증후군이다.

2세 6개월 된 여아의 모친은 임신 2개월까지 페인트칠하는 장소에서 1일 5~8시간 시너와 닿아 있었다. 여아는 생후 51일째에 경련발작으로 입원했다. CT의 소견에서 제3뇌실의 확대와 뇌량 결손이 보였다. 안저에서는 특징적인 경계 선명한 계란 형태의 저색소반이 보이고 중증의 신경운동 발달지체가 있다(林 1982).

11세의 남아는 모친이 도장업의 남편을 도와 임신 2개월경부터 7개월경까지 시너에 피폭될 기회가 두세 번 있었다. 출생 시 체중은 1,700 g, 출생 시 가사상태로 정신운동발달이 상당히 늦었고 유아기에 전간양 발작이 있었다. 안연은 평탄, 선천성 안검하수가 현저했으며 치열이 부정, 양측 손가락은 짧았고 손가락 사이에 경도의 물갈퀴 형성이 있다. 양측 모지구부(母指球部)의 저형성, 양측 제2지부터 제5지까지의 손가락의 굴곡장애가 있다. 하지는 양측 내반슬, 신장은 마제형 신장이었고 왼쪽의 정류고환을 확인했다(高島 1983).

중추신경형성 이상의 합병

다음의 2예는 시너를 흡입하고 있던 두 부모에게서 태어난 아이로, 톨루엔 태아장애의 특징인 소두증, 안면기형, 손가락의 작은기형 등 외에 위중한 중추신경형성 이상을 합병한 증례이다.

첫 번째는 신경세포유주장애, 두 번째는 태생기의 중대뇌동맥영역의 경색에 의한 장애이다(新井 1997).

8세 8개월에 사망한 남아는 두 부모가 16세 경부터 시너를 상용, 자연유산 1회, 인공유산 1회 후 모친이 18세 때 태어났다. 환아의 임신 중에도 두 부모는 시너를 상용했다. 시너의 상용을 멈춘 후에 임신한 남동생 2명은 건상(健常)하다. 환아는 5세 때 경련발작이 있어 뒤척이는 것도 불가했고 연하 곤란으로 잘못 삼킴을 반복하여 중추성 호흡 부전으로 사망했다. 외표기형은 소두, 이상한 머리 가마, 양전두간협소, 내안각주름, 귓바퀴저위, 눈에 띄는 귓바퀴, 낮은 비량, 단순한 인중, 얇은 윗입술, 작은 이마 등 외 정류고환, 근긴장의 항진, 반사의 항진이 있었다. 부검소견은 수두뇌증으로 뇌실질은 매우 비박화해 측두엽은 경막으로 현저하게 유착, 열구는 얕고 불규칙했으며 조직학적으로는 잔존하는 모든 대뇌회백질은 신경세포의 방향성과 층구조가 결여되어 있었다.

초진 시 5개월의 남아는 두 부모가 시너를 상용, 모친은 임신 말기까지 사용했다. 모친이 17세 때 저출생체중아로 태어나 생후 4개월부터 경련발작이 있었다. 외표기형은 소두, 이상한 머리 가마, 내안각주름, 눈에 띄는 귓바퀴, 낮은 비량, 작은 코, 소악, 평평한 지첨부(指尖部) 등 외에 근긴장의 저하, 반사의 항진이 있었다. MRI의 양측 중대뇌동맥 영역의 대뇌 결손이 확인되어 경손부 주변은 회백질로 덮이지 않은 부분이 있다.

초진 시 4개월의 여아는 부친이 17세부터 시너놀이를 했으며 현재 20대, 모친은 14세부터 시너놀이를 시작해 임신 중에도 마셨다. 분만 시에도 시너 냄새가 강했다. 아이는 소두, 소악, 왼쪽 귓바퀴 변형, 얇은 윗입술, 긴 인중, 짧은 목, 근긴장의 항진이 있었다(浅井 1997).

시너를 상용한 두 부모에게서 태어난 여아는 1,488 g으로 극저출생 시에 소두, 긴 인중, 이자극성, 진전을 확인했다(磯野 2008). 생후 1일째에 소변에서 마뇨산이 검출됐기에 모친은 출산 직전까지 시너를 흡입한 것으로 보인다.

시너를 흡입하고 있던 모친에게서 태어난 이하 총 3명은 분만 중 모체혈, 양수 모두 시너 냄새가 현저했고 경도의 두부발육과 정신발달 지연을 동반한다(竹中 2005, 中原 2006).

16세부터 시너를 흡입하고 있던 20대의 모친은 대량으로 흡입한 뒤 복통이 출현, 내원 시부터 내쉬는 숨에서 시너냄새가 강하고 출생 직전의 채혈에서 pH7.13으로 보정이 어려운 대사성 아시도시스가 있어 아이의 심음 저하 때문에 긴급 제왕절개로 출산했다. 아이는 1,834 g으로 신생아 일과성 과호흡의 진단으로 생후 2일째까지 인공호흡을 행했다. 생후 2일째의 요중마뇨산치는 3.05 g/L으로 높고 출생 후 역자극성을 확인했으나 마뇨산치의 저하와 함께 개선되었다. 생후 15개월, 경도의 두부발육과 정신발달의 지연이 있었다.

고등학생 때부터 6년간 시너를 흡인해온 20대의 여성은 혈액가스검사가 pH 7.2 대사성 아시도시스가 강하고 출산 직전의 요중마뇨산치는 27.5 g/L로 이상히 높았으며 아이의 심음 저하 때문에 긴급 제왕절개로 출산했다. 아이는 2,436 g으로 생후 2일째의 요중마뇨산치는 5.33 g/L로 생후 10일째에는 정상화되었다. 태변흡입증후군, 지속적 고혈압증이 발병해 생후 6일째까지 인공호흡을 필요로 했다. 7개월 후의 머리둘레는 40.6 cm로 소두증이다. 생후 15개월, 경도의 두부발육지체와 정신발달의 지연이 있었다.

중학생 때부터 시너를 마신 노상생활하던 30세의 모친에게서 태어난 2,588 g의 아이는 머리둘레가 31.0 cm로 작고 모친의 요중마뇨산치는 12.2 g/L로 높았다. 생후 12개월, 경도의 두부발육과 정신발달의 지연이 있었다.

다음의 예는 전형적인 톨루엔 태아증이라 할 수 있을지 의심스럽다.

시너 남용자이며 임신 중에도 시너를 흡입한 15세의 모친에게서 태어난 1세 8개월의 남아는 조모와 입욕 중에 욕조 안에서 익사해 사법해부가 행해졌다. 전완의 단축, 요골의 결손, 손관절의 현저한 휨, 손가락 일부 결손, 고관절의 현저한 외전과 내전방향에의 가동제한, 하지의 단축, 내반 첨족 등의 기형이 양측에서 보이고, 상부 경추의 후방 전이가 보였다. 내장에서는 정류고환, 상행, 하생결장의 후복막에서 유리가 보였다(柏木 2000).

톨루엔은 고염소혈증과 저칼륨증을 동반하는 고위요세관성 대사성 아시도시드를 일으키는데, 톨루엔을 흡입하고 있던 모친에게서 태어난 신생아에게서도 같은 병태가 나타난다(Erramouspe 1996). 모친의 혈액 속의 마뇨산이 태아에 이행, 요세관에 영향을 주는 것일 것이다.

임신 중 톨루엔의 흡입을 계속한 모친에게서 태어나 고염소성 요세관 대사성 아시도시스를 보인 아이 2명은, 한 명이 짧은 코, 얇은 윗입술, 짧고 넓은 폭의 손발가락, 다른 한 명이 작은 이마, 내안각주름의 기형을 동반하고 있었다(Lindemann 1991). 그러나 생후 17~18일에 검사치는 정상화되었으며, 어른과 같이 장애로는 남지 않았다(Lindemann 1991).

유기용제 남용이라 진단된 임산부에게서 태어난 56명의 신생아 중 위에서 기술한 증상을 보인 것은 3명(5.3%)이었다(Scheeres 2002). 마뇨산은 반감기가 짧기에 이 3명의 모친은 분만 직전까지 흡입하고 있었던 것으로 보인다. 분만 직전까지 흡입하지 않았다면 태아의 신장에는 영향이 나오지 않을 것이다.

뇌의 신경세포가 성장분화해 시냅스의 형성이 최성기에 있는 갓 태어난 실험쥐에 톨루엔을 투여하자 뇌의 NMDA 수용체의 서브 유닛에 변화를 만들어 그것에 대응한 신경행동기능의 변화가 나타났다. 소뇌와 해마에 있어서의 NR2A 서브 유닛의 발현의 증강은 이 영역이 시냅스 형성의 최성기에 톨루엔의 영향을 받기 쉽기 때문이라 생각된다(Chen 2004).

1.3.8 혈중농도

혈중 치사농도는 22 mg/L(10~48) 그때의 뇌내 농도는 47 mg/L(10~182)이다. 시너를 마시고 몹시 취한 상태로 입원 혹은 체포된 136명의 혈중 톨루엔 농도는 0.3~30 mg/L, 요중 농도는 0~5.0 mg/L였다. 1.0~2.5 mg/L는 알코올로 말하면 술기운이 오른 상태, 2.5~10 mg/L에서는 절반이 알코올로 말하자면 만취상태, 10 mg/L 이상에서는 혼수 내지는 사망이다(Baselt 2004).

부검에서 톨루엔에 의한 급성 중독사로 감정된 7명의 혈중농도는 31.5~73.0 mg/L로 모두 30 mg/L 이상이었다(谷口 1989).

57세의 남성이 자양강장제로 착각하고 용량 100 mL의 병에 들어 있던 시너를 마시고 5분 후에 의식장애를 일으켜 입원했으나, 발증 후 10시간 반으로 의식은 회복, 그 후 장기장애도 없이 퇴원했다. 입원 시의 혈액 속, 호기(呼気) 중의 톨루엔 농도는 각각 65.59 mg/L, 4.23 mg/L로 4시간 만에 반 이하로 저하, 약 16시간 후에는 1/10 이하가 되었다. 이 사이 혈액·호기의 톨루엔 농도비는 대략 10~20으로 일정했다(西山 1998).

에탄올은 톨루엔의 대사를 억제하므로 알코올과 함께 섭취하면 호기 중의 톨루엔 농도가 증가하는 한편, 소변으로 나오는 마뇨산, *o*-크레졸의 양은 감소한다(Døssing 1984).

호기 중의 톨루엔 농도는 남용자 13명이 14~152 ppm, 시너를 직업으로 사용하고 있는 35명은 전원이 2.52 ppm 이하로 두 경우의 호기 중 농도에는 명확한 차이가 있었다(Yoshida 2004).

1.3.9 정신증상

시너는 다른 남용물질과 달리 알코올과 비슷한 점이 있다. 몹시 취함, 만취라는 말이 사용되어 남용자 스스로「술에 취한 것 같다」고 표현한다.

흡입 중에 나타나는 정신증상은 다행감, 명정감(몹시 취한 느낌) 외 감정의 불안정, 정신운동흥분, 의식장애, 섬망, 의식혼탁을 동반하여 나타나는 환각, 특히 환시가 있다(大原 1964).

두 부모에게 반항해서 자동차용 가솔린을 흡입을 멈추지 않는 14세의 남자 중학생에게 가솔린의 흡입실험을 행한 보고가 있다.

2 L들이 가솔린 병에 가솔린을 채우고 냄새를 맡기 쉬운 상태로 해서 6시간에 걸쳐서 관찰했을 때 코와 입을 병의 입구에 밀착시켜 3~5분간 맡고 그 후 3~7분 정도 쉰다. 약 30분 마시면 키득거리고, 갑자기 사물을 잡는 동작이 보이며 중얼중얼 혼잣말을 한다. 그때 사람이 접근하면 얼굴을 돌린다. 1~2시간 후에 안면이 창백해지고 침을 흘리며 혼잣말과 웃음이 길어지고 몹시 취했을 때처럼 자극적인 흥분상태로 웃는다. 이 이후는 같은 상태가 계속되어, 흡입 후기에는 경도의 단순한 의식혼탁이 있었으리라 생각되는데 환시, 환각은 없었다(後藤 1966).

신체의존과 금단증상

드물기는 하지만 시너로 신체의존이 생겨 금단증상이 나타나기도 한다.

시너, 접착제, 가솔린의 의존증으로 정신과에 입원 중인 환자 70명, 외래환자 41명, 합계 111명에 대해서 조사했을 때 흡입 중의 정신증상은 환각이 37.8%로, 망상이 14.4%였다. 흡입 후의 정신증상은 감정둔마가 13.5%, 울상태가 9.0%에서 보였다. 비행을 동반한 것은 89.9%, 공부를 게을리함, 무단결근이 55.9%, 폭행, 교통사고, 교통위반, 도둑질이 38.7%로 흡입 중의 정신증상과 범죄 사이의 상관이 있었다. 흡입 후의 정신증상과 범죄의 상관은 8.1%로 흡입 후 우울상태가 자살기도에 관계한 것은 3명이었다(Horikoshi 1991).

10대의 여성은 시너를 마시기 시작하고 2년 3개월 흡입을 중단 후 12시간의 무증상기 후 갑자기 손가락의 진전, 환청, 망상적 해석에서 급성착란상태로 목적 없이 달려나가 다리에서 강으로 뛰어내려 지나가는 사람에게 구해져 입원했다. 디스토니아, 발열이나 발한 등의 자율신경증상 등 금단섬망이 보였다(清水 1986).

유기용제 정신병

흡입을 중지 후 장기에 걸쳐서 환시를 중심으로 한 정신증상을 보이는 경우가 있다(塚本 1981).

유기용제의 흡입을 시작하고 6~7년으로 각성제 정신병과 비슷한 환각, 망상, 의식저하, 감정둔마 등의 증상을 보이는 유기용제 정신병에 빠진다(大見 2007). 그러나 각성제 정신병만큼 격렬하지는 않다.

각성제에서는 각성제 정신병이 최대의 문제이나, 유기용제에서는 최대의 문제가 백질뇌증이며 유기용제 정신병이 아니다.

10대의 남성은 중학교 졸업 후부터 시너를 마시게 되어 흡입 시에는 알코올의 몹시 취한 느낌과 비슷한 부유감과 환각이 있었다. 4년 후 남용을 멈추자 몸 상태가 좋지 않아져 중단 1개월 후 불온 상태가 되어 환시, 피해망상, 자살염려 등의 정신증상이 나타나 입원했다. 입원 40일 후 정신증상의 호소는 없어져 입원 70일 후 자택으로 외박 중 4일째 날에 자택 근처의 숲에서 목을 매고 자살했다(赤崎 1997).

재연

각성제에서 보이는 플래시백이라 불리는 재연현상이 보인다. 그러나 유기용제에서 보이는 재연현상은 각성제의 그것과는 상당히 다르다. 다른 점은 다음과 같다.

① 섭취를 중단 후 증상이 재연하기까지의 무증상기간이 각성제의 경우 수개월에서 수년으로 긴 것에 비해 유기용제의 경우 1~3일로 짧다. 그 때문에 증상의 재연인지 금단증상인지 분명하지 않을 수 있다.

② 각성제의 경우 재연의 계기는 소량의 각성제 외 음주, 환각제, 시너, 중노동 등의 스트레스, 수술, 임신 등이나, 유기용제의 경우는 특정할 수 있는 계기 없이 재연하는 일이 있으며 이 점도 재연인지 금단증상인지 판단이 어렵다.

③ 각성제의 경우 증상의 재연 결과, 자상, 타상 등의 폭력행위가 많은 데 반해 유기용제의 경우 환자 자신의 정신증상에서 그치는 것이 보통이다.

10대의 남성은 고교입학 후 얼마 지나지 않아 시너의 흡입을 시작해 17세경 흡입 시 환시, 청각과민, 구음장애, 시각장애, 연하장애 등을 경험하게 되었다. 18세 때 시너를 끊으려고 입원, 항정신병약의 투여를 받았을 때 다음날, 혼잣말, 헛웃음, 지남력장애, 불면, 흥분, 다동, 지리멸렬한 대화, 환각망상이 현저하고 섬망상태가 되었다. 입원 10일째부터 작화증 등 코르사코프 증후군이 나타났고 16일째부터는 지남력장애가 가벼워지는 한편 연하저작장애,

구음장애, 유연, 실조성 보행이 나타났다. 25일째부터 이 증상들이 호전되기 시작했는데 다행감과 치매상태가 이어져 3개월 후 정상화했다. WAIS 지능검사로 종합 IQ는 3개월 전 60 이하에서 76으로 개선해 있었다(吉村 1986). 이 증례에서는 재연 전후에 정신증상뿐만 아니라 톨루엔에 의한 소뇌증상(구음장애, 시각장애 등)이 나타나 있다.

20대 남성은 23세경부터 본드의 흡입을 시작하고 환각, 정신운동 흥분, 망상양 체험이 나타나게 되어 「자신이 집에 있으면 민폐가 되고 화재가 난다」며 2층의 창문에서 뛰어내려 부상을 입었다. 입원 후 12시간의 무증상기에 이어서 본드 흡입 시와 같은 이상체험, 환시를 주체로 한 환각, 일관성이 없고 내용도 유동적인 망상, 의식혼탁, 불안, 공포를 기반으로 한 이상행동 등 섬망, 착란상태가 나타났다. WAIS 지능검사에서 종합 IQ는 100이었다(松井 1982).

20대 여성은 고등학교 3학년 때 시너를 1일 1~2회, 수일간 흡입하는 일을 3개월 정도 계속하고 마지막 흡입 직후 몽롱한 상태로 생각되는 의식장애가 출현했으나 10일 정도로 자연회복했다. 약 3년 후 음주 후 비슷한 의식장애가 나타나 입원, 10일 정도부터 의식은 청명해졌다. WAIS 지능검사로 종합 IQ는 97이었다. 3년 전에 의식장애가 나타났을 때의 뇌파와 이번 입원 시의 뇌파에는 서파화가 확인됐으나 증상개선 후의 뇌파는 정상화해 있었다(浦田 1987).

20대의 여성은 시너를 흡입, 점차 시력의 저하를 자각해 정신과에 입원했다. 일시 실명상태가 됐으나 되원 후 시력은 우 0.04, 좌 0.06까지 회복했다. 시너의 흡입을 시작하고 2년 가까이 지나고 각성제를 주사 직후에 다시 양 눈 실명상태가 되어 입원했다. 대광반사는 소실, 동공은 산대, 스테로이드 투여 등으로 증상은 가벼워졌다. 2주일 후 우시신경위축, 우안 주변 시야협착이 있었고 시력은 우 0.01, 좌 0.05였다(戎 1992).

문헌

赤木泰. シンナー中毒による視神経症の1 例. 日本眼科紀要 2000；51：508-11

赤松直樹ほか. 神経生検が診断に有用であったボンド吸入による多発性神経炎の1 例. 臨床神経学 1989；29：824

赤崎安昭ほか. 不幸な転帰をとった有機溶剤乱用の1 症例. 最新精神医学 1997；2：471-5

秋口一郎ほか. Myeloneuropathy と脳波異常を呈した職業性シンナー(トルエン)中毒症の一例. 臨床神経学 1977；17：586-91

Allen N et al. Toxic polyneuropathy due to methyl n-butyl ketone. An industrial outbreak. Arch Neurol 1975；32：209-18

Alper AT et al. Glue (toluene) abuse：increased QT dispersion and relation with unexplained syncope. Inhal Toxicol. 2008；20：37-41

Altenkirch H et al. Nervous systemresponses of rats to subchronic inhalation of N-hexane and

N-hexane+ methyl-ethyl-ketone mixtures. J Neurol Sci 1982；57：209-19

Am eno K et al. Regional brain distribution of toluene in rats and in a human autopsy. Arch Toxicol 1992；66：153-6

安藤康宏ほか. 横紋筋融解症による急性尿細管壊死を合併した慢性シンナー中毒の1 症例. 腎と透析 1987；22：317-22

青木利彦ほか. 腐らん死体からシンナー成分が検出された例. 法医学の実際と研究 1975；18：1-7

新井公人ほか. 慢性トルエン中毒と随意運動時過動脳神経 1986；38：1181-6

新井琇秀ほか. Toluene embryopathy と考えられる重症心身障害児の2 例. 脳と発達1997；29：361-6

Arlien-Søborg P et al. Chronic painters=syndrome. Chronic toxic encephalopathy in house painters. Acta Neurol Scand 1979；60：149-56

浅井雅美ほか. シンナー常用者から生まれた1 新生児例. 小児科臨床 1997；50：1727-9

東都千春ほか. Rhabdomyolysis による急性腎障害を呈したシンナー中毒の1 例. 内科1992；69：761-3

Baselt RC. Disposition of Toxic Drugs and Chemicals in Man. 7th ed. Biomedical Publications, 2004, p1121

Boelsterli Urs A. Mechanistic Toxicology. 2nded. Informa, 2009, p233-238

Bonnichsen R et al. Poisoning by volatile compounds. II. Chlorinated aliphatic hydrocarbons. J Forensic Sci 1966；11：414-27.

Brindle GF et al. The use of fluothane in anaesthesia for neurosurgery：a preliminary report. Can Anaesth Soc J 1957；4：265-81

Byard RW et al. Death associated with volatile substance inhalation--histologic, scanning electron microscopic and energy dispersive X-ray spectral analyses of lung tissue. Forensic Sci Int 2007；171：118-21

Caldemeyer KS et al. The spectrum of neuroimaging abnormalities in solvent abuse and their clinical correlation. J euroimaging 1996；6：167-73

Chen HH et al. The role of N-methyl-D-aspartate receptors in neurobehavioral changes induced by toluene exposure during synaptogenesis. Ann N Y Acad Sci 2004；1025：552-5

DeLong MR et al. Parkinson=s disease and other extrapyramidal movement disorders. In：Fauci AS et aleditors. Harrison=s Principles of Internal Medicine. New York：McGrawHill, 2008；2549-59

Døssing M, et al. Effect of ethanol, cimetidine and propranolol on toluene metabolism in man. Int Arch Occup Environ Health 1984；54：309-15.

戎正司ほか. 覚醒剤投与により再燃, 悪化を示したシンナー中毒性視神経炎の1 例. 精神経誌 1992；94(3)：289

江口昌代ほか. シンナー吸入によるメタノール中毒の1 例. 中毒研究 1998；11：141−4

Erramouspe J et al. Newborn renal tubular acidosis associated with prenatal maternal toluene sniffing. J Psychoactive Drugs 1996；28：201−4

Escobar A et al. Chronic thinner intoxication：clinico−pathologic report of a human case. J Neurol Neurosurg Psychiatry 1980；43：986−94.

Fields RD. White matter in learning, cognition and psychiatric disorders. Trends Neurosci 2008；31：361−70

Filley cm et al. White matter dementia in chronic toluene abuse. Neurology 1990；40：532−4

Filley cm. The behavioral neurology of cerebral white matter. Neurology 1998；50：1535−40

Filley cm. Toxic leukoencephalopathy. Clin Neuropharmacol 1999；22：249−60

Filley cm et al. Toxic leukoencephalopathy. N Engl J Med 2001；345：425−32

Filley cm et al. The effects of toluene on the central nervous system. J Neuropathol Exp Neurol 2004；63：1−12

Frenia mL et al. Methanol inhalation toxicity. Ann Emerg Med 1993；22：1919−23

藤本正流ほか. メチルアルコールガス中毒による急性球後視神経炎の症例. 臨眼 1998；52：51−5

藤崎一浩ほか. 著明な低K 血症, 代謝性アシドーシスを来した有機溶剤依存の1 症例. 日ア精医誌 2005；11：53−6

藤田憲一ほか. 画像診断で大脳, 小脳および脳幹の萎縮を呈した慢性トルエン中毒の1 例. 臨床神経 1992；32：421−5

福井寿徳ほか. 劇症肝炎を発生したシンナー中毒の2 例. 中毒研究 1994；7：438−9

Gause EM et al. Exploratory studies of a rodent model for inhalant abuse. Neurobehav Toxicol Teratol 1985；7：143−8

Gospe SM Jr et al. Central nervous systemdistribution of inhaled toluene. FundamAppl Toxicol 1988；11：540−5

後藤忠久ほか. ガソリン吸嗅嗜癖. 精神医学 1966；8：493−7

Grabski DA. Toluene sniffing producing cerebellar degeneration. AmJ Psychiatry 1961；118：461−2

Greisheimer EM et al. The effect of ether on cyclopropane−epinephrine arrhythmias. Anesthesiology 1954；15：51−60

箱田滋ほか. シンナー吸入により多量の胸水貯留をきたした1 例. 現代医療 1996；28(増Ⅱ)：1559−63

Harada K et al. An autopsy case of acute chloroformintoxication after intermittent inhalation for years. Jpn J Legal Med 1997；51：319−23

原田直子ほか. シンナー吸入による間質性肺炎と考えられた1 例. 呼吸1995；14：206−10

Haut MW et al. Corpus callosumvolum e in railroad workers with chronic exposure to solvents. J Occup Environ Med 2006；48：615−24

Hersh JH. Toluene embryopathy：two new cases. J Med Genet 1989；26：333−7
比嘉聡ほか. 両側胸水を呈したトルエン中毒の症例. 沖縄医会誌 1993；30：118−9
平本準ほか. トルエン中毒により低カリウム性四肢麻痺を呈した1 症例. 聖マリ医大誌 1997；25：845
平田晴男ほか. シンナー中毒に併発した急性膵炎の1 症例について. 沖縄医会誌 1990；27：276−7
Horikoshi R et al. Psychotic symptoms and antisocial behavior in glue sniffing. Act CrimJapon 1991；57：1−7
Hormes JT et al. Neurologic sequelae of chronic solvent vapor abuse. Neurology 1986；36：698−702
飯田淳史ほか. トルエン乱用に起因する横紋筋融解症の1 例. 日救急医会関東誌 1994；15：358−9
井上俊ほか. わが国における工業用有機溶剤使用の実態に関する調査研究. 産業医学1984；26：518−38
石田順朗ほか. 急性トルエン中毒による重篤な横紋筋融解症の1 例. 日救急医会関東誌 2003；24：312−3
磯野員倫ほか. シンナー常用者から出生した早期産児の1 例. 日本周産期·新生児医学会雑誌 2008；44：582
伊藤裕子ほか. シンナーによる一次刺激性皮膚炎. 臨皮 1991；45：979−82
伊藤哲也ほか. シンナー中毒による急性腎不全の1例. 透析会誌 1994；27：1349−53
岩井敦志ほか. 遠位尿細管性アシドーシスを呈したトルエン中毒の1 例. 日救急医会誌 2006；17：582
岩崎靖ほか. シンナー中毒により四肢麻痺, 呼吸筋麻痺を呈した1 例. 神経内科 2000；52：433−6
Jones KL et al. Pattern of malformation in offspring of chronic alcoholic mothers. Lancet 1973a；1(7815)：1267−71
Jones KL et al. Recognition of the fetal alcohol syndrome in early infancy. Lancet 1973b；302：999−1001
Kageyama S et al. Neurogenic bladder in a toluene sniffer：A case report. Nishinihon J Urol 1993；55：268−72
梶原正弘ほか. 性的嗜癖に伴うジエチルエーテル中毒の一剖検例. 法医学の実際と研究 1998；41：199−202
上條吉人ほか. シンナー中毒による尿細管アシドーシス(RTA)の合併が疑われた2 症例の検討. 中毒研究 1996；9：479
神原永長ほか. 尿細管性アシドーシス(RTA)の合併が疑われたトルエン中毒の1 例. 中毒研究 2006；19：330
神吉しづかほか. 周期性四肢麻痺様の筋力低下を反復した慢性トルエン中毒の1例. 脳神経 2002；54：427−30
金内雅夫ほか. シンナー中毒における急性腎不全の1 例. 腎と透析1984；17：267−71

金子光太郎ほか. シンナー中毒による著しい低カリウム血症と四肢麻痺を生じ肝機能障害を合併した一症例. 日内科会抄録 1993；(4)：68

加島融ほか. 有機溶剤(トルエン)による塗装作業中の中毒例. 災害医学 1968；11：1422−6

加島融ほか. ビニール製袋を使用した自殺5 例. 日法医誌 1969；23：248−52

柏木正之ほか. Toluene embryopathy と考えられる一剖検例. 日法医誌 2000；54：58

勝井義和ほか. ボンド吸入遊びによるn−Hexane Polyneuropathy の1 例. 三重医学 1986；30：327−36

風祭元. 他人にすり替わった両親. こころの科学 2003；No. 109(5)：128−33

木田博隆ほか. 液晶画面洗浄工場で集団発生したノルマルヘキサン中毒の検討. 産衛誌 2004；46：99−100

木村透ほか. シンナーボンド遊びで著明な小脳失調と視力·視野障害を呈した1 例. 神経内科 1982；16：79−81

Kira S et al. A case of thinner sniffing：Relationship between neuropsychological symptoms and urinary findings after inhalation of toluene and methanol. Ind Health 1988；26：81−5

北恵詩穂里ほか. 視神経障害をきたしたシンナー中毒の1 例. 神経内科 2004；61：362−6

際本拓未ほか. トルエン濫用により尿細管性アシドーシスを繰り返した1 例. 内科 2005；95：585−7

Knochel JP et al. On the mechanism of rhabdomyolysis in potassium depletion. J Clin Invest 1972；51：1750−8

Knox JW et al. Permanent encephalopathy from tolucne inhalation. N Engl J Med 1966；275：1494−6

児玉和宏ほか. シンナー依存症にみられた視覚障害の1 例. 臨床精神医学 1987；16：757−63

小泉隆徳ほか. 有機溶剤乱用者の尿所見—特に, 血尿と蛋白尿について—. 精神医学 1989；31：763−5

近藤美重ほか. 遷延化した近位尿細管性アシドーシスを呈したトルエン中毒の1 症例. 日集中医誌 2001；8：351−4

Kornfeld M et al. Solvent vapor abuse leukoencephalopathy. Comparison to adrenoleukodystrophy. J Neuropathol Exp Neurol 1994；53：389−98

小山完二ほか. 四塩化炭素を含む塗装下地剤を吸入し重篤な肝障害を呈したシンナー常習者の診療経験. 中毒研究 1996；9：107

久保摂二ほか. シンナー吸入嗜癖者の1 例. 精神神經學雜誌 1960；62：1238−9

Kuhlman JJ et al. Two deaths involving isoflurane abuse. J Forensic Sci 1993；38：968−71

栗原和男ほか. ボンドG10 嗜癖によるn−hexane polyneuropathy —臨床所見ならびに生検腓腹神経電顕所見に関する知見補遺—. 脳神経 1986；38：1011−7

楠田美保子ほか. シンナー吸引により重篤な視機能障害を来した1 例. 眼科1991；33：585−9

Larner AJ. Potassiumdepletion and rhabdomyolysis. Br Med J 1994；308：136

Lindemann R. Congenital renal tubular dysfunction associated with maternal sniffing of organic solvents. Acta Paediatr Scand 1991；80：882−4

丸山克之ほか. シンナー吸入後に肝障害を繰り返した1 症例. 中毒研究 1993；6：318

益田徹ほか. 網膜有髄神経線維が消失したシンナー中毒視神経症. 臨眼 1987；41：911−4

増永高晴ほか. シンナー吸入による急性膵炎の1 例. 日消誌 1989；86：2828−32

的場梁次ほか. エーテル中毒死の一例. 日法医誌 1980；34：91−3

松井望ほか. 有機溶剤におけるFlashback 現象について. 臨床精神医学 1982；11：879−84

松村睦郎ほか. 接着剤(ボンド)吸入遊びによるPolyneuropathy ——卵性双生児の2 症例—. 臨床神経 1972；12：290−6

三田恵理子ほか. 著しい低K 血症を伴った慢性シンナー中毒の1 例. 日本内科学会関東地方会499回演題要旨. 2002；23

宮北英司ほか. シンナー吸入により腎尿細管性アシドーシスと低カリウム性四肢麻痺を併発したと思われる1 症例. 診断と治療 1984；72：690−3

三代川可織ほか. 筋力低下, 低カリウム血症および代謝性アシドーシスを繰り返したトルエン中毒の1例. 第532回日本内科学会関東地方会抄録 2005；p24

水野谷恭子ほか. シンナー中毒による視覚障害の1例. 眼科臨床医報 1993；87：1023−9

Morley R et al. Xylene poisoning：A report on one fatal case and two cases of recovery after prolonged unconsciousness. Br Med J 1970；3：442−3

向井栄一郎ほか. MRI でびまん性の中枢神経白質病変を認めた慢性トルエン中毒症の1 例. 神経内科 1991；35：298−304

向井英一郎ほか. 振戦型hyperkinésie volitionnelle を示した慢性トルエン中毒の臨床経過. 神経内科 1994；40：551−6

村上直也ほか. 有機溶剤乱用により中枢神経系に広範な白質病変を呈した一症例. 臨床脳波 1991；33：863−9

那波佳月子ほか. シンナー中毒による視神経萎縮の1 例. 眼科臨床医報 1993；87：2528

内藤春子ほか. シンナー常用者から生まれた障害児2 例. 小児科臨床 1981；34：734−9

内藤裕史. 吸入麻酔薬の薬理：山村秀夫ほか編集, 新臨床麻酔学全書第2 巻B, 金原出版, 1984, p38−39

中原辰夫ほか. シンナー中毒合併妊婦の周産期管理. 産婦人科の実際 2006；55：1601−5

仲本昌一ほか. トルエン中毒にかくれたメタノール中毒の2 症例. 救急医学 1986；(3 月臨時増刊)：S−215

仲本昌一ほか. 一過性の尿細管性アシドーシスを呈したトルエン中毒の1 例. 中毒研究 1989；2：411−3

仲本昌一ほか. メタノール中毒による急性膵炎の1 症例—シンナー中毒の1 合併症として—. 中毒研究 1990；3：77−80

中野正幸ほか. シンナー吸引により遠位尿細管性アシドーシスと低カリウム血性筋症を合併した1 症

例. 北関東医学 1992；42：295−8
二宮元ほか. シンナー中毒による視神経障害の1 例. 眼科 1990；32：1349−52
西田秀美ほか. シンナー中毒症と低K 血症. Medicina 2000；37：911−3
西本和弘ほか. 慢性トルエン中毒の1 例—純トルエンが中枢神経に及ぼす障害について—. 臨床脳波 1999；41：747−52
西村有史ほか. 重症Guillain−Barré 症候群様の神経症状を呈した「ボンド」中毒の1 例. 臨床神経学 1989；29：825
西山隆ほか. シンナー(トルエン)服用による急性中毒の1 例— FT−IR によるトルエンの呼気中濃度の定量. 中毒研究 1998；11：446−7
小田晋. 大麻取締法違反事件非行少年の精神医学的研究. 精神医学 1971；13：1083−90
小原まみ子ほか. トルエン中毒における特異なMRI 所見. 神経内科 1991；35：229−30
小川豊昭ほか. 失調症を主徴とした慢性シンナー中毒症の1 例. 臨床神経学 1979；19：525
Ogawa Y et al. Acute optic neuropathy induced by thinner sniffing：inhalation of mixed organic solvent containing methyl alcohol and methyl acetate. Ind health 1988；26：239−44
奥平謙一ほか. 有機溶剤乱用と精神病症状—自験120 例での検討—. 精神神経学雑誌 1996；98：203−12
大原健士郎ほか. シンナー嗜癖の3 例について. 精神医学 1964；6：363−7
大木博ほか. シンナー等, 有機溶剤製品の吸引による死亡の原因に関する研究. 科学警察研究所報告 1971；24：173−92
大見陽子ほか. 入退院を繰り返した後, 精神科デイケア通所によって安定した有機溶剤精神病の2 症例. Jpn J Alcohol & drug dependence 2007；42：76−81
大村浩之ほか. 呼吸不全を呈した周期性嘔吐症とシンナー中毒によるhypokalemic myopathy の1 例. 臨床神経学 1990；30：228
大野仁ほか. シンナー中毒によると思われる視神経障害の1 例. 眼科臨床医報 1985；79：816−9
Ohshima T et al. A case of sudden sniffing death during autoerotic behavior with gasoline inhalation. Act CrimJapon 1992；58：1−7
Oya M et al. A fatal case of ethyl chloride sniffing using head−cleaning spray. Yamanashi Med J 2004；19：117−21
Pearson MA et al. Toluene embryopathy：delineation of the phenotype and comparison with fetal alcohol syndrome. Pediatrics 1994；93：211−5
Pryor GT et al. Interactive effects of toluene and hexane on behavior and neurophysiologic responses in Fischer−344 rats. Neurotoxicology 1992；13：225−34
林河宏ほか. シンナーに接触した母親から生まれたAicardi症候群の1 例. 先天異常 1982；22：266−7
Rosenberg NL et al. Toluene abuse causes diffuse central nervous systemwhite matter changes.

Ann Neurol 1988；23：11−4
斎藤秀樹ほか. 神経因性膀胱から腎後性急性腎不全を呈したトルエン常習者の1 例. 中毒研究 1998；11；133−6
斎藤豊和ほか. 接着剤吸入遊びによるpolyneuropathy. 神経内科 1976；5：159−67
鷺盛久ほか. 医師2 名の麻酔薬中毒死. 日法医誌 2002；56：51
坂井利行ほか. MRI で脊髄病変が描出された慢性トルエン中毒によるencephalomyelopathy の1 例. 臨床神経 2000；40：571−5
坂本政信ほか. 筋原性変化を伴った慢性トルエン中毒症の1 例. 臨床神経 1992；32：516−20
櫻井征彦ほか. 有機溶剤乱用者にみられた心電図変化について. 精神医学 1981；23：351−9
佐々木庸郎ほか. 著明な低カリウム血症を呈し, 呼吸筋麻痺から心停止に至ったトルエン中毒の1 例. 日救急医会関東誌 2006；27：130−1
佐藤弘健ほか. シンナー中毒後肺水腫を合併した一例. 日本集中治療医学会雑誌 1999；6(Suppl)：139
佐藤文子ほか. Diffuse alveolar damage で死亡したシンナー, ブタンガス長期間乱用者の一剖検例. 法医病理 2003；9：34−9
佐藤正敏ほか. ガソリン吸嗅嗜癖の1 例. 精神神経学雑誌 1969；72：176
Scheeres JJ et al. Solvent abuse in pregnancy：a perinatal perspective. J Obstet Gynaecol Can 2002；24：22−6
清水博ほか. 離脱時にせん妄状態を呈した有機溶剤(シンナー)乱用の1 例. 臨精医学 1986；15：1673−6
白田明子ほか. 頭部MRI で異常を認めた慢性トルエン中毒の1 例. 太田総合病院学術年報 1998；(33)：65−8
城井義隆ほか. 重篤な急性トルエン中毒の一例—防水接着業務就労中のトルエン常習者—. 日本職業･災害医学会会誌 2000；48(臨増)：101
白石尚美ほか. トルエン中毒により呼吸筋麻痺･横紋筋融解を来たした低カリウム血症の1 例. 旭中央医報 1992；14：7−9
庄司義治ほか. メチルアルコール中毒による眼碍害に就いて. 綜合医学 1946；3：549−54
Singer GG et al. Fluid and electrolyte disturbances. In：Fauci AS et al editors. Harrison's Principles of Internal Medicine. New York：McGrawHill, 2008；274−85
園田順一. ガソリン吸入嗜癖の行動療法. 教育と医学 1973；21：745−53
Spencer JD et al. Halothane abuse in hospital personnel. JAMA 1976；235：1034−5
杉村隆史ほか. シンナー常用者に発症した重症急性肝障害の1 例. 肝臓 1990；31：1343−7
須原哲也ほか. トルエン吸引により遠位尿細管性アシドーシスを呈した1 例. 日内会誌 1985；77：1452−3
鈴木源三郎. メチルアルコール中毒による眼障碍知見補遺(1). 新潟医会誌 1949；63：556−66
鈴木仁ほか. トルエン中毒の特異的な電解質異常例. 日救急医誌 1991；2：343

鈴木一実ほか. トルエン中毒が原因と思われる神経因性膀胱の2 例. 臨泌 2000；54：49−52

Takaki A et al. A 27−year−old man who died of acute liver failure probably due to trichloroethylene abuse. J Gastroenterol 2008；43：239−42

高島敬忠ほか. シンナーの催奇形性について. アルコール研究と薬物依存 1983；18(4)：S68−9

竹林実ほか. 横紋筋融解症が疑われ, 代謝性アシドーシスを呈したシンナー中毒の2 症例. 精神医学 1999；41：879−82

竹中学ほか. シンナー中毒母体児の3 例. 日本周産期·新生児医学会雑誌 2005；41：532

岳中耐夫ほか. ボンド吸入によるPolyneuropathy. 日本醫事新報 1972；(2515)：33−4

竹内忍ほか. シンナー·接着剤常用者にみられた急性視覚障害について. 眼科臨床医報 1974；68：909−14

Takeuchi Y et al. An experimental study on the combined effects of n−hexane and toluene on the peripheral nerve of the rat. Br J Ind Med 1981；38：14−9

滝口直彦有機溶剤乱用者による重大犯罪の司法精神医学的研究. Act CrimJapon 1985；51：1−14

田中淳介ほか. 多彩な症状を呈した重症シンナー中毒の1 例. 中毒研究 1993；6：195−6

田中博之ほか. 搬入時急性腎機能障害を伴った急性シンナー中毒の1 症例. 日集中医誌 1999；6：393−8

谷口忠昭ほか. 剖検死体からの薬毒物の検索について—シンナーの検出—. 日法医誌 1989；43：206

帯刀真也ほか. シンナー中毒性視神経症の1 例. 眼科臨床医報 2005；99：846

巽信二ほか. シンナーを検出した剖検2 例. 日法医誌 1989；43：206−7

寺岡葵ほか. 慢性腎機能障害を伴う±Permanent encephalopathy[2]を疑わせた職業性シンナー中毒症の1 例. 精神医学 1979；21：291−5

Thuomas KA et al. MR imaging in solvent−induced chronic toxic encephalopathy. Acta Radiol 1996；37：177−9

Toutant C et al. Fetal solvents syndrome. Lancet 1979；1(8130)：1356

土屋一郎ほか. シンナー吸入遊びによるpolyneuropathy. 神経内科 1992；36：73−6

津田司ほか. 接着剤吸入遊びによるPolyneuropahty の2 症例. 臨床神経 1974；14：469−76

塚田周平ほか. 重症肝障害を伴った急性シンナー中毒の1 例. 小児科診療 1995；58：1711−5

塚本隆三ほか. 有機溶剤連用後, 幻視を中心とした精神症状を呈した3 症例. 精神経誌 1981；83：62

Uitti RJ et al. Parkinsonisminduced by solvent abuse. Ann Neurol 1994；35：616−9

梅原藤雄ほか. 多彩な中枢神経症状を呈した慢性トルエン中毒症の2 例. 臨床神経 1984；24：988−92

浦田昇ほか. Flashback 様メカニズムによると思われる意識障害をきたした有機溶剤吸引者の1 例. 臨床精神医学 1987；16：213−7

和田貴子ほか. 急性肺水腫を合併したシンナー中毒の1 例. 日救関東誌 1987；8：540

和久井紀貴ほか. 低カリウム性四肢麻痺を呈した慢性トルエン中毒の1 例. 東邦医学会雑誌 2004；51：26−31

Wilkins−Haug L. Teratogen update：toluene. Teratology 1997；55：145−51

山縣祥隆. シンナー中毒視神経症―メチルアルコールの関与に注目して―. あたらしい眼科 2000；17：33−8

山本真之ほか. 視力低下, 異常眼球運動のみられた慢性トルエン中毒の1 例. 眼科ME 学会合同学会総会プログラム抄録集 1999；35：131

山本俊一ほか. 緑内障様視神経萎縮がみられた有機溶媒中毒. 臨眼 2001；55：945−948

山成洋ほか. シンナー中毒による尿細管性アシドーシスが原因と考えられる著しい低カリウム血症と四肢麻痺を生じた1 例. 内科 1988；62：1183−6

Yamanouchi N et al. Effects of MRI abnormalities on WAIS−R performance in solvent abusers. Acta Neurol Scand 1997；96：34−9

山崎俊三ほか. 視神経炎を伴ったシンナー中毒の1症例. 臨床神経学 1988；28：1351

横山仁ほか. 急性腎不全と軽度膵炎を発症したシンナー中毒の一例. 日本職業·災害医学会会誌 2001；49増刊: 195

米満孝聖ほか. 塗装作業中のシンナー中毒死―キシレンの死因への関与―. 日法医誌 2000；54：140

Yoshida T et al. Analysis of toluene in exhaled air of glue sniffers and workers using thinner at work place. Jpn J Clin Toxicol 2004；17：45−50

吉村伊保子ほか. シンナー依存症の1 例―神経症状を伴ったFlashback 現象について―. 臨床精神医学 1986；15：369−75

2 연료용 가스, 분사제

유기용제의 남용에 의한 사망이 이어져 「독물 및 극물 단속법」의 1972년 6월과 1975년 8월 2회에 걸친 개정으로 시너, 톨루엔의 남용이 금지되어 18세 미만은 구입도 할 수 없게 되었다. 이와 함께 중고등학생 사이에서는 값싸고 간단히 입수할 수 있는 라이터용이나 휴대용 가스버너용의 가스, 헤어스프레이나 데오드란트가 남용되게 되었다.

남용은 1980년경에 시작되어 1988년경 일단 정점을 맞이한 후, 재유행하여 1996년에는 라이터용 가스로 11명, 휴대용 가스버너용 가스로 4명, 데오드란트로 1명으로 중고등학생 10명을 포함하는 16명이 사망했다.

경찰청의 집계에서는 2008년까지 15년간 부탄, 아이소뷰테인으로 100명, 플루오린화 탄소로 15명, 프로판으로 40명이 사망하였다.

영국에서도 라이터용 가스 흡입이 아이들 사이에서 유행해 잉글랜드 남서부의 브리스톨시의 쓰레기장에서 1988년 11월 9세의 여아가 슈퍼에서 산 라이터용의 가스를 입 안에 불어넣어 놀다가 갑자기 쓰러져 사망했다. 쓰레기장은 젊은이들이 시너나 접착제, 부탄가스를 흡입하는 집합소였다.

시너의 흡입을 「팥빵 놀이」라고 부르고 있었는데 시너가 가스를 대신해 「가스빵 놀이」라 불리게 되었다.

2.1 성분

연료용 가스의 성분은 *n*−부탄, 아이소뷰탄(이하 부탄가스), 프로판이지만 앞의 두 가지가 주이기에 "부탄가스 흡입"이라 불리는 경우가 있다. 본드에는 가압액화된 상태로 들어가 있어 한랭지에서 사용하는 것은 기화하기 쉽도록 비점이 낮은 프로판의 비율이 많고, 휴대용 가스버너용 가스는 부탄의 비율이 많다.

프로판가스라 불리고 있는 가정용의 표준적인 일종 1호 LP가스의 조성은 프로판 93.4%, 아이소뷰테인 3.7%, 부탄 2.1%, 에테인 0.5%, 프로필렌 0.2%이다(『중독백과』 참조).

가정용 난로나 라이터용의 가스 저장용기에는 가스가 연로로서 들어가 있으나 제한 스프레이나 헤어 스프레이에는 분사제로서 들어가 있다.

헤어 스프레이에는 분사제 외에도 주제로서 실리콘유나 계면활성제가, 또한 제한 스프레이에는 탤크나 발부제인 트리클로산, 이소프로필미리스테이트 등이 들어 있다. 그 때문에 예를 들어 제한 스프레이의 남용자에 의하면「힘든 것은 파우더의 일부가 목에 들어가 기침을 하는 것입니다」(丸井 1989)고 하는 상태가 보인다.

가스의 연소성을 억제하기 위해 분사제로서 예전에는 CFC11(프레온11)과 CFC12(프레온12)가 더해져 있었으나, 이 오존층을 파괴하는 특정 프레온은 생산이 중지되어 대신해서 현재는 하이드로플루오로카본 HFC 152a(1,1-디플루오로에탄)이나 디메틸에테르가 사용되고 있다.

정밀기기의 먼지를 불어날리기 위한 에어더스터, 더스트스프레이, 더스트브로워에는 분사제로서 1,1-디플루오로에탄이 사용되고 있다.

가정용 냉각살충제, 라이온의 바르산 빙살 제트®에는 LP가스, 아이소펜데인, 케러신이 사용되고 있다. LP가스 이외는 1기압에서 액체이나 용기 내의 압력을 급격하게 개방해서 기화열에 의해 −40°C의 저온이 돼서 살충성분 없이 해충을 죽이기에 인기가 있었다. 그러나 가연성의 가스나 액체가 들었기 때문에 인화촉발 사고를 일으키고, 2007년 8월 발매 5개월 만에 판매중지가 되었다. 다음 해 FUMAKILLA에서 발매된 순간 동살제트(瞬間凍殺)는 가연성을 억제하기 위해 1,1-디플루오로에테인이 사용되고 있다.

2.2 작용

프로페인에는 중추신경억제작용이 있으나 반수 치사농도는 80% 이상이기에 고농도에서는 중추억제(마비작용)가 나타나기 전에 저산소증으로 사망한다. 15vol% 이상의 비교적 저농도에서는 심실세동으로 사망한다.

부탄가스의 독성은 프로페인보다 강하고 반수 치사농도는 50% 정도, 부정맥 유발 농도는 0.5~15% 정도이다. 따라서 저농도에서의 사인은 심실세동으로 50% 이상의 고농도라면 설령 심실세동을 일으키지 않아도, 저산소증이 없어도 중추억제로 사망한다(『중독백과』 참조).

부탄가스의 중독성이 프로페인과 다른 점은 중추신경자극증상이 나온다는 점이다.

심실세동은 때로는 난치성으로(有福 2007, 早川 2005) 이것은 실험쥐에게 프로페인, 아이소뷰테인, *n*-부탄을 흡입시키면 심근의 가스 농도는 사후 5일째까지 저하되지 않는다(Aoki 1982)다는 점과 관계한다고 생각된다. 난치성의 심실세동은 플루오린화 탄소에서도 보인다(島崎 1989).

부탄가스에서는 심근억제, 저혈압 등이 보이지만 프로페인에서는 보통 보이지 않는다.

부탄가스가 프로페인보다 독성이 높기에 혼합가스의 경우 부탄가스의 비율이 높을수록 독성이 높으나 실제로 어느 정도의 차이로 나타나는지는 불명하다.

클로로플루오로카본 CFC11의 반수 치사농도는 15%, 중추독성이 나타나는 농도는 3.5%로 10분간, 부정맥 유발농도는 0.5%이다. CFC12의 중추독성이 나타나는 농도는 25%으로 10분간, 70~80% 30분의 흡입으로 심혼수, 부정맥유발농도는 5.0%이다.

이렇게 부정맥은 반수 치사농도보다 훨씬 낮은 농도에서 출현하고 이따금 치사성의 심실성 부정맥이다. 이상의 상세에 대해서는『중독백과』참조.

CFC11이나 CFC12에 의한 흡입돌연사는 1950년대 후반부터 기관지 천식용의 스프레이로 다발했기에 당초는 기관지 확장제로서 사용되고 있는 교감신경자극약에 의한 것이라 생각되었고 또한 에어로솔 남용의 사인은 질식이라 생각됐으나 사인은 분사제에 의한 부정맥인 것이 명백해졌다(Bass 1970).

가스저장용기의 노즐이나 주입구에 접속한 세관을 이 사이에 물고 분사해서 흡입하기도 한다. 그 경우 고농도를 흡입하는 가능성이 있어 저산소증으로 사망한다. 구강 내에 동상이 생기고 또한 기도에 상해가 생기기도 한다.

2.3 남용사

운동 후의 돌연사, 심실세동

돌연 급격한 운동 후 털썩하고 쓰러져 사망하는 일이 드물지 않다. 급격한 운동으로 카테콜아민이 급상승해 가스의 부정맥 유발역치가 저하해서 심실세동을 일으킨다고 생각된다. 갑자기 달리기 시작하는 것은 부탄가스의 중추자극작용에 의한 것일 것이다.

15세의 소년은 공원에서 라이터용의 가스를 흡입하다가 경찰관에게 직무 질문을 받고 대화를 하다가 갑자기 달리기 시작해 잠시 달리다가 넘어졌고, 경찰관이 따라잡았을 때에는 심폐정지 상태였다. 구급구명사가 심전도를 장착했을 때에는 심실세동으로 병원에서 사망했다. 가스의 조성은 *n*-뷰테인 48%, 아이소뷰테인 27%, 프로페인 25%이었다(目崎 1997).

14세의 소년이 휴대용 가스버너용의 가스를 흡입 중 순찰차가 나타나 도망쳤고 15분 후 100 m 떨어진 곳에서 쓰러져 있었다. 이송 중의 심전도는 심실세동으로 병원에서 사망했다. 혈액 중의 뷰테인 농도는 2.4 ㎍/mL, 뇌는 3.0 ㎍/mL로 낮았다(Fuke 2002).

중학교 3학년의 남학생은 외딴 방에 들어가 5분 후 개에게 쫓기기라도 하는 듯이 맹장지를 밀쳐내고 옆방으로 뛰어들어가 기둥과 벽에 머리를 부딪히며 쓰러져 사망했다. 실내나 뒤뜰에서 라이터용의 가스저장용기가 수십 개 발견되었다. 뷰테인 농도(㎕/mL)는 혈액 7.0, 뇌

9.6였다(寺田 1983).

13세의 소년은 라이터용의 가스를 흡입, 50m 정도 달리고 갑자기 쓰러져 소생술을 시행했으나 사망했다. 뷰테인 농도(㎕/g)은 혈액 0.94, 뇌 3.91이었다(Nishi 1985).

중학교 3학년의 남학생이 1991년 아마가사키시(尼崎市)에서 휴대용 가스버너용의 가스저장용기에서 가스를 흡입, 도망치라고 소리치는 도중 넘어졌고 구급차로 이송됐으나 사망했다.

14세의 소년은 라이터용 가스저장용기를 비닐봉지에 넣어서 흡입하다가 친구 한 사람에게 발차기를 가한 후 갑자기 쓰러졌고 병원으로 이송됐으나 사망했다.

24세의 남성은 3층에서 휴대용 가스버너용 가스봄베의 가스를 흡입하다가 2층의 현관에 갑자기 나타나 쓰러지고 병원으로 이송되었으나 사망했다. 자실에는 250 g들이 빈 휴대용 가스버너용 가스봄베 24개가 흩어져 있었다.

위의 2예의 뷰테인 농도(㎕/g)는 각각, 혈청 0.52, 0.11, 뇌는 0.39, 0.21로 낮고 뷰테인가스 흡입 후의 급격한 운동에 기반한 심실세동에 의한 것으로 생각된다(杉江 2002).

급격한 운동의 후가 아니어도 가스를 흡입하다가 돌연 사망하기도 한다. 심전도의 기록은 없으나 심실세동에 의한 것일 것이다.

남자 고등학생은 전날 밤부터 라이터용의 가스를 흡입하고 있었으나 오전 3시경 가스봄베 2개분을 더 흡입, 큰소리를 내고 의식불명이 되어 심폐정지 상태로 구급병원으로 옮겨졌으나 사망했다. 뷰테인 농도(㎍/mL)는 혈액 0.31, 뇌 2.45로 낮고 사인은 치사성 부정맥으로 판단되었다(井尻 2003).

16세의 소년은 라이터용의 가스(*n*−뷰테인 45%, 아이소뷰테인 20%, 프로페인 35%)를 흡입하여 의식소실을 일으켜 급사했다(Aoki 1982).

고등학교 3학년의 남학생은 라이터용의 가스를 흡입하다가 봉지를 떨어뜨리고 일어서서 4~5 걸음 걷다가 갑자기 쓰러져 그대로 움직이지 않게 되어 사망했다(松木 1999).

17세의 소년은 4개월 전부터 라이터용 가스를 상습적으로 흡입했는데 당일은 라이터용 가스의 주입관을 직접 입에 넣어서 흡입하다가 동료에게서 약간의 폭행을 당하고 5초 정도 지나서 심폐정지 상태가 되어 병원에서 사망했다(島田 2007).

남자 고등학생은 근처의 슈퍼에서 라이터용 가스봄베(120 g) 2개를 사서 봄베의 가스 주입구에 달린 세관의 선단을 이로 물고 자실에서 흡입하다가 의식이 없어졌고 병원으로 옮겨졌으나 사망했다. 가스의 조성은 *n*−뷰테인 85%, 프로페인 15%였다.

난치성의 심실세동

다음 2예는 난치성의 심실세동의 예이다.

21세의 남성은 길 위에서 가스를 흡입하다가 쓰러져 구급대가 도착했을 때에는 심폐정지

상태로 현장에는 라이터용 가스의 빈 봄베가 굴러다니고 있었다. 구급대원이 이송 중에 심전도로 심실세동을 확인하고 6회 제세동을 시도했으나 성공하지 못하고 입원 후 6회째의 제세동으로 심박이 재개했으나 3일째의 두부 MRI로 저산소뇌증이 의심되었다(有福 2007).

14세의 소년은 1시간 반 정도 전부터 휴대용 가스버너용 봄베에서 직접 흡입했는데 신고로 경찰관이 서둘러 도착하자 돌연 그 자리에서 쓰러져, 직후부터 난치성의 심실세동이 계속되어 사망했다. 가스의 조성은 *n*–뷰테인 63%, 아이소뷰테인 34%, 프로페인 3%였다(早川 2005).

사망 후에 발견

사망하고 발견된 일도 있는데(川田 1990) 자살의 수단으로서 사용해 사망하여 발견되기도 한다(織谷 1997).

15세의 남자 중학생은 수개월 전부터 제한 스프레이를 흡입했는데 주차장에서 쓰러져 있는 것이 발견되었다. 심폐정지 상태로 구급소생을 하면서 이송 중에 많은 양을 토했고 병원 도착 후에 소생술을 시행했으나 1시간 후 사망이 확인되었다. 근처에서 제한 스프레이와 비닐봉지가 발견되었다(Ago 2002). 혈액 중의 뷰테인 농도가 15.3 ㎍/mL으로 높았던 것은 심실성 부정맥에 의한 돌연사라기보다는 장시간 흡입했기 때문이라 생각된다.

20세의 남성은 반쯤 재미삼아 라이터용의 가스의 흡입을 시작했는데 값이 싼 휴대용 가스버너용 가스로 바꾸고 자실에서 대량으로 흡입하며 자살을 시도했다. 자택에서 빈 캔 30개 이상이 발견되었다(小林 2002).

12세의 소년이 침대 위에 반듯이 누워 사망해 있는 것을 부친이 발견했다. 소년의 오른손 부근에 냉각살충제 바루산 날벌레 빙살제트의 캔이 떨어져 있었다. 조직에서 LP가스의 성분 뷰테인, 아이소뷰테인, 아이소펜테인, 케러신의 성분 도데케인 $CH_3(CH_2)_{1\ 10}CH_3$, 트라이데케인 $CH_3(CH_2)_{11}CH_3$, 펜타데케인 $CH_3(CH_2)_{13}CH_3$가 검출되었다. 뷰테인 농도(㎕/mL)는 우심혈 2.42, 뇌 4.75, 간장 8.16, 지방 2.12로 아이소뷰테인 농도는 우심혈 0.62, 지방 381이었다. 트라이데케인, 펜타데케인의 우심혈의 농도(㎍/mL)는 각각 2.0, 0.5였다(新津 2009).

이상 외에도 라이터가스, 제한 스프레이에 의한 소년소녀의 사망사고는 많다.

클로로플루오로카본

다음은 클로로플루오로카본류의 예이다.

자살목적으로 헤어 스프레이를 흡입하고 의식불명으로 쓰러져 있던 남성은 구급차에서 이송 중에 몇 번이고 경련발작을 일으켰다. 헤어 스프레이의 분사제의 성분은 90%가 프로페인으로 나머지는 프레온11(CFC11)과 프레온12(CFC12)였다(鈴木 1989). 부정맥 유발농도는 CFC11이 0.5%, CFC12가 5.0%이므로(『중독백과』 참조) 사인은 치사성 부정맥일 것이다.

15세의 남자는 에어건용의 CFC12를 흡입하고 심정지 상태가 되었다. 입원 후 심실세동이 있어 몇 번의 제세동이 필요해 구명구급센터로 전원 후에도 심실세동이 계속되었다(島崎 1989). 클로로플루오로카본에서도 난치성 부정맥이 일어난다는 예이다.

20대의 남성이 욕조 안에서 코까지 물에 잠긴 채 발견되었다. 욕조 안에 에어더스터의 캔이 떠 있었다. 남용 목적일 줄 모르고 남성에게 부탁받고 모친이 사서 건내준 것이었다. 혈액에서 에어더스터의 성분인 1,1-디플루오로에테인이 검출되었다(白藤 2009).

2.4 혈중농도, 뇌내농도와 사인

이 항에서 다룬 보고에서 뷰테인의 혈중농도의 기재가 있는 사람은 10명으로, 그 중 돌연사 7명의 평균 농도는 1.63 μg/mL(0.03~7.0 μg/mL)이며, 죽어서 발견된 3명의 평균은 12.1 μg/mL(9.2~54.3 μg/mL)로 돌연사의 농도가 훨씬 낮으며, 8 μg/mL 부근을 경계로 사인이 나뉜다.

또 뇌 농도의 기재가 있는 사람은 11명으로 그 중 돌연사 7명의 평균은 2.85 μg/mL(0.10~9.6 μg/mL)이며, 죽고 발견된 4명의 평균은 15.7 μg/mL(3.98~24.07 μg/mL)로 역시 돌연사의 농도가 훨씬 낮다. 저농도에서 심실세동이 발생해 죽음에 이르렀음을 시사하고 있다.

2.5 인화폭발

폭발한계는 프로페인이 2.37~9.50%, *n*-뷰테인이 1.86~8.41%로 좁기에, 개방공간에서는 폭발이 일어나기 어려우며 폐쇄공간에서 일어나기 쉽다. 이하의 2예 이외에도 라이터 가스에 의한 소년소녀의 인화폭발, 화상사고는 많다.

2007년 6월 26일 센다이시의 공동주택에서 폭발이 있어 방에 있던 14세의 남녀 고등학생 6명 중 남학생 1명은 목의 화상으로 중태, 나머지 5명은 전신 화상 등 중경상을 입었다. 실내에는 스프레이캔이 31개로 비닐봉지, 라이터, 담배가 산란, 폭풍으로 천장은 들려서 부서졌고 문이나 벽은 외측으로 변형파손, 다른 방이나 복도의 천장은 위에서의 압으로 늘어져 내려와 가까운 도로나 주택에 유리조각이 흩어졌다.

2008년 11월 가나가와현의 주차장의 차 안에서 16세의 남자 고등학생이 가스빵놀이를 하다가 담배를 피우려고 라이터의 불을 붙이자 차내의 가스에 인화, 함께 있던 15세의 남학생과 14세의 여학생도 얼굴 등에 화상을 입었고 근처의 차 4대와 오토바이 1대가 전소했다.

2.6 의존예

2000년 3월까지 3년간 병원을 찾은 뷰테인가스 남용자 15명을 톨루엔 남용자 23명과 비교했을 때 초진시 연령은 조금 낮아 16.5세였다. 흡입 중의 체험에서는 환시가 12명, 환청이 5명으로 톨루엔 남용자에 비해 많았다. 금단증상으로서 전신의 떨림, 발한, 심한 초조 등 신체증상을 보인 것은 1명뿐으로 환각, 망상 등 만성정신증상을 확인한 자는 없었다.

한편, 톨루엔 남용자에서는 만성정신증상이 2명에서 보였다. 뷰테인가스 남용자의 환시는 「거대한 눈알이나 아기가 공중에 떠 있는 것이 보인다」, 「벽에서 만화 주인공이 보인다」 등으로, 환청은 「어떤 음악이 울리고 있는 듯한」, 「붕하며 낮은 소리의 이명」이 있었다(松本 2001).

10대의 여성은 가스라이터용의 리필 가스봄베의 노즐을 이 사이에 끼워 밀어넣고 매일 1~2개를 흡입하고 있었다. 흡입을 시작하고 몇 분이 지나면 「방 안에 있는 나무가 사람으로 보여서 걸어온다」, 「커튼의 틈에서 손이 뻗어와서 베란다 쪽에서 부르는 소리가 들려온다」고 말하게 되고, 1개를 다 마실 즈음에는 「차례차례 사람이 와서 자신을 죽이려고 한다」 등 흡입할 때마다 이러한 환각이 출현했다(朝倉 1997).

10대의 남성은 가스라이터의 리필 가스저장용기의 흡입을 시작했는데 1일에 10개에서 15개로 늘어 4개월 후에는 범추려고 해도 그럴 수 없는 상태가 되었다. 「실내에 누군가 있다」, 「누군가가 뭐라고 말을 걸어온다」는 환각이 나타나 정신과에 입원했다(朝倉 1997).

20대 남성은 브론액, 알코올, 시너에 의존이 있고 3회의 입원력이 있었으나 시너의 흡입을 멈춘 후 데오드란트를 비닐봉지에 뿌리고 입에 대고 마시기를 1일 수십 회 반복하게 되었다. 급성증상은 시너와 비슷한 기분고양, 불안을 동반하지 않는 환시, 환각이었다. 분사제는 LP가스(액화 석유가스, 주성분 프로페인)와 프레온11(CFC11)과 프레온12(CFC12)였다(丸井 1989).

20대의 여성은 15세 때 데오드란트를 비닐봉지에서 흡입하게 되었다. 흡입 중은 쾌감을 얻으나 수 분 후에는 불안초조감, 우울기분, 환청, 피해관계염려가 나타나 다시 흡입하는 상태에 빠져 습관화됐고 증상도 악화, 친모에게의 폭력이나 절도행위도 있었다. 정신병원에 입원했으나 퇴원 후에 흡입을 재개, 많은 때에는 1일 20캔에 달했으며 식욕부진, 불면, 구역감이 나타났다. 재입원했으나 사물이 일그러져 보임, 모르는 사람의 목소리가 들림 등의 변형시, 환청, 피해관계망상, 불안, 불면을 확인했다. 제한제의 성분은 이소프로필미리스테이트, 디부틸히드록시톨루엔으로 분사제는 LP가스였다(渡邉 2000).

10대 남성은 라이터용 가스를 마시고 있었는데 「담배처럼 가볍게 마실 수 있다」, 「싸다」, 「시너만큼 강하지 않다」, 「10분에서 20분이면 빠진다」는 이유로 휴대용 가스버너의 가스를 많을 때에는 7, 8개 마셨다. 「사람의 그림자 같은 것이 보인다」, 「또 다른 자신이 있는 느낌」, 「내게 생각을 말해온다」 등 환각이 나타났다. 모친에 의하면 가스를 마시기 시작하면 실실 큰소리로 웃거나, 초조해하고, 1개에서 3개 마셨을 때는 멍하니 얌전해지고, 7, 8개 마셨을 때는 폭언을 내뱉거나 폭력적이 된다(五味渕 1991).

17세 때부터 부탄가스, 시너, 대마를 남용한 20대 남성 2명에 의하면 부탄가스에 비해 대마는 비싸고 입수하기 어려우며 시너는 마시면 다른 사람이 된 것처럼 바뀐다(東原 1989).

알코올, 시너, 대마, 브론의 남용에서 부탄가스 의존으로 진행된 경우도 있다. 이럴 경우의 흡입 개시 연령은 22~38세로 연령대가 높다(上條 2003, 宮里 1998).

LP 가스

다음 2예는 가정용 프로판가스(LP가스)의 의존예이다.

20대의 여성은 알코올 의존, 본드 남용의 이력이 있었는데 자택의 부엌 겸 거실 구석에서 한 살 반의 차남을 수유하는 형태로 함께 사망해 있었다. 실내에는 LP가스 냄새가 진동했다. 사망하기 2개월 전부터 장남이 부친에게 두세 번에 걸쳐「엄마 또 가스 마시고 있었어」하고 가스버너의 호스를 입에 대는 시늉을 하며 말했다. 부친은 진심으로 받아들이지 않았으나 본인에게 확인하자 의외로 강하게 부정해서 놀랐다고 한다. 가스 소비량의 기록에 의하면 하루당 3개월 전에 비해 2개월 전은 3배, 1개월 전은 2.5배로 이 집의 사용량으로서는 믿기 힘든 양으로 급증해 있었다(早稲田 1977).

40대 전업주부는 종교단체에 입신하여 열심히 활동하고 있었는데 남편의 반대로 고민하고 알코올 의존에 이어서 가정용 프로판가스의 흡입을 시작했다.

몹시 취한 느낌(명정감), 다행감이 있었고 프로판가스를 비닐봉지에 넣어서 1일에 몇 번이고 흡입하게 되었다. 흡입 시 종교적 세계가 보여 신이 말을 걸어오는 환청, 환시가 나타나게 됐고 환각에 대한 망상적 확신이 흡입을 계속시키는 역할을 했다(松倉 1993).

대체 플루오린화 탄소

다음은 대체 플루오린화 탄소인 수소화불화탄소의 의존예이다.

20대의 남성은 4년 전에 인터넷으로 HFC 134a(CF_3CH_2F)에 흥분작용이 있는 것을 알고 흡입하게 되었다. 당초는 단속적이었으나 도취감, 의식소실도 있어 점차 사용량이 늘어 흡입 시 입 안이나 손가락에 동상을 일으켰다. 그러나 남용을 중지하지 못하고 남용을 계속했고 결근, 허언 등 문제행동도 나타났다. 1년 전 가족과 함께 살게 되어 일시적으로 흡입을 중단했으나 재흡입하게 되어 오른손에 동상을 입고 그것을 계기로 정신과에서 진찰받았다. 일상생활에서 신경, 정신증상이 있어 정신의존은 명백했으나 금단증상은 거의 확인되지 않았다(熊坂 2004).

HFC 134a는 비점은 0°C 이하로 피부에 닿으면 고온액체열상과 비슷한 동상을 일으킨다. 현재는 자동차의 냉매나 정량분무식 의약품의 일부에도 사용되고 있다. 반수 치사농도는

80% 이상, 50% 이상으로는 4시간, 부정맥 유발농도는 8%로 독성은 대체 플루오린화 탄소 중에서도 가장 낮은 것 중 하나이다(「중독백과」 참조)

문헌

Ago M et al. A fatal case of n−butane poisoning after inhaling anti−perspiration aerosol deodorant. Leg Med 2002；4：113−8

Aoki T et al. A case of sudden death after inhaling gas which is used for gas lighters. Act CrimJapon 1982；48：202−4

有福恵子ほか. ブタンガス中毒により発症した難治性心室細動の一救命例. 日本集中治療医学会雑誌 2007；14(Suppl)：286

朝倉聡ほか. 通称「ガスパン遊び」—ブタンガスの乱用. 神経精神薬理 1997；19：1069−75

Bass M. Sudden sniffing death JAMA 1970；212：2075−9

Fuke C et al. A fatal case considered to be due to cardiac arrhythmia associated with butane inhalation. Leg Med 2002；4：134−8

五味渕久美子ほか. ブタンガス依存の1 例. 精神医学 1991；33：315−7

早川秀幸ほか. カセットコンロ用ボンベからのLPG 直接吸引による急死例. 日法医誌 2005；59：185

井尻巌ほか. ブタンガス吸引後の1 急死例. 中毒研究 2003；16：553−4

上條敦史ほか. 青年期に発症したブタンガス依存症の3 症例. 神奈川県立精神医療センター研究紀要 2003；12：1−5

川田文夫ほか. ライター用ブタンガス乱用例の体内ブタンガス分布と死因の検索. 東邦医学会雑誌 1990；36：627−8

小林聡幸ほか. ブタンガス吸引による自殺企図に至った乱用の1 例. 精神科治療学 2002；17：1431−4

熊坂忠則ほか. 代替フロンガス(HFC 134a)に依存を示した症例. 福島医学雑誌 2004；54：310

丸井規博ほか. 市販制汗スプレー依存の1 例. 臨床精神医学 1989；18：1107−12

松木孝澄ほか. ライターガス吸入事故の1 例. 日法医誌 1999；53：387

松倉真弓ほか. プロパンガス依存症の一症例. 精神経誌 1993；95：487−8

松本俊彦ほか. ライター用ブタンガス乱用者の臨床的特徴. 精神医学 2001；43：875−83

宮里勝政ほか. 中年期ブタンガス依存症の1 例. 日本神経精神薬理学雑誌 1998；18：221−2

目崎亨ほか. 心室細動に至ったライター燃料ガス吸引の1 例. 救急医学 1997；21：1771−3

新津ひさえほか. 家庭用冷却殺虫剤吸入による中毒死と考えられた1 剖検例. 法医学の実際と研究 2009；52：47−52

Nishi K et al. Death associated with butane inhalation：Report of a case. Jpn J Legal Med 1985；39：214−6

織谷茂樹ほか. 液化ブタンガス吸入により死亡したと思われる2 剖検例. 中毒研究 1997；10：318

島田一郎ほか.「ガスパン遊び」の一事例. 日法医誌 2007；61：153

島崎栄二ほか. フロンガス吸入により心肺停止をきたし救命しえた1 例. 日救急医会関東誌 1989；10：886−7

白藤せい子ほか. エアーダスター吸引中に浴槽内で溺死した事例. 法医学の実際と研究 2009；52：177−80

杉江秀明ほか. ブタンガス吸引による急死2 症例. 日法医誌 2002；56：91

鈴木隆雄ほか. 自殺目的でヘアスプレーを吸入した1 症例. ICU とCCU 1989；13：613−6

寺田賢ほか. ブタンガス吸入による急死の1 剖検例. 日法医誌 1983；37：696

東原繁樹ほか. ブタンガス乱用の臨床的検討—シンナー, マリファナとの比較を通じて. Jpn J Alcohol & Drug Dependence 1989；24：504−10

早稲田芳男ほか. L. P. ガス乱用が疑われた1 例. 日本体質学雑誌 1977；41：55−8

渡邉温知ほか. 制汗スプレー剤の習慣的吸入により精神病性障害を呈した1 例. 精神医学 2000；42：623−5